U0256981

护理临床实践

郝金霞　侯平花　吴委玲　主编

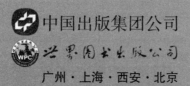

中国出版集团公司

世界图书出版公司

广州·上海·西安·北京

图书在版编目（CIP）数据

护理临床实践 / 郝金霞, 侯平花, 吴委玲主编. --
广州：世界图书出版广东有限公司, 2021.9
　　ISBN 978-7-5192-8944-7

　　Ⅰ．①护… Ⅱ．①郝… ②侯… ③吴… Ⅲ．①护理学
Ⅳ．①R47

中国版本图书馆 CIP 数据核字（2021）第 194399 号

书　　名　护理临床实践
　　　　　HULI LINCHUANG SHIJIAN
主　　编　郝金霞　侯平花　吴委玲
责任编辑　曹桔方
装帧设计　天顿设计
责任技编　刘上锦
出版发行　世界图书出版有限公司　世界图书出版广东有限公司
地　　址　广州市新港西路大江冲 25 号
邮　　编　510300
电　　话　020-84460408
网　　址　http://www.gdst.com.cn
邮　　箱　wpc_gdst@163.com
经　　销　各地新华书店
印　　刷　三河市嵩川印刷有限公司
开　　本　787mm×1092mm　1/16
印　　张　30.5
字　　数　757 千字
版　　次　2021 年 9 月第 1 版　2021 年 9 月第 1 次印刷
国际书号　ISBN 978-7-5192-8944-7
定　　价　280.00 元

主编简介

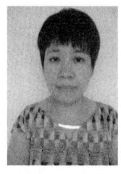

郝金霞，毕业于吉林大学护理学专业，邹平市妇幼保健院护理部主任，从事临床护理工作20余年。曾获滨州市优秀护士、邹平市先进工作者等称号。

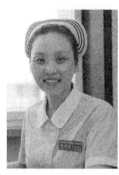

侯平花，山西省长治市第二人民医院护理部主任，副主任护师。获山西省优质护理服务先进个人、山西省护理标兵等荣誉。

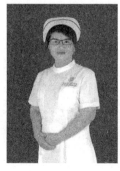

吴委玲，毕业于广东医科大学护理学专业，茂名市职业病防治院康复医学科护士长，副主任护师。从事骨科、综合科、康复科临床护理及护理管理工作20余年。

编　委　会

主　编

郝金霞　　侯平花　　吴委玲

副主编

李慧波　　霍　燕　　王子淑　　吴玉清
高秀芳　　郑　艳　　袁小梅　　刘秀梅

编　者　（以姓氏笔画为序）

王　伟　　长治医学院附属和平医院
王子淑　　黄河水利委员会黄河中心医院
王庆玲　　山西医科大学第二医院
刘红霞　　泰安市立医院
刘秀梅　　青岛市黄岛区第三人民医院
史雪靖　　内蒙古自治区精神卫生中心
李　娴　　山西省肿瘤医院
李慧波　　山西省汾阳医院
杨翠萍　　安徽省省太和县中医院
吴玉清　　茂名市职业病防治院
张丽萍　　中国人民解放军第三〇五医院（北京305医院）
吴委玲　　茂名市职业病防治院
周　艳　　天津市武清区中医医院
房巧梅　　菏泽市中医医院
周彦芝　　西安市中心医院
陈晓丹　　深圳恒生医院
郑　艳　　宁波市第六医院
侯平花　　长治市第二人民医院
袁小梅　　山西省汾阳医院
徐冬梅　　内蒙古自治区精神卫生中心
高秀芳　　山西省汾阳医院
郝金霞　　邹平市妇幼保健院
高晓琳　　洛阳市偃师人民医院
霍　燕　　山西省人民医院

前　言

　　护理学是一门技术性很强的综合性应用科学,在保护和增进人类健康事业中扮演着重要角色。随着医学科学的迅速发展和医学模式的转变,医学理论和诊疗技术不断更新,护理学领域也发生了很大变化,护理人员需要在临床实践中积累丰富的经验,不断学习国内外先进的护理技术。

　　本书内容全面,包括多学科常见病和多发病的临床护理,突出对内科、外科、妇产科、儿科、康复科等的护理技能,力求贴近临床护理工作需求。书中还增加了护理管理相关内容,从护理管理实践和发展出发,注重以管理实务提高护理工作效率和护理质量。本书内容新颖实用、简明扼要、重点突出,具有很强的实用性,适合广大基层护理人员阅读参考。

　　由于编写时间仓促,书中倘有遗漏及不足之处,诚恳欢迎广大读者提出宝贵意见。

目　　录

第一章　护理管理

第一节　概述

随着医学技术的进步和医学模式的转变,护理工作的范围和内容也在不断扩大,护理工作的对象也由患者扩大到社会人群,客观上促进了护理学科迅速发展。护理管理是护理学科的重要组成部分。它将管理的科学理论和方法应用到护理实践活动中,以提高护理工作的效率。

一、护理管理的概念

护理管理是护理工作中的基本工作内容,护理人员需要运用科学管理的方法,组织完成护理工作任务。世界卫生组织认为,护理管理是发挥护士的潜在能力和有关人员及辅助人员的作用,或者运用设备和环境、社会活动等,在提高人类健康这一过程中发挥重要作用。美国护理专家吉利斯认为,护理管理应包括资料收集、规划、组织、人事管理、领导和控制的功能。护理管理是指运用科学管理理论和方法,对护理工作涉及的人员、时间、信息、技术、设备等要素进行有效的计划、组织、协调和控制,实现护理组织的目标。护理管理除了具有管理学的特点外,还具有经济学、行为科学、社会学等特点。护理管理涉及的范围广泛,包括组织管理、人员管理、质量管理、科研管理、教学管理、信息管理等,这就要求管理者具有广泛的知识。护理管理需要现代化和科学化,这是提高护理工作水平的保障。

二、护理管理的任务

目前,护理管理的任务分为理论和实践两个方面,理论任务是借鉴国外先进的护理管理模式和方法,结合我国护理管理的实践,研究护理管理的规律、原理和方法,创立适应我国国情的护理管理理论体系;实践任务是将科学管理理论和方法运用于护理管理活动中,提高护理工作的效率和质量。依据护理工作的内容,可以将护理管理分为护理行政管理、护理业务管理、护理教育管理和护理科研管理。

1.护理行政管理

护理行政管理是指管理者根据国家有关医疗卫生方面的法律法规和政策,以及医疗机构的有关规章制度,对护理工作进行组织管理,持续提高工作质量,提高护理部门的绩效。

2.护理业务管理

护理业务管理是对护理的各项业务工作进行协调控制,提高护理人员的护理服务能力,提高工作效率,满足服务对象对护理服务的需求。

3.护理教育管理

护理教育管理主要是为适应护理发展,以培养高素质和高水平的护理人才。护理教育包括学历教育和非学历教育,其中学历教育包括护理中专、大专、本科和研究生的教育;非学历教育包括护士规范化培训、专科护士培训、护理人员进修培训等。

4.护理科研管理

护理科研管理是运用现代管理的科学原理和方法,结合护理科研规律和特点,对护理科研工作进行计划、组织、协调和控制的过程。护理科研管理的目的是提高护理的研究水平,探寻和总结护理工作规律,促进护理管理理论的发展,并将研究理论应用于实践,提高护理的效能。

三、护理管理者的角色

(一)明茨伯格的管理者角色理论

明茨伯格认为,对管理者而言,从角色出发,才能够找出管理学的基本原理并将其应用于管理的具体实践中去。明茨伯格在《管理工作的本质》中这样解释:"角色这一概念是行为科学从舞台术语中借用过来的。角色就是属于一定职责或者地位的一套有条理的行为。"明茨伯格将管理者的工作分为 10 种角色。这 10 种角色分为三类,即人际关系方面的角色、信息传递方面的角色和决策方面的角色。

1.人际关系角色

(1)代言者角色:这是管理者所担任的最基本角色。作为护理管理者,必须履行在法律、社会、专业和礼仪等方面的责任,如护理管理者代表医院举行护理业务会议、接待来访者、签署文件等。很多职责有时可能是日常事务,然而它们对组织能否顺利运转非常重要,不能被忽视。

(2)领导者角色:由于护理管理者是护理部门的正式领导,要对护理部门组织成员的工作负责,这就构成了领导者角色。此角色涉及两个方面:一是人员的聘用,护理管理者通常负责选拔和培养人才,包括对下属的聘用、培训、考核等;二是激励引导,护理管理者以科学的管理和专业的技能激励下属护理人员完成护理工作任务,共同实现护理组织目标。

(3)联络者角色:是指护理管理者同他所领导的组织以外的个人或团体维持关系的重要网络。通过对每种管理工作的研究发现,管理者花在同事和单位之外的其他人身上的时间与花在自己下属身上的时间一样多。护理管理者在工作中需要进行沟通,一是与自己上级之间的沟通;二是与下属护理人员之间的沟通;三是与医生和其他医技人员的沟通;四是与患者及其家属的沟通;五是与外界其他人员的沟通。沟通是为了使信息能够有效地传递,保障工作任务能够得到较好的完成。

2.信息传递型角色

(1)监控者角色:作为监控者,护理管理者为了得到信息而不断审视自己所处的环境。他们询问联系人和下属,通过关注各种内部事务、外部事务和分析报告等主动收集信息,通过信息分析识别潜在的机会和风险。护理管理者需要主动收集各种信息,并对信息进行分析,评估护理人员的工作,保证护理工作任务的完成。

（2）传播者角色：护理管理信息传播的对象包括自己的上级、下属的护理人员、护理对象等；传播的内容包括有关文件、方针、政策、规章制度、工作计划和任务等，还有护理工作中收集和分析的各种信息。护理管理者的任务就是向下属护理人员适时适地发布有关信息，保证信息传递畅通和准确，以便指导下属正确理解和执行有关决策，并采取适宜的行动。

（3）发言人角色：这个角色是面向组织外部的，护理管理者把一些信息发送给组织之外的人。护理管理者作为组织的权威，要求对外传递关于本组织的计划、政策和成果信息，使得那些对组织有重大影响的人能够了解组织的状况，如对护理对象发布或公开工作中的相关重要信息，以便护理对象对护理工作做出积极反应。

3.决策型角色

（1）创业者角色：护理管理者在其职权范围之内充当本组织变革的发起者和设计者，努力组织资源去适应周围环境的变化，善于寻找和发现新的机会。护理管理者为提高护理工作质量，不断提供新服务、开发或应用新技术或新产品等。

（2）危机处理者角色：创业者角色把护理管理者描述为变革的发起人，而危机处理者角色则显示护理管理者非自愿地回应压力。在危机的处理中，时机是非常重要的，而且这种危机很少在例行的信息流程中被发觉，大多是一些突发的紧急事件。实际上，每位护理管理者必须花大量时间处理突发事件，没有组织能够事先考虑到每个偶发事件。在护理工作中，经常会发生一些突发情况，护理管理者需要及时做出反应和采取应对措施，提高护理服务质量。

（3）资源分配者：护理管理者负责设计组织的结构，即决定分工和协调工作的正式关系的模式，分配下属的工作。护理管理者负责护理资源在组织内的分配，包括资金、人员、设备、时间等，保证医疗护理工作的有序进行，使得护理对象获得良好的护理服务。

（4）谈判者：组织要不停地进行各种重大、非正式化的谈判，这多数由护理管理者带领进行，一方面，因为护理管理者的参加能够增加谈判的可靠性；另一方面，因为护理管理者有足够的权力来支配各种资源并迅速做出决定。谈判不仅是护理管理者不可推卸的工作职责，而且是工作的主要部分。护理管理者为了提高护理服务质量，经常与上级协商增加护理人员、添加医疗仪器设备、增加护理人员福利待遇等有关事项，尽量使得上级能够满足自身的诉求，以期获得更多的资源在内部进行分配。

（二）霍尔的胜任者角色模式

霍尔和布兰兹勒提出关于护理管理者的"胜任者"角色模式，认为护理管理者具有以下10个角色模式：专业的照顾提供者、组织者、人事管理者、照顾患者的专业管理者、员工的教育者、小组的策划者、人际关系的专家、护理人员的拥护者、变革者、行政主管或领导者。护理管理者从组织的角度来看是一位全面的负责人，事实上却要担任一系列的专业化工作，既是通才，又是专家。由于护理职业的特殊性，对护理管理者而言，其承担的角色内涵又有所不同，具有其特殊性。

四、护理管理者的基本素质

管理者的基本素质是管理者应该具备的基本条件，是工作方法与工作艺术的基础，涉及政治思想道德、理论思维、文化、心理、生理等多种因素。这些因素相互作用、相互融合，体现和决定着管理者的才能、管理水平及工作绩效。护理管理者的基本素质主要包括身体素质、政治素质、知识素质、能力素质和心理素质。

(一)身体素质

身体素质是管理者最基本的素质。护理管理者每天都要面对繁重的工作,没有健全的体魄和良好的身体素质,就失去了事业成功最起码的条件。身体素质主要包括体质、体力、体能、体型和精力。

(二)政治素质

政治素质是指个人从事社会政治活动所必需的基本条件和基本品质。护理管理者需要具备对护理事业和管理工作的热爱,以及献身精神,树立"管理即服务"的管理理念,培养较强的事业心和责任感。护理管理者要正确处理国家、组织和个人三者之间的利益关系,不断提高自身的政治思想修养和道德品质水平。

(三)知识素质

知识是提高管理者素质的源泉和根本。护理管理者不仅要具备医学、护理等区别于其他专业领域的理论知识和技术方法,还要掌握现代管理科学知识以及与护理、管理相关的社会、人文科学知识,以适应高速发展、日趋复杂的综合性护理工作和管理活动的需要。此外,除了对知识的掌握外,护理管理者更重要的是运用这些理论、知识和方法解决护理管理中遇到的实际问题。

(四)能力素质

能力是护理管理者把各种理论和业务知识应用于实践,解决实际问题的本领,是护理管理者从事管理活动必须具备的、直接影响工作效率的基本素质。护理管理者的能力素质是一个综合的概念,包括以临床护理技能、护理工作程序管理技能及风险管理技能等为主的技术能力;以处理人际关系、识人用人、调动人的积极性等为主的人际能力;以发现并解决问题、决策、应变等为主的概念能力。不同层次护理管理者的能力要求并不相同,一般而言,高层护理管理者重在培养概念能力,中层护理管理者主要需要人际能力,而基层护理管理者则更偏重于技术能力。

(五)心理素质

心理素质是一个广泛的概念,涉及人的性格、兴趣、动机、意志、情感等多方面内容。良好的心理素质是指心理健康或具备健康的心理,能够帮助管理者在面对繁重工作时保持稳定的情绪和工作热情。优秀的护理管理者要学会扬长避短,既要培养、增强优良的心理素质,如事业心、责任感、创新意识、心理承受能力、心理健康状况等,也要注意克服挫折心理、从众心理、偏见、急功近利等负面心理。

第二节　管理理论和原理

一、古典管理理论

古典管理理论是管理理论最初形成阶段,这一阶段侧重于从管理职能、组织方式等方面研究工作效率,其观点比较注重管理的科学性、准确性、纪律性和法理性,对人的心理因素考虑很少。这一阶段以泰勒的科学管理理论、法约尔的管理过程理论和韦伯的行政组织理论为代表,这些管理理论是古典管理理论阶段的经典管理理论。

(一)泰勒的科学管理理论

弗雷德里克·泰勒是美国古典管理学家,科学管理理论的创始人。他18岁从一名学徒工开始,逐步被提拔为车间管理员、小组长、工长,最后到总工程师。在此过程中,他不断在工厂实地进行试验,系统地研究和分析工人的操作方法和动作所花费的时间,逐渐形成科学管理的管理体系。1911年因出版了《科学管理原理》一书而被公认为是"科学管理之父"。科学管理理论的基本出发点是通过工作方法的科学研究来提高劳动生产效率,其重要手段是运用科学化、标准化的管理方法代替昔日的经验管理。

泰勒的科学管理理论的主要观点:

(1)通过工作方式和工作时间研究对工人工作过程的细节进行科学的观察与分析,制定科学的操作方法,用以规范工人的工作方式。

(2)细致地挑选工人,并对他们进行专门的培训,培训工人使用标准的操作方法进行工作,提高劳动生产效率。

(3)真诚地与工人们合作,确保劳资双方均能从生产效率提高中得到好处。在工资制度上实行差别计件制。根据工人完成工作定额的情况,按不同的工资率计件支付工资,采用刺激性的工资报酬制度来激励工人努力工作。

(4)明确管理者和工人各自的工作和责任,把管理工作称为计划职能,工人劳动称为执行职能。计划职能和执行职能分开,以科学的方法取代经验方法。

(二)法约尔的管理过程理论

亨利·法约尔,法国人,早期就参与企业的管理工作,并长期担任企业高级领导。法约尔的研究以企业整体作为研究对象。他认为,管理理论是有关管理得到普遍承认的理论,是经过普遍经验检验并得到论证的一套有关原则、标准、方法、程序等内容的完整体系。法约尔作为西方古典管理理论在法国的杰出代表,被称为"现代经营管理之父"。法约尔的著述很多,1916年出版的《工业管理与一般管理》是其最主要的代表作,标志着一般管理理论的形成。法约尔的管理过程理论主要探求管理的原则,从管理实际出发,建立一套管理的理论,作为管理者的行为准则。

法约尔的管理过程理论的主要观点:

1.法约尔区别了经营和管理

将管理活动从经营职能中提炼出来,成为经营的第六项职能。他认为,管理是普遍存在的独立活动之一,有自己的一套知识体系,由各种职能构成,管理者通过完成各种职能来实现目标。

2.明确提出了管理的五大职能

法约尔将管理活动分为计划、组织、指挥、协调和控制五大管理职能,并进行了相应分析和讨论。管理的五大职能并不是管理者的个人责任,是分配于领导人与整个组织成员之间的工作。

3.倡导管理教育

法约尔认为,管理能力可以通过教育来获得,每一名管理者都要按照自己的方法、原则和个人经验行事,但是谁也不曾设法使那些被人们接受的规则和经验变成普遍的管理理论,管理能力需要通过教育来获得。

4.归纳了管理的十四项基本原则

①管理分工:专业化可提高员工的工作效率,增加了工作产出。②权利和责任的一致:管理者必须有命令下级的权力,职权赋予管理者的就是这种权力。责任是权力的孪生物,凡行使职权的地方就应当建立责任。③严明的纪律:下属必须遵守和尊重统治组织的规则,良好的纪律由有效的领导者造就。明智地运用惩罚来对付违反规则的行为。④统一指挥:每一个下属应当只接受来自一位上级的命令。⑤统一领导:每一组织具有同一目标的组织活动,应当在一位管理者和一个计划的指导下进行,在引导管理者与下属时,组织的行动准则应该一致。⑥个人利益服从集体利益:任何组织内个人或群体的利益不应当置于组织的整体利益之上。⑦个人报酬公平合理:对下属的劳动必须付给合理的酬劳。⑧集权与分权相适应:集权是指下属参与决策的程度。决策的规则是集中还是分散,需要考虑适度原则,管理者的任务是找到每种情况下最适合的集中程度。⑨明确的等级制度:从最高层管理到最低层管理的直线职权代表了一个等级链,信息应当按等级链传递。当遵循等级链会导致信息传递的延迟时,则允许信息的横向交流。⑩良好的工作秩序:人员和物品应当在恰当的时间处在恰当的位置上。⑪公平公正的领导方法:管理者应当和蔼和公平地对待下属。⑫人员任用稳定:员工的高流动率会降低组织效率,管理者应当平衡人员的稳定和流动,制订有规划的人事计划,保证有合适的人选接替职务的空缺。⑬鼓励员工的创造精神:允许员工发起和实施计划,以调动员工极大的工作热情。⑭增强团体合作和协作精神:鼓励团队精神有助于在组织中营造出和谐和团结的氛围。

(三)韦伯的行政组织理论

马克斯·韦伯生于德国,曾担任过政府顾问、编辑,在社会学、宗教学、经济学与政治学方面都有相当高的造诣。他在管理思想方面最大的贡献在于《社会组织和经济组织理论》一书中提出的理想行政组织体系理论,对后来的管理学发展有着深远的影响,他被后世称为"行政组织理论之父"。韦伯的行政组织理论的出发点在于行政管理方面,从行政管理的角度对管理的组织结构体系进行深入研究,目的是解决管理组织结构优化的问题,创立了全新的组织理论。

韦伯的行政组织理论的主要观点:

1.权力与权威是组织形式的基础

韦伯认为,任何组织都必须以某种形式的权力作为基础,没有权力,任何组织都不能达到自己的目标。人类社会存在三种权力,即传统权力、超凡权力和法定权力。其中,传统权力是传统惯例或世袭而来。人们对其服从是因为领袖人物占据着传统的权力地位,同时,领袖人物也受着传统制约。超凡权力来源于别人的崇拜与追随,带有感情色彩,并不依据规章制度,也不宜作为行政组织体系的基础。法定权力是以对法律确立的职位或地位权力的服从作为基础。韦伯认为,只有法定权力才能作为行政组织体系的基础。

2.理想行政组织体系的特点

①任务分工:组织中的人员应有固定和正式的职责,并依法行使职权。根据合法程序制定

并明确目标,依靠完整的法规制度,组织与规范成员的行为,以期有效地达到组织目标。②等级系统:组织内各个职位,按照等级原则进行安排,形成自上而下的等级系统,按照地位高低规定成员间命令与服从的关系。③人员任用:每一职位均根据资格要求,按自由契约原则,经公开考试合格进行人员任用,务求人尽其才。④专业分工与技术训练:对成员进行合理分工,明确各自工作范围及权责,通过技术培训提高工作效率。⑤成员的工资及升迁:按职位支付薪金,并建立奖惩与升迁制度,使成员安心工作,培养其事业心。⑥组织成员间的关系:成员间的关系是对事不对人的关系。韦伯认为,具有上述特征可使组织表现出高度理性化,组织成员的工作行为能达到预期效果,组织目标也能顺利达成。

二、行为科学理论

20世纪30年代,传统科学管理理论开始受到批判与挑战。因为传统科学管理理论建立在以追求最大经济利益为活动目的的"经济人"假说基础上,漠视了人的特点和需要,只重视管理体制、组织机构、规章制度、职能权责等,压制了人的积极性和创造性,也无法进一步提高生产效率。管理学家开始广泛采用心理学、社会学、人类学、生理学、生物学以及其他相关学科的成果,来研究管理过程中人的行为和人与人之间关系的规律,从而有效地调整生产关系,缓和社会矛盾,逐渐形成了行为科学管理理论。行为科学管理理论研究个体行为、团体行为与组织行为,重视研究人的心理、行为等对高效率地实现组织目标的影响作用。行为科学管理理论的代表包括梅奥的人际关系理论、马斯洛的需求层次理论、赫茨伯格的双因素理论、麦格雷戈的"X—Y理论"等。本文主要讲述梅奥的人际关系理论和泰格雷戈的"X—Y理论"。

(一)梅奥的人际关系理论

梅奥是原籍澳大利亚的美国行为科学家,是人际关系理论的创始人。1927年他在美国哈佛大学工商管理学院从事工业管理研究时,应邀到美国西方电气公司所属霍桑工厂,主持组织管理与生产效率之间关系的试验,也就是著名的霍桑试验。1933年出版了《工业文明的人类问题》,又在1945年出版了《工业文明的社会问题》。这两本著作对霍桑试验进行了总结,也是梅奥人际关系理论的代表性论著。

霍桑试验的初衷是试图通过改善工作条件与环境等外在因素,找到提高劳动生产率的途径。从1924—1932年,先后进行了四个阶段的试验:照明试验、继电器装配工人小组试验、大规模访谈和对接线板接线工作室的研究。但试验结果出乎意料,无论工作条件是否改善,试验组和非试验组的产量都不会不断上升;在探讨计件工资对生产效率的影响时,发现生产小组内有一种默契,大部分工人有意限制自己的产量,否则就会受到小组的冷落和排斥,奖励性工资并未如传统管理理论认为的那样会使工人最大限度地提高生产效率;而在历时两年的大规模的访谈试验中,职工由于可以不受约束地畅谈个人想法,发泄内心郁闷,从而态度有所改变,生产效率得到相应提高。对此,梅奥认为,影响生产效率的根本因素不是工作条件,而是工人自身。当工人意识到归属感时,有助于其建立整体观念以及有所作为和完成任务的观念,从而提高劳动生产效率。在决定工作效率的因素中,工人的融洽性和安全感比奖励性工资更重要。霍桑试验表明,工人不是被动、孤立的个体,影响生产效率最重要的因素不是待遇和工作条件,而是工作中的人际关系。梅奥的人际关系理论是基于霍桑试验,霍桑试验对古典管理理论进行了大胆突破,第一次把管理研究重点转移到研究人的因素,对古典管理理论做了修正和补充,开辟了管理研究的新理论,也为现代行为科学的发展奠定了基础。

梅奥的人际关系理论的主要观点:

1.工人是社会人

传统组织理论把人当作"经济人",认为金钱是刺激人的积极性的唯一动力。梅奥认为,人们的行为动机并不是单纯地追求金钱,还有社会、心理方面的需要,即追求人与人之间的友情、安全感、归属感和受人尊敬等,而后者更为重要。因此,不能只重视技术和物质条件,而必须从社会心理等方面考虑合理的组织与管理。

2.组织中存在非正式组织

传统组织理论只重视组织结构、职权划分、规章制度等正式组织的相关问题,但梅奥通过霍桑试验发现,一切组织中都存在两种类型,一种是正式组织,是由职位、权力、责任及其相互关系和规章制度明确界定、相互衔接而构成的组织体系;还有一种是非正式组织,是在正式组织的共同劳动过程中,因相同的兴趣、爱好、利益等而结成的自发性群体组织,具有群体成员自愿遵从的不成文规范和惯例,对成员的感情倾向和劳动行为具有很大的影响力。这两种类型的组织相伴相生,相互依存。因此,作为管理者来说,必须正视非正式组织的存在,并利用它来影响人们的工作态度,为正式组织的活动和目标服务。

3.新型领导重视提高工人的满意度

传统组织理论认为,生产效率主要受工作方法、工作条件、工资制度等制约,只要改善工作条件、采用科学的作业方法、实行恰当的工资制度,就可以提高生产效率。梅奥通过试验证明,生产效率的提高很大程度上取决于工人的积极性、主动性和协作精神,取决于对各种需要的满足程度,满足程度越高,士气就越高,劳动生产效率也就越高。新型领导应尽可能满足工人需要,不仅要解决他们物质生活或生产技术方面的问题,还要善于倾听工人意见,沟通上下的思想,适时、充分地激励工人,使正式组织的经济需要与非正式组织的社会需要达到平衡,以最大可能地提高工人士气,从根本上提高生产效率。

(二)麦格雷戈的"X—Y"理论

麦格雷戈,美国著名的行为科学家,是人际关系学派最具影响力的管理学家之一。麦格雷戈于1957年在美国《管理理论》杂志上发表了《企业的人性面》一文中提出了两大类可供选择的人性观,即著名的X理论和Y理论。他认为管理者应从两种不同的角度看待员工,并相应地采取不同的管理方式。

麦戈雷格的X理论和Y理论的主要观点:

1.X理论对人性的假设

①人们生来好逸恶劳,常常逃避工作;②人们不求上进,不愿负责任,宁愿听命于人;③人生来以自我为中心,淡漠组织需要;④人习惯于保守,反对变革,把个人安全看得高于一切;⑤只有少数人才具有解决组织问题所需要的想象力和创造力;⑥人缺乏理性,易于受骗,随时可能被煽动者当作挑拨是非的对象,做出一些不适宜的行为。

基于以上假设,以X理论为指导思想的管理工作要点:①管理者应以利润为出发点来考虑对人、财、物等生产要素的运用;②严格的管理制度和法规,处罚和控制是保证组织目标实现的有效手段;③管理者要把人视为物,把金钱当作激励人们工作的最主要手段。

2.Y 理论对人性的假设

①人并非天性懒惰,要求工作是人的本能;②一般人在适当的鼓励下,不但能接受责任,而且愿意担负责任后果;③外力的控制和处罚不是使人们达到组织目标的唯一手段,人们愿意通过实行自我管理和自我控制来完成相应目标;④个人目标和组织目标可以统一,有自我要求的人往往把达到组织目标视作个人报酬;⑤一般人具有相当高的解决问题的能力和想象力,只是其智力潜能还没有得到充分发挥。

基于上述假设,以 Y 理论为指导思想的管理工作要点:①管理者要通过有效地综合运用人、财、物等要素来实现组织目标;②人的行为管理任务在于给人安排具有吸引力和富有意义的工作,使个人需要和组织目标尽可能地统一起来;③鼓励人们参与自身目标和组织目标的制定,信任并充分发挥下属的自主权和参与意识。

三、现代管理理论

现代管理是在科学管理不断发展的基础上,应用运筹学、系统理论、统计学等原理和方法,结合行为科学的应用,把组织看成由人和物所组成的完整系统而进行的综合性管理。

(一)管理理论丛林

第二次世界大战以后,随着科学技术和社会格局的巨大变化,诸多学者从不同的学科、不同的角度出发,运用不同方法对管理展开研究,形成了各种各样的管理学派。1961 年,美国加州大学洛杉矶分校的哈罗德·孔茨认为,管理学至少形成了六大学派。1980 年,他又进一步把管理学派划分为十一个。他认为,现代管理学派林立,形成了"管理理论丛林"现象。简要介绍其中六种:

1.管理过程学派

管理过程学派又称管理职能学派。这一学派以管理过程或者管理职能作为研究对象,认为管理就是在组织中通过别人或与别人共同完成任务的过程。管理的职能和过程包括计划、组织、领导和控制。他们试图通过对管理过程或者职能的分析研究,从理性上加以概括,把用于管理实践的概念、原则、理论和方法结合起来,构成管理的科学理论。他们的学说都是围绕管理过程或职能的分解和设定开始的,其他的管理学内容,则多归入所划分的管理过程或职能之中。

2.社会系统学派

这一学派从社会学的角度研究管理,认为社会的各级组织都是一个协作系统,进而把组织中人们的相互关系看成是一种协作系统。其主要观点:组织是由人组成的协作系统,由三个因素构成,即协作的意愿、共同的目标和信息的沟通。管理人员在组织中的作用,就是在信息沟通系统中作为相互联系的中心,并通过信息沟通来协调组织成员的协作活动,以保证组织的正常运转,实现组织的共同目标。管理人员的主要职能有三项:①建立和维持一个信息沟通系统;②确定组织的共同目标及各部门的具体目标;③选拔任用组织成员,使组织成员为这些目标的实现做出贡献,同时保证协作系统的生命力。

3.管理科学学派

管理科学学派认为,管理中的人是理性人,组织是追求自身利益的理性结构,经济效果是其最根本的活动标准,管理过程是一个合乎逻辑的系统过程,因此,管理活动可以运用数学的方法来分析和表达。科学管理学派主张,采取数学模型和程序来分析和表达管理的逻辑过程,借助于计算机和运筹学,求出最佳答案,实现管理目标。科学管理学派创设了若干管理研究的定量分析方法,如决策树方法、线性规划方法、网络技术方法、动态规划方法、模拟方法、对策方法等。

4.系统管理学派

系统管理理论运用系统论的范畴和原理,对组织的管理活动和过程进行分析和研究。系统管理学派认为,组织是一个整体的系统,由若干子系统组成。组织中任何子系统的变化都会影响其他子系统的变化,为了更好地把握组织的运行过程,就要研究这些子系统和它们之间的相互关系,以及它们如何构成了一个完整的系统。同时,组织又是社会系统中的一个子系统,受到其他社会子系统的影响,组织系统必须通过和周围环境的相互作用,并通过内部和外部信息的反馈,不断进行自我调节,以适应自身发展的需要。对于组织的管理分析,应该按照系统的原则进行,即以系统的整体最优为目标,对组织的各方面进行定性或定量的分析,选择最优方案。

5.决策理论学派

决策理论学派是以社会系统理论为基础,吸收了行为科学、系统理论、运筹学和计算机科学等学科内容而发展起来的,是西方有较大影响力的管理学派。这一学派认为,管理活动的全部过程都是决策过程,因此,管理就是决策。决策过程分为四个阶段:收集情报、拟订计划、选择计划和评价计划。他们特别强调信息联系在决策过程中的作用。决策学派的代表人物西蒙等人把社会系统理论同心理学、行为科学、系统理论、计算机技术、运筹学结合起来考察人们在决策中的思维过程,并分析了程序化决策和非程序化决策及其使用的传统技术和现代技术,提出了目标分析法等决策的辅助工具,被人们认为对管理人员的决策确有帮助,并为今后对人工智能等问题的深入研究奠定了基础。决策理论得到了人们的较高评价,西蒙因此而获得了诺贝尔经济学奖。

6.权变理论学派

权变理论学派认为,组织和成员的行为是复杂的、多变的,这是一种固有的性质。而环境的复杂性又给有效的管理带来困难,所以没有一种理论和方法适用于所有的情况。必须根据管理的条件和环境随机变化,通过观察和分析大量的案例,从中分析管理方法技术与条件环境的联系,寻求管理的基本类型和模式。权变理论强调随机应变,灵活应用过去各学派的特色。权变理论是能把各种管理的基本原理统一起来的理论,但权变理论对管理理论没有突破性的发展,是对已往理论的灵活应用。

另外,管理理论丛林还包括行为科学学派、经验主义学派、经理角色学派、社会技术学派和经营管理学派。

(二)管理理论新发展

20世纪80年代,尤其是90年代以来,随着知识经济的崛起、全球经济一体化进程的加快、市场竞争的日益激烈,以及员工需求的深切呼唤等企业内外环境的变化,企业管理面临许多前所未有的新情况和新问题,而对这些新情况和新问题的探讨与研究的结果,便产生了众多新的、颇具建设性的管理理论,它们分别从不同的视角提出了企业管理的发展思路。尽管有些管理理论尚不成熟,还处于发展之中,但它们所体现出来的管理思想和观点是不容忽视的,值得深入研究。有学者对20世纪80年代以来,尤其是90年代以来出现的新的管理理论进行了系统的研究,并相对于哈罗德·孔茨的"管理理论丛林"称之为"新管理理论丛林",简要讲述以下五种:

1.核心能力理论

新管理理论的发展经历了三个阶段:经典战略理论阶段、产业结构分析阶段(波特阶段)和核心能力理论阶段。核心能力理论代表了战略管理理论在20世纪90年代的最新进展。核心能力理论是当今管理学和经济学交叉融合的最新理论成果之一,源于战略管理理论、经济学理论、知识经济理论、创新理论等对企业持续竞争优势之源的不断探索,体现了各学科的交叉融合。

核心能力理论认为,并不是企业所有的资源、知识和能力都能形成持续的竞争优势。区分核心能力和非核心能力主要在五个方面:

①价值性:核心竞争能力必须对用户看重的价值起重要作用。②异质性:一项能力要成为核心能力必须是为某公司所独有的、稀缺的,并没有被当前和潜在的竞争对手所拥有。③不可模仿性:其他企业无法通过学习获得,不易为竞争对手所模仿。④难以替代性:没有战略性等价物。⑤延展性:从公司总体来看,核心竞争能力必须是整个公司业务的基础,能够产生一系列其他产品和服务,能够在创新和多元化战略中实现范围经济。

只有当企业资源、知识和技能同时符合上述五项标准时,它们才成为企业的核心能力,并形成企业持续的竞争优势。

2.竞争合作理论

竞争合作理论的主要代表作《协作型竞争》一书的开篇写道:"对多数全球性企业来说,完全损人利己的竞争时代已经结束。驱动公司与同行业其他公司竞争,驱动供应商之间、经销商之间在业务方面不断竞争的传统力量,已不可能再确保赢家在这场达尔文游戏中拥有最低成本、最佳产品或服务,以及最高利润。""很多跨国公司日渐明白,为了竞争必须合作,以此取代损人利己的行为……跨国公司可以通过有选择地与竞争对手以及与供应商分享和交换控制权、成本、资本、进入市场的机会、信息和技术,为顾客和股东创造最高价值。"这就是竞争合作理论的核心。贡献、亲密、远景是竞争合作成功的三要素,"双赢"或"多赢"是竞争合作的目标。

3.团队管理理论

著名的《团队的智慧》的作者卡曾巴赫和史密斯认为,团队就是少数有互补技能,愿意为了共同的目的、业绩目标和方法而相互承担责任的人们组成的群体。在这个定义中,他们强调团队有五个基本要素:①人数不多,一般在2～25人,多数团队的人数达不到10人;②互补的技能;③共同的目的和业绩目标;④共同的方法;⑤相互承担责任,责任与信任是从两个方面支持团队的保证。

团队进行有效运转必备的四个相互关联的条件:一是团队内必须充满活力,活力可通过员工创造性的主动发挥、员工出成就的高度热情、员工和睦相处的精神氛围体现出来;二是团队内必须有一套为达到目标而设置的控制系统;三是团队必须拥有完成任务所需的专业知识;四是团队必须有一定的影响力,特别是团队要有那样一小部分人,他们不仅对团队内部有影响力,而且对团队以外的更大范围也有影响力。

优秀的团队领导必须做到六点:①使团队的目的、业绩目标和行动方法恰当而有意义。②建立每个人和团队整体的责任感和自信心,尽量提供积极的建设性鼓励;③为强化团队的综合技能、提高技术水平,应鼓励成员做必要的冒险或经常变换任务和人员;④处理好与团队外的沟通关系,包括排除障碍;⑤为团队或团队成员提供创造业绩的机会;⑥同团队中的每个人一样,尽可能地干实事。

4.情境管理理论

情境管理理论的提出,是基于对古典管理理论的一个假设的反思,即认为所有情境中的管理都存在着一个统一的普遍适用的原则、过程和一个"最好的方法"。然而,实际并非如此。纵观管理发展的历史不难看出,不同时代有不同的管理方式,处于不同组织层次上的管理人员有不同的管理类型。因此,巴赫认为,决定情境的主要因素划分为两类:一类是组织层次;另一类是组织文化。组织层次不同,企业采用的管理类型就不同;组织文化不同,企业所具有的管理风格就会有差异。也就是说,管理职能的执行应与特定的情境相匹配。情境管理理论实际上是权变管理理论的发展。

5.流程再造理论

迈克尔·哈默,美国著名管理学家,他在20世纪80年代末发明了"再造"一词,用来描述应用信息技术彻底对业务过程重新改造以实现业绩的突飞猛进。这一概念最早引起关注是在《哈佛商业评论》中。后来他陆续出版了一系列畅销书,丰富和发展了企业再造理论,哈默成为20世纪90年代初最有影响力的管理学家之一。

迈克尔·哈默认为,企业流程再造应包括四个要素:根本、彻底、显著和流程。

企业流程再造的原则:整合工作流程、由员工下属决定、同步进行工作、流程的多样化、打破部门界限、减少监督审核、减少扩充协调、提供单点接触、集权分权并存。

其特色:①在崭新的资讯技术支持下,以流程为中心,大幅度地改善管理流程。②放弃陈旧的管理做法和程序。专注于流程和结果,不注重组织功能。在方法上以结果为导向、以小组为基础、注重顾客,要求严格衡量绩效,详细分析绩效评估的变化。

现代管理新理论还包括智力资本理论、知识管理理论、局限管理理论、可持续发展理论、企业文化理论和6σ理论等。

四、管理原理和原则

管理既是一门科学,也是一门艺术。基本原理是对客观事物本质及其规律的理解,是经过科学分析总结得到的。管理原则是管理活动中所采取的标准和遵循的行为规范。掌握了管理过程中存在的一些基本原理和原则对于管理实践的开展具有极其重要的意义。

(一)管理的基本原理

1.系统原理

系统是若干要素相互作用和发生作用的有机整体。系统原理是指运用系统理论,管理的每个要素与自身系统内外的其他要素发生各种联系,为达到管理目标必须遵循的一个原理。管理的系统原理,就是运用系统论原理和分析方法来指导管理的实践活动,解决和处理管理中的实际问题。

管理的系统原理来自一般系统理论,要深刻理解和掌握管理的系统原理实质。首先应了解和掌握系统理论的基本概念和内容,才能将系统理论应用于管理问题的研究,进行研究时必须把管理的组织机构及被管理的组织机构看成是一个复杂的社会系统,一般将管理的组织机构称为管理系统,而被管理的组织系统则称为组织系统。如医院是一个提供医疗卫生服务的系统,其中包括护理系统、后勤系统、行政系统等,护理系统内还可以分为护理运行子系统、护理支持子系统等。各系统之间相互作用并发挥作用,从而完成医院系统的目标。

对管理者而言,运用管理的系统原理就在于应以系统的观念和系统的方法对组织活动实行系统的管理。以系统的观念看来,管理活动的实质任务就是协调系统内部各要素之间、要素与系统的整体之间、系统与环境之间的关系,以保证系统功能的实现和系统目标的达成。系统的特征包括目的性、整体性、层次性、动态平衡性等。

(1)目的性:是指每个系统都有自己存在的目的,而且不同的系统存在的目的有一定的差异。系统的结构按照系统的目的和功能来建立,系统内的子系统目的应有所区别,避免目的的相同性造成资源的浪费。各子系统的目的与所在系统的目的保持一致,当系统内的各子系统目的完成后,系统的目的也就达到了。

(2)整体性:是指各子系统围绕共同目标组织一个不可分割的整体,而且整体功能大于部分功能之和。系统内的任何要素都不能离开整体而单独发挥作用,要素之间的相互联系和作用不能脱离整体去研究。因此,管理工作更加强调整体性,部分服从整体,才能使得系统整体功能超过各要素功能的相加。

(3)层次性:是指系统的层次结构,即一个系统可以分为若干个子系统,各子系统又可分为更小的若干子系统,从而形成一个层次结构。每一个层次都有自己的功能和职责。同一层次各子系统之间可以横向联系,需要协调解决的问题可由上一层次系统协调解决。上一层次系统的任务:一是向下级子系统发号施令;二是解决下级子系统需要协调的问题。

(4)动态平衡性:是指系统根据内外环境的变化,进行动态的调整,从而维持系统的平衡。任何一个系统都处于一定的环境中,与环境进行信息的交换。环境的变化对系统存在一定的影响。系统先接受外在环境的信息,经过系统内部的处理,再将信息输出,同时调整系统内部的运行,从而保持系统自身的平衡。

2.人本原理

管理哲学中存在以人为中心和以物为中心的管理模式,从管理学理论的发展史中可以看出,管理从以物为中心逐步发展到以人为中心。人本原理是强调管理诸要素中"人"的要素的决定性作用,强调发挥人的核心作用。人本原理认为,管理就应该主要是由人进行的管理和对人进行的管理。因此,管理活动必须以发挥人的积极性、创造性和主动性作为首要任务,再运用各种科学的方法和途径,调动人的积极性、激发人的工作热情、充分发挥人在组织活动中的中心作用。

一个优秀的管理者需要充分理解和运用人本原理来指导管理实践活动,但是在管理过程中运用人本原理时应该注意以下几方面：一是强调人在管理过程中的主导地位,管理的目标、计划等均由人来制定,管理的实施也是人来完成的,管理的对象包括物质、信息等也必须由人来组织和运作,无论在管理的任何环节,人的作用都是无可替代的;二是做好对人的管理,合理地组织和使用组织中的人才,采取有效的措施激发人的积极性和主动性,为人员提供良好的工作环境和工作条件,最终使组织达成预定目标;三是创造和谐的人际关系,改革传统的组织结构和管理方式,确立被管理者的主体意识,形成一种全员参与的民主管理方式;四是做好组织成员的培训工作,提高人的自身素质和能力,为提高组织工作效率和实现组织目标提供智力支持。

3.动态原理

世界上一切事物都是在不断发展和变化的,管理本身也是一个动态的过程。从管理理论的产生和发展过程来看,从古典管理思想到现代管理理论,随着社会实践活动的发展变化,管理理论的发展经历了一个漫长的发展过程,这表明了管理者进行管理实践过程的动态性,也决定了任何管理活动都应该遵循管理的动态原理。

管理的动态原理要求管理者根据管理对象和外在环境的变化,应适时调整管理方法和选择适宜的管理手段,以适应管理对象和外在环境的各种变化,最终实现组织的目标。在管理实践活动中,重视管理活动的动态特性对于提高管理的针对性和有效性具有积极的意义。运用管理动态原理时,必须强调认清事物发展变化的规律,把握事物发展的趋势,为做好动态管理奠定基础。

4.效益原理

效益原理就是一切管理都应以最小的投入得到尽可能多的产出,从而获得最大的效益。效益包含经济效益和社会效益两个方面,经济效益是指组织为社会创造的各种有形财富,而社会效益则是指有利于社会发展的无形财富。因此,管理的效益原理要求对管理的经济效益和社会效益两方面均进行合理的评判,以真正体现出组织的效益。

效益原理要求管理者做一个务实的领导者,反对形式主义和过程主义,注重工作的实效性。如果管理者在管理过程中以效益作为价值目标,紧紧围绕效益开展计划、组织、领导和控制活动,必然会取得良好的效果;相反,如果是以其他目的作为价值目标,管理活动的结果必然与管理的本来价值目标相去甚远。因此,只讲工作量而不讲实效的管理活动是毫无意义的,违背了管理的效益原理。

（二）管理的基本原则

原则是指根据对客观事物的基本原理的认识,要求人们共同遵循的行为准则。管理原则就是管理者在管理过程中应该遵守的相关行为准则。

1.整分合原则

整分合原则是指管理者在进行管理活动的过程中应把管理的过程当作一个系统,从组织整体的角度把握环境、确定组织的整体目标,然后围绕组织的整体目标进行系统的分解、分工和落实,最后根据组织系统的整体规划和要求对各环节、各部门分散的管理活动进行协调和综合,靠整体的力量完成整体规划并达成组织总目标。整分合分为三个阶段:一是进行系统的整体设计,即所谓的"整";二是在整体设计的基础上对任务和目标进行的分解和分工,即"分";三是在分解和分工的基础上对总的组织目标进行的整体协作和综合,即"合"。以上三个阶段是相辅相成的,但是整分合原则在实际运用时需要把握好整体,科学分解目标和进行分工,以整体任务和目标的达成为标准,对各分目标进行系统的综合与优化,建立起有效的反馈机制和评价体系,以保证活动不偏离组织总目标的要求。

2.相对封闭原则

相对封闭原则是指管理者在进行组织管理活动时,必须把管理组织当成一个与外部环境有密切的物质、能量和信息交换,但其内部又有着相对稳定的结构和特定的工作任务的系统来进行管理。对于管理系统自身来说,管理的各个环节相互联系并发挥作用,形成一个首尾相连的闭合环路;对于系统外部来说,任何一个系统都是开放的,与相关系统存在相互联系。管理的相对封闭原则强调管理活动的过程中各要素之间的相互制约和促进,保证组织系统的存在和发展。

3.能级原则

能级原则是以人为中心的管理所应该遵循的原则之一,要求管理者在从事管理活动时,为了使管理活动稳定、高效,必须在组织系统中建立一定的管理层次,并设置各管理层次的管理职责和工作规范、标准,规定相应的管理任务、设置相应的管理权力,从而构建起严密、稳定的组织网络体系和组织管理结构系统,再按照组织成员所具备的不同的能力和素质,将他们安排在适合的职位上,使之能充分发挥自己的能力。管理的能级原则要求必须按层次进行能级管理,管理工作中稳定的组织化结构应当是正三角形;不同的能级对应相应的责、权、利,在其位谋其政;随着环境和条件的变化,各类能级是动态对应的。

4.动力原则

动力是管理活动开展的必要条件,管理中的动力包括动力源和管理动力机制。在管理活动中,从事活动的人的种种需求及各种刺激诱导因素都可以成为动力源,并成为符合组织目标方向的机制。管理动力主要包括物质动力和精神动力,即人们为得到物质需求付出的相应行为的物质动力和以满足人类的精神需求为本源的、在追求精神满足时所付出的相应行为的精神动力两种。应该明确的是,物质动力是动力源的基础,因为人类要生存首先需要满足的即是物质需求,而当人们的物质需求得到一定程度的满足时就会产生较高级的精神需求。管理的动力原则指管理者在从事管理活动时,必须正确认识和掌握管理的动力源,运用管理的动力机制,有效地激发、引导、制约和控制被管理者以满足需求为动力的种种行为,使这些行为聚集到完成组织目标的方向上,以保证管理活动有序、高效、持续地进行。

5.行为原则

管理的行为原则是指管理者熟悉管理对象的行为特点,根据管理对象的行为动机,制定相应的措施激发管理对象的积极性,达到有效管理和实现组织目标的目的。管理者激发管理对象行为主要有四个方面:一是满足人的合理需要,包括物质和精神两个方面的需求;二是合理设置目标,调动人的积极性;三是制定奖惩制度,但以奖为主,发挥正面激励的作用;四是合理用人,根据人的特点和特长来用人,使得人与岗位相匹配,达到才尽其用的目的。

6.反馈原则

管理的反馈原则是指管理者在进行管理时,对管理过程中的效果与组织目标进行比较,将比较的结果信息及时反馈给管理者,管理者采取相应的措施控制活动,确保组织目标的顺利达成。反馈就是通过信息的输入和输出,从而对结果起到控制的作用。因此,在管理活动中,需要建立起灵敏、准确、有力的信息反馈子系统,使之具备强大的信息收集、整理、分析、储存和传递等功能。管理者根据反馈的信息实施及时而有效的控制,因为信息反馈的最终目的是发现偏差并通过控制系统及时纠正。

7.弹性原则

弹性原则是基于系统内外环境复杂多变的特性和组织系统的动态原理提出的。由于管理活动受到多方面因素的影响,管理活动的结果具有不确定性,因此,管理需要留有余地。管理的弹性原则是指管理者根据系统内外环境间的联系,分析和预测各种可能影响组织运行的因素,使得制定的组织目标与计划、领导和控制等均留有充分的余地,以增强组织管理系统的应变能力。此外,管理的弹性原则还可以表现为组织制定的目标及实施方案富有弹性,均要留有余地并要根据不断变化的条件进行调整,防止一成不变的管理;同时,弹性原则要求提高管理者的综合素质,使得管理者必须具备随机应变的管理能力。

8.价值原则

价值原则是基于效益原理而提出的,价值原则是指在管理活动中,以价值规律去衡量组织活动的效率。效率则是指投入与产出的比率,以最少的投入获得最多的产出,就可以获得最佳的效率。管理获得的利益包括经济利益和社会利益两个方面,而投入则包括物质资源、财力资源、智力资源、时间资源等各项支出,在评价投入与产出的效率时就应该从以上各方面进行综合全面的评估,以获得科学合理的结论。

(三)管理基本原理及原则的应用

1.系统原理及相应原则的应用

系统原理对应的是整分合原则和相对封闭原则,在护理管理中被广泛应用。医院是一个大系统,护理系统是医院大系统中的一个子系统,但是护理子系统与医院大系统的目标是一致的,护理系统既保持自身系统的独立性,同时与医院大系统及医院大系统内的其他子系统是协调发展的,这样才能更好地完成医院系统的目标。单就护理系统来说,它是由不同层次的护理部门分工合作而形成,从上至下有护理部主任、科护士长、病区护士长和护士,不同的职位有着不同的职权。护理系统中的各级护理管理部门分工协作,并通过明确的责任制度来保证系统的有效运行。如果各个护理人员和各护理部门都能够完成工作任务,护理系统的总目标就自然达到了。因此,在医院管理和护理管理系统中,既要注意分工协作,又要注意整体目标一致。当每一个下属子系统都能够有效运作时,子系统的上一级系统目标就会得到有效的实现。

2.人本原理及相应原则的应用

人本原理对应的是能级原则、动力原则和行为原则。护理管理主要是对人的管理,人的因素对管理活动效果产生重要的影响作用,但是以人为中心的管理,需要很高的管理技巧和管理艺术。在护理管理中,重视发挥护士的积极作用,建立激励机制,建立科学合理的绩效考核制度,使得奖金与工作绩效挂钩,从而激发护士的工作积极性;在物质激励的同时注重精神激励,对护士工作中的积极表现或取得的成绩及时予以肯定,激发护士的工作热情;让护士积极参与管理,护理管理者多倾听下属的意见,发挥护士的主人翁作用;护理管理者合理授权给下属,信任下属,激发护士的工作潜能。

3.动态原理及相应原则的应用

动态原理对应的是反馈原则和弹性原则。随着现代医学模式的发展及新的卫生政策的变化,护理模式也在不断发生改变,这对护理工作提出新的挑战。护理管理者需要把握医疗卫生事业发展的变化,搜集新的信息,对护理管理目标和管理方法进行相应的调整,以动态的管理适应社会环境的变化。如护理部制订未来5年的发展规划,但是随着医疗环境的变化,出现一些新的情况,医院也在调整既定的目标和发展规划,这时护理部也需要调整发展规划。这就要求护理部在制订发展规划时要留有余地,对变化的情况进行及时的应对。此外,护理部对护理服务过程进行监督管理,对发现的问题及时予以提出,要求下属有针对性地提出整改措施方案;对发现的一些好的做法,也可以进行及时总结和推广,目的是促进护理质量的提高。

4.效益原理及相应原则的应用

效益原理对应的是价值原则。护理管理的价值体现在两个方面:一是经济效益,以最低的护理成本和代价取得最佳的护理服务经济收益,这是从护理服务本身的角度来分析;二是社会效益,护理服务成本作为社会成本的一个组成部分,以尽可能少的护理服务成本来提高更多人的健康水平,这是从社会的角度来看待问题。护理管理目的是在提高经济效益的同时,更加注重社会效益,并以社会效益作为最高目标,获得社会整体效益。此外,为了取得良好的效益,最大化实现价值,护理管理需要注重时间管理,提高单位时间的价值。护理管理者需要采取科学管理的方式,将当前任务和长远目标相结合,以社会效益为目标开展护理服务工作。

第三节　计划

一、目标管理

(一)目标

目标是在宗旨和任务指导下,整个组织要达到的可测量的、最终的具体成果。在确立目标之前,组织必须明确其宗旨、任务。宗旨是组织的中心思想和信念,任务是组织的基本职能。

1.目标的作用

目标决定着各种管理活动的内容,决定着管理方法的选择,决定着管理的结构、层次的确定和人员的配备等。

(1)主导作用:目标决定着管理活动的内容、管理方法的选择、人员的配备、组织的设置等。目标直接影响组织活动及组织成员的行为,关系到组织的兴衰存亡。管理者只有明确组织目标,才能判断组织的正确方向。

(2)激励作用:具体明确而又切实可行的组织目标,能使个人的需要与组织目标有机地结合起来,提高组织成员的自觉性及责任感,激励组织成员完成组织任务,达到组织目标的要求。

(3)协调作用:目标规定了组织成员的具体任务及责任范围,对组织各部门及成员的思想和行动具有统一和协调作用,可以使上、下、左、右的思想和行动协调一致,从而提高工作效率。

(4)推动作用:目标具有推动作用,确定的目标使管理者、被管理者受到激励而转化为强大的推动力,可使他们尽最大努力完成组织任务。目标反映社会、集体、个人对某种需要的愿望和要求,一个明确具体而切实可行的目标,可以激发动力,鼓舞士气,同时也可以提高自觉性和责任感。

(5)标准作用:目标具有标准作用,是评价工作的衡量尺度。目标可成为衡量工作成效的尺度,可评价工作成绩和质量。如三级综合医院评审标准包括入院诊断与出院诊断符合率≥95%、手术前后诊断符合率≥90%等内容。

2.目标的性质

(1)目标的层次性:一个组织从结构上看是分层次的系统组织。因此组织的目标也是层层分解,构成一个系统的目标。组织目标有总目标和次级目标,次级目标为总目标的实现提供良好条件。

(2)目标的网络性:目标和具体的计划构成网络,组织的目标通常是通过各种活动在网络中的相互联系、相互促进来实现的。要做到目标之间左右关联、上下贯通、彼此呼应、融合成一体。

(3)目标的多样性:目标的多样性表现在目标按优先次序分主要目标和次要目标,按目标的性质分有定性目标和定量目标。按时间长短分有长期目标和短期目标。

3.确定目标应满足的条件

确立目标应符合 SMART 原则(绩效管理考核理论),即是:①目标必须是具体的;②目标必须是可以衡量的;③目标必须是可以达到的;④目标必须和其他目标具有相关性;⑤目标必须具有明确的截止期限。确定目标应满足的条件具体表现为:

(1)目标的陈述方式:目标的陈述包括主语—谓语—宾语—状语(主体—行为—行为标准或行为结果)。目标的叙述应词义表达明确,应清楚地表示出可供观察的行为,如"使 ICU 的护士熟悉呼吸机的使用"就是一个模糊的目标。"在 ICU 工作的护士会独立使用呼吸机"则目标较为明确。

(2)强调时间概念:目标必须要有期限,强调时间概念。如一年内全院护士护理技术操作考试合格率达到90%。

(3)明确约束条件:如在提高护理质量的前提下,一年内床位的周转率提高10%。

(4)目标适宜,能够落实:目标要适宜,不可太高,虽然目标应具有一定的难度,具有挑战性,但如果目标高不可攀也会挫伤员工的积极性。目标不是空洞的,必须可以逐层落实。只有下一级的目标实现了,上一级的目标才有实现的保证,本部门的目标必须根据上级的目标和部门实际情况制定。

(5)目标可以测量或评价:要对目标的实施进行监督检查,必须按时考核、测评。因此,目标必须有可以测量或评价的指标,方法是使目标数量化或具体化。所谓数量化,就是给目标规定明确的数量界限。如使用率、百分比、评分等。所谓具体化,就是对目标的描述尽可能详细和明确以便于操作。

（二）目标管理

目标管理（MBO）的概念是由美国著名企业管理专家彼得·德鲁克在1954年的《管理的实践》一书中提出的。当时科学管理理论和行为科学管理理论得到了充分的发展，然而在泰勒、法约尔管理思想指导下，形成了只重视生产效率的监督式、压迫式管理方法，梅奥的行为科学理论提出了人性化管理，在这种情况下需要一种管理方法将两种思想综合起来，将实现组织目标所需的工作和做这些工作的人结合起来，目标管理正是两者的结合产物。彼得·德鲁克关于目标管理的主张在当时的企业界产生了巨大的影响，一个组织的宗旨及任务必须转化为特定目标，各级管理者通过特定目标领导下级并以目标衡量每个成员的贡献，从而保证组织目标的实现。目标管理通过鼓励员工参与管理，使之在工作中满足了自我实现，同时也使组织目标得以实现。因此，目标管理作为一种管理方法和措施广泛应用。

1.目标管理的含义

目标管理是一种管理思想，也是一种管理方法。目标管理（MBO）是由组织中的管理者和被管理者共同参与目标制定，在工作中实行自我控制并努力完成工作目标的管理方法。或者说目标管理就是在组织内管理人员与下属在具体和特定的目标上达成协议，并写成书面文件，定期以共同制定的目标为依据来检查和评价目标达到情况的一种管理方法。

2.目标管理的特点

（1）强调管理者和被管理者共同参与：根据组织的总目标制定部门目标，每名职工根据本部门的目标和个人职责制定个人目标，形成目标连锁。目标管理是由上、下级共同参与制定目标及目标的衡量方法。每个部门各成员明确自己的任务、方向、考评方式，相互配合共同完成组织目标。

（2）强调自我管理：在目标管理中，下级不是按上级硬性规定的程序和方法行动的，而是进行自主管理和自我控制，这样可提高员工的工作积极性、创造性和责任感。

（3）强调自我评价：在执行目标管理的过程中，各层管理人员定期评价，通过检查、考核反馈信息，并在反馈中强调由员工自我检查，制定一系列的奖惩措施，以促使员工更好地发挥自身作用。

（4）强调整体性管理：目标管理将组织的总目标逐层分解落实。每一部门和每一成员各自的分目标以总目标为导向，使员工明确各自工作目标与总目标的关系，共同完成总目标。

（5）强调目标特定性：目标特定性是指下级目标与上级目标的一致性。由于下级与上级共同参与将组织目标转换为具体可行可测评的部门或个人目标的过程，使目标具有特定性，有利于员工自检和自查，有利于上级的评价，也促进了上、下级的合作和关系的协调，以共同达到组织总目标。

3.目标管理的过程

目标管理分为制定目标体系、组织实施、检查评价三个阶段：

（1）制定目标体系：制定一套完整的目标体系是实施目标管理的第一步，同时也是最重要的一步。目标制定越合理明确则后阶段具体过程的管理和评价就越容易。这一阶段可分为四个步骤：

①高阶层领导制定总体目标：根据组织的长远计划和客观环境，必须与下级充分讨论研究后制定出总体目标。

②审议组织结构和职责分工：目标管理要求每一个目标和分目标都要成为落实到个人的确切责任，因此在制定总体目标之后，需要重新审查现有组织结构，做出若干改变，以明确职责分工。

③制定下级目标和个人目标：在总体目标的指导下，要制定下级目标和个人目标，分目标一定要支持总目标。个人目标要与组织目标协调。在制定具体目标时应注意：目标必须要有重点，不宜过多；而且尽量具体化、定量化，以便测量；目标还应有挑战性以激励士气。

④形成目标责任：上级和下级就实现各目标所需要的条件及实现目标后的奖惩事宜达成协议，并授予下级以相应的支配人、财、物及对外联络等权力。双方商妥后，由下级写成书面协议。形成目标责任的步骤包含多次协商，以及正式或非正式的沟通。

（2）组织实施：目标管理强调执行者自主、自治、自觉和自行实现目标，但不等于达成协议后领导可以放手不管，相反由于形成了目标体系，牵一发而动全身，因此上级应对工作定期指导、检查。检查方法是自下而上，由下级主动提出问题和报告，上级主要是协助、支持、提供良好的工作环境和信息情报。上、下级要定期检查双方协议的执行情况。

（3）检查评价：

①考评成果：在达到预定的期限之后，要及时进行检查和评价，以各自目标及目标值为依据，对目标实施的结果进行考核，评价管理绩效。

②实施奖惩：目标实施者自检后，上级领导与自检者商谈，通过预先制定的评价和奖惩协议实施奖惩，如工资、奖金、职务的提升和降免、物质奖励等。

③考核评价：将目标管理中的经验及教训进行总结找出不足，并同时讨论下一轮的目标，开始新的循环。在此阶段，新资料、信息、资源的输入，应随时提供给下属。如果目标没有完成，上级在评价中应主动承担必要的责任，并启发下级自检，以维持相互信任的气氛，为下一循环奠定基础。

4.目标管理的优点

（1）调动各级人员的积极性：目标管理促使领导者适当地分权给下属，使下属相应获得锻炼管理能力的机会和分担组织成败的责任心，也有助于改进组织结构和职责分工。由于上级与下属共同设定目标，使每名员工朝着组织的整体目标努力，充分发挥每个人的内在潜力和积极性以提高工作效率。

（2）提高管理效率：目标管理保证目标的可行性，需要管理人员考虑实施目标的人力、物力、财力等资源的合理分配，整体考虑实施过程中出现的问题，以提高管理的协调性和科学性，提高管理效率。明确各级人员的职责和任务，上级与下属之间对目标进行具体化的、操作性的协商和讨论后，可清楚地划分上、中、下层领导的职责范围和工作呈报关系。

（3）提高生产力：员工自行制定目标比被迫遵循目标更具生产力。目标管理是一套科学周密的管理方法,通过目标体系实现对目标的分解,而目标分解要求各目标相互支持,如此环环紧扣,把各方面的力量、积极性以及可能采取的措施都汇集起来,从而提高了生产力。

(4)启发员工自觉性:目标管理调动员工的主动性、积极性,从而提高了士气。由于目标是经过协商的,它明确了员工自己的工作在整体工作中的地位和作用,有授权,并得到了支持。通过目标实现和奖励,将个人利益和组织利益紧密联系在一起,员工能够主动掌握自己的命运。目标管理对组织和个人的评价标准是目标达到的程度,这种评价比较公正、客观。

(5)目标管理有利于控制:目标管理使考核目标明确,并作为管理者监督控制的标准。对在执行中出现的偏差可及时发现、及时纠正,做到有效的控制。上级领导在指导下属确定问题、收集资料、衡量优先次序、选定目标、拟订行动计划,以及评价结果的过程中,可正确评价员工的知识和态度,员工可得到较公正的考核。同时在目标管理中,定期的检查、督促、反馈、小结可及时发现工作中的偏差,并给予纠正和调整。

5.目标管理的局限性

目标管理虽然在不同的组织中对生产力的改进颇具成效,但亦存在一些缺点:

(1)目标制定有难度:某些目标难以具体化和定量化(如责任心);下级对整体目标与个人目标的关系尚未理清;组织在结构上、制度上以及职权上存在问题,很难制定目标;下级为测量方便而选择安全且易于达到的目标,而影响了整体目标的实现。

(2)限制管理者管理能力的发挥:目标管理注重短期或可见性问题的处理,而忽略了培养管理者对应急事件的应变能力、压力处理和组织间的协作能力培养。由于目标管理特别重视未来的结果,常会忽视常规工作的管理,则可能导致工作秩序混乱。

(3)费时费力:目标的商定很费时间,几上几下,多向沟通协商讨论,并写成书面形式,需要精力、时间及费用,而且目标管理易使员工为争取好成果而不注重方法,易滋长本位主义,急功近利,较少去寻求省时、省力、省钱的方法。

(4)缺乏灵活性:目标管理在制定目标后,不宜更改,否则会导致目标体系不一致,造成连锁性的工作困难。

6.目标管理在护理管理中的应用

护理目标管理是目标管理应用在护理管理中,将护理部整体目标转化为各部门、各个层次及个人目标,建立管理的目标体系,实施具体化的管理行为,并最终实现总目标的过程。目标管理在护理管理中的具体应用是护理部根据医院的整体规划制定总目标,再通过建立目标体系,制定各部门、各病房及护理人员个人的目标,确定目标和工作标准、职责分工、工作期限、评定方法以及奖惩措施,通过指导实施、定期检查、终末考核等措施实现全院护理工作总目标。

二、项目管理

项目管理起源于美国,是第二次世界大战后期发展起来的重要新管理技术之一,随后从20世纪60年代美国国防部、航天和建筑业工作基础上发展而来。项目管理从经验走向科学,经历了潜意识的项目管理、传统的项目管理和现代项目管理三个阶段,并在各个行业得到广泛应用。随着信息时代的到来,支撑项目管理的工具和技术日渐成熟,项目管理的发展日益全球化、多元化和专业化。

(一)项目管理的概念及要素

1.项目管理的概念

项目是一次性、临时性的任务。项目管理是通过项目相关人的合作,把各种资源应用到项目中,实现项目目标并满足项目相关人的需求。美国项目管理协会在《项目管理知识体系指南》中对项目管理的定义是:项目活动中运用专门的知识、技能、工具和方法,使项目能够实现或超过项目相关人的需要和期望。

项目管理具有以下特性:①一次性。项目有明确的起始时间和结束时间,没有可以完全照搬的先例,也不会有完全相同的复制;②独特性。每个项目过程总是独一无二的;③目标的确定性。项目管理必须有确定的目标,如时间性目标、成果性目标、约束性目标等;④活动的整体性。项目中的一系列活动都是相互关联的,构成一个整体;⑤组织的临时性和开放性。为了完成项目而设立的组织是临时性的且没有严格的边界,其成员、人数、职责是变化的;⑥成果的不可挽回性。因为每个项目是独特的,决定了项目在一定条件下启动,一旦失败就永远失去了重新进行原项目的机会,有较大的不确定性和风险。

2.项目管理的要素

项目管理与多个要素相关联,包括项目、活动、项目相关人、项目进度、目标、计划、资源与需求等。

(1)项目:是为创造独特的产品、服务或结果而进行的一次性努力。

(2)活动:是项目执行的工作元素。一个活动通常涉及预计的时间、成本和资源需求。活动有起点和终点,通常与任务相互通用。

(3)项目相关人:是通过合同和协议联系在一起的参与项目的各方人员。

(4)项目进度:是执行项目各项活动的计划日期。按照日期先后顺序排列活动启动和完成的日期。如果进度延期,成本将不可能控制;如果将成本维持不变,产品性能将不可靠。

(5)目标:是项目需要达到的最终结果,是为了完成项目必须做出的可测量的、有形的或可验证的任何成果、结果或事项。可分为必须满足的规定目标和附加获取的期望目标。前者包括质量目标、时间目标、利润成本目标等;后者包括有利于开辟市场、正确支持及减少阻力等目标。

(6)计划:是指未来行动过程中的预定路线,是为了达到特定目标预先策划好的具体方法。项目计划和调度是项目成功的最重要的因素。

(7)资源:是一切具有现实和潜在价值的物质,分为自然资源和人造资源、内部资源和外部资源、有形资源和无形资源。

(8)需求:是项目发起人或顾客的要求,是制定项目目标的前提。由于对项目的需求和期望不同,要求项目管理者统筹兼顾和密切配合,保证项目顺利完成。

(二)项目管理的过程及应用

1.项目管理的过程

基本的项目管理过程分为以下五个阶段:

(1)项目的提出和选择:首先根据临床工作提出需要,然后进行项目识别,即根据实际需求,明确做什么项目可以满足需求。项目选择是在综合分析多种因素,对项目设想进行比较、筛选、研究后,最终付诸实践的过程。这个过程包括三个阶段:

①项目构思的产生和选择:借鉴他人经验提出项目的过程称为项目构思。项目构思包括创新和突破两种方法,创新是将新技术运用到项目中,但仍生产原产品或提供原服务,如医院已经开展经外周静脉行中心静脉置管的护理项目(PICC),在此基础上,引进新技术开展超声引导下的置管方式以提高置管率和安全性;突破是应用新技术来生产新产品或提供新服务,如专科护士在门诊开展 PICC 维护等新的服务项目。可通过基础调查和研究形成以创新或突破手段的构思,并获得权力部门的批准。②建立项目的目标和明确项目定义:即制定项目目标并对目标加以说明形成项目定义,包括项目的构成和界限的划定以及项目说明。③项目的可行性:需要针对实施方案进行全面的论证,以确定立项的依据。

(2)项目的确定和启动:针对拟定的项目,以书面形式说明项目目标、项目必要性、可产生的效益、需要投入的资源等,以申报权力部门批准。书面文件包括项目建议书和可行性研究报告。通常情况下,项目建议书包括项目的必要性、市场现况和发展趋势、项目方案、所需要的资源和条件、优劣分析、效益评估等。可行性报告一般包括技术、组织体系、财务及经济四个方面的可行性。

(3)项目的计划及计划的制订:项目计划是项目组织根据项目目标的规定,对项目实施工作所进行的各项活动做出的周密安排。项目计划围绕项目目标来系统地确定项目的任务、安排任务进度、编制完成任务所需的资源预算等,从而保证项目能够在合理的工期内,用尽可能低的成本和尽可能高的质量完成。项目计划的形式包括概念性计划、详细计划及滚动计划等。项目计划的种类包括工作计划、人员组织计划、技术计划、文件控制计划、应急计划及支持计划等。项目计划的内容包括项目范围计划、项目进度计划、项目费用计划、项目质量计划、沟通计划、风险应对计划、项目采购计划、变更控制计划等。

在项目计划制订过程中必须明确五个基本问题:①项目做什么,即项目要实现什么样的技术目标;②如何做,即制定工作分解结构图,将技术目标分解到具体的可实现的工作清单中;③谁去做,即明确人员使用计划,并在工作分解结构图中注明;④何时做,即明确进度计划,在何时实施、需要多长时间、需要哪些资源等;⑤用什么方式做,即明确费用计划,实施项目需要多少经费。项目计划是项目实施和完成的基础和依据,其质量是决定项目成败、优劣的关键性因素。

(4)项目的执行和实施:首先通过项目实施的准备,进行计划核实和签署,执行项目,开展工作。建立项目管理组织机构,负责组织工作及协调项目内各子系统和项目内外的关系和衔接,以保障项目的顺利实施和完成。项目管理者应定期了解项目进展情况并提供项目进展报告。

(5)项目的追踪和控制:为保证项目按照计划完成,必须对项目进行控制。项目控制过程就是项目管理者制定项目控制目标,建立项目绩效考核标准,根据项目进展的状况,对比目标计划,衡量实际工作状况,获取偏差信息,分析偏差产生的成因和趋势,研究纠偏对策并采取适当的纠偏措施。项目控制是跟踪实际绩效,持续监测项目进度和分析项目进展情况,根据需要重新制订计划的过程。项目控制方式包括前馈控制(事先控制)、过程控制(现场控制)和反馈控制。控制的内容包括进度控制、费用控制及质量控制等。

2.项目管理的应用

项目管理是一个较新的管理模式,为临床护理管理者提供了全新的思路和管理工具,在运用中应重点关注和把握关键问题和要点。

(1)掌握项目管理内容:设定好项目管理内容是做好项目管理的基础和保障。项目管理内容包括以下几个方面。

①项目范围管理:是为了实现项目的目标,对项目范围的界定、规划及调整等工作内容进行控制的管理过程。

②项目时间进度管理:是为了确保项目最终按时完成所采取的一系列管理过程。包括项目活动排序、时间估计、进度安排及时间控制等具体活动。

③项目成本费用管理:是为了能够按照预算完成项目,保证实际成本和费用不超过预算成本和费用的管理过程。包括资源的合理配置和使用,成本、费用的预算分析及控制等工作。

④项目质量控制管理:是为了确保项目达到目标所规定的质量要求,对质量规划、质量控制和质量保证所实施的一系列管理过程。

⑤项目人力资源管理:是为了保证所有项目关系人充分发挥作用,达到最大工作效能的管理过程,包括组织的规划、项目的班子组建、团队的建设、各类人员的选聘和合理使用等一系列工作。

⑥项目沟通管理:在项目管理过程中,对项目规划、进度报告及各类管理措施等进行适时沟通,以确保项目信息的合理收集和传输,保障信息准确及畅通。

⑦项目风险应对管理:是对项目可能遇到的各种不确定因素进行管理。它包括风险识别、风险量化、制定对策和风险控制等。

⑧项目采购管理:是对项目实施的资源和服务需求采取的管理措施。包括采购计划、采购与征购、资源的选择以及合同的管理等方面。

⑨项目集成管理:是为了整体掌控项目的进展,确保项目各项工作能够协调、配合开展,要对项目的实施和变化做出全局性的管理和控制。

(2)设置项目管理专门机构和人员:针对项目的规模、复杂程度、潜在风险等因素设置项目管理的专门机构及项目专职人员,对项目进行专门管理,加强组织协调与配合,对任务进行联系、督促和检查,不断研究新技术、处理新情况和解决新问题。必要时设置项目主管,对项目进行临时授权管理。主管部门或主管人员在充分发挥原有职能作用或履行岗位职责的同时,全权负责项目的计划、组织与控制。

(3)明确目标和计划:项目的目标是完成项目的指南,理解和明确目标是首要任务。在目标细化、技术设计和实施方案确定后做出周全的计划是项目成功的基础。周全的计划是对相应阶段的目标和工作进行精准定义,包括对项目范围、质量要求、时间进度和支配、工作量计算、预算费用、管理支持性工作等详细的实施方案进行思考和制订。明确目标和计划是避免走弯路和造成资源浪费的保证。

(4)明确和了解项目管理者的角色:在项目管理中不同职能部门的成员因为某一个项目而

组成团队,项目经理则是项目团队的领导者,所肩负的责任就是领导团队准时、优质地完成全部工作,实现项目目标。项目的管理者是项目执行者,更重要的是要了解整个项目需求、项目选择、计划的全过程,并在时间、成本、质量、风险、合同、采购、人力资源等各个方面对项目进行全方位的管理,还要及时处理需要跨领域解决的复杂问题。

(5)打破传统管理思路:在项目管理中应运用矩阵结构的组织形式,对项目进行综合管理。矩阵结构就是由纵横两套管理系统组成的矩形组织结构。部门职能系统为纵向的组织,项目系统组成的是横向的组织。在运行中,横向项目系统与纵向部门职能系统两者互动交叉重叠,充分发挥矩阵组织的强大力量。因此,要打破传统管理思想中的条块分割、各行其是的局面,使项目在某一职能部门负责下,做好全方位沟通,部门间协同配合,互相支持,从而共同解决问题来确保项目的顺利完成。比如医院感染控制办公室(简称院感办)要建立全院院内感染监测系统,需要组成临床科室护士、医生和管理者参与的项目组织。医务处、护理部、院感办是医院的职能部门,医生护士是临床科室人员,医生是由医务处和科主任管理,护士是由护理部管理,因此,在医务处、护理部及院感办协同下,建立了由院感办牵头,由各临床科室医生、护士组成的院内感染上报及管理组织,来完成院感控制工作。

(6)加强监测,及时评估:及时定期监测项目实施进程,明确实际进程与计划进程的差距和变化,及时调整是有效完成项目管理的关键。当项目完成后,护理管理者应针对项目团队和完成情况进行反馈,对项目绩效进行评估,总结经验,为今后的项目管理提供可借鉴的建议和意见。

三、时间管理

时间待人是的,而时间在每个人手里的价值却不同。时间是由分秒积成的,善于利用零星时间的人,才会做出更大的成绩来。因此,在同样的时间消耗情况下,进行必要的时间管理,能够提高时间的利用率和有效率。

(一)时间管理的概念

时间管理是指在同样的时间消耗情况下,为提高时间的利用率和有效率而进行的一系列活动,它包括对时间进行的计划和分配,以保证重要工作的顺利完成,并留出足够的余地处理那些突发事件或紧急变化。

(二)时间管理的过程

1.评估

(1)评估时间使用情况:有效时间管理的第一步是了解自己的工作时间的具体使用情况。管理者可准备一本日志或记事本,按时间顺序记录所从事的活动;评估时间是如何消耗的,每一项管理活动需要多少时间,时间安排的依据是什么,你的处理方法是什么,紧急的事物是什么,自己每日最佳的工作时段及工作效率最低的时段,以便让管理者了解每一项活动所用时间是多少。然后再计算每一类活动所消耗的时间占整个工作日时间的百分比,若分析结果显示时间分配不均或与重要程度不符合,则管理者必须修订工作方案,以提高工作效率。

(2)分析浪费时间的原因:评价浪费的时间和分析浪费时间的原因是时间管理的重要环

节,浪费时间是指所花费的时间对实现组织和个人目标毫无意义的现象。造成时间浪费的原因主要有主观因素和客观因素两个方面,见表1-1。

表1-1 浪费时间的原因

主观原因	客观原因
1.缺乏有效使用时间的意识和知识	1.意外的电话或来访
2.工作日程计划不周或无计划	2.计划内或计划外的会议过多
3.未制定明确目标和优先顺序	3.无效或不必要的社会应酬过多
4.工作目标不当或不足	4.信息不够丰富
5.不善于拒绝非本职工作、非自己熟悉的工作、非感兴趣的工作	5.沟通不良或反复澄清误会
6.处理问题犹豫不决,缺乏果断性	6.缺乏反馈
7.缺乏决策力	7.合作者能力不足
8.文件、物品管理无序	8.政策程序要求不清晰
9.工作时精神不集中、有拖拉习惯	9.文书工作过多,手续繁杂
10.随时接待来访者	10.上级领导工作无序、无计划

(3)确认个人最佳工作时间段:充分认识并利用个人最佳工作时间段能提高工作成效。在个人感觉精神体力最好的时段里,最好安排从事集中精神及创造性的管理活动,而在精神体力较差的时段中可从事团体活动、整理文本资料等,提高时间的利用率。

2.时间管理的方法

管理者应在评价浪费的时间和分析影响的因素的基础上,做到有计划、有标准、定量化的时间管理,充分利用自己的最佳工作区,同时注意保持时间利用的相对连续性和弹性,运用有效的时间管理方法,提高工作的效率。

(1)ABC时间管理法:ABC时间管理法是美国管理学家艾伦·莱金于1976年提出的。他建议每个管理者为了有效管理和利用时间制定以下三个阶段的工作目标,即今后5年、半年及现阶段要达到的目标。可将事情分为A、B、C三类:A类目标最重要,必须完成;B类目标较重要,应该完成;C类目标较不重要,可暂时搁置。ABC时间管理方法的特征及管理要点,见表1-2。

表1-2 ABC时间管理方法的特征及管理要点

分类	比例	特征	管理要点	时间分配
A	总工作量的20%～30%,每天有1～3件	最重要 最迫切 影响大	必须做 现在做 亲自做	占总时间的60%～80%
B	总工作量的30%～40%,每天5件以内	重要 一般迫切 影响不大	最好亲自做 也可授权	占总时间的20%～40%

分类	比例	特征	管理要点	时间分配
C	总工作量的 40%～50%	无关紧要	不必管理	
		不迫切	授权	
		影响小		

ABC 时间管理法的核心是抓住主要问题解决主要矛盾,保证重点工作,兼顾全面,管理步骤如下:

①列清单:每天工作开始时对全天要做的事情列出日程清单。②安排工作:常规工作安排好时间处理,对清单上的工作分类处理。③确定顺序:根据事件重要性和紧急程度,按流程确定 A、B、C 顺序。④填写分类表:根据 A、B、C 工作分类将工作项目进行分类统计,以方便实施时间管理。⑤实施:首先全力投入 A 类工作,直到完成,取得效果再转入 B 类、C 类工作,主要以授权为主,避免浪费时间。⑥评价:每日不断自我总结评价,有利于提高时间效率。

(2)"四象限"时间管理法:著名管理学家史蒂芬·柯维提出的一个时间管理理论。把工作按照重要和紧急两个不同程度进行划分,可以分为四个"象限":重要又紧急、重要但不紧急、不重要但紧急、不重要也不紧急(表 1-3)。

Ⅰ(重要又紧急):需要护理管理者马上去处理,如抢救患者、人员短缺、资源缺乏等。

Ⅱ(重要但不紧急):包括那些对于完成目标很重要,但可能不会引起即刻注意的工作,如定期检查工作质量、制订计划训练下属、建立人际关系等,需要好好规划。管理者主要的精力和工作时间应有重点地放在此类工作上,可以做到未雨绸缪,防患于未然。

Ⅲ(不重要但紧急):常常占用管理者大部分时间,如接电话、按照上级要求书写报告和建议、制订计划、接待不速之客等。管理者可马上办但只花一点时间,或请人代办,或集中处理。

Ⅳ(不重要也不紧急):常是时间浪费的主要原因,如组织不完善的会议、电话漫谈、处理重复性公文等,可等有空再做。

表 1-3　时间管理的四个"象限"

项目	重要	不重要
紧急	Ⅰ(危机任务)	Ⅲ(日常事务)
不紧急	Ⅱ(新的机遇)	Ⅳ(杂乱琐事)

3.授权

护理管理者可以通过授权使自己的工作时间更有价值。首先要识别可以授权的下属,可以向勇于创新开拓、善于团结协作、善于独立处理问题或偶尔犯错但知错就改的人授权。其次管理者应赋予下属一些特定的权力,并以书面形式向其他工作人员说明授权行为及附加条件。值得指出的是,授权不等于将责任授予他人。

4.学会避免"时间陷阱"

典型的时间使用误区有:因欠缺计划而导致时间浪费;因不好意思拒绝他人来访而导致时间浪费;因拖延而导致时间浪费;因不速之客的干扰而导致时间浪费;因电话的干扰而导致时间浪费;因会议过多与过长而导致时间浪费;因文件满桌而导致时间浪费;因"事必躬亲"而导

致时间浪费；与同事之间因欠缺协调而导致时间浪费等。管理者要学会分析时间浪费的原因，学会拒绝的艺术，避开"时间陷阱"。

5.拒绝艺术

管理者掌握拒绝艺术是合理使用时间的有效方法之一。护理管理者在面临各项工作时，应学会拒绝艺术，做到有所为有所不为。管理者应注意拒绝下列情况：①所请求的事情不符合个人专业或职务目标；②请求的事情不是力所能及的，且需花费时间较多；③对请求的事情感到无聊或不感兴趣；④一旦承担请求后会阻碍自己工作。管理者在使用拒绝艺术时，要注意如何巧妙地说不，尽可能不解释为什么，避免对方利用解释当拒绝的借口。

6.养成良好工作习惯

护理管理者在日常工作中应注意节约时间和工作效率，养成良好的工作习惯：①减少电话的干扰，打电话时要抓住重点，避免社交性的电话，减少不必要的干扰，在电话旁备笔、纸方便记录；②接待来访者时，在办公室以外的走廊或过道谈话，如有重要事情，再到办公室商谈，以节约时间；③尽量控制说话时间，如交谈中发现内容不重要，可利用礼貌性的方法提示谈话可以结束；④鼓励预约谈话，可安排护理人员在每日工作不忙的下午谈话；⑤对护理档案资料要进行分档管理，按重要程度或使用频率分类，便于及时阅读、处理等。

第四节　人力资源管理

一、护理人员招聘

人员招聘的前提是人力资源规划，聘用到具备护理职业资格和能力的护理人员，是组织实现目标和保证护理服务质量的基础。护理人员招聘过程主要包括职务分析、寻找符合护理岗位候选人、招聘考核和面试、录用体检与试用考察、录用决策及招聘工作评估几个步骤。

（一）职务分析

工作分析又称职务分析，是指通过观察和研究，对某岗位性质进行全面评价获得确切信息的过程。职务分析的概念包括几个要素：分析岗位的工作内容，确定职务固有的性质和组织内职务之间的相互关系和特点，确定组织成员在履行职务时应具备的知识、技术、能力和责任。职务分析一般分为四个阶段：准备阶段、信息收集阶段、分析阶段和提出分析报告阶段。职务分析的结果是职务说明书。职务说明书一般包括两大部分：工作描述和任职资格。

工作描述又称工作说明，是对岗位的性质、任务、责任、工作内容、处理方法等与工作相关的环节所做的书面说明。护理工作分析是通过收集数据、工作要素分析、对特定护理工作（如专科护士、辅助护士、临床教学老师、护士长等）的实质进行评价，确定工作的具体特征，由此形成工作描述。护理工作描述包含工作名称、工作活动和程序（包括工作任务、职责、工作流程、工作中的上下级关系等）、工作条件和物理环境、社会环境（如同事的特征及相互关系）。任职资格是根据工作描述拟定的工作资格，主要内容包括文化程度、工作经验、有关岗位的技术和能力要求、工作态度、生活经历和健康状况以及各种特殊能力要求等。

护理工作分析在组织中的应用：工作分析的结果可为组织的护理人事决策提供多方面依据，包括为护理人员的招聘/选择提供挑选的标准；确定任职的基本条件；明确护理人员的具体岗位职责和工作权限；掌握护理人员的培训需要，确定培训方案；作为护理人员绩效评价的依据，促进绩效改进；判断具体岗位的工作价值，确定薪酬标准等。

（二）寻求符合护理岗位要求的候选人

在组织护理空缺岗位分析的基础上，医院护理管理和人事部门的工作就是寻求足够数量符合岗位标准的职位申请人，将合适的人安排在合适的岗位上，满足组织用人需求。护理人员招聘是指医院采取科学有效的方法寻找、吸引具备资格的个人到医院应聘、医院根据需要和应聘者条件从中选出合适人选予以录用的管理过程。招聘宣传是传播招聘信息、动员潜在合格人员参与应聘的过程。一旦护理人员招聘做出决策后，如何吸引更多的应聘护理人员供组织和部门挑选就成为人员选择的首要任务。招聘途径多种多样，如直接申请、员工推荐、职业介绍机构推荐、招聘广告等，招聘广告为最常见的途径。应聘人员填写求职申请表是人员选择的首要环节，主要用于用人单位或部门的资格审查。求职申请表格内容可根据岗位要求设计。为保证招聘宣传的有效性，招聘广告应包括以下基本内容：招聘医院简介、招聘的职位或工作种类及其特点、招聘职位或工作的工资等报酬待遇、应聘者的资格条件（性别、年龄、学历、专业、工作经历、身体条件以及对知识技能的特殊要求等）、申请时间、地点、程序以及其他有关信息。

（三）招聘考核和面试

1.招聘考核

招聘考核的目的是将适当的人放在适当的岗位上，为了保证应聘人员的质量能够满足护理工作岗位的需要，进行知识和技能考核是必要的环节。考核的方式主要包括理论知识考核、工作相关技能考核、面试、真实工作考核等。知识考核主要是通过笔答的形式进行，以了解应聘护士对要求的专业知识深度和广度的掌握程度。由于所有应聘人员都参加同样的笔试内容，同时笔试结果也是录用的依据之一，因此笔试考核具有公平性和客观性，能够较好地反映应试者的知识水平。由于护理是一门应用学科，对应聘护士的专业技能考核也十分必要。考核内容针对具体护理岗位的职责要求选择。一般情况下，对应聘护理人员的理论考核内容重点是护理基础知识、专科护理知识及护理相关知识；技能考核主要是基础护理操作和专科护理操作技能。如果是选择护理管理人员，除上述考核内容外，还有必要进行管理相关知识和能力的考核。

2.招聘面试

对应聘者仅仅通过笔试和操作考核是不够的。面对初选合格的应聘者，真正直接可以了解本人具体情况并能对众多的应聘者进行比较的方法就是招聘面试。面试是组织评价者与应聘者面对面进行的，可以了解到一些笔试无法知晓的关于应聘者的信息，因此面试具有直观性。另外，与笔试相比，面试时可以根据招聘岗位的不同要求选择不同的测试方式，因而具有灵活性。面试的主要目的是为用人单位和主考人员提供了解和观察应聘护士的机会，面试主要了解应聘护理人员三方面的信息：专业技术能力、个人特点和个人潜力。通过面试，主考人员可以对应聘者的专业知识、沟通表达能力、判断能力、思维能力、反应等有一个初步了解,以考察应试者对护理岗位的适合程度。主考人员根据招聘表格内容进行询问,得到有关信息。表格的设计可根据招聘岗位的要求而定。但无论哪种表格,都应简单明了,易于操作。

3.招聘测试的可靠性和有效性

组织对申请人测试的目的是对人准确地预测。管理者要做出正确的人员筛选决策,就需要采用不同的测试技术。不论选择哪种方法进行测试,组织都必须确定所提供信息的可靠性和有效性。

(1)测试信度:信度指测试的方法在不同的测试条件下具有稳定性或可重复性,反映测评结果的准确性和一致性。评价可靠性的常用方法是比较申请人在同种测试中的两次测量结果。一个测量结果如果具有可靠性,那么在相同情况下重复进行时,获得的测评结果应该基本一致。当测试工具是个人的主观判断(招聘面试)时,可靠性通常是依靠两个或更多面试者评价结果的一致程度。

(2)测试效度:效度指收集的资料预示候选人能够获得多大程度的成功。主要反映测试的目标是什么以及测量的准确程度如何。招聘测试技术的效度就是对应聘者将来胜任工作的可能性进行准确预测。护理人力资源管理涉及的主要效度是内容有效性。内容有效性指考试、面试或绩效考评对技能、知识和工作能力能够测量到什么程度的测试,如对急诊科应聘护士进行预检分诊、心肺复苏等知识和技能测试,这种测试能基本反映急诊护士真实工作时所做的工作,那么就认为这种测试具有内容有效性。

(四)录用体检和试用考察

通过对应聘护士的资格认定、专业知识和技能测试、面试等综合分析后,组织人力资源管理部门就需要对具有合格资格的应聘人员进行录用体格检查。体检的主要目的是确认应聘护士身体状况是否达到岗位要求,能否胜任工作。医院是否对应聘者提供工作也要根据体检的结果而定。健康检查作为招聘程序之一具有灵活性,一些医院在招聘护士时没有进行这一步骤。但从对组织和应聘者个人负责的观点看,进行有关项目的健康检查还是有必要的。

在上述所有程序完成后做出初步录用决策,但并不马上与应聘者签订聘用合同。而是采取试用的办法在实际工作中对拟聘护理人员进行真实工作能力的考察,以提高人员招聘的有效性。试用时间一般为3个月。试用期满后,具体试用部门对拟聘护士在试用期的表现是否符合条件和能否胜任工作做出鉴定,以供医院人事和护理管理部门在招聘决策时参考。对在试用期中不符合录用条件的人员,可给予辞退。

(五)录用决策及招聘工作评估

录用的过程是对应聘者筛选的过程,护理管理部门和人事部门应对应聘者的所有资料进行全面审查,同时进行背景调查,包括信用状况、护士执业许可证等以保证为组织挑选出合格的候选人。通过将应聘人员与任职岗位要求比较和应聘人员之间的相互比较,使候选人的数量逐步接近组织或部门需要的数量。在人员录用决策中,应尽量避免错误的录用和错误的淘汰。参与和最终做出用人决策的人应当是熟悉护理人力资源的护理管理部门和医院人事部门。

护理人员招聘活动的最后步骤是评价。主要活动包括测算获得的求职护理人员数量和质量情况,每位受聘人员的工作胜任和工作成功程度,以及整个招聘过程投入和产出效率的总结分析。

二、护理人员资源配置

护理人力资源配置是以护理服务目标为宗旨,根据护理岗位合理分配护士数量,保证护士、护理岗位、护理服务目标合理匹配的过程。护理人力资源合理配置主要包括以下方面:一是护士的数量与事的总量的匹配;二是护士的能力与事的难易程度的匹配;三是护士与护士之间知识、能力、性格等的匹配。

(一)配置原则

1.依法配置的原则

医院和护理管理部门在进行护理人力资源配置时要以卫生行政主管部门护理人力配置要求为依据,以医院服务任务和目标为基础,配置足够数量的护士以满足患者需求、护士需求和医院发展的需要。2008年5月12日起施行的《护士条例》明确指出,医疗卫生机构配备护士的数量不得低于国务院卫生主管部门规定的护士配备标准。

2.基于患者需求动态调配的原则

护理人力资源配置要以临床护理服务需求为导向,基于患者的实际需求进行动态调配。患者的临床服务需求随着患者数量、疾病严重程度以及治疗措施的变化而变化。科学的护理人力资源配置应通过评估患者的实际需求,进行动态、弹性调整。

3.成本效益的原则

人力资源管理的出发点及最终目的都是实现效益最大化。在护理人力资源配置过程中,管理者要结合实际不断寻求和探索灵活的人力配置方式,重视护士的能级对应及分层次使用,在分析个人能力与岗位要求的基础上实现个体与岗位的最佳组合,充分调动护士工作积极性,高效利用护理人力资源;根据护理工作量的变化及时增减护士数量,由此降低人员成本,提高组织效率。

4.结构合理的原则

护理单元整体效率不仅受个体因素影响,还直接受到群体结构的影响。护理单元群体结构是指科室不同类型护士的配置及其相互关系。结构合理化要求护士在专业结构、知识结构、智能结构、年龄结构、生理结构等方面形成一个优势互补的护理人力群体,有效发挥护理人力的个体和整体价值。

(二)配置方法

1.比例配置法

比例配置法指按照医院的不同规模,通过床位与护士数量的比例(床护比)、护士与患者数量的比例(护患比)来确定护理人力配置的方法。这是目前我国常用的医院护理人力资源配置方法之一。卫生行政主管部门的相关政策和规定,对医院的护士数量做了基本要求,被用作比例配置法的计算依据。如2020年卫健委发布了《三级标准(2020版)》规定,三级医院临床一线护士占护士总数至少≥95%,病房护士总数与实际床位比至少达到0.4∶1,重症监护室护士与实际床位比不低于(2.5～3)：1，手术室护士与手术间比例不低于3：1，医院在岗护士至少达到卫生技术人员的50%。2012年国家卫健委(原卫生部)颁发的《卫健委(原卫生部)关于实施医院护士岗位管理的指导意见》指出，"普通病房实际护床比不低于0.4：1，每名护士平均负责的患者不超过8个，重症监护病房护患比为(2.5～3)：1，新生儿监护病房护患比为(1.5～1.8)：1，门(急)诊、手术室等部门应当根据门(急)诊量、治疗量、手术量等综合因素合理配置护士"。

2.工作量配置法

工作量配置法指根据护士所承担的工作量及完成这些工作量所需要消耗的时间来配置护理人力资源的方法。现介绍国内外常用的几种工作量配置法。

(1)工时测量法：护理工时测量是国内医院第一种系统测定护理工作量的方法。在进行护理工时测量时，首先需要界定护理工作项目(通常包括直接护理项目和间接护理项目)，然后通过自我记录法或观察法测算护理工作项目所耗费的时间，再应用公式计算护理工作量以及护理人力配置的理论值。

(2)患者分类法：是国外护理人力资源管理中比较常见的工作量测量与护理人力配置的计算方法。根据患者、病种、病情等来建立标准护理时间，通过测量和标准化每类患者每天所需的直接护理时间和间接护理时间，得出总的护理需求或工作量，从而预测护理人力需求。包括原型分类法、因素型分类法、原型与因素型混合法三种：

①原型分类法：20世纪60年代初期由美国约翰·霍普金斯医院首先提出，根据患者对护理的需求将患者分为三类或三类以上。如按患者对护理的需求将患者分为三类：完全照顾、部分照顾、自我照顾，测量每类患者所需的平均护理时数，再根据每类患者数量计算所需护理时数和工作量。我国目前采用的特、一、二、三级护理分类，就属于原型分类法的一种。该法简便易行，但对患者分类过于宽泛，难以准确反映患者个体的实际护理需求。

②因素型分类法：选定发生频率高、花费时间长的护理操作项目，测量每一项目所需的护理时数。根据每个患者每天/班所需护理项目及其频数，计算所需护理时数并分配护士。美国芝加哥罗斯长老会圣路加医学中心设计的罗斯麦迪可斯量表-患者分类系统是因素分类法的代表。该方法考虑了患者的个体化需求，其不足在于每项护理活动标准时间的确定较复杂，且标准时间随着操作水平的提高而动态变化。

③原型与因素型混合法：20世纪70年代，美国学者提出混合测量法，兼具原型分类法和因素型分类法的优点。Medicus法是混合法中颇具代表性的一种，它采用原型分类法对患者进行分类，但分类依据不是护士的主观判断，而是由主管护士选取能反映患者需求的护理操作项目进行护理活动工时测定，由计算机根据患者的具体情况进行权重处理后将患者划分到相应的类别，从而配置护理人力。其优点是各医院、病房可根据自己的工作特点决定影响工作量的因素，计算简便；缺点是计算机模式中护士结构固定，影响其灵活性。

三、护理人员培训

护理人员培训是指有组织、有计划地为护理人员提供教育、培训的活动，目的在于使护理人员获得和改进其知识、能力、态度和行为,达到提高工作效率,促进个人和组织共同发展的目的。

(一)护理人员培训类型

1.脱产培训

脱产培训指医院根据护理工作的实际需要,选派有培养前途的护理骨干离开工作岗位,到专门的学校、研究机构或其他培训机构进行学习或接受教育。这种培训较系统,从长远观点看,对医院有利。但培训成本较高,在培训人员数量上受到一定限制。

2.在职培训

在职培训指护理人员在完成规范化专业培训后,以学习新理论、新知识、新技术、新方法为主的一种终身性护理教育。主要采取轮科和实习分派的形式进行,新护士通过执行不同的护理任务和跟经验丰富的护士一起工作,得以尽快积累实践经验和规范护理活动。优点是简单、方便、成本低,缺点是可能会增加工作失误和其他的工作干扰。

3.岗前培训

岗前培训是指新护士上岗前的基本教育。目的是帮助新护士适应角色转换,尽快熟悉组织、适应环境和岗位,以利于新护士减轻心理压力,自觉遵守医院规章制度。岗前培训内容包括介绍医院基本情况、护理职业道德规范、工作制度、医疗风险防范、护理文书规范等。培训时间通常为1~2周。

4.护理管理人员的培训

对护理管理人员培训是提高组织有效管理的关键环节。其目的是向管理人员提供管理岗位所需要的相关知识和技能,使管理人员的管理能力得以不断提高。

(二)护理人员培训原则

1.按需施教、学以致用原则

护理人员培训要从护理人员的知识结构、能力结构、年龄情况和岗位的实际需要出发,注重将培训结果向生产力转化的实际效果。

2.综合素质与专业素质培训相结合原则

护理人员培训除了要注意与护理岗位职责衔接、提高护理人员专业素质外,还应包括护理组织文化建设的内容,使护理人员从工作态度、文化知识、理想、信念、价值观、人生观等方面符合组织文化要求,使护理人员在提高职业素质的同时完成在组织中的社会化过程。

3.重点培训和全员培训相结合原则

培训工作要做到"点"和"面"相结合。既要做好全员培训,又要有所侧重,在普遍规范化培训和继续教育的基础上,选拔和重点培养优秀人才。要针对护士的不同年资、学历、技术职称,提出不同要求,进行多层次培养,以利于护理骨干人才的成长。

4.长期性与急用性相结合的原则

护理人员只有通过不断学习新的知识和信息,才能保证自己的专业能力适应医疗护理发展要求。另外,护理人员培训的目的是更好地完成本职工作,如果岗位职责和工作内容发生变化,就应该及时针对岗位需要增加急需的知识和技能,满足新业务、新技术等对人员素质的基本要求。

（三）护理人员培训程序

护理人员培训程序分为确认培训需求、制订和实施培训计划及评价培训效率三个主要阶段。

1.确认培训需求

确认培训需求指通过了解培训对象的特点进行培训需求分析。护理人员培训需求分析包括医院发展、工作岗位及护理人员个人三个方面。护理管理者根据需求分析结果制定目标和计划,确定培训内容。

2.制订和实施培训计划

在确认培训需求的基础上,培训者要根据目标制订有针对性的培训计划。培训计划应包括培训的组织管理人员、受训对象、培训内容和方式、培训师资、培训的时间地点、培训资料选择、培训考核方式等内容。

培训实施就是落实培训计划,并在执行过程中根据实际情况进行必要调整。培训目的是否能达到,取决于受训护理人员是否能把学到的知识和技能应用于护理工作中,解决实际问题,提高工作效率。

3.评价培训效率

培训评价主要是从培训过程监控、培训环节、培训效果评价、培训投入成本与培训产出的效益评价四个方面进行。培训评价可用一些可衡量的指标或受训人行为改变来进行评价。常用的方法有书面评估表、追踪评估、征求意见和建议、学习后考核等。

（四）护理人员培训的方法

1.讲授法

讲授法是一种以教师讲解为主、学习对象接收为辅的传统知识传授方法。讲授法可同时对数量较多的人员进行培训,传授护理专业相关理论、解决问题的技能和人际关系知识,通过教学人员的讲解可帮助学员理解有一定难度的内容,有利于受训人员较系统地接受新知识。但这种方法存在局限性:受训人员不能自主选择护理人员配备原则学习内容;学习效果容易受教师讲授水平的影响,没有反馈,受训人员之间不能讨论。

2.演示法

演示法是借助实物和教具进行实际操作,使受训者了解操作流程,如六步洗手法演示、监护仪的使用演示等。演示法的主要优点:感官性强,能激发学习者的学习兴趣;有利于加深对学习内容的理解,效果明显。局限:适应范围有限,准备工作较费时。

3.讨论法

讨论法是通过组织受训人员间的讨论来帮助学员理解、掌握和应用知识,并能解决疑难问题的培训方法。优点:参与性强,受训者能够提出问题,表达个人感受和意见,集思广益;受训者之间能取长补短,利于知识和经验交流;促使受训者积极思维,有利于能力锻炼和培养。局限:讨论题目的选择和受训者自身的水平将直接影响培训效果,不利于学员系统掌握知识。

4.临床实践法

通过进修、实习等方式,安排人员到医院相应的科室进行短期临床实践,以达到理论联系实际的目的。

四、护理人员绩效考核

绩效考核是指按照特定的标准和指标,评估员工岗位职责的履行程度、工作效果及效率,以确定其工作业绩的一项动态性考评工作。目前绝大多数医院都引进了"绩效管理"的理念,护理人员绩效考核也成为护理人力资源管理的一个重要组成部分,它不仅是各级护理人员工作价值的一种直观体现方式,也是提高护理人员专业素养和医院综合水平的必然条件。

(一)护理人员绩效考核的原则

1.全面性原则

对各级护理人员考核内容不但与其聘任职务要求匹配,而且考核内容方面需对政治思想、遵纪守法、道德品质、工作态度、专业知识水平、专业技术水平等方面进行全面、综合评定。

2.公平性原则

对各级护理人员的绩效考核内容必须与其聘任职务相符合,各类考核内容符合客观情况,并用科学的方法制定考核标准,采用定性考核和定量考核相结合的方法,努力减少考核者的主观因素对考核结果的影响,做到实事求是、公平合理地对待每一位被考核者。

3.经常性原则

采用定期考核与不定期考核相结合、平时考核和年底考核相结合、重点考核与全面考核相结合、直接考核与间接考核相结合、终末考核与过程考核相结合的方法,使考核作为一种制度。

4.务实性原则

考核内容能够体现被考核者的实际业绩,是具体的工作质与量的体现,是实际工作效果的体现。

5.反馈性原则

通过对护理人员的考核,为护理管理者提供人力资源管理信息,不断地调整护理人员的考核标准,修改各级护理人员的培训计划,与实际相结合,达到提高护理管理质量的目的。

(二)护理人员绩效考核的内容

护理人员绩效考核主要考查护理人员在护理活动中完成任务的情况、为组织做出的成绩和贡献。目前医院常用的绩效考核内容为德、能、勤、绩四方面的考核。德,即政治素质、思想品德、工作作风、职业道德等;能,即具备本职工作要求的知识技能和解决实际问题的能力;勤,即工作态度、进取心、出勤率等;绩,即工作质量、数量和成绩等。具体细化的指标由各医院护理管理者根据实际情况按照上述原则执行。

(三)护理人员绩效考核方法

护理人员绩效考核方法的选择取决于绩效考核目的。目前常用的方法主要有以下几种:

1.排序法

排序法是评价者把同一部门或小组中的所有护理人员按照绩效顺序排列起来进行比较的方法。如病房中业绩最好的护士被排在最前面,最差的排在最后面。其特点是简单、省时、省力,便于操作。主要局限是当护士业绩水平相近时难以进行排序。

2.绩效评价表

绩效评价表是一种根据评定表上所列出的指标(评价要素),对照被评价人的具体工作进行判断和记录。护理人员所选择的指标一般有两种：一是与工作相关的指标，如工作质量、工作数量；二是与个人特征相关的指标，如积极性、主动性、合作精神、适应能力等。除了设计评价指标外，还应对每一项指标给出不同的等级，评价者通过指明最能描述被评价人及其业绩的各种指标比重来完成评价工作。对各项指标和等级定义得越确切，其评价结果就越可靠。

3.描述法

描述法是评价者用陈述性文字对护理人员的工作能力、工作态度、业绩状况、优势和不足、培训需求等方面做出评价的方法。这种方法侧重于描述护理人员在工作中的突出行为，而不是日常业绩。描述法由于没有统一的标准，在对护理人员进行评价比较时有一定的难度，使用时应重视评价目的和用途并结合其他方法。

4.比例分布法

比例分布法是将工作单元或小组的所有人员分配到一种近似于正态频率分布的有限数量的类型中去的一种评价方法。如将一个病房中最好的 5% 的护士放在优秀等级组中；次之20% 的护士放在良好等级组中；再次之的 50% 放在中间的平均水平等级组中；再次 20% 放在低于平均水平等级组中；剩下的 5% 在最低的等级组中。比例分布法基于一个有争议的假设，即所有组织和部门中都有优秀、良好、一般、合格、较差表现的员工分布。

5.关键事件法

关键事件法是将被评价人员在工作中的有效行为、无效或错误行为记录下来，作为评价依据的方法。当护士的某种行为对部门或组织的工作和效益产生积极或消极的重大影响时，护理管理者应当及时把它记录下来，这样的事件称为关键事件。

6.目标管理法

目标管理重视护士对医院或科室的个人贡献，是一种评价护士业绩的有效方法。运用目标管理评价可以将评价关注的重点从护理人员的工作态度转移到工作业绩方面，使管理者的作用转变为工作顾问和促进者；被评价护理人员在评价中从消极的旁观者转变为积极的参与者。

7.全视角评价

全视角评价又称 360 度绩效评价，由被评价人的上级、同事、下级及被评价人自己从多个角度对被评价人的工作业绩进行的全方位衡量并反馈的方法。360 度绩效评价的出发点是扩大评价者的范围和类型，从不同层次的人员中收集关于护理人员的绩效信息，多视角对组织成员进行综合客观评价，使考核结果公开全面。360 度绩效评价与传统的自上而下评价方法的本质区别是信息来源具有多样性，因此，保证了评价的准确性、客观性。全视角评价模式见图 1-2。

（四）护理人员绩效考核的程序

1.确定目标

即考核要达到什么目的，是绩效考核的前提。考核目标不同，考核内容不同、考核标准和实施方法也不同。

2.制订计划

即制订考核的总体规划，包括确定考核对象、考核内容、评判标准及考核要求，拟定考核时间、程序和步骤,选择合适的考核方法。根据考核目的不同,制定合理的考核内容、考核标准,并征求对考核的方式的建议,以确保考核的顺利实施。

3.实施方案

实施方案是考核工作中的具体实施过程。实施过程中应有连续性,保证在规定的时间内完成考核计划;并尽可能多地收集各种反馈信息,为修订下次考核计划做准备。

4.效果评价

效果评价是对绩效考核工作过程的评价。根据考核实施中存在的问题,提出整改方案和措施,总结改进方法,进一步完善计划,准备下一次的考核。

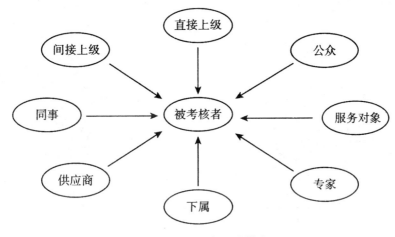

图1-2　全视角评价模式

第五节　领导

一、领导理论

西方行为学家和心理学家十分重视对领导理论的研究,从20世纪40年代起,学者们从领导者的特征入手,对领导的行为和领导环境因素等方面做了大量的研究,试图找出有效领导的途径。领导理论按照其发展阶段大致分成三种:特征领导理论、行为领导理论和权变领导理论。

(一)特征领导理论

早期领导理论的研究主要集中于领导者的个人特征上。一些人认为领导者的特征是与生俱来的。起初人们试图找出“伟人”具有的特征,从身体、能力、个性、社会多个方面进行了研究,即特征理论。目的是希望能制定出一种有效领导者的特征标准,以此作为选拔领导者和预测领导有效性的依据。其中较为经典的研究有以下几个。

1.吉赛利的领导品质论

美国心理学家吉赛利对领导的研究历时20多年,通过对美国具有代表性的306位中级管理人员进行研究来确定领导者的素质特征,同时采用因素分析方法,对研究结果进行了处理,将领导特征分为个性特征(P)、能力特征(A)和激励特征(M)，并按各种素质特征在管理中的重要性分值进行排序，其结果如表1-4所示。

表1-4 领导者个人特征价值表

素质特征重要性	重要性分值	素质特征
非常重要	100	督察能力(A)
	76	事业心、成就欲(M)
	64	才智(A)
	63	自我实现欲(M)
	62	自信(P)
	61	决断能力(P)
次重要	54	安全的需要(M)
	47	与下属的关系亲近(P)
	34	首创精神(A)
	20	高额金钱报酬(M)
	10	权力需要(M)
	5	成熟程度(P)
最不重要	0	性别(P)

2.斯托格迪尔的领导个人因素论

斯托格迪尔在全面研究了关于有效领导者应具备的素质要求的文献后，总结了领导者的个人特征，包括：①五种身体特征：精力、外貌、身高、年龄、体重；②两种社会特征：社会经济地位、学历；③四种智力特征：果断性、说话流利、知识渊博、判断分析能力强；④十六种个性特征：适应性、进取心、热心、自信、独立性、外向、机警、支配力、有主见、急性、慢性、见解独到、情绪稳定、作风民主、不随波逐流、智慧；⑤六种与工作有关的特征：责任感、事业心、毅力、首创性、坚持、对人关心；⑥九种社交特征：能力、合作、声誉、人际关系、老练程度、正直、诚实、权力的需要、与人共事的技巧。

3.鲍莫尔的领导品质论

美国的经济学家鲍莫尔提出了作为一名领导者应具备的十个条件：合作精神、决策能力、组织能力、精于授权、善于应变、敢于求新、勇于负责、敢担风险、尊重他人和品德高尚。

特征领导理论试图从领导者的先天因素中找到成功领导的答案，忽视了领导者与环境因素的互动，所以，特征理论有其局限性。领导者的素质特征可以成为影响领导者有效性的一个因素，却不是唯一决定性因素。但是，这些理论内容为管理者培养个人特征提供了一定的方向。如果护理管理者能够具备以上领导特征，无疑有利于护理管理工作的开展。

(二)行为领导理论

由于领导特征理论不能说明领导者与一般人的根本区别，从20世纪50年代开始，行为科学家和心理学家将研究的重点转向了领导行为的研究，试图从领导者的行为方式中来探索有效的领导模式。领导行为理论研究领导者的风格和领导方式，将领导者的行为划分为不同的

类型,分析各类领导行为的特点与领导有效性的关系,并将各类领导行为、领导方式进行比较。以下介绍三种有代表性的理论:

1.三种作风理论

德国心理学家勒温最早提出领导作风理论。该理论研究领导者工作作风类型以及工作作风对职工的影响,以期寻求最佳的领导作风。领导方式论以权力定位为基本变量,把领导者在领导过程中表现出来的极端行为分为三种类型。

(1)专制式领导:这是一种独断专行的领导行为,靠权力和强制命令让人服从。其特点是:独断专行,从不考虑别人的意见。做决策时不与他人商量,从不把任何消息告诉下级,下级没有任何参与决策的机会,下级只有服从,奉命行事。靠行政命令、纪律约束、训斥和惩罚使人服从。预先安排一切工作程序和方法。领导者很少参加群体的社会活动,与下级保持较远的心理距离。这种领导行为,权力高度集中,管理的中心主要落在工作任务和技术方面。

(2)民主式领导:这种领导方式靠鼓励和信任使下属积极主动工作。领导者以理服人,以身作则。他们使每个人做出自觉的、有计划的努力,各尽所能,分工合作。其特点是:所有政策是在领导鼓励和协作下由群体讨论而决定。分配工作时尽量照顾个人能力、兴趣和爱好。下属的工作不安排得那么具体,使其有选择性和灵活性。主要运用个人权力和威信使人服从。领导者积极参加团队活动,与下级无任何心理距离,领导者和下级有较为协调的双向沟通。领导者从人际关系方面考虑管理,认为下级只有在受到激励后才会主动工作,并富有创造力。

(3)放任式领导:这是一种放任自流的领导行为,依靠充分授权让下属有最少的监控。其特点是:领导行为是一种俱乐部式的领导行为,领导只是从福利方面考虑管理,对工作无事先布置和事后检查,权力授予个人,由每个人自己决定目标和行为。

勒温进行了不同领导风格对群体绩效影响的一系列研究,结果发现:从产量上看,专制式领导最高,但员工缺乏责任感,管理者不在场,产量立即下降;从质量上看,民主式领导工作效率最高,管理者不在场,产量无变化,而且成员间关系融洽,工作主动积极;放任式领导工作效率最低,只达到社交目标,而完不成工作目标。在实际工作中这三种极端的领导作风并不常见。勒温认为,大多数领导者采取的领导作风是多种领导方式的混合。

2.领导行为四分图理论

美国俄亥俄州立大学工商企业研究所对大型组织的1790种领导行为做了一系列深入研究后,经过筛选概括,最后归纳出两类主要领导行为,一类是任务型领导,另一类是关心型领导。任务型领导以工作任务为中心,注重利用各种组织资源实现组织目标。总是把焦点放在完成工作任务上,严格要求员工维持一定水平的工作绩效,强调组织目标的按期实现。关心型领导注意人际关系及下属的需要,乐于同下属建立相互信任、相互尊重的关系,关心并考虑员工的意见和感情,主动帮助员工解决个人问题,对员工一视同仁。上述两种不同的领导行为,互相结合形成四种基本的领导风格,即领导行为四分图,如图1-3所示。许多研究发现,高任务高关心人的领导风格,相对于其他三种领导风格更能使员工在工作中取得高绩效并获得工作满足感。

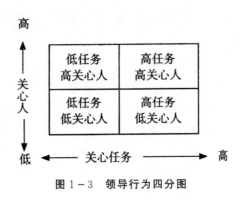

图 1-3　领导行为四分图

3.管理方格理论

在领导行为四分图的基础上,美国得克萨斯大学的工业心理学家布莱克和莫顿于1964年出版了《管理方格》一书,书中提出管理方格理论,并构造了管理方格理论模型图,如图1-4所示。横坐标表示管理者对生产的关心程度,纵坐标表示对人的关心程度。纵横坐标共组成81个小方格,每一方格代表一种领导方式。其中五种典型的领导风格是:

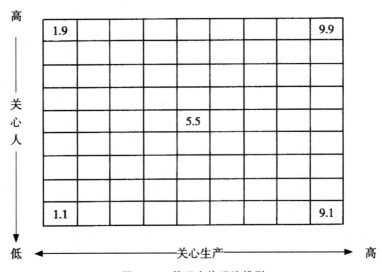

图 1-4　管理方格理论模型

(1)协作式管理:协作式管理即 9.9 型管理。管理者对生产和人的关心都有高标准的要求,上下级关系协调,充分调动员工的积极性,任务完成出色。布莱克和莫顿认为这是最理想有效的领导类型,但较难做到,应是领导者努力的方向。

(2)中庸式管理:中庸式管理即 5.5 型管理。管理者对工作和人都有适度的关心,保持工作与满足人的需要之间的平衡,维持一定的工作效率与士气。

(3)俱乐部式管理:俱乐部式管理即 1.9 型管理。这种类型的领导对人高度关心,为员工创造友好的组织气氛,领导者友好待人、态度轻松,但对生产很少关心,其理由是只要员工心情舒畅,其生产绩效自然会上去。

(4)权威式管理:权威式管理即 9.1 型管理。这种管理偏重任务完成,对生产高度关心,虽能达到一定的工作效率,但不注意人的因素,不关心人,很少注意下属们的发展和士气。

（5）贫乏式管理：贫乏式管理即 1.1 型管理。这种领导对工作和人都不关心，只是以最小的努力来完成必须做的工作及维持人际关系。

管理方格理论为管理者正确评价自己的领导行为，培训发展管理人员，掌握最佳的领导方式提供了有效的指南。

行为领导理论虽然在特征理论的基础上有较大的发展，但仍然有局限性。人们发现领导者的成功远比仅仅具有某些特征和表现某些行为更为复杂，上面介绍的几种行为领导理论，都存在忽视环境因素对领导有效性的影响，科学家们开始进行环境因素对领导有效性影响的研究，形成了权变领导理论。

（三）权变领导理论

权变理论家认为，领导是一种动态的过程，领导的有效性依赖于领导行为与情境的匹配和协调一致。许多理论家试图找出影响领导有效性的关键情境因素。研究表明，常见的影响因素包括：工作结构性、上下级关系、领导者职权大小、下属角色明确性、团体规范是否明确、组织内上下级沟通渠道是否畅通、下属的成熟程度等。

1.费德勒的权变理论

美国华盛顿大学心理学家和管理专家费德勒在大量研究的基础上提出了有效领导的权变理论。他指出，任何领导方式均可能有效，其有效性完全取决于所处的环境是否适应。

权变理论不认为有能适用于一切环境的唯一最佳领导风格，而认为各种领导风格在对应的不同的环境中最有效。所以，领导者应首先清楚自己及下属的领导风格，争取自己和下属被安排到适合各自风格的环境中。

费德勒用"最不愿与之共事的同事"（LPC）问卷来测定一个人的领导风格，LPC 分高的人表现了重关系的风格，LPC 分低的人则侧重任务。

LPC 分高和低的人分别在不同的环境下有效。费德勒提出影响领导有效性的情境因素有三种：①上下级关系：指下属对领导者的信任、尊重、喜爱和愿意追随的程度。如果双方高度信任、互相支持，则属相互关系好，反之，属关系差。②工作任务结构：指下属承担的工作任务结构的明确程度。当任务是常规、具体、明确、容易理解、有章可循，则任务结构明确性高，反之，当工作任务复杂、无先例、没有标准程序，则属任务结构明确性低或不明确。③领导者职权：指与领导者的职务相关联的正式权力，以及领导者在整个组织中从上到下所取得的支持程度。如果领导者对下属的工作任务分配、职位升降和奖罚等有决定权，则属职位权力强，反之，则属职位权力弱。

费德勒发现，三种环境因素的重要性并不相同，对环境控制影响最大的是上下级关系，其次是工作任务结构明确性，职权大小最不重要。根据三个主要因素，费德勒分析了对领导效果最有利和最不利的环境因素，三个条件都具备是最有利的条件，三个条件都不具备则是最不利的条件，并分出了八种环境类型，如表 1-5 所示。不同的环境类型适合的领导风格不同，二者有良好匹配，才能取得有效的领导。从表 1-5 中可见，如果领导者与下属的关系好，工作任务结构明确性高，领导者职权大，则适宜采取以完成任务为目标的领导方式。如仅是领导者与下属的关系好，而工作任务结构明确性低，领导者职权小，则适宜采取以人际关系为目标的领导方式。当环境条件处于最好和最不好的两个极端时，都适宜采取以完成任务为目标的领导方式。

表 1-5 费德勒权变理论模型

对领导的有利性	有利				中间状态			不利
上下级关系	好	好	好	好	差	差	差	差
工作任务结构	明确	明确	不明确	不明确	明确	明确	不明确	不明确
领导者职权	强	弱	强	弱	强	弱	强	弱
领导方式	指令型			宽容型				指令型

2.情境领导理论

情境领导理论又称领导生命周期理论,由管理学家赫塞和布兰查德提出。该理论的主要观点是:领导者的风格应适应其下属的成熟程度。

成熟度是指个体完成某一具体任务的能力和意愿。成熟度包括工作成熟度和心理成熟度。工作成熟度是指一个人从事工作所具备的知识和技术水平。工作成熟度越高,在组织中完成任务的能力越强,越不需要他人的指导。心理成熟度是指从事工作的动机和意愿。人的心理成熟度越高,工作的自觉性越强,越不需要外力激励。工作成熟度和心理成熟度高低的结合,可以形成四种类型的成熟度构型:①M1 型:工作能力低,动机水平低;②M2 型:工作能力低,但有工作意愿;③M3 型:工作能力高,动机水平低;④M4 型:工作能力高,动机水平高。如图 1-5 所示。

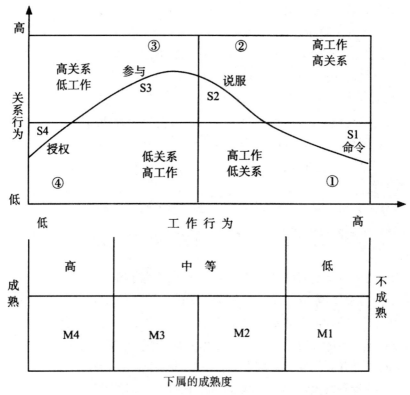

图 1-5 下属成熟度与领导行为匹配关系

根据下属的成熟程度,情境理论确定了四种相对应的领导风格:

(1)命令型(S1):对于低成熟度(M1型)的下属,他们不能自觉承担工作责任,领导者可以采取高工作、低关系的命令型领导风格,与下属采取单向沟通的方式,明确规定工作目标和工作规程,告诉他们做什么、如何做、何时做、在何地做等。

(2)说服型(S2):对于较不成熟(M2型)的下属,他们初知业务,并愿意担负起工作责任,但尚缺乏工作技巧,领导者可以采取高工作、高关系的说服型领导风格,这种方式任由领导者对绝大多数工作做出决定,但需要以双向沟通的方式对员工的意愿和热情加以支持,并向员工推销决定,通过解释和说服获得下属的认可和支持,给予直接的指导。

(3)参与型(S3):对于比较成熟(M3型)的下属,他们的工作经验逐渐丰富,不仅具备了工作所需要的技术和经验,而且工作信心和自尊心增强。领导者如对他们有过多的控制和约束,将被看作不信任而影响他们的积极性。领导者可以采取低工作、高关系的参与型领导风格,加强交流,鼓励下属参与决策,对下属的工作尽量不做具体指导。

(4)授权型(S4):对于高度成熟(M4型)的下属,他们不仅具备了独立工作的能力,而且愿意并具有充分的信心来主动完成任务并承担责任。领导者可以采取低任务、低关系的授权型领导风格,充分授权下属,放手让下属自己做决定并承担责任。

在实际工作中,究竟采取哪种类型的领导风格,要根据下属的成熟程度选择。只有领导方式适应了下属的成熟程度,领导的有效性才成为可能。

3.路径-目标理论

路径-目标理论是由加拿大多伦多大学教授埃文斯首先提出,由其同事豪斯和华盛顿大学教授米切尔扩充和发展。之所以称为路径-目标理论,是因为它认为领导的主要职能是为下属在工作中提供获得满足需要的机会(即目标)和帮助下属找到达成目标的途径或方法。路径-目标理论关心两大主题:一是下属如何建立工作目标和工作方法、路径;二是领导者所扮演的角色,即如何帮助下属完成工作的路径-目标循环。

这一理论认为,有四种领导方式可供同一领导者在不同环境下选择使用:①指示型领导行为:让下属明确任务的具体要求、工作方法、工作日程,决策都由领导者做出。②支持型领导方式:与下属友善相处,领导者平易近人,关心下属的福利,公平待人。③参与型领导方式:与下属商量,征求下属的建议,允许参与决策。④成就导向型领导方式:提出有挑战性的目标,要求下属有高水平的表现,鼓励下属并对下属的能力表示充分的信心。

路径-目标理论提出领导方式要适应情境因素。该理论特别关注两类情境因素,一类是下属的个人特点,另一类是工作场所的环境特点。个人特点主要包括下属对自身能力的认识和控制轨迹(指人们对自己行为所造成的结果究竟是主要受外因还是受内因控制的一种认识)。如下属认为自己能力不强,则喜欢指示型领导;相信内因决定事情成败的人喜欢参与型领导方式;而相信外因决定事情成败的人则宁可采取指示型领导方式。环境特点主要包括任务结构、职权制度和工作群体的特点。当任务结构明确时,就不需要采用指示型领导方式;如果正式职权都规定得很明确,则下属会更欢迎非指示型的领导方式;如果工作群体为个人提供了社会上的支持和满足,则支持型的领导方式就显得多余了。

二、管理中的激励

任何组织目标的实现都有赖于组织成员的不懈努力,组织成员受到激励,才能提高工作的积极性和创造性。成功的管理者能够知道不同的员工应该给予怎样的激励,以及激励是如何起作用的,促使员工努力工作。

(一)激励概述

1.激励的概念

激励在心理学和管理学中的解释都有这样的含义:通过刺激、引发人的内部动机,以实现预定目标的过程。激励要求员工以目标为导向持续努力,一直坚持到目标的实现。护理管理者激励护士意味着使护士追求的工作目标与组织目标一致,在实现目标的过程中积极努力。

2.激励的基本模式

激励的过程就是调动员工的积极性,需要是产生积极性的基础和源泉,是个体对某种欠缺力求获得满足的一种内心状态。激励的基本模式如图1-6所示。但是人们在激励驱动上存在差异,因此激励应随着环境的变化而变化。

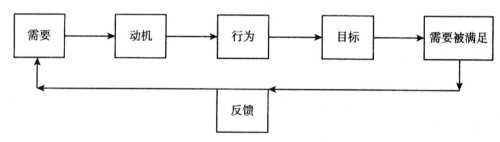

图1-6 激励的基本模式

(二)激励理论

1.内容型激励理论

(1)马斯洛的需要层次论:

①马斯洛的需要层次论主要观点:美国心理学家马斯洛提出的需要层次论认为每个人都有五个层次的需要(图1-7)。需要层次论的基本观点:a.人们存在未满足的需要,未满足的需要是激励的动力。b.低层次的需要是外在需要,高层次的需要属于内在的需要。c.人的五个层次的需要从低层次到高层次逐渐上升排列,低层次的需要满足之后,才会产生下一个较高层次的需要,高层次的需要满足之后,低层次的需要对行为产生的影响降低。

②马斯洛的需要层次论在护理管理中的应用:护理管理者应该了解护士未满足的需要,以此为动力激发护士的工作积极性;采用多种方式满足护士的需要,如物质上的经济奖励、精神上的尊重和支持等;注重护士需要的层次性,护士的外在需要得到满足之后,帮助护士建立更高层次的内在需要。

(2)赫茨伯格的双因素理论:

①双因素理论主要观点:双因素理论由美国心理学家赫茨伯格提出,又称"激励-保健理论"(图1-8),该理论认为有两类因素与人们努力工作的动机有关:一是保健因素;二是激励

因素。保健因素又称维持因素,与工作环境和条件相关,包括组织的政策、管理措施、监督、人际关系、物质工作条件、工资水平、福利等。当这些因素恶化到人们不能接受时,员工就会对工作产生不满意。但是,当这些外在因素很好时,它只是消除了不满意,并不会促进员工积极工作,这就形成既不是满意也没有不满意的状态。激励因素是能够使员工产生积极态度、满意和激励的因素,与工作本身和工作内容有关,包括工作成就感、工作表现机会、工作责任感等。当能满足个人自我实现需要的这些因素具备时,对人们产生激励作用,人们也才会产生满意,否则人们会没有满意。管理者提供良好的保健因素使员工消除不满意,但是只有激励因素才能提高员工的工作积极性,提高工作绩效。

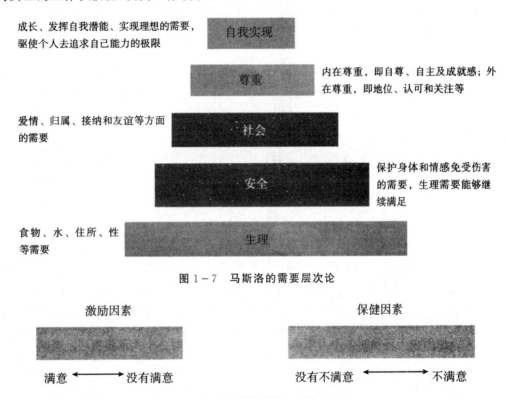

图1-7　马斯洛的需要层次论

图1-8　赫茨伯格的双因素理论

　　②双因素理论在护理管理中的应用:双因素理论要求护理管理者注意以下几点。a.提供充分的保健因素,如创建和谐的工作关系、建立公平的制度、提供舒适的工作环境等,消除护士的不满,但是这样不足以提高护士的工作积极性。b.利用激励因素提高护士的工作积极性,管理者给护士提供培训及进修机会、认可其工作业绩,并予以奖励、晋升等,提高护士满意度。c.注意将保健因素转化为激励因素,如工资是保健因素,但有时也能产生使职工满意的结果。

　　2.行为改造型激励理论

　　行为改造型理论认为激励的目的是改造和修正人的行为。这类理论研究如何通过外界刺激对人的行为进行影响和控制,促使人们的行为符合组织的目标,包括强化理论和归因理论。

　　(1)强化理论:强化是指适当的刺激物使个体反应频率、强度和速度增加的过程。能够增加行为频率的刺激或事件称为强化物。

①强化理论主要观点:理论由美国心理学家斯金纳提出,它是利用正强化、负强化、惩罚等办法来影响行为的后果,从而修正其行为。a.正强化:某一行为发生时,给予肯定和奖励,这个行为日后会得到强化的过程。如表扬和奖励努力工作的护士,护士会继续积极工作。b.负强化:通过某种不符合要求的行为所引起的不愉快的后果,为了避免不良的刺激,良好行为出现的频率增加的过程。例如,护士如果不按时上下班会受到批评,这是令人不愉快的处境,护士为了避免这种担忧,从而坚持按时上下班。c.惩罚:当机体做出某种反应以后,呈现一个不良刺激,以消除或减弱此反应的过程。例如,对不认真核对患者用药引起医疗纠纷护士予以批评和扣除奖金的处理,从而减少或避免护士出现不认真查对的现象。d.消退:指在某一不良行为出现后,如果得不到强化,这种行为会逐渐减弱,直至消失的现象。例如,护士长对护士提出的无益于工作的话题进行冷处理,无视她(他)的表现,这种行为会减少甚至消退,若不奏效,可以适当地应用惩罚的措施。

②强化理论在护理管理中的应用:护理管理者应该注意以下几点。a.建立正强化的行为标准。给护士提供努力工作、获得奖赏的明确方向。b.尽量使用正强化。正强化通过外部刺激建立护士内在积极情绪,对有突出表现的护士给予精神奖励和物质奖励,但是维持护士的正性情绪需要在分配上保障公平。c.慎用负强化、消退及惩罚。负强化、消退和惩罚容易使护士产生消极情绪,影响工作积极性,在使用时需要动之以情、晓之以理,尽量保护护士的自尊。d.强化的时效性。及时强化可提高工作效率,但及时强化并不意味着随时都要进行强化,不定期的非预料的间断性强化,往往会取得更好的效果。e.强化要因人而异。能引发护士行为改变的强化物不同,所以晋升、认可、表扬、休假、培训等强化物的选择应因人而异。

(2)归因理论:

①归因理论主要观点:归因是人们对自己或他人活动及结果的原因所做的解释和评价。由社会心理学家海德首先提出,他认为人们行动的原因在于环境或个人。原因在于环境时,个人不承担责任;在于个人时,个人承担责任。美国著名的认知心理学家韦纳发展了比较著名的归因理论,他把人经历事情的成败归结为能力、努力程度、工作难度、运气、身体状况、外界环境六种原因,并将这六种主要原因分内部归因和外部归因、稳定性归因和非稳定性归因、可控归因和不可控制归因三个维度。

②归因理论在护理管理中的应用:不同的归因会影响护士的情绪体验和成败期望。将成功归因于内部的、稳定的、可控的因素时,护士的满意感和自信心好;将成功归因于外因时,会降低个人的愉悦情绪。同样将失败归因于内部的、稳定的、可控的因素时,护士会产生无助感;而将失败归因于运气、工作难度或身体状况等,产生愧疚感减少。所以在护理管理中,管理者应该注意:a.将护理人员的成功归因于个人能力及个人努力,提高护士工作的积极性和进取心。b.护理人员对失败的消极归因时,管理者帮助护士进行客观评估,给予鼓励和引导,使其重塑信心。c.引导护理人员建立个人努力程度的归因。

3.过程型激励理论

过程型激励理论研究如何由需要引起动机,由动机推动行为,由行为导向组织目标的激励理论。

(1)期望理论:

①期望理论主要观点:个人渴求满足某一需要,这时的需要是个人目标,个体对未实现的

个人目标表现为一种期望,这时个人目标反过来激发个人的动机。美国心理学家弗鲁姆提出的期望理论认为:人们预测某一行为能够带来具有吸引力的行为结果时,个体将表现出这一特定行为。期望理论模式(图1-9)包括四个因素和三种关系。四个因素,即个人努力、个人绩效(成绩)、组织报酬(奖励)、个人目标(需要)。三种关系,即期望或努力和绩效的关联性(个人认为经过努力可以实现工作绩效的概率大小,取决于个体对目标的期望值)、工具或绩效和报酬的关联性(个人完成工作绩效取得合理报酬的程度)、价值或报酬的吸引力(个人对报酬的价值评估,完成工作获得的报酬是否符合个人目标)。期望理论认为个体最佳动机产生的条件是:个人努力极可能取得很好的个人成绩,极好的个人成绩很大可能获得理想的报酬,理想的报酬对个人极具吸引力,即个体受其内心的期望激励。

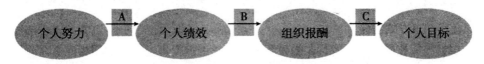

图1-9 期望理论模式

A=努力-绩效的关联性(期望);B=绩效-报酬的关联性(工具);C=吸引力(价值)

②期望理论在护理管理中的应用:护理管理者应注意以下几点。a.建立理想的激励措施。期望理论认为报酬非常重要,护士的工作积极性很大程度上取决于组织回报符合个人目标。b.管理者需要让护士清楚组织要求和评价标准。期望理论强调预期行为,护士清楚组织目标和标准之后,会以组织目标为导向,并知道组织对其工作行为的评价。c.分析护士的个体目标,关心护士的感觉。管理者需要考虑护士的个人目标有所不同,报酬需要满足不同的个人需求,精神奖励和物质奖励因人而异。

(2)公平理论:

①公平理论的主要观点:公平指人们的投入与其所得报酬相当。由美国心理学家亚当斯提出,又称社会比较理论。该理论认为:员工会考虑自己的投入与所得报酬与自己过去某一时期相比是否合理,还会和与自己状况相似的他人的投入和报酬的比率做比较,然后判断自己的投入(知识、资历、时间、精力、教育程度等)与所得的报酬(工资、职位、奖金、荣誉等)是否合理。如果他认为合理,就会觉得受到公平对待,对工作满意,也因此保持工作热情。反之,如果员工认为投入与报酬的比率不相等,他会认为得到了过高或过低的收入,这种不公平的感受,员工会试图纠正它,结果是提高工作效率或降低工作效率,或辞职。由此可见,公平是激励的动力,报酬的多少和报酬分配的公平性影响着员工的工作积极性和工作成绩。

②公平理论在护理管理中的应用:公平理论注重报酬分配的合理性及公平性对员工积极性的影响。护理管理者应注意:a.按劳分配,并在此基础上重视护士奉献精神的培养。b.公开分配决策,使护士能够根据工作行为预测报酬结果。c.程序公平,坚持按照程序办事。

三、压力管理

压力管理需要从全社会层面、组织层面和管理者个体层面出发,社会层面主要从社会政策方面进行,组织层面主要从组织内部,如工作任务再设计、制度完善等方面进行,需要组织整体的努力,个人层面主要是个体的自我管理。

(一)识别工作压力

明确工作压力主要来源于工作的内在因素、组织的作用、组织特征、工作发展需求、组织内部关系等。评估护理组织中是否存在增加护士工作压力的因素,如工作难度太大、组织气氛不够融洽等,并指出它对组织和个人工作绩效的影响。当工作压力过大时,员工可能出现改变个性、工作习惯或行为方式等,通常表现为工作拖延,工作量减少,缺勤增加,决策困难,粗心出错的次数增加,忽视职位的要求,难以与他人融洽相处,过于关注个人的错误和失败等。

(二)组织层面的压力管理方法

1.改善工作环境和条件

护理管理者力求创造高效率的工作环境,确保护士拥有做好护理工作的良好设备用物,力求护士与工作环境和工作条件相适应,提高护士的安全感和舒适感。

2.强化管理手段

完善工作制度建设,制定合理的工作程序,在人力资源招聘中注意选拔符合护理工作要求的人员,合理配置人力,明确岗位职责和任务,从而减轻因角色模糊、角色冲突引起的心理压力。此外,护理管理者还应帮助护士做好职业生涯规划,及时反馈绩效评估结果,与护士加强沟通,及时帮助解决生活中的困难,提供完善的保障制度。

3.加强组织文化建设

从护理文化内涵建设中,强调员工关爱,突出维护心理健康的重要性。可以通过设立员工关爱计划等专有项目,举办讲座、报告会,为护士订阅有关心理健康的期刊,开设宣传栏等,倡导员工关爱,提供压力管理的资讯,普及护士的心理健康知识,帮助护士提高应对压力的能力。

4.提供保健或健康项目

为护士提供保健或健康项目,鼓励护士建立健康生活方式,有条件的医院为护士提供各种锻炼、放松设备,设计专门的锻炼计划,帮助护士释放和宣泄压力。聘请专门的心理咨询师,为护士提供心理咨询,帮助其提高社会适应能力,缓解心理压力,保持心理健康。

(三)个体层面的压力管理方法

1.正确认知压力

对压力认知的偏差,往往会使护理管理者的压力管理走入误区,或者过于忧虑,或者轻视那些长期持续存在的微小压力,或者认为所有的压力都必须消除掉。而实际上,管理者的压力大体分为三类:①有必要消除的压力,如因为工作无计划、拖沓所带来的压力。②没有必要消除的压力,如追求成功、力求创新的压力。③很难消除或者不可消除的压力,如社会偏见、职业风险带来的压力。管理者要正确认知压力,合理进行压力管理。

2.有效利用资源

护理管理者往往需要承担来自上层管理者和基层护理工作的双重压力,护理管理者要充分利用所带领团队的力量,适当授权,让下属为自己分担部分压力,避免事必躬亲。护士要积极寻求技术支持、心理安慰等帮助。

3.建立良好的支持系统

倾诉是简单而有效的减压方法。有压力管理专家的研究发现,与管理者有关系的所有人中,最重要的减压支持资源是直接上级和自己的配偶,上级可以帮助自己控制压力源,配偶则可以提供情感上的理解和安抚。寻求倾诉对象,获取他人支持对管理者减压具有非常重要的作用。

4.掌握自我减压技巧

①冥想放松:取舒适坐姿,冥想中从指尖开始放松身体的每一部分,每天坚持10分钟。②深呼吸减压:站、坐、平卧均可,保持脊柱直立,身体舒适;闭目放松,两手分别放于胸部和腹部;缓慢深吸气,使腹部隆起;缓慢呼气,尽可能将气体排出;每次持续10分钟,每天1~2次。③运动减压:适当运动可以消除疲劳,激发活力,调节大脑功能。适宜的运动方式有游泳、有氧慢跑、跳绳、跳操、散步等,每天半小时左右。④其他:还可以通过瑜伽、静坐、催眠、想象训练等方式减轻压力。

5.调动工作

必要时放弃这份工作,谋求更适合自己的岗位。

第六节　控制

一、控制的基本方式

(一)控制系统

1.概念

管理控制系统是指构成管理行为的计划、策略及奖惩的管理体系。合理的管理控制系统能够优化员工行为,促进组织目标的实现。每个控制系统至少具备四个主要要素:①探测器:测量实际绩效的装置。②鉴定器:将绩效与目标和标准比较的装置。③效应器:评价绩效与标准有无差异、是否需要改变的装置。④与以上三个要素相关的信息传输装置。

2.护理管理控制系统

医院的护理管理控制系统多采取院、科、病区三级(护理部-总护士长-护士长)或院、病区二级(护理部或总护士长-护士长)护理管理组织形式,完成人力、财力、物力、信息和组织绩效等的控制管理。各级护理管理控制组织形成质控-评价-反馈全程质量管理网络,持续改进护理质量。医院护理质量管理控制系统人员组成及职责包括:①护士自我控制。护士对个人的护理活动实际绩效与护理质量标准对照,进行自查、自评、自我纠正等;②病区护理质量管理。病区护士长和其他质量控制人员定期对病区进行检查、评价、分析和反馈;③科级护理质量管理。总护士长和各护理单元护士长对所管辖护士长及护士进行护理质量检查和评价;④院级护理质量管理小组。由护理部成员、学科带头人或护士长等组成,对全院护理工作质量检查,护理部每月、每季度进行考评,并提出改进措施。

(二)控制对象

控制对象也称控制的内容,包括人员、财务、作业、信息和组织绩效五个方面。

1.对人员的控制

组织必须依靠组织成员的努力工作才能实现组织目标,控制促使组织成员的活动符合管理者制订的计划要求。直接巡视是最常用的方法,管理者在工作现场发现员工的问题并及时纠正。其次是对员工绩效进行评估,根据绩效结果的好坏给予奖励和业务培训,这样鼓励了员工良好的表现,也使较差的员工符合要求。

护理管理者的控制对象主要包括:①各级护理管理者,包括护士长、总护士长和护理部正、副主任及护理副院长等;②各级各类护理人员,包括护理员、护士、护师、主管护师、副主任护师和主任护师;③护理专业的学生,包括见习生、实习生、进修生;④卫生保洁人员。

2.对财务的控制

财务控制是对医院的资金投入及收益过程和结果进行衡量与校正,以确保组织目标和预定财务计划的实现。财务部门完成的工作主要包括审核各期的财务报表,以保证一定的现金存量,保证债务的负担不至于过重和各项资产得到有效的利用等。护理管理者主要的工作是进行护理预算和护理成本控制。

3.对作业的控制

作业是指劳动力、原材料等物质资源转换为最终产品和服务的过程。作业控制重视提供的生产产品或服务的效率和效果。护理领域的作业是指护士为患者提供护理服务的过程。控制护理服务过程,对护理服务的效率和效果进行评价,最终提高医院医疗服务的质量,实现作业控制。护理工作中常用的作业控制手段包括护理技术控制、护理质量控制、原材料和药品购买控制、库存控制等。

4.对信息的控制

现在是知识经济时代,其特征是知识爆炸、知识共享、即时通信、即时查询。信息的全面、准确、及时能够提高组织效率。护理信息系统包括护理业务管理、行政管理、科研教学三个信息系统。护理活动中,要加强对护理业务管理系统中的患者信息系统、医嘱管理系统和护理病例管理系统的控制。

5.对组织绩效的控制

组织目标要求最小成本的投入,换取最大限度的产出,组织绩效能够反映出组织目标是否实现。一个指标很难衡量组织成效,患者满意度、护士辞职率和缺勤率等都可以成为衡量的标准。

(三)控制过程

控制过程包括确立标准、衡量工作绩效、评价并纠正偏差三个关键步骤。确立标准是控制工作的前提,衡量绩效是找出偏差信息进行控制,评价及纠正偏差是控制工作的关键。控制过程是通过事先控制、同步控制和反馈控制等控制类型完成的。

1.确立标准

标准是人们检查工作及其结果的规范,标准选择错误可能会导致控制功能失调。确立标准包括确定控制对象、选择控制关键点、分解计划目标。

(1)确定控制对象:在确立标准之前首先要解决"控制什么"的问题。影响组织目标实现的因素都是控制对象,通常管理者选择那些对实现组织目标有重大影响的因素进行重点控制,而非控制全部影响因素。如在高层管理活动中,因为其工作成果和工作过程均较难衡量时,主要的控制对象是工作者的素质和技能。

(2)选择控制的关键点:关键点的控制能起到"以一棋而制全局"的效果,因此,要抓住内部控制中的重点、关键部位和容易出现偏差的环节。

护理管理控制的关键点:①制度,如抢救、给药、查对等护理核心制度。②护士,如护理骨干、新入职的护士和实习护士等。③患者,如疑难危重患者、术后患者、情绪波动大的患者等。④器材设备和药品,如特殊耗材、监护仪器设备、急救药品等。⑤部门,如急诊科、产房、新生儿病房等。⑥时间,如交接班时间、节假日期间、工作繁忙的时间段。

(3)分解目标并确立控制标准:将计划中的目标分解为具体可操作的控制标准,是确立标准的关键环节。控制标准分定量标准和定性标准。定量标准包括实物标准(合格产品和废品数量)、价值标准(成本、收益、利润)和时间标准。有些活动的绩效很难用数量指标衡量,但大多数活动可以被分解为可被测量的客观部分,管理者根据不同个体、部门的对组织价值转变为衡量标准。如用无菌物品合格率、护士离职率、患者满意度等指标间接衡量质量。

2.衡量工作绩效

对照标准衡量实际工作绩效,是了解下属在工作中是否按照上级要求,是否保持与计划一致的过程。为了确定实际绩效,管理者必须得到有关的信息。衡量工作绩效的前提是建立有效的信息反馈系统。

(1)确定适宜的衡量方式:

①衡量项目:是衡量工作最为重要的方面,衡量什么比怎么衡量更为重要,这会让组织的成员把大部分精力放在衡量的项目上,有利于确保工作效率。

②衡量方法:a.亲自观察。b.统计报告,通过书面资料了解工作情况。c.抽样调查,从整批调查对象中抽取部分调查样本进行调查。d.口头报告。e.通过现象推断。

③衡量频度:衡量的次数或频率。衡量频度过高可导致成本增加和相关员工不满,衡量频度过低会造成偏差不能被及时发现和处理。有效控制要求确定适宜的衡量频度,如护理质量的控制需要以日、周、月为单位。

④衡量主体:包括工作者个体、下属、同事、上级领导或职能部门的人员等。不同的控制类型适用于不同的衡量主体,其控制效果和控制方法也有差异。

(2)建立有效的信息反馈系统。衡量实际绩效是寻找偏差的信息,为纠偏提供依据,实施有效控制。实际上衡量绩效、制定纠偏措施和执行纠偏措施是由不同人员完成的。因此,必须建立信息反馈系统,将实际工作情况的信息实时地传递给相关的管理者,进行及时纠偏。

(3)检验标准的客观性和有效性。衡量工作绩效是以预定的标准为依据来进行的,出现与标准不符的偏差有两种可能:一是执行中出现问题,需要纠正;二是标准本身存在问题,要及时修正或更新标准。

3.评价并纠正偏差

评价偏差并采取纠正措施是控制工作的关键。纠正偏差,使组织正常运作,从而实现组织预定的目标。

(1)评价偏差及其严重程度:偏差是绩效标准与实际绩效之间存在的差距。管理者应预先对偏差达到多大时应当进行调整做出规定。在实际绩效与绩效标准进行比较之后,得出偏差信息,判断偏差的严重程度。对偏差严重程度的判断,要重视偏差对组织构成危险的程度。

(2)采取措施纠正偏差:根据偏差评价结果,管理者可以采取不同的行动:一是如果没有偏差,就不采取任何行动;二是如果有偏差,则要分析造成偏差的原因并采取纠正措施。若产生偏差的原因是标准不切实际,则修订标准;若标准合理,则要解决管理实际问题。对于导致差异的不良业绩,采取培训、惩罚、降薪等纠偏行动。

(四)控制过程中应注意的问题

1.及时获取实时信息,提高控制时效

实时信息是指事件一发生就被管理人员掌握的信息。实时信息能够为有效控制提供依据,争取时间,减少损失。有些管理者为了本单位的利益,有意隐瞒问题,上级管理者在信息缺失的情况下很难实行有效控制。因此,需要在正确时间获得正确信息。

2.控制工作应具有全局观念

加强部门管理人员的全局观念,将各个局部目标与总目标协调起来。护理管理组织结构中的各部门、科室等是一个整体,虽然各部门都有各自的分目标,但是分目标也是为整体目标服务的,所以必须注重组织的总体目标。

3.控制工作应面向未来

真正有效的控制系统能够预测可能出现的风险,并预先采取防范措施。另外,随着时代的发展,技术进步给组织管理带来便利,同时也提供了复杂先进的控制手段。因此,控制要做到先进性和科学性。

二、护理成本控制

在护理管理中,对护理绩效、护理成本和护理安全等的全方位控制十分重要。

(一)护理成本控制的概念

1.成本

成本是生产过程中所消耗的物化劳动和活劳动价值的货币表现。在医疗卫生领域成本是指在提供医疗服务过程中所消耗的直接成本(材料费、人工费和设备费)和间接成本(管理费、教育训练经费和其他护理费用)的总和。

2.护理成本

护理成本是指在给患者提供诊疗、监护、防治、基础护理技术及服务的过程中的物化劳动和活劳动消耗。其中物化劳动是指物质资料的消耗;活劳动是指护士脑力和体力劳动的消耗。

3.成本管理

成本管理是以降低成本,提高经济效益,增加社会财富为目标而进行各项管理工作的总称。在医疗卫生领域成本管理包括对医疗服务成本投入的计划、实施、反馈、评价、调整和控制等各环节和全过程。成本管理对医院经济效益起决定性的作用。

4.成本控制

成本控制是根据一定时期预先建立的成本管理目标,由成本控制主体在其职权范围内,在生产耗费发生以前和成本控制过程中,对各种影响成本的因素和条件采取的一系列预防和调节措施,以保证成本管理目标实现的管理行为。在医疗卫生领域成本控制过程是对医院运营过程中发生的各种耗费进行计算、调节和监督的过程,也是一个发现薄弱环节,挖掘内部潜力,寻找一切可能降低成本的途径的过程。

5.护理成本控制

护理成本控制是按照既定的成本目标,对构成护理成本的一切耗费进行严格的计算、考核和监督,及时揭示偏差,并采取有效措施,纠正偏差,使成本被限制在预定的目标范围之内的管理行为。

(二)护理成本控制的方法

开展成本控制的目的就是防止资源的浪费,使成本降低到尽可能低的水平,并保持成本低水平运营。成本控制应用在保证质量的基础之上,科学地组织实施,使医院在市场竞争的环境中生存,并不断发展和壮大,不能以牺牲质量为代价进行成本过度控制。护理成本控制是按照成本控制流程,对护理成本构成和护理活动进行分析和财务管理的过程。因此,明确成本控制的程序,了解护理成本构成是掌握护理成本控制方法的基础。

1.成本控制的程序

(1)确定控制标准:成本标准是对各项费用开支和资源消耗规定的数量界限,是评定工作绩效的尺度,也是成本控制和成本考核的依据。

(2)衡量偏差信息:对成本的形成过程进行计算和监督,即通过管理信息系统采集实际工作的数据,与已制定的控制标准中所对应的要素进行比较,了解和掌握工作的实际情况,核算实际消耗与成本指标的差异。在这一过程中,要特别注意获取信息的质量问题,保证信息的准确性、及时性、可靠性、适用性。

(3)评价衡量的结果:即将实际工作结果与标准进行对照,分析成本发生差异的程度和性质,确定造成差异的原因和责任归属,为进一步采取管理行动做好准备。

(4)纠正偏差。纠正偏差的方法有两种:一是降低护理成本,改进护理工作绩效;二是修订成本标准。

2.护理成本构成分析

(1)工资:医院的人力资源成本中,工资通常占 40%～50%,而护士分布在医院 3/4 以上的科室,占医院卫生技术人员的 50% 以上,故而是人力成本控制的重点。大量研究表明护理人力不足是导致护理不安全的重要因素,且专科护士及有经验的护士能够提供高品质的照护,减少住院天数,降低患者再住院率、并发症及死亡率,有效降低医疗成本。因此,控制人力成本并不能以裁减护士或是聘用低薪资浅的护士,更不能雇用无执照的护士。在实际工作中常常采用以下几种方法来控制护理人力成本。

①成立支援护士库:在护理部层面,培养全科护士队伍,建立支援护士库,使其能够应对各种临床护理情境,在某些科室出现大量季节性疾病患者、有突发的公共卫生事件、开展新技术和新业务等情况下发挥重要的应急作用。在科室层面,促进人员的合理流动和相互增援,以缓解相同专科之间的护理人力不足问题。

②实施兼职制或部分工时制:多岗兼职或部分工时制能够整合已有的护理人力资源,其工

作时间可以根据病房的需要实行弹性排班,来缓解护理人力资源不足的问题。

③聘用辅助人员:聘用辅助人员,经过培训考核合格后,承担部分患者日常生活照顾工作,如患者日常生活活动、翻身、沐浴等,或者承担送标本、送患者检查、送物以及文书工作等。

④应用患者分类系统:应用患者分类系统,实施患者分类管理,根据患者自理状况和病情严重程度,计算护理工作量、护理时数、工作绩效和护理费用等,也以此作为排班、分析与调派护理人力的依据,从而改善护理人力配置及护理服务品质。

⑤简化工作,优化流程:一是引入现代化手段,应用计算机信息管理系统,节省护理人员工作的时间及人力成本;二是改进医院建设及设施,更高效的医疗护理设备、更便捷的医疗环境能够方便护士开展相关工作,如医院物流传输系统的使用;三是调整工作流程和操作程序,提高工作效率。

(2)仪器与设备:护理服务工作的开展和推进,有赖于良好的医疗设备、设施和仪器,做好医疗设备、设施和仪器的维修、保养和管理,不仅可以确保它们正常运转并处于完好状态,为治疗、抢救患者提供物质保证,还可以延长它们的使用寿命,减少资源浪费,节约成本。对仪器和设备等固定资产,需要着重从以下几个方面加强管理。

①实施仪器设备分类管理,使用人员应认真填写仪器设备使用情况记录,遵守仪器设备的更新年限。

②建立仪器设备档案,记载机器的购进、安装时间,使用年限,故障及维修保养情况等。

③制定仪器设备操作程序卡,将其悬挂在仪器设备上。使用时,必须先进行相关培训,了解器械的性能,熟悉故障的排除方法,严格遵守操作规程;使用后,及时进行清洁、消毒,妥善保管。

④制定仪器设备维护保养卡,将其悬挂在仪器设备上,由专人负责进行日常检查、维护与保养,各级管理人员定期抽查是否落实。

⑤检修和维护仪器设备性能,器材科或产商根据仪器设备的性能定期检查、保养、维修,保持性能良好。

⑥建立仪器设备清点登记本,对仪器设备做到专管共用,借出物品必须办理登记手续。

(3)供应物品:供应物品指各护理单元从设备处、总务处或供应室领出的所有消耗性物品,如床单、被套、输液器和注射器等。护理管理者应实施信息化管理,记录所有领用耗材的量,核查领取和使用是否相符;每月清库,对所有耗材的使用做到心中有数,防止丢失;减少库存成本,提高库存周转效率,杜绝供应物品的过期和浪费。

(4)其他人力成本:有些成本既非经常支出性成本(如耗材),也非资本性成本,而是预期发生的支出成本,如奖金、在职进修培训费用、护理学术交流费用、健康保险、慰问金等。虽然这类成本不完全是由护理管理者来制定的,但护理管理者应该了解它们的支付方式,这样有利于有效调派人员,培养护理专业人员,促进护理学术交流,降低护士的离职率。

3.护理成本控制方法

护理成本控制包括编制护理预算,将有限的资源适当地分配给预期的或计划中的各项活动;开展护理服务的成本核算;进行护理成本分析,实施实时动态监测和管理,利用有限资源提高护理服务质量。成本预算是计划,也是前馈控制,是成本控制最常用的方法;成本核算是过程控制,即对医疗护理服务过程中所花费的各种开支,依照计划进行严格的控制和监督,并正确计算实际的成本;成本分析是反馈控制,即通过实际成本和计划成本的比较,检查成本计划的落实情况并提出改进措施。

(1)编制护理预算:实现成本控制的起点是预算,它既是成本控制的目标,又是成本分析与考核的依据,对挖掘降低成本的潜力,提高成本控制能力和财务管理水平都具有重要意义。编制护理预算需要管理者超前计划并建立明确的目标和期望值。编制预算的过程可包括以下程序:

①收集信息:包括环境评估,目标、任务评估,项目的优先性等。

②进行各部分预算:包括营业预算、资本预算、现金预算。目前,护理的预算主要是护理人力资源的预算、护理培训经费的预算、护理学术交流经费的预算、护理奖励经费的预算、护理仪器设备购置的预算等。

③协商和修订。

④评估:包括反馈并进行差异分析,通过反馈,可将某一项目中的实际表现与预期预算的正或负的差异进行长远分析,以得到消除差异的结果。

(2)进行成本核算:成本核算是对生产过程中各种费用进行汇集、计算、分配和控制的过程,并为未来的成本预测、编制下期成本计划提供可靠资料。护理成本核算是对护理服务过程的人力、物力和财力进行控制,有效配置有限护理资源的过程。护理服务实行成本核算的目的是实现护理服务社会效益和经济效益最大化,为大众提供优质、高效、低耗的护理服务产品。护理成本核算方法包括以下几种:

①项目法:是以护理项目为对象,归集与分配费用来核算成本的方法。

②床日成本核算:是护理费用的核算包含在平均的床日成本中,护理成本与住院时间直接相关的一种护理成本核算方法。

③相对严重度测算法:是将患者的病情严重程度与护理资源的利用情况相联系的成本核算方法。

④患者分类法:是以患者分类系统为基础测算护理需求或工作量的成本核算方法,根据患者的病情程度判定护理需要,计算护理点数及护理时数,确定护理成本和收费标准。

⑤病种分类法:是以病种为成本计算对象,归集与分配费用,计算出每一病种所需护理照顾成本的方法。

⑥综合法:综合法是指结合患者分类法及病种分类法,应用计算机技术建立相应护理需求的标准并实施护理,来决定患者的护理成本,也称计算机辅助法。

(3)开展成本分析:成本分析是成本控制反馈的主要内容和关键步骤,通过成本分析,可以为下一期的成本预测和决策提供必需的资料。成本分析任务是依据成本核算资料,对照成本计划和历史同期成本指标,了解成本计划的完成情况和成本变动趋势,查找影响成本变动的原因,测定其影响程度,为改进成本管理工作、降低成本提供依据和建议。

①成本与收费的比较分析:成本与收费的比较研究可以为评价医院护理服务的效益、制定

合理收费标准、理顺护理补偿机制提供可靠的依据。

②实际成本与标准成本的比较分析:通过标准成本与实际成本的比较研究,一方面可以帮助护理管理人员找出差距,提高管理水平;另一方面,由于实际成本其实是包含了部分资源浪费(或不足)的成本,标准成本较之更具有合理性。

③成本内部构成分析:可以将成本按不同的方法分解成不同的组成部分。分析成本内部各组成部分的特点、比例及其对总成本的影响等。

④量本利分析:服务量、成本与收益之间存在着一定的内在联系,运用经济学方法,可以分析既定产量下的最低成本组合、既定成本曲线下的保本服务量和最佳服务量。

⑤护理成本的效益分析:目前常用的指标包括贴现率、内部收益率、成本效率比率等。其特点是用货币表示护理干预的效果,以完成护理资源配置经济效益、护理技术经济效益、护理管理经济效益的分析。

⑥护理成本的效果分析:一般用于评价不宜用货币来表示的护理服务结果,其评价指标包括三种:中间健康问题临床效果指标;最终健康问题临床效果指标;生命数量指标。

⑦护理成本的效用分析:目前常用的指标有质量调整生命年和失能调整生命年。其特点是选用人工指标评价护理效用,不仅重视生命时间的延长,更重视生命质量的效果。

当实际支出超过预算支出时,叫负差异,反之叫正差异。当差异发生时,首先要明确哪些项目偏离了预算和计划;其次要找出哪些是连续性正差异或是连续性负差异。如果长期呈负差异倾向,表明可能存在经常性的浪费,如水费增加,很可能是存在长流水和管理不善的问题;或者可能是原标准不切实际。对正负差异超过限额都应警惕,不能仅仅关注负差异,正差异有时揭示本该支出的没有支出,如设备仪器的维修保养费,如果平时不做维修保养,会加速仪器设备的损坏,造成护理过程的不安全因素。检查差异,进行深入分析,找出真正的原因所在,才能对症下药,药到病除。

(4)进行成本监督和管理:成本监督是指对支出的监督,即知道钱花在何时、何处、何缘由。成本管理就是要明确成本控制的主体,建立成本控制的组织机构,进行成本预测、成本计划、成本核算、成本控制、成本分析、成本考核等内容。护理成本监督和管理可采用多种方法。

①厉行节约,从小事做起,如胶布、注射器、棉签、纱布等,看似极小、极普通的用物,日积月累的浪费会造成很大的损失。

②灵活机动调整护理人力,做到科学编配、合理排班。

③建立耗材的请领、定期清点、使用登记、交接制度,减少其库存,每月或每周进行评价。

④对仪器设备做到专管共用,定期检查、维修。

⑤鼓励护士提出节约成本的建议。

⑥实行零缺陷管理,提倡一次把事情做对、做好,减少护理缺陷、差错、事故的发生,防范护理纠纷,减少意外赔偿费用。

第七节 护理质量管理

一、护理质量管理原则及标准

(一)护理质量管理基本原则

1.以患者为中心原则

患者是医疗护理服务的中心,是医院赖以存在和发展的基础。以患者为中心的原则强调:无论是临床护理工作流程设计、优化,护理标准制定,还是日常服务活动的评价等管理活动都必须打破以工作为中心的模式,建立以尊重患者人格,满足患者需求,提供专业化服务,保障患者安全为核心的文化与制度。

2.预防为主原则

在护理质量管理中树立"第一次把事情做对"的观念,对形成护理质量的要素、过程和结果的风险进行识别,建立应急预案,采取预防措施,降低护理质量缺陷的发生。应尽量采用事前控制的方式,防微杜渐,要知道质量是做出来的而不是检查出来的。

3.全员参与原则

护理服务的每个环节和每个过程都需要护士的辛勤劳动,各级护理管理者和临床一线护士的态度和行为直接影响护理质量。因此,护理管理者必须重视人的作用,对护士进行培训和引导,增强护士的质量意识,使每一位护士能自觉参与护理质量管理工作,充分发挥全体护士的主观能动性和创造性,不断提高护理质量。如品管圈管理,就是发挥全体护士特别是临床一线护士的积极性,进行质量管理。

4.基于事实的决策方法原则

有效的决策必须以充分的数据和真实的信息为基础。护理管理者要运用统计技术,对护理质量要素、过程及结果进行测量和监控,分析各种数据和信息之间的逻辑关系,寻找内在规律,比较不同质量控制方案优劣,结合过去的经验和直觉判断,做出质量管理决策并采取行动,这是避免决策失误的重要原则。近年来,护理管理者通过不良事件的采集、分析,获得护理质量管理的基本数据,并针对性地提出解决方案,就是基于事实的决策方法。

5.持续改进原则

持续改进是指在现有服务水平上不断提高服务质量及管理体系有效性和效率的循环活动。护理质量没有最好,只有更好,要强化各层次护士,特别是管理层护士追求卓越的质量意识,以追求更高的过程效率和有效性为目标,主动寻求改进机会,确定改进项目,而不是等出现了问题再考虑改进。

(二)护理质量管理基本标准

1.标准及标准化的概念

(1)标准:是指为在一定范围内获得最佳秩序,对活动或其结果规定共同的和重复使用的规则、导则或特性的文件。它以科学技术和实践经验为基础,经有关方面协商同意,由公认的机构批准,以特定的形式发布,具有一定的权威性。我国的标准分国家标准、行业标准、地方标准和企业标准四级。

(2)标准化:是为在一定范围内获得最佳秩序,对实际的或潜在的问题制定共同和重复使用的规则的活动,包括制定、发布、实施和改进标准的过程。标准化过程不是一次完结,而是不断循环螺旋式上升的;每完成一次循环,标准水平就提高一步。标准化的基本形式包括:简化、统一化、系列化、通用化和组合化。

2.护理质量标准的概念及分类

(1)护理质量标准:是依据护理工作内容、特点、流程、管理要求、护士及服务对象的需求和特点制定的护士应遵守的准则、规定、程序和方法。护理质量标准由一系列具体标准组成,如在医院工作中,各种条例、制度、岗位职责、医疗护理技术操作常规均属于广义的标准。《中华人民共和国护士条例》《病历书写基本规范》《综合医院分级护理指导原则》《常用临床护理技术服务规范》等,均是正式颁布的国家标准。

(2)护理质量标准分类:护理质量标准目前没有固定的分类方法。依据使用范围分为护理业务质量标准、护理管理质量标准;根据使用目的分为方法性标准和衡量性标准,其中方法性标准包括质量计划标准(如工作计划、技术发展规划)、质量控制标准(如患者满意率、不良事件上报率)、工作实施标准(如护士工作职责、技术操作规范),衡量性标准即质量检查评价标准(如病区管理标准、基础护理合格标准);根据管理过程结构分为要素质量标准、过程质量标准和终末质量标准。要素质量标准、过程质量标准和终末质量标准是不可分割的标准体系,下面具体阐述:

①要素质量标准:要素质量是指构成护理工作质量的基本元素。要素质量标准既可以是护理技术操作的要素质量标准,也可以是管理的要素质量标准,每一项要素质量标准都应有具体的要求。

②过程质量标准:过程质量是各种要素通过组织管理所形成的各项工作能力、服务项目及其工作程序或工序质量,它们是一环套一环的,所以又称为环节质量。在过程质量中强调协调的护理服务体系能保障提供高效、连贯的护理服务。在临床护理工作中,入出院流程、检查流程、手术患者交接、诊断与治疗的衔接,甚至是某项具体的护理技术操作,都涉及过程质量标准的建立。

③终末质量标准:护理工作的终末质量是指患者所得到的护理效果的综合质量。它是通过某种质量评价方法形成的质量指标体系。如住院患者是以重返率(再住院与再手术)、死亡率(住院死亡与术后死亡)、安全指标(并发症与患者安全)三个结果质量为重点。这类指标还包括患者及社会对医疗护理工作满意率等。

3.护理质量标准化管理

护理质量标准化管理,就是制定护理质量标准,执行护理质量标准,并不断进行护理标准化建设的工作过程。

(1)制定护理质量标准的原则:

①客观性原则:没有数据就没有质量的概念,因此在制定护理质量标准时要用数据来表达,对一些定性标准也尽量将其转化为可计量的指标。

②科学性原则:制定护理质量标准既要符合法律法规和规章制度要求,又要满足患者的需要;护理工作对象是人,任何疏忽、失误或处理不当,都会给患者造成不良影响或严重后果。因此,要以科学证据为准绳,在循证的基础上按照质量标准形成的规律结合护理工作特点制定标准。

③可行性原则:从临床护理实践出发,掌握医院目前护理质量水平与国内外护理质量水平的差距,根据现有的护士、技术、设备、物资、时间、任务等条件,制定切实可行的护理质量标准和具体指标。制定标准值时应基于事实又略高于事实,即标准应是经过努力才能达到的。

④严肃性和相对稳定性原则:在制定各项护理质量标准时要有科学的依据和群众基础,一经审定,必须严肃认真地执行。凡强制性、指令性标准应真正成为质量管理的法规;其他规范性标准,也应发挥其规范指导作用。因此,需要保持各项标准的相对稳定性,不可朝令夕改。

(2)制定护理质量标准的方法和过程。制定护理标准的方法和过程可以分为四个步骤:

①调查研究,收集资料:调查内容包括国内外有关护理质量标准资料、相关科研成果、实践经验、技术数据的统计资料及有关方面的意见和要求等。调查方法为收集资料与现场考察相结合,典型调查与普查相结合,本单位与外单位相结合。

②拟定标准,进行验证:在调查研究的基础上,对各类资料、数据进行深入分析、归纳和总结,然后初步形成护理质量管理标准。初稿完成后应与护理质量管理专家及临床一线护士进行讨论,征求意见、建议,论证其科学性及可行性等,形成试行稿。然后在小范围内进行试验,进行护理质量标准的可操作性测试,测试后根据结果再次修订,形成最终的质量标准。

③审定、公布、实行:根据不同质量标准的类别,对拟定的护理质量标准报相关卫生行政主管部门或医院进行审批,公布后在一定范围内实行。

④标准的修订:随着护理质量管理实践的不断发展,原有的标准不能适应新形势的要求,此时就应该对原有质量标准进行修订或废止,制定新的标准,以保证护理质量的不断提升。护理管理人员应定期开展对标准的复审及修订工作。

总之,护理质量标准是护理管理的重要依据,它不仅是衡量护理工作优劣的准则,也是护士工作的指南。建立系统的、科学的和先进的护理质量标准与评价体系,有利于提高临床护理质量,保证患者安全。

二、护理质量管理方法

质量管理需要一套科学合理的工作方法,即按照科学的程序和步骤进行质量管理活动,才能达到提高质量的良好效果。护理质量管理的方法有 PDCA 循环、品管圈、5S 法、根因分析法、失效模型与效应分析、以患者满意度为导向的护理质量管理方法等,其中 PDCA 循环是临床护理质量管理最基本的方法之一。

(一)PDCA 循环

1.PDCA 循环的概念

PDCA 循环管理,又称"戴明环",是美国质量管理专家爱德华兹·戴明于 20 世纪 50 年代初提出的。PDCA 是英语计划(Plan)、实施(Do)、检查(Check)和处理(Action)四个词首字母缩写。它是在全面质量管理中反映质量管理客观规律和运用反馈原理的系统工作方法。

2.PDCA 循环的步骤

每一次 PDCA 循环都要经过四个阶段、八个步骤,如图 1－10 和表 1－6 所示。一个 PDCA 循环解决一部分问题,尚未解决的问题或新出现的问题进入下一个循环。它是一个多次重复的过程,只有起点,没有终点。

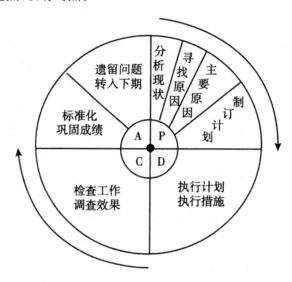

图 1－10　PDCA 循环八个步骤

表 1－6　PDCA 循环四个阶段、八个步骤

阶段	步骤
(1)计划阶段	第 1 步,分析质量现状,找出存在的质量问题
	第 2 步,分析产生质量问题的原因或影响因素
	第 3 步,找出影响质量的主要因素
	第 4 步,针对影响质量的主要原因研究对策,制定相应的管理制度或具体的改进措施
(2)实施阶段	第 5 步,组织有关护理人员根据第一阶段制订的计划付诸实际行动
(3)检查阶段	第 6 步,根据计划的要求,对实施情况进行检查,将实际结果与预期目标相对比分析,寻找和发现计划执行中的问题并进行改进
(4)处理阶段	第 7 步,对检查结果进行分析、评价和总结,将成果纳入标准和规范中,防止不良结果的再次发生
	第 8 步,把尚未解决的问题或新发现的问题转入下一个 PDCA 循环,为制订下一轮循环计划提供资料

3.PDCA 循环的特点

(1)完整性、统一性和连续性。PDCA 循环作为科学的工作程序,其四个阶段的工作具有完整性、统一性和连续性的特点。在实际应用中缺少任何一个环节,该循环都不可能取得预期的效果,只能在较低水平重复。如无计划或计划不周、有实施无检查、有问题未转入下一个 PDCA 循环,工作质量就难以提高。

（2）大环套小环，小环保大环，相互联系，相互促进。整个医院质量体系是一个大的 PDCA 循环，大循环所套着的层层小循环即为各部门、各科室及病区的质量体系。护理质量管理体系是医院质量体系中的一个小的 PDCA 循环，而每个护理单元的质量控制小组又是护理质量管理体系中的小循环。医院运转的绩效，取决于各部门、各环节的工作质量，而各部门、各环节必须围绕医院的方针目标协调行动。因此，大循环是小循环的依据，小循环是大循环的基础，如图 1-11 所示。

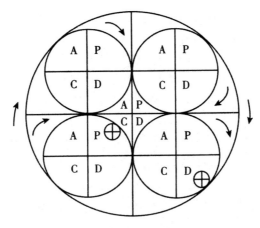

图 1-11　大循环套小循环示意图

（3）不断循环，不断提高。PDCA 循环不是简单在同一水平上的重复循环，每次循环都能解决一些问题，都能使质量提高一些；接着确定新的目标和计划，进入新的循环，使质量呈螺旋式上升，使管理工作从前一个水平上升到更高一个水平，如图 1-12 所示。

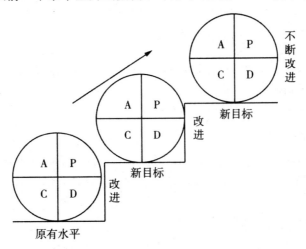

图 1-12　PDCA 循环螺旋式上升示意图

4.运用 PDCA 循环的基本要求

（1）PDCA 循环周期制度化：循环管理要达到制度化，首先应明确规定循环周期，周期时间不宜过长或过短，一般以月周期为宜；其次必须将循环周期制度化，不可随意搁置、停顿。

（2）PDCA 循环管理责任制：PDCA 循环能否有效转动，关键在于责任到人。首先是确定循环管理的主持人，其次是组织有关人员参加。

（3）PDCA 循环管理标准规范化：制定循环管理的有关标准、制度，定期进行循环管理成绩考核，实现 PDCA 循环运作的程序化。

5.PDCA 循环在护理管理中的运用举例（表 1-7）

表 1-7　PDCA 循环在护理管理中的运用举例

质量检查情况：

　　某医院老年科某月 3 名老年性痴呆、长期卧床的患者，臀部皮肤呈暗红色。

运用：

3 名患者小便失禁的护理和 2 名患者肌力、关节功能恢复的训练将转入下一个 PDCA 循环。	护士长召集患者的责任护士，分析问题出现的原因： （1）患者长期卧床并伴小便失禁； （2）患者变换体位困难； （3）皮肤清洁不彻底，局部长期受压（3 名患者臀部皮肤发红的主要原因）。 责任护士针对分析得出的原因制订相应的护理计划。
护士长在几次查房中发现： （1）所有护理措施均按计划实施； （2）3 名患者臀部皮肤的颜色已经恢复正常，局部清洁干燥； （3）1 名患者经过理疗师的康复训练，已能独立起床并下地行走，另外两名患者仍需协助； （4）3 名患者的小便失禁状态仍未改善，需要继续行保留导尿。	责任护士要按照制订的护理计划实施： （1）遵医嘱行保留导尿； （2）清洁局部皮肤，每日两次； （3）协助患者翻身，每两小时 1 次； （4）向患者陪护人员讲解避免患者长期卧床的重要性，教会陪护人员协助患者起床的方法，鼓励其协助患者下地行走； （5）与主管医生协商，请康复理疗师协助康复理疗，促进患者肌力及关节功能的改善和恢复。

（二）品管圈法

1.品管圈的含义

品管圈（QCC），又称质量控制圈、质量小组、QC 小组等，是由同一工作现场的人员自动自发地进行品质管理活动所组成的小组。它以 PDCA 循环为基础，强调领导、技术人员和员工三者相结合，实现个人与组织共同成长的活动。

2.品管圈活动的基本步骤

品管圈活动依序以组圈（工作岗位上的伙伴）、主题选定、活动计划拟订、现况把握、目标设定、解析、对策拟定、对策实施与检讨、效果确认、标准化（修订和增订标准）、检讨与改进步骤进行（图 1-13）。

3.品管圈的活动原则

（1）圈成员来自同一单位或同一科室，是自愿的，且可以轮换。

（2）品管圈每周开会 1 次或每月开会两次，如遇有特殊问题则随时开会，每次 30 分钟。圈长要做好会议安排，引导全体成员发言。

（3）圈成员应学习掌握发现问题、解决问题的技巧，不断提高品质管理的能力和水平。

（4）品管圈的活动要得到护理管理者的支持，管理者要重视品管圈质量管理的成果。

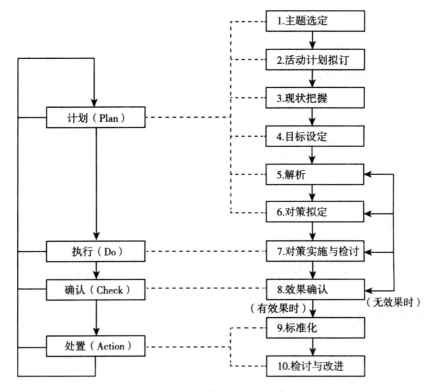

图 1-13　品管圈活动基本步骤

三、护理质量评价及持续改进

护理质量的评价是护理质量管理中的控制工作之一。评价一般指衡量所定标准或目标是否能实现或实现的程度如何，即对一项工作成效大小、工作好坏、进展快慢、对策正确与否等方面做出判断的过程。评价应贯穿工作的全过程，不应仅在工作结束之后。

传统的护理质量评价主要是将护理项目作为评价对象，如特护、一级护理质量，护理技术操作合格率，健康教育覆盖率等。而患者满意度的评价、护理人员满意度评价和医院护理质量管理体系的评价亦成为重要的评价对象。

（一）护理质量评价指标

护理质量评价的指标一般分工作质量指标和工作效率指标两类：

1.工作质量指标

这类指标还未形成完整标准体系，大都偏重临床护理工作质量，如护士培训率、考试及格率、病房管理合格率、陪护率等。

2.工作效率指标

这类指标基本上是工作量的指标，表示负荷程度。大体包括：护士人数、病房床位与护士比、收治患者数、展开床位使用率、展开床位周转次数、重症护理日均数及重症护理率、卫生宣教次数、健康教育覆盖率等。

以往我们侧重于工作质量指标的评价，忽视了工作效率指标的评价。因此，评价后，反映出护理工作负荷量大的科室工作质量暴露的问题较多,护理质量综合评价分低;而护理工作负荷量小的科室则往往暴露的问题相对少,护理质量综合评价分却较高,这样挫伤了部分科室护理人员的工作积极性,违反了公平理论。

(二)护理质量评价方式

1.根据评价时间和内容分类

(1)定期评价:分综合性全面定期检查评价和专题对口定期检查评价两种,前者按月、季度或半年、一年进行,由护理部统一组织全面检查评价,但要注意掌握重点单位、重点问题。后者则根据每个时期的薄弱环节,组织对某个专题项目进行检查评价,时间根据任务内容而定,由质量管理人员按质量标准定期检查。

(2)不定期评价:主要是各级护理管理人员、质量管理人员深入实际随时按护理质量标准要求进行检查评价。

2.根据评价主体不同分类

根据评价主体不同,护理质量评价分为医院外部评价、上级评价、同级评价、自我评价和服务对象评价。

(三)护理质量评价的内容与方法

1.要素质量评价

要素质量评价是对构成护理服务要素质量基本内容的各个方面进行的评价,包括组织结构、物质设施、资源和仪器设备及护理人员的素质。具体表现为:①患者所处环境的质量是否安全、清洁、舒适,温度、湿度等情况。②护理人员工作安排:是否选择合理的护理方式,人员质量(资历)是否合乎标准等。③器械、设备是否处于正常的工作状态,包括药品、物资基数及保持情况,要根据客观标准数量进行检查计量。④病房结构、患者情况、图表表格是否完整等。

要素质量评价方法有现场检查、考核,问卷调查,查阅资料等。

2.环节质量评价

环节质量评价即对护理过程的评价。这类标准可以评价护士护理行为活动的过程是否达到质量要求,可按护理工作的功能和护理程序评价。具体包括七个方面:①正确执行医嘱方面;②病情观察及治疗结果反映观测方面;③对患者的管理;④对参与护理工作的其他医技部门和人员的交往和管理;⑤护理报告和记录的情况;⑥应用和贯彻护理程序的步骤和技巧;⑦心理护理,健康教育,身体和感情健康的促进等。

环节质量评价方法主要为现场检查。一般采用五级评价方法:一是护理人员护理过程的自我评价;二是同科室护理人员护理过程的相互评价;三是护士长的检查监督评价;四是总护士长的指导评价;五是护理部组织的综合质量评价。

3.终末质量评价

终末质量评价是对护理服务的最终结果的评价。评价护理服务结果对患者的影响,即患者得到的护理效果的质量。一般应选患者满意度、静脉输液穿刺成功率、事故发生率等。根据现代医学模式要求,终末质量还应从生理、心理-社会等方面加以考虑,但这方面的质量评价比较困难,因为影响因素较多,有些结果不一定是护理工作的效果,如住院天数等。

终末质量一般通过问卷调查、护理查房等方法进行评价。

（四）护理质量评价结果的分析

护理质量评价的结果的直接表现形式主要是各种数据,但用这些数据尚不能直接对护理质量进行判断,须进行统计分析。护理质量评价结果分析方法有很多,可根据收集数据的特性采用不同方法进行分析。常用的方法有定性分析法和定量分析法两种。定性分析法包括调查表法、分层法、水平对比法、流程图法、亲和图法、头脑风暴法、因果分析图法、树图法等。定量分析法包括排列图法、直方图法和散点图的相关分析等。

1.调查表法

调查表是用于系统地收集、整理分析数据的统计表。通常有检查表、数据表和统计分析表等。

2.因果图法

因果图法是分析和表示某一结果(或现象)与其原因之间关系的一种工具。通过分层次地列出各种可能的原因,帮助人们识别与某种结果有关的真正原因,特别是关键原因,进而寻找解决问题的办法。

因果图因其形状像鱼刺,故又称鱼骨图,包括"原因"和"结果"两个部分,原因部分又根据对质量问题造成影响的大小分为大原因、中原因、小原因。

其制作步骤是:①明确要解决的质量问题;②召开专家及有关人员的质量分析会,针对要解决的问题找出各种影响因素;③管理人员将影响质量的因素按大、中、小分类,依次用大小箭头标出;④判断真正影响质量的主要原因。

3.排列图法

又称主次因素分析法、帕洛特图法。它是找出影响产品质量主要因素的一种简单而有效的图表方法。排列图是根据"关键的少数和次要的多数"的原理而制作的,也就是将影响产品质量的众多影响因素按其对质量影响程度的大小,用直方图形顺序排列,从而找出主要因素。

其结构是由两个纵坐标和一个横坐标,若干个直方形和一条曲线构成。左侧纵坐标表示不合格项目出现的频数,右侧纵坐标表示不合格项目出现的百分比,横坐标表示影响质量的各种因素,按影响大小顺序排列,直方形高度表示相应的因素的影响程度,曲线表示累计频率(也称帕洛特曲线)。

排列图的作用:①确定影响质量的主要因素。通常按累计百分比将影响因素分为三类:累计百分比在80%以内为 A 类因素,即主要因素;累计百分比在80%~90%为 B 类因素,即次要因素;累计百分比在90%~100%为 C 类因素,即一般因素。由于 A 类因素已包含80%存在的问题,此问题解决了,大部分质量问题就得到解决了。②确定采取措施的顺序。③动态排列图可评价采取措施的效果。

4.直方图

直方图是用来整理数据,将质量管理中收集的一大部分数据,按一定要求进行处理,逐一构成一个直方图,然后对其排列,从中找出质量变化规律,预测质量好坏的一种常用的质量统计方法。

5.控制图

又称管理图,是一种带有控制界限的图表,用于区分质量波动是由于偶然因素还是系统因素引起的统计工具。

控制图的结构,纵坐标表示目标值,横坐标表示时间,画出 3～5 条线,即中心线、上下控制线、上下警戒线。当质量数据呈正态分布时,统计量中心线(以均值表示)、上下控制线($X\pm 2S$),上下警戒线($X\pm S$),如图 1-14 所示。

应用控制图的注意事项:图 1-14 用于分析治愈率、合格率时,指标在 $X\pm S$ 以上时,说明计划完成良好,但在床位使用率超过上控制线时,说明工作负荷过重,应查找原因,予以控制;当用于护理缺陷发生率时,指标在 $X\pm S$ 以下,表明控制良好,一旦靠近警戒线时应引起高度重视。

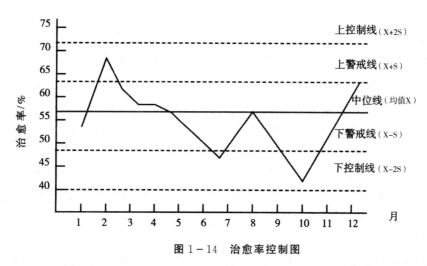

图 1-14 治愈率控制图

(五)护理质量的改进

护理质量评价的目的就是确定发生问题的原因,寻找改进的机会,不断提高护理质量。

质量改进包括寻找机会和对象,确定质量改进的项目和方法,制定改进目标、质量改进措施,实施改进活动,检查改进效果并总结提高护理质量。

护理质量的改进,一是出现护理质量问题即不合格项后的改进,要及时针对护理服务过程中顾客投诉呈现出来的问题进行检查,组织力量,予以改进。二是没有发现质量问题时的改进,主要是指主动寻求改进机会,主动识别顾客有哪些新的期望和要求,在与国内外同行比较中寻求改进方向和目标,并予以落实。

第八节 医院感染管理

一、医院感染的概述

(一)医院感染基本概念

1.医院感染的概念

医院感染亦称医院获得性感染(简称 HAI),笼统地说,它是指发生在医院内的一切感染。

新的诊断标准将医院感染定义为:住院病人在医院内(入院 8 小时后)获得的感染,包括在住院期间发生的感染和在医院内获得出院后发生的感染。医院工作人员在医院内获得的感染也属医院感染。

医院工作人员、门急诊就诊患者、探视者和患者家属等,这些人在医院的区域里获得感染性疾病均可称之为医院感染,但由于就诊患者、探视者和患者家属在医院的时间短暂,获得感染的因素多而复杂难以确定感染是否来自医院,故实际上医院感染的对象主要是住院患者和医院工作人员。

世界卫生组织(WHO)在 1987 年哥本哈根会议上将医院感染定义为:凡住院患者、陪护人员或医院工作人员因医疗、护理工作而被感染所引起的任何临床显示症状的微生物性疾病,不管受感染对象在医院期间是否出现症状,均视为医院感染。

美国疾病控制与预防中心(CDC)1980 年将医院感染定义为:医院感染是指住院患者发生的感染,而在其入院时尚未发生此感染,也未处于此感染的潜伏期;对潜伏期不明的感染,凡发生于入院后者皆可列为医院感染;若患者入院时已发生的感染直接与上次住院有关,亦列为医院感染。

2.医院感染诊断标准

医院感染与非医院感染的诊断标准分别为:

(1)属于医院感染的情况:

①无明确潜伏期的感染,规定入院 48 小时后发生的感染为医院感染;有明确潜伏期的感染,自入院时起超过平均潜伏期后发生的感染为医院感染。

②本次感染直接与上次住院有关。

③在原有感染基础上出现其他部位新的感染(除外脓毒血症迁徙灶),或在原感染已知病原体基础上又分离出新的病原体(排除污染和原来的混合污染)的感染。

④新生儿在分娩过程中和产后获得的感染。

⑤由于诊疗措施激活的潜在性感染,如疱疹病毒、结核杆菌等的感染。

⑥医务人员在医院工作期间获得的感染。

(2)不属于医院感染的情况:

①皮肤黏膜开放性伤口只有细菌定植而无炎症表现。

②由于创伤或非生物性因子刺激而产生的炎症表现。

③新生儿经胎盘获得(出生后 48 小时内发病)的感染,如单纯疱疹、弓形虫病、水痘等。

④患者原有的慢性感染在医院内急性发作。

(二)医院感染的分类

医院感染按病原体来源分为内源性和外源性;按其预防性分为可预防性和不可预防性;按其感染途径又可分为交叉感染、医源性感染和自身感染三类。由于后两种分类方法界定限往往不易确定,多数人采用前一种分类方法。

1.内源性医院感染

内源性医院感染也称自身医院感染或不可预防性感染。指免疫功能低下患者由自身正常菌群引起的感染,即患者在发生医院感染之前已是病原携带者,当机体抵抗力降低时引起自身感染。病原体来自患者自身的体内或体表,大多数为在人体定植、寄生的正常菌群,在正常情况下对人体无感染力,并不致病;在一定条件下,当细菌与人体之间的平衡被打破时,就成为条件致病菌,而造成各种内源性感染。一般有下列几种情况:

(1)寄居部位的改变:例如,大肠杆菌离开肠道进入泌尿道,或手术时通过切口进入腹腔、血流等。

(2)宿主的局部或全身免疫功能下降:局部者如进行扁桃体摘除术后,寄居的甲型链球菌可经血流使原有心瓣膜畸形者引起亚急性细菌性心内膜炎。全身者如应用大剂量肾上腺皮质激素、抗肿瘤药物及放射治疗等,可造成全身性免疫功能降低,一些正常菌群可引起自身感染而出现各种疾病,有的甚至导致败血症而死亡。

(3)菌群失调:是机体某个部位正常菌群中各菌间的比例发生较大幅度变化超出正常范围的现象。由此导致的一系列临床表现,称为菌群失调症或菌群交替症。

(4)二重感染:即在抗菌药物治疗原有感染性疾病过程中产生的一种新感染。长期应用广谱抗生素后,体内正常菌群因受到不同致病菌作用而发生平衡上的变化,未被抑制者或外来耐药菌乘机大量繁殖而致二重感染。引起二重感染的细菌以金黄色葡萄球菌、革兰阴性杆菌和白色念珠菌等为多见。临床表现为消化道感染(鹅口疮、肠炎)、肺炎、尿路感染或败血症等。若发生二重感染,除停用原来使用的抗生素外,对检材培养过程中过多繁殖的菌类须进行药敏试验,以选用合适的药物。同时,要采取扶殖正常菌群的措施。

2.外源性医院感染

外源性医院感染亦称可预防性感染,指由他人或环境带来的外袭菌群引起的感染。外源性感染包括交叉感染和环境感染。交叉感染,是指在医院内或他人处(患者、带菌者、工作人员、探视者、陪护者)获得而引起的直接感染,这种感染包括从患者到患者、从患者到医院职工和从医院职工到患者的直接感染,或通过污染的医疗用具及其他物品对人体的间接感染。环境感染,是指病原体来自患者身体以外的地方,是由污染的环境(空气、水、医疗用具及其他物品)造成的感染。如由于手术室空气污染造成患者术后切口感染,注射器复用引起的乙型肝炎流行等。交叉感染的传染源主要有:

(1)患者:大部分外源性感染是通过人与人之间的传播而发生的。患者在疾病的潜伏期一直到病后一段恢复期内,都有可能将病原体传播给周围他人,对患者及早做出诊断并采取治疗隔离措施,是控制和消灭外源性医院感染的一项根本措施。

(2)带菌者:有些健康人可携带某种病原菌但不产生临床症状,也有些传染病患者恢复期,在一定时间内仍可继续排菌。这些健康带菌者和恢复期带菌者是很重要的传染源,因其不出现临床症状,不易被人们察觉,故危害性有时超过患者。脑膜炎球菌、白喉杆菌等可有健康带菌者,伤寒杆菌、痢疾杆菌等可有恢复期带菌者。

(3)工作人员:工作人员不认真执行手消毒规范,消毒、灭菌、隔离、无菌技术操作不严格,可引发医院感染。如吸痰、导尿等无菌技术操作不严格可将病原菌带入患者体内引起肺炎和尿道感染。

目前内源性感染难以有效预防和控制,但可以通过合理使用抗菌药物和免疫抑制类药物减少感染风险的发生。外源性感染通过现代的清洁、消毒、灭菌、隔离、无菌技术等措施的应用,可以有效地预防和控制。

3.预防医院感染管理的关键

预防医院感染,必须提高医院广大员工对医院感染的认识和自觉性,这是控制医院感染的关键。我国医院感染的预防与控制工作主要包括以下几个方面:①重视医院感染知识的培训。②抗菌药物的合理应用。③消毒灭菌与隔离工作在医院的规范实施。④减少侵袭性操作。

医院感染管理工作是一个多环节的系统工程,它既涉及全院员工的思想素质和业务素质,又涉及全院员工的具体行为,需要每位员工对预防医院感染有较高的认识,有严肃认真的态度、一丝不苟的工作作风,有高尚的医德情操和强烈的事业心与责任感。因此,必须把全院人员的思想教育放在首位,通过教育使每位医务人员真正认识和明确到自己在医院感染管理中所处的地位和责任,把行为规范化体现在实际工作中,从而自觉地加强医院感染的预防。

二、医院感染的预防和护理管理

消毒、灭菌和隔离是切断微生物传播、预防医院感染的基本手段,加强医院护理管理是预防医院感染的关键措施。

(一)医院感染的危险因素

1.患者自身因素

(1)早产儿、新生儿、老年人及有严重疾病者。如患恶性肿瘤、免疫功能异常症、代谢障碍性疾病、重症血液疾病、胶原组织疾病、营养障碍等。

(2)应用肾上腺皮质激素、免疫抑制剂、抗癌剂等抑制机体免疫功能的药物。

(3)不正确使用抗菌药物,易产生菌群失调即导致自身感染。

(4)接受各种损伤性(侵入性)诊断、治疗,如手术、内镜、注射、血管及脏器内导管置入、气管内吸引或吸入等。

2.医务人员的因素

(1)越来越多的器官移植、化疗和其他免疫损害治疗及侵入性治疗的应用,将促进院内感染的发生。

(2)医务人员的专业技术和护理工作量也影响院内感染的发生。如不规范洗手、不注意穿戴医疗防护用具,以及消毒、灭菌、隔离不严格等。

(二)医院感染的预防

1.清洁、消毒、灭菌

清洁是对有机物和污垢进行物理性消除;消毒是杀灭对人体致病的病原体;灭菌是杀灭致病性和非致病性微生物,灭菌的物品微生物定量为零,而消毒后的物品往往残留芽孢。

(1)消毒、灭菌原则:

①进入人体组织或无菌器官的医疗用品必须灭菌。

②接触皮肤黏膜的器具和用品必须消毒。

③用过的医疗器材和物品应彻底清洗干净再消毒或灭菌;其中,感染症患者用过的医疗器材和物品,应先消毒,彻底清洗干净再消毒或灭菌。

④所有医疗器械在检修前应先经过消毒或灭菌处理。

（2）化学消毒、灭菌的原则：

①根据不同情况合理选择高效、中效、低效消毒剂及灭菌剂。

②使用化学消毒剂必须掌握消毒剂的性能、作用、使用方法及影响消毒效果的因素。如甲醛熏箱可用于不耐热、不耐湿物品的表面消毒，但不能用于灭菌。

③配制化学消毒剂必须检测有效浓度，并定期监测。

④用于浸泡消毒、灭菌物品的容器在更换消毒、灭菌剂时必须进行消毒、灭菌处理。

2.洗手

医务人员的手是医院感染中一个十分活跃且重要的传播媒介，经手传播往往比经空气传播更具危险性，医护人员洗手易取得良好的预防效果。

（1）手部皮肤清洁（洗手）的指征、设备和方法：

①皮肤清洁（洗手）的指征：a.接触患者前后，特别是在接触有破损的皮肤、黏膜及侵入性操作前后；b.进行无菌操作前以及戴口罩和穿脱隔离衣前后；c.接触血液、体液和被污染的物品后；d.脱去手套后。

②手部皮肤清洁设备及用品：a.应使用非手触式开关流水设施洗手。b.洗手用的肥皂及清洁剂应保持清洁，肥皂保持干燥。c.可选用消毒纸巾和风干机等擦干、风干双手。d.不便于洗手时，应配备快速消毒剂。

③洗手方法：去除手部饰物，用清洁剂认真揉搓掌心、指缝、手背、手指关节、指腹、指尖、拇指、腕部，时间为10～15秒，双手下垂用流水彻底冲洗干净。

（2）手部皮肤消毒的指征、方法：

①手消毒指征：a.进入和离开隔离病房、穿脱隔离衣前后；b.接触血液、体液和被污染的物品后；c.接触特殊感染病原体后；d.无菌操作、手术及侵入性操作前。

②手消毒方法：a.用消毒剂快速揉搓双手；b.用消毒剂浸泡双手。

3.隔离

隔离包括传染性隔离和保护性隔离。传染性隔离以防止传染病患者在传染期间将病原体传播给其他医务工作者和患者为目的，包括传染性隔离和保护性隔离的隔离方法。保护性隔离也称反向隔离，是防止医院内一些对感染源高度敏感的患者受到来自其他患者、医护人员、探视者及病区环境中多种条件致病菌的感染。切断传播途径是隔离预防的基本原理，一般常见隔离技术如下：

（1）病室门口悬挂疾病标志，设立专用隔离衣、听诊器或其他常用诊疗用品。

（2）在进入病房进行各种操作时，必须备好所需用具，然后穿隔离衣；一切物品接触传染病患者或落在地上时均应消毒。

（3）巡诊时，每查完1名患者，用0.5%过氧乙酸浸湿的小毛巾擦拭双手；不同病种诊疗器械必须严格分开使用，定期消毒。病历牌、医嘱本不得带入病室，医师巡诊后洗净双手，脱隔离衣后才能翻阅病历或开医嘱。

（4）测体温、脉搏：严密隔离患者的体温计应固定使用。手表可装入透明玻璃容器或塑料袋内，以免污染。非严密隔离的患者，体温计可集中使用，但体温盘不得携入病室内。

（5）测血压：按病种设专用血压计及听诊器。用于严密隔离患者的血压计、听诊器应固定使用，最后做终末消毒。测血压时，血压计袖带外套一塑料套，用后将塑料套消毒。

（6）服药：将准备好的药品、服药单及水壶放在治疗车上，车下层放一盛消毒液的盆，推车至病室外，先给轻患者发药，每发一名患者即用浸泡过消毒液的毛巾将药杯取回，浸泡于消毒液内，然后帮助重患者服药。协助一患者服药后，用消毒毛巾擦拭双手后，再给下一患者服药。

（7）注射：将所需物品放在治疗车上层，车下层放盛消毒液的盆，给不同病种患者注射时，必须更换隔离衣，推车至病室外。为患者注射完毕，双手经消毒后，再为另外一位同病种患者注射。

（8）灌肠：一律穿隔离衣。灌肠完毕后将灌肠筒洗净，高压蒸汽灭菌。肛管放入消毒液内浸泡 30 分钟，洗净后煮沸消毒。

（9）搬运患者：送患者去医技科室诊治时，应在推车和诊疗台上铺一清洁大单，用毕后进行消毒处理。

（10）开饭：饮食由工作人员分发，患者不可接触餐车和饭勺；接触过患者及患者用过的餐具，必须在病区消毒后，送回营养室清洗、消毒后再用。

（11）直肠插管：须穿隔离衣、戴口罩，查完一人后，须洗手消毒，方可再查第二人。

（12）送检标本：将检验单与标本放在指定盘内，定时或及时送检验科。送检标本盘子用后经煮沸或浸泡消毒，送检报告消毒后送回病区办公室。

（13）灌热水袋、热水瓶时，注意保持水壶清洁：如果手已污染，需用浸湿消毒液的毛巾擦拭或用其包好壶柄再灌水，灌水后用消毒液擦拭壶柄。

4.特殊护理

（1）加强生活护理，提高非特异性防御功能：为保护皮肤、黏膜的正常物理屏障作用和功能，应加强生活护理，提高非特异性防御功能，如全身清洁、口腔护理、会阴护理、更换衣被等。

（2）降低病原体感染：

①整理床铺：尤其是卧床患者，全部生活都在床上，排泄物、分泌物的污染为微生物繁殖提供了较好的条件。据调查，患者用过 24 小时的床铺上，可以检出大肠杆菌、金黄色葡萄球菌、绿脓杆菌、真菌等。更换床单、整理床铺，可保持病床清洁、平整、舒适，减少患者感染机会。

②伤口护理：保持伤口清洁、干燥、无渗液，注意及时更换敷料，并将感染敷料置于污染袋中封袋处理。

③置管护理：a.引流管护理：要保持引流容器位置低于引流部位，及时更换引流容器；注意引流管周围的清洁。当引流管用完后应立即拔掉，以避免长时间留置，引起微生物的滋生及逆行感染。b.导管类护理：为了维护和改善患者的营养状况，临床上常用全胃肠道外营养（TPN）。TPN 为静脉内留置导管，其并发症之一是细菌、真菌感染，严重时可引起败血症，危及患者生命。护理：用碘伏对穿刺部位每三日进行一次常规消毒，并用无菌透明薄膜封盖，保持局部无菌状态；发热出汗时及时更换敷料；更换输液器，注意用碘伏消毒输液袋的针头插入部；使用直径 $0.22\mu m$ 的过滤器，能够将真菌以外的所有细菌滤掉，每三日更换一次输液器装置及过滤器。c.尿管护理：尿路感染占全部医院感染中 40% 左右，而留置尿管中，约有 10% 遭到细菌的污染。d.吸痰管护理：吸痰时区别使用口腔、气道导管，防止将口腔内微生物带入气道

内;导管一次一更换;防止在吸引过程中损伤气道黏膜,用无菌蒸馏水冲洗吸痰管。

5.污物处置

(1)患者自用脸盆、大小便器、药杯等,每次使用后用清洁剂清洗并保持干燥。

(2)在护理中注意保持护士工作衣清洁,如弯腰、俯身处置时,防止工作衣接触床铺,以免被污染。

(3)患者床上用物更换后,立刻置于指定的污染袋中进行处理。

(4)一次性输液器、输血器使用后,应严格规范操作,及时消毒毁掉,进行无害化的处理。采血用过的注射器及穿刺用过的针头,应按严重污染物处置,可有效地降低对周围环境的污染。

(5)处置患者排泄物、体液、渗出液等污物时,护士应戴好帽子、口罩。倒尿时,防止尿液溅到工作衣上;某些废弃物封装入袋,携出病房。

(三)加强护理管理,减少医院感染

1.建立三级质控体系

(1)体系的构成:各级各类医院应根据本院的规模、性质设置医院感染管理机构或专职人员,感染管理委员会主任应由院长或副院长兼任,全面负责医院感染的监控管理工作。300张床位以上医院应设立医院感染管理科,300床位以下的医院应配备医院感染管理专职人员。医院根据现代管理的要求和不同能级的职责,建立层次分明的三级护理管理体系,即病室护士长和监测员为一级管理;总护士长、科室护士长为二级管理;护理部为三级管理。把医院内感染的控制作为质量检查的重要项目之一,做到自查、互查、逐级查,并与科室目标考评挂钩,从而保证监控工作的实施。

(2)科室医院感染管理小组的工作内容:科室医院感染管理小组由科室主任、护士长及兼职监控医师(或有关科室的药师、技师)和护士组成。其主要工作内容:

①根据医院感染管理规章制度,制定与本科室相关的医院感染管理措施,并组织实施。

②对医院感染病例和法定传染病按有关要求登记、报告;发现医院感染流行暴发趋势时,应立即向医院感染管理科报告。

③制订本科室抗感染药物的使用方案,组织开展个体化治疗,监督检查本科室抗感染药物使用情况。

④组织和参加预防医院感染知识的培训。

⑤在严格监督下执行无菌操作技术、消毒隔离制度。

⑥开展预防医院感染健康教育,做好对卫生员、配膳员、患者、陪住、探视者的管理工作。

2.建立健全规章制度

与预防医院内感染有关的护理制度主要有:清洁卫生制度、消毒隔离制度、探视管理制度、病区管理制度等。护理部根据等级医院评审标准及以上各项规章制度,制定出各医院感染管理及监控制度。特别要重视侵入性治疗器材用后的预处理、体温计的消毒处理、污染敷料及被服的处理等。

3.医院感染监控培训

(1)医院感染监控培训的意义:对护士进行有针对性的教育培训,是预防医院感染管理的

重要环节。护理部应从教育入手,与感染管理专职人员密切配合,根据医院感染不同时期的具体情况对各级护理人员进行教育培训。医院感染培训的基本内容包括:医院感染管理的概念与内容;消毒、灭菌、隔离在医院感染预防和控制中的应用、消毒器械的合理使用;重点科室的医院感染预防与管理;医院感染的监测;侵入性操作相关医院感染的预防;一次性使用无菌医疗用品的管理;抗感染药物的合理给药与不良反应;本专科常见医院感染的预防与控制。要求医院感染专业培训率达到95%,考试合格率达90%。教育采取学习班、经验交流、专题交流会等形式。护士长或监控护士可利用查房、操作示范、小讲课等形式指导及培训科室护理人员做好预防。

(2)医院感染管理的培训内容:①掌握无菌技术操作规程,熟悉各项医院感染管理规章制度;②掌握抗感染药物临床合理应用原则,合理应用抗感染药物;③掌握医院感染诊断标准,熟练处理本科室医院感染性疾病;④发现医院感染病例,及时送病原学检验及药理试验,并向科室医院感染管理小组报告;发生医院感染流行趋势时,及时报告感染管理科,并协助其调查和处理;⑤掌握自我防护知识,正确进行各项技术操作,工作中预防锐器刺伤;⑥能对患者进行医院感染知识教育和指导。

4.做好患者健康教育

管理好患者与病房秩序亦是预防医院感染的措施之一。如控制患者陪住率,以减少病房的人流量和空气中的染菌数,对保护住院患者安全和减少感染机会都能收到良好效果。护理人员向患者进行宣传教育的方式应该多种多样,如通过个别指导、集体讲解、电视、录像、展览、广播和画册等向患者宣传预防疾病及医院感染等知识。对于传染病患者,特别要讲清隔离的目的和意义,以及不随意乱串病房的好处。促进他们主动自觉地配合医生和护士做好隔离、消毒工作,使之顺利度过隔离期。

5.做好针刺伤的预防

医务人员由于经常与注射器等锐利器械接触,易发生针刺伤。据报道,有20多种血源性传播疾病可通过针刺伤传播。美国每年因血源性传播疾病所造成的医务人员死亡事故达几百例,几乎每天死亡1人。所以,如何预防针刺伤的发生就变得极为迫切。万一不幸发生针刺伤后应积极处理。

医务人员首先要规范操作程序,工作中认真仔细,同时严格处理好已经污染的注射器等锐利物品,以防伤及他人。另外应充分认识到针刺伤的危害性。一旦发生针刺伤后应积极处理,进行各种检查,并做好传染性疾病的预防工作,最大限度地降低传染率,同时,用自身生动的例子提醒周围的同事,引起所有人的重视,这样才能减少针刺伤的发生。

医院管理者应认识到针刺伤对工作人员的损伤的严重性,尽可能完善医疗设备;医院应建立完善的检测系统,一旦发生针刺伤,工作人员可很快确定自己是否感染疾病而采取相应的措施。整个社会都应关心、支持、鼓励和帮助在工作中被感染的工作人员,为其创造一个安全健康的工作环境。

(四)常见医院感染的控制

1.呼吸道感染的控制

(1)提高医护人员对预防呼吸道医院感染的认识,熟练掌握防治环节及技术,对患者及其家属进行呼吸道医院感染防治知识的宣传教育和指导。

(2)对呼吸道感染的易感患者的护理应做到以下几点：

①积极治疗原发病，加强患者的营养，提高机体免疫力。

②加强患者的口腔护理，促进呼吸道分泌物的排出，并鼓励患者戒烟。

③在进行鼻饲、胃肠减压、插管洗胃、吸痰、气管内滴入和气道冲洗等护理时，要防止误吸和异物进入呼吸道。

④气管插管、气管切开及接受较长时间(10天以上)机械通气的患者的痰及呼吸道、创口分泌物，要进行微生物培养及药敏试验，观察呼吸道感染的发生情况和掌握治疗效果。

⑤避免滥用雾化吸入等治疗。雾化液体必须是无菌液体，并经无菌配制。

(3)医护人员在进行治疗和护理时，严格执行无菌技术操作，消毒隔离要做到以下几点：

①注意手的清洁。

②为患者吸痰操作应戴一次性手套；处理气管切开部位时，必须双手戴无菌手套或采用"非接触"技术，吸痰管一用一消毒。

③有创性介入治疗，要按手术无菌技术要求进行操作，除紧急情况外，气管切开必须在手术室施行。

(4)按照下列要求，加强呼吸治疗装置的管理。

①各类呼吸治疗装置使用后应经过清洗、消毒或灭菌，干燥保存，包装完整，避免再次污染。氧气湿化瓶、雾化器、呼吸机、湿化器等每天消毒并更换无菌水。

②待消毒或灭菌的呼吸机装置或用品应首先经过彻底的清洗，去掉血迹、坏死组织、食物及其他残渣。如果已标明"污染"或来自隔离患者处的，应在初步消毒、去污染后，再清洗灭菌。

③接触黏膜的呼吸治疗装置应在使用后进行灭菌。

④呼吸机管路、雾化器管路及其储液池、瀑布式湿润器及其液体池都应进行灭菌。

⑤超声雾化的冷却室，可用气体灭菌法(环氧乙烷)灭菌或用高效消毒剂消毒。

⑥通风机和呼吸机的内部运转机械，在更换患者使用时，可不进行常规消毒，当疑有特殊病原体污染时要进行消毒。

⑦复苏器的面罩等物品使用后至少要进行高水平消毒。

⑧用于监测几个患者的呼吸器和其他仪器，应避免直接与呼吸回路接触。在仪器与呼吸回路间使用的扩展管，用于不同患者时要进行更换。其接头要进行消毒。

⑨传染病患者或有特殊感染患者应用的呼吸机等，在隔离期间应留在患者床位或隔离间，不可与其他患者共用。隔离结束要进行终末消毒。

⑩只能用密封包装的无菌药物作为呼吸道给药。用于雾化器和湿润器(瓶)大包装的无菌液体，打开后要在24小时内使用，剩余液体应弃掉。

(5)采用下列措施，做好呼吸道感染的隔离。

①对能传播或有潜在传染性的呼吸道感染的患者，应采取呼吸道隔离；对有特殊感染的患者，实行严密隔离。

②有呼吸道感染的工作人员和患者家属，不应直接接触易感患者。

③有流感流行趋势时，应对工作人员和易感患者采取有效预防措施。

2.泌尿道感染的控制

(1)导尿系统应保证密闭、引流通畅,无逆流。出现无法用药物控制的泌尿道感染、梗阻、污染、破裂、沉淀物堆积情况,应尽早拔除导尿管。

(2)严格执行无菌技术操作,尤其应注意洗手、手消毒及无菌器具的使用。应用无菌方式采集尿标本,在导尿管与引流接头之上端周围用2%碘酊、75%乙醇进行消毒,用无菌空针及针头抽取尿液。

(3)对卧床或导尿患者应维持尿道口会阴的清洁和干燥,做好会阴部的护理。耻骨上膀胱造瘘者,尤需注意保持伤口清洁。

(4)做好尿管、尿袋的护理和管理。

(5)无尿路刺激症状的插管患者,不必使用抗感染药物;有尿路感染的患者,应根据药敏试验结果指导用药。

(6)对具有传染性或患有其他感染症的特殊泌尿系感染的患者,应施行隔离,必要时可安排隔离室。

3.外科切口感染的控制

(1)手术前患者的准备:①缩短患者术前住院日;②预先治疗及控制可引起感染的潜在性疾病;③按规定做好清洁及手术部位皮肤的准备;④实施围手术期合理用药;⑤做好胃肠道手术患者的肠道准备工作。

(2)手术人员的准备:①进入手术室应戴好口罩,将口、鼻完全盖住,必要时手术者应戴护目镜,戴好帽子或头罩,将头发或头面部完全罩住,换好手术室专用拖鞋或穿专用鞋套;②患有疖肿、湿疹等皮肤病和感冒等呼吸道疾病及其他具有传染性疾病的工作人员,在未治愈前均不应进行手术操作。

(3)手术中的控制措施:①做好手术室环境、人员、药品和器械的管理;②严格无菌技术操作;彻底清创,注意止血,尽量减少坏死组织和切口中异物,缩短手术时间;③手套出现破损应立即更换;处理感染或污染部位后,必须更换手套。

(4)手术后的控制措施:①加强换药室的管理;②在进行切口的治疗前后及处理不同切口之间,必须进行手消毒;③直接接触开放或新的切口,应戴无菌手套或使用非接触技术;④每天观察切口,及时更换敷料。切口分泌物不得浸透外层敷料,有感染征兆应换药并对切口分泌物进行微生物学检测;⑤对感染的切口应及早进行病原学鉴定,并根据药敏结果选用抗感染药物,严禁局部使用抗感染药物;⑥对传染的切口或皮肤感染的患者应实行相应的隔离措施;⑦患有单纯疱疹、链球菌感染、金黄色葡萄球菌感染等疾病的工作人员,在他们治愈前不能接触患者手术切口。

4.血源性感染

(1)常见的血源性感染:血源性感染往往由于输血引起,常见的血源性感染为:

①输血后肝炎(PTH):主要通过输血传播的病毒性肝炎有乙型病毒性肝炎(HBV)、丙型病毒性肝炎(HCV)、丁型病毒性肝炎、庚型病毒性肝炎和TTV型肝炎。输血后肝炎最常见和最严重的病原体是HCV。

②艾滋病(HIV):传播途径有三种,主要是性传播,其次是血液传播(包括输血、注射药物

和创伤创口污染)及母婴传播。所有血液及其血液成分包括全血、红细胞、白细胞、血小板、血浆、凝血因子等均可传播 HIV。献血者有 HIV 感染,受血者必然发生感染。有些血液制品如清蛋白、球蛋白、血源性乙型肝炎疫苗由于经过了病毒灭活处理,故不易传播 HIV。输血感染 HIV 的危险性与输血量、输血次数呈正相关。血友病患者大多需定期输注血液制品,故感染 HIV 的危险性最大。

③巨细胞病毒(CMV):一般认为 CMV 感染宿主后,若宿主产生了中和性抗体,则对感染有免疫力,能成功消除感染,所以对免疫功能完整的患者不必采取预防措施。免疫系统不成熟或免疫力低下的患者如早产儿、器官移植受体等具有高度易感性。

④成人 T 淋巴细胞白血病:由人类嗜 T 淋巴细胞病毒 Ⅰ 型和 Ⅱ 型(HTLV-Ⅰ/Ⅱ)引起,此病原体还可导致热带痉挛性下肢轻截瘫(TSP)和 HTLV-Ⅰ 相关脊髓病(HAM)。该病毒只感染淋巴细胞,不存在于血浆中。保存 14 天以上的细胞成分基本不再有传播 HTLV 的可能。输注无细胞的血液成分,如血浆和血浆制品不会传播 HTLV。

⑤人类微小病毒 B19:该病毒通常通过呼吸道传播,也可通过输血传播。感染后可引起传染性红斑、溶血性贫血,患者可发生暂时再生障碍危机,并与胎儿的死亡、关节炎及慢性贫血有关。多数人群终身带有这种病毒,且该病毒很难用普通方法灭活。

⑥弓形虫:寄生于人体和多种动物全身各组织细胞内的原虫,一般通过皮肤黏膜和胃肠道使人感染,也可通过胎盘、输血、器官移植传播。感染者的血液在 4℃ 冰箱 50 天仍有传染性。

⑦疟疾:除通过蚊虫叮咬传播外,还可经血液传播。输注任何一种血液成分都有传播疟疾的危险。

⑧附红细胞体病:为人畜共患传染病,病原体为立克次体,常通过节肢动物叮咬传播给人类,也可通过血液传播。牧民献血者中本病原体感染率高,可达 80%。

⑨输血相关梅毒:主要通过性传播,其次是母婴传播、血液传播。一般认为采集的血液在 4℃ 冰箱内保存 3～6 天后传播梅毒的危险基本被消除。但新鲜血液成分可增加梅毒传播的危险。

⑩细菌污染:血液中的细菌种类很多,对于 4℃ 条件下保存的红细胞和全血主要是革兰氏阴性杆菌,还有少数革兰氏阳性菌及厌氧菌。当血液中出现絮状物、血凝块、气泡或有特殊的气味、血液颜色改变(细胞或血浆呈褐色、紫色)、血浆混浊时,应高度怀疑被细菌污染。

(2)感染源:输血是现代临床医学不可缺少的治疗手段。随着输血医学的发展,成分输血、治疗性输血已成为现代输血的重要标志。但治疗性输血需进行频繁的输入性操作和输入大量的异体血浆或血细胞,如果操作有误或血源筛选不严可增加输血相关感染的机会。主要感染源为:

①受血者直接从输入的血和血制品中获得感染。

②因各个操作环节消毒不严或违反无菌操作规程将微生物带入受体。如采血时皮肤消毒不严或消毒液不合格,皮肤细菌污染血液;血液在分离、制备、运输、发放、输注过程中未严格按照操作规程进行操作,导致细菌污染;成分血液在制备和储存过程中被污染。一次性注射器、输血器材、环境及工作人员的手污染致血液被微生物污染。

(3)易感因素:输血或血液制品。

（4）预防与控制措施：

①行政管理：政府加强对献血者的管理，提倡无偿献血。各级卫生行政机构应按卫健委（原卫生部）要求，对采供血机构加强管理，做到统一规划采供血机构；统一血源管理；统一采供血和合理用血。

②规范临床输血：国际输血安全的重点已从采供血机构转移到了医院临床输血。临床上降低输血相关感染的最直接而有效的方法是节约用血，提倡成分输血和自身输血。

③筛选献血者：需详细询问病史、生活习惯和冶游史等，以排除高危人群献血。对献血者进行相关血清学检查，如 HBsAg、抗-HCV、抗 HIV-1/2 及梅毒血清学检查等。

④对血液、血制品的灭菌和病毒灭活处理：处理方法主要有物理方法、化学方法及物理-化学联合方法。在疟疾流行区，使用在 4℃保存 2 周以上的血液，能有效防止输血疟疾的发生。

⑤保护易感者：需经常接受输血或血制品的患者接种乙型肝炎疫苗，肌内注射免疫球蛋白。医务人员注意自身防护，防锐器伤。在疟疾流行区，受血者可接受全程抗疟治疗。低体重儿、免疫缺陷者、抗 CMV（－）的器官移植患者，需提供 CMV IgM 抗体（－）的血液或静脉注射 CMV 免疫球蛋白。误输感染性血液者需及时进行针对性治疗或处理。

⑥保护献血者：限制献血者献血次数，小于 1 次/6 个月。

⑦其他：使用一次性注射器和输血输液器材，用后无害化处理。加强采血、储血过程中的消毒隔离管理，严格执行无菌操作技术。血站内医务人员定期体检，检查乙型肝炎、丙型肝炎和艾滋病的病毒标志物。工作人员有手部皮肤溃烂、感染时及时诊治并停止与血液接触。

5. 人工瓣膜心内膜炎

心脏瓣膜替换术属无菌手术，感染发生率低，但一旦发生感染致人工瓣膜心内膜炎，则后果严重，处理困难，病死率极高。主要预防措施有：

（1）术前消除体内感染灶。

（2）严格执行无菌技术。

（3）尽量缩短手术时间，防止出现手术并发症。

（4）合理使用抗菌药物，如手术时间长，术中追加抗菌药物。

6. 产褥感染

产褥感染是指分娩及产褥期生殖道受病原体侵袭，引起的局部或全身性感染。发病率为 1%～7.2%。产褥感染是常见的产褥期并发症，至今仍是产妇死亡的四大原因之一。

预防与控制产褥感染需加强孕期卫生宣传，临产前 2 个月避免性生活及盆浴，加强营养，增强体质。及时治疗外阴阴道炎及宫颈炎等慢性疾病和并发症，避免胎膜早破、滞产、产道损伤及产后出血。消毒产妇用物，接产严格无菌操作，正确掌握手术指征，保持外阴清洁。必要时给予抗菌药物预防感染。

三、消毒供应中心感染管理

消毒供应中心（室）（CSSD）是医院内承担各科室所有重复使用诊疗器械、器具和物品清洗、消毒、灭菌以及灭菌物品供应的部门。消毒供应中心（室）无论规模大小，其工作直接影响着医疗质量、患者和医护人员的安全，与医院感染有着密切的关系。

消毒供应中心（室）应采取集中管理的方式，对所有需要消毒或灭菌后重复使用的诊疗器械、器具和物品由 CSSD 回收,集中清洗、消毒、灭菌和供应。内镜、口腔诊疗器械的清洗消毒,可以依据卫健委(原卫生部)有关的规定进行处理,也可集中由 CSSD 统一清洗、消毒。外来医疗器械应按照 WS310.2 - 2016 的规定由 CSSD 统一清洗、消毒、灭菌。应建立健全岗位职责、操作规程、消毒隔离、质量管理、监测、设备管理、器械管理(包括外来医疗器械)及职业安全防护等管理制度和突发事件的应急预案。

消毒供应中心(室)应建立质量管理追溯制度,完善质量控制过程的相关记录,保证供应的物品安全。

(一)建筑设计与布局

消毒供应中心(室)合理的建筑与布局是减少医院感染的重要措施,是消毒供应的保障,是提高工作质量和效率的重要前提。

1.建筑设计

医院 CSSD 的新建、扩建和改建,应遵循医院感染预防与控制的原则,遵守国家法律法规对医院建筑和职业防护的相关要求,进行充分论证。CSSD 宜接近手术室、产房和临床科室,或与手术室有物品直接传递专用通道,不宜建在地下室或半地下室。周围环境应清洁、无污染源,区域相对独立;内部通风、采光良好。建筑面积应符合医院建设方面的有关规定,并兼顾未来发展规划的需要。建筑布局应分为辅助区域和工作区域。辅助区域包括工作人员更衣室、值班室、办公室、休息室、卫生间等。工作区域包括去污区、检查、包装及灭菌区(含独立的敷料制备或包装间)和无菌物品存放区。若采用消毒供应中心管理模式,与手术室之间建立直接的通路,以提高工作的效率。

2.布局

消毒供应中心(室)内部布局应符合物流、人流、气流洁污分开的消毒隔离管理原则。建筑面积应与医院的规模相适应,并适当考虑医院的发展。

工作区域严格按"三区制"划分,即去污区,检查、包装及灭菌区,无菌物品存放区,三区物品由污到洁,不交叉、不逆流;空气流向由洁到污;去污区保持相对负压,包装及灭菌区保持相对正压。平面设计应有利于消毒供应中心实现"由污到洁"的单向工作流程,不得出现洁污交叉和物品逆流。去污与检查、包装及灭菌区之间应设立缓冲区,便于工作人员的流动,缓冲区内应设有洗手、更衣设施;去污区与检查、包装及灭菌区之间的物品交接,应通过双门互锁传递箱或传递窗完成。生活区应与工作区域分开,成为相对独立的区域。

工作区域温度、相对湿度、机械通风换气次数应符合表 1-8 的要求;照明宜符合表 1-9 的要求。

表 1-8 工作区域温度、相对湿度及机械通风换气次数要求

工作区域	温度(℃)	相对湿度(%)	换气次数(次/小时)
去污区	16～21	30～60	10
检查、包装及灭菌区	20～23	30～60	10
无菌物品存放区	低于 24	低于 70	4～10

表1-9　工作区域照明要求

工作面/功能	最低照度(lx)	平均照度(lx)	最高照度(lx)
普通检查	500	750	1000
精细检查	1000	1500	2000
清洗池	500	750	1000
普通工作区域	200	300	500
无菌物品存放区域	200	300	500

配合消毒供应中心(室)工作流程,应设立污染物品回收通道、清洁物品接收通道、无菌物品发放通道和工作人员出入通道。

3.工作区域设计与材料要求

(1)去污区与检查、包装及灭菌区和无菌物品存放区之间应设实际屏障。

(2)去污区与检查、包装及灭菌区之间应设洁、污物品传递通道;并分别设人员出入缓冲间(带)。

(3)缓冲间(带)应设洗手设施,采用非手触式水龙头开关。无菌物品存放区内不应设洗手池。

(4)检查、包装及灭菌区的专用洁具间应采用封闭式设计。

(5)工作区域的天花板、墙壁应无裂隙,不落尘,便于清洗和消毒;地面与墙面踢脚及所有阴角均应为弧形设计;电源插座应采用防水安全型;地面应防滑、易清洗、耐腐蚀;地漏应采用防返溢式;污水应集中至医院污水处理系统。

4.设备、设施

(1)清洗消毒设备及设施:医院应根据CSSD的规模、任务及工作量,合理配置清洗消毒设备及配套设施。设备、设施应符合国家相关标准或规定。①应配有污物回收器具、分类台、手工清洗池、压力水枪、压力气枪、超声清洗装置、干燥设备及相应清洗用品等;②宜配备机械清洗消毒设备。

(2)检查、包装设备:应配有带光源放大镜的器械检查台、包装台、器械柜、敷料柜、包装材料切割机、医用热封机及清洁物品装载设备等。

(3)灭菌设备及设施:应配有压力蒸汽灭菌器,无菌物品装、卸载设备等。根据需要配备灭菌蒸汽发生器、干热灭菌和低温灭菌装置。各类灭菌设备应符合国家相关标准,并设有配套的辅助设备。

(4)储存、发放设施:应配备无菌物品存放设施及运送器具等。

(5)防护用品:①根据工作岗位的不同需要,应配备相应的个人防护用品,包括圆帽、口罩、隔离衣或防水围裙、手套、专用鞋、护目镜、面罩等;②去污区应配置洗眼装置。

5.工作流程

(1)消毒供应中心(室)的工作流程包括无菌物品生产供应流程和一次性医疗用品供应流程。

(2)无菌物品生产供应流程包括:污染物品的回收、分类、清洗消毒、配置包装、灭菌处理、无菌存放、发放。

（3）一次性物品供应流程包括：物品采购、审核验收、储存、发放。

（二）消毒供应中心工作人员要求

医院应根据 CSSD 的工作量及各岗位需求，科学、合理配置具有执业资格的护士、消毒员和其他工作人员。CSSD 的工作人员应当接受与其岗位职责相应的岗位培训，正确掌握以下知识与技能：各类诊疗器械、器具和物品的清洗、消毒、灭菌的知识与技能；相关清洗、消毒、灭菌设备的操作规程；职业安全防护原则和方法；医院感染预防与控制的相关知识；建立 CSSD 工作人员的继续教育制度，根据专业进展，开展培训，更新知识。

（三）清洗、消毒及灭菌的管理与监测

灭菌是指用化学或物理的方法杀灭或清除传播媒介上一切微生物，使之达到灭菌保证水平。正确、有效的灭菌方法是保证无菌物品质量的关键环节之一，也是消毒供应中心的重要工作内容。

1.消毒灭菌效果的影响因素

微生物的数量和定位，微生物的固有抵抗力，消毒、灭菌剂的浓度或效力，理化因素（如温度、pH、相对湿度、水的硬度），有机物和无机物，暴露持续时间和生物膜（即黏附于物质表面的微生物群，有细胞外多聚物基质包裹，生物膜中的微生物与人体接触时会释放出细菌）等。

2.清洗

就是用水和清洁剂将器械物品上有机物、无机物和微生物尽可能地降低到比较安全的水平。器械物品在灭菌前必须首先清洗，彻底清洗是保证消毒灭菌成功的关键。

（1）清洗步骤：包括冲洗、洗涤、漂洗、终末漂洗四个步骤。

（2）清洗方法：根据器械物品材质、结构、污染度选择清洗方法，清洗的常用方法包括手工清洗、机械清洗和超声波清洗。

①手工清洗：对于无机械清洗设备或器械物品本身不耐热、不耐水及结构精密、复杂的器械，如各类内镜、电子光学器械、精细手术器械等可采用手工清洗，或采用手工清洗与机械清洗相结合的方法。

手工清洗时须控制水温＜60℃；需有专门的清洗槽、清洗刷、清洁剂和清洗空间；刷洗时应在水面下操作，避免水的泼溅和气溶胶的形成。手工清洗完毕后先用自来水漂洗，最后用纯水漂洗，并添加专用水溶性器械润滑剂，不能使用液状石蜡等非水溶性润滑剂进行器械保养和润滑，以免影响以后的灭菌效果。漂洗完毕后，应尽快使器械物品干燥；通常金属类器械可采用机械烘干，温度为 70～90℃，时间 15～20 分钟；耐高温的塑胶类器械如呼吸机管路等也可采用机械烘干，温度为 70～90℃，时间 30～40 分钟；不适用高温干燥的器械，可采用 95％乙醇擦拭干燥。不得采用放置在空气中自然干燥的方法。

手工清洗操作时工作人员需注意自身防护：穿防水衣服或穿围裙和袖套；帽子完全遮盖头发；戴厚的橡胶手套；戴面罩以保护眼、鼻、口黏膜。

②机械清洗：对于耐热、耐湿的器械物品可采用机械清洗方法。机械清洗程序包括预洗、主洗、漂洗、消毒和干燥五个阶段，器械物品可达到中等水平消毒效果。

a.预洗阶段：主要功能为去除器械表面的污渍。时间为 1 分钟，水温控制在 300℃左右，以

防止蛋白质凝固。

b.主洗阶段:器械去污清洗过程。时间约为3分钟左右,水温为55~60℃,加入清洁剂清洗,若使用酶清洁剂则温度适当调低,以防止酶活性降低,并在60℃左右维持2~3分钟使清洁剂充分发挥作用。

c.漂洗阶段:去除器械上的清洁剂和污渍,达到良好的清洗效果。漂洗阶段的水温不低于65℃,时间约为1分钟左右。如主洗阶段使用碱性清洁剂,在这个阶段中必须加入酸性中和剂,以避免碱性清洁剂对器械的腐蚀。

d.终末漂洗:提高器械洁净度,添加器械润滑养护剂,完成器械消毒。时间约为5分钟左右,消毒温度在90℃,保持1分钟,达到中等水平消毒。干燥阶段:器械干燥。干燥温度80~90℃,时间15~20分钟。

③超声波清洗:对于一些外形结构复杂、含有细小内腔的器械可采用超声波清洗。超声波清洗主要原理是由超声波发生器发出的高频振荡信号,通过换能器转换成高频机械振荡而传播到介质——清洗溶剂中,利用超声波在液体中的空化作用及直进流作用,使附在器械上的污垢松动分离,从而达到清洁的目的。超声波清洗前必须先手工初步清洗,以去除大的污染物。在使用超声波清洗之前,应先让机器运转5~10分钟以排除水中的空气;超声清洗时间通常为20~40分钟,温度在40~45℃。在超声清洗过程中加入酶清洁剂可提高清洗的效果;因声波振动会造成精细尖锐器械尖锐部位的磨损,故精细尖锐器械不易使用超声清洗。

(3)注意事项:清洗前应避免污物变干,尽量缩短清洗前的时间;保证每次清洗彻底,以免污物凝固影响清洗效果和损坏器械物品;清洗过程中应将器械完全拆开,特别是复杂的组合器械;一般情况下先清洗后消毒,但必须注意自身保护,避免污物与身体的直接接触,因条件所限和其他原因不能很好地做到自身防护应先消毒后清洗。

(4)清洁剂:是指以去污为目的,由表面活性剂和辅助成分组成的化学制品,具有增强和提高清洗的效能。用于医疗器械的清洁剂应具有对器械材料有良好的清洁效果,有较强的生物降解性能,不残留,不产生新污渍,不影响器械的质量,对人体无毒性等特性。

使用时应根据器械的污染种类、器械的材质选择合适的清洁剂:酶清洁剂主要用于污染较重,尤其是有机物污染、物品结构复杂、表面不光滑物品的清洗,适宜作用温度为30~40℃,接触水后2~3小时活性降低;pH<7的清洁剂主要用于无机污物的清洗如硬水垢;pH>7的清洁剂主要用于有机污物如血、脂肪和粪便的清洗;金属器械主要选择弱碱性洗涤剂。

(5)水质要求:不同的清洗消毒方法对水质的要求有所不同,在物品清洗消毒过程中常用的水包括自来水、软化水或纯水。水源水应符合生活饮用水卫生标准,纯水电导率应小于5微秒/cm(25℃)。

3.检查保养与包装

(1)检查保养:检查包括清洗质量的检查和器械功能的检查。

①清洗质量的检查:应采用目测或使用带光源的放大镜对干燥后的每件器械、器具和物品进行检查。器械表面及其关节、齿牙处应光洁,无血渍、污渍、水垢等残留物质和锈斑;功能完好,无损毁。

②器械功能的检查:包括器械功能的完好性、关节的灵活性、齿端的咬合性,以及对合功能

是否良好;锐利器械应测试其锋利度;组合器械应检查配件和螺钉是否齐全、有无松脱现象等。

③清洗质量不合格的,应重新处理;有锈迹,应除锈;器械功能损毁或锈蚀严重,应及时维修或报废。

④带电源器械应进行绝缘性能等安全性检查。

⑤应使用润滑剂进行器械保养。医疗器械润滑剂是指采用水溶性物质,其成分符合药典要求,与人体组织有好的相容性,用于医疗器械时不会破坏金属材料的透气性、机械性及其他性能。不应使用液状石蜡等非水溶性的产品作为润滑剂。

(2)包装:

①包装材料:应有利于灭菌过程中物品内部空气的排出和无菌剂的穿透,并能屏蔽细菌,防止灭菌后的再污染,有效保持灭菌物品的无菌状态,便于传送,且无毒、无易脱落微粒、不发生化学反应。常用的包装材料包括全棉布、无纺布、复合材料(一般由聚酯-聚丙烯层透明薄膜与特殊纸张复合而成)、硬质容器等;无纺布、复合材料必须经过国家相关行政部门批准后使用;包装材料使用前应在温度 18～22℃、相对湿度 35％～70％条件下放置 2 小时;新棉布应洗涤去浆后再使用;反复使用的包装材料和容器,应经清洗后才可再次使用;硬质容器的使用与操作,应遵循生产厂家的使用说明或指导手册。灭菌物品包装分为闭合式包装和密封式包装。手术器械采用闭合式包装方法,应由两层包装材料分两次包装。密闭式包装如使用纸袋、纸塑袋等材料,可使用一层,适用于单独包装的器械。

②包装原则:包装层数不少于两层,大小应适合被包装物品;灭菌包不宜过大,下排气压力蒸汽灭菌器的物品包体积不得超过 30cm×30cm×25cm,预真空和脉动真空压力蒸汽灭菌器的物品包体积不得超过 30cm×30cm×50cm,干热灭菌物品包体积不得超过 10cm×10cm×20cm;金属器械包的重量不超过 7kg,敷料包重量不超过 5kg;器械与敷料应分室包装;盘、盆、碗等器皿,宜单独包装;有盖的器皿应开盖,摞放的器皿间应用吸湿布、纱布或医用吸水纸隔开;管腔类物品应盘绕放置,保持管腔通畅;精细器械、锐器等应采取保护措施。物品应分类包装,金属类与布料类不可混合在一起;盘、盆、碗等器皿类物品,尽量单个包装;若必须多个包装在一起时,所有器皿的开口应朝向一个方向,器皿间用吸湿巾纱布或医用吸水纸隔开,以利于蒸汽渗入;灭菌物品能拆卸的必须拆卸,必须暴露物品的各个表面(如剪刀和血管钳必须充分撑开)以利于灭菌因子接触所有物体表面;有盖容器,应将盖打开,开口向下或侧放;包装松紧合适,无菌包的灭菌标记(化学指示胶带)应贴在封口处。纸塑包装袋包装,物品放入后,上下应留 2cm 的空间,封口宽度应达到 6mm;纸塑袋不宜装载过重的器械,因其容纳、发散凝结水的能力有限,否则易致过量的凝结水滞留于袋内;不可在两端封口以内的纸面打印、书写,以免破坏纸面,影响有效的细菌隔离性。

4.灭菌方法与管理

医院消毒供应中心常用的灭菌方法有:物理灭菌法、化学灭菌法。物理灭菌法主要有:压力蒸汽灭菌、干热灭菌。化学灭菌法主要有:低温环氧乙烷和过氧化氢低温等离子体灭菌。

(1)灭菌装载:

①装载量:下排气、预真空压力蒸汽灭菌器的装载量分别不得超过柜室容积的 80％和 90％,预真空和脉动真空压力蒸汽灭菌器的装载量分别不得小于柜室容积的 10％和 5％。

②装载时物品不要堆放,应使用专用灭菌架或篮筐;各类器械应按要求摆放,器械类包应平放,盆盘碗类物品应当斜放或倒立,织物类物品应竖放,玻璃瓶等底部无孔的器皿类物品应倒立或侧放;灭菌包内容器开口应一致,以利于蒸汽进入和空气排出;灭菌包之间应间隔一定距离(≥2.5cm),以利于蒸汽置换空气。

③尽量将同类物品一起灭菌,如果不同类物品必须同时灭菌,织物类物品应放置在上层,金属器械类物品放置在下层,以防止冷凝水流到下层物品上。使用下排气灭菌器时,较大的不易灭菌的包放上层,较易灭菌的小包放下层。

④物品不能接触灭菌器的内壁及门,以防止吸入过多的冷凝水。

⑤纸塑包装的装载要求:a.压力蒸汽灭菌:纸塑包装的物品应当纸面向下放置在篮筐内,不能叠放;也可以将物品竖直或倾斜放置,物品间要有间隙,必要时使用架子;将盆盘碗等器皿的开口朝向纸面。b.环氧乙烷灭菌:物品放置应与排气方向垂直,纸面对塑面依次放置;物品装载不可过密,保持一定的间隙,以利于环氧乙烷气体的透入和空气的排出。

(2)灭菌后的处理:

①灭菌物品取出后放置于远离空调或冷空气入口的地方,待冷却后再从搁架上取下。

②物品在完全冷却前,不要放到金属或冷的表面上,防止产生冷凝水。冷却过程中的物品不要用手触碰。

③检查灭菌包干燥情况,如果包装外表或胶带的表面上有明显的水滴或湿迹,应该被视为湿包即灭菌失败。

④检查化学指示胶带是否达到已灭菌的色泽,未达到要求或有疑点者,不可作为无菌包。

⑤检查包装的完整性,若有破损不可作为无菌包使用。

⑥已灭菌的物品,不得与未灭菌物品混放;灭菌包掉地或误放不洁处,均视为污染,不得送往无菌物品储存区。

⑦记录灭菌物品种类、数量、灭菌器编号、锅次、灭菌程序、灭菌温度、灭菌时间、灭菌日期、操作者并归档。

5.无菌物品的储存与发放

(1)灭菌物品储存:

①无菌物品存放室应洁净通风干燥。温度应为18~22℃,相对湿度应在35%~68%。

②无菌物品应存放于洁净的橱柜内或存放架上。

③无菌物品存放架(柜)必须离地20~25cm,距天花板50cm,离墙5~10cm。

④无菌物品储存要求:根据物品分类放置,位置固定,标志清晰。

⑤无菌物品按有效期排列:从上到下、从左到右、从前到后。

无菌物品储存的有效期受包装材料、封口的严密性、储存环境等诸多因素影响。棉布包装材料,一般建议在温度25℃以下、湿度60%以下的环境中,有效期为10~14天,梅雨季节为7天;使用一次性医用皱纹纸、医用无纺布包装的无菌物品,有效期宜为6个月;使用一次性纸塑袋包装的无菌物品,有效期宜为6个月。硬质容器包装的无菌物品,有效期宜为6个月。

⑥若无菌物品一旦落地、与潮湿物接触、包装松散或筛孔未闭,一律作为污染包处理。

（2）无菌物品发放：

①根据各临床科室物品申领单进行无菌物品配备。

②无菌物品必须装放在专用封闭式运送车或容器里进行发放。

③发放无菌物品应定时并按规定线路进行,遵循先进先出的原则。发放时应确认无菌物品的有效性。植入物及植入性手术器械在生物监测合格后方可发放。

④发放无菌物品和回收污染物品的过程应做到洁污分开。

⑤记录发放物品日期与科室,物品名称、规格、数量,发放者与接收者等内容。

⑥发放记录应具有可追溯性,应记录一次性使用无菌物品出库日期、名称、规格、数量、生产厂家、生产批号、灭菌日期、失效日期等。

⑦发放及回收物品的运送车、容器等工具应每日清洁,清毒后存放。

⑧从无菌物品存放区发出的物品不能再退回存放区,必须重新消毒灭菌。

⑨到期无菌物品须从存放区取出,需重新进行包装清洗和灭菌处理。

（3）一次性无菌物品使用管理：

①一次性无菌物品必须由设备部门统一集中采购,使用部门不得自行采购。

②一次性无菌物品必须是证件齐全(三证)的合格品。

③入库前检查物品外包装包括:标志清楚;包装清洁,没有污渍、水渍、霉变;包装没有破损、变形。

④入库时检查并记录入库日期以及产品的名称、规格、数量、检验合格证、生产批号、灭菌日期、失效日期、生产厂家等。

⑤存放库应环境清洁、通风干燥。

⑥存放架必须离地20～25cm,距天花板50cm,离墙5cm。以大包装形式存放。

⑦一次性无菌物品应分类放置,位置固定,标志清晰。按失效日期顺序放置和发放。

⑧发放时记录发送物品日期与科室,物品名称、规格、数量,发物人与接收人等。

⑨定时进行物品盘点并记录,做到收发一致。

⑩如发现产品不合格或质量有疑问,应立即停止发放和使用,并通知相关部门。

第二章 内科护理

第一节 急性呼吸窘迫综合征患者的护理

急性呼吸窘迫综合征(ARDS)是由不同病因造成具有明显特征的肺损伤,病理上表现为弥散性肺泡损伤,以肺泡上皮和毛细血管内皮损伤、肺泡膜通透性明显增加导致高蛋白肺泡和间质水肿为病理生理特征,以低氧血症与呼吸窘迫为主要表现的临床综合征。

一、病因和发病机制

病因未完全明确。致病因素有两种:肺内因素和肺外因素。前者为对肺的直接损伤,见于吸入毒气、烟尘、胃内容物,过长时间纯氧吸入,肺挫伤,重症肺炎等;后者则见于休克、严重感染、药物中毒、体外循环、大面积烧伤、急性胰腺炎、大量输血等。

机制不完全清楚。致病因素以及炎症细胞、炎症介质及细胞因子介导的炎症反应,最终导致肺泡膜上皮损伤,表面活性物质减少或消失,加重肺水肿和肺不张,引起顽固性的低氧血症。

二、治疗原则

ARDS 的出现有很大的危险性,目前尚无特效的治疗方法,其治疗原则:积极控制原发病,改善氧合功能,纠正缺氧,支持生命,保护重要器官功能,防治并发症。

(一)去除病因

ARDS 一般均有较明确的相关原发病,这些因素在 ARDS 的发生和发展中起着重要作用。尤其是对全身感染的控制和纠正低血容量导致的组织灌注不足,积极处理原发病将有利于 ARDS 的治疗和疾病预后的改善。

(二)氧疗

纠正低氧血症是 ARDS 治疗中最为重要的目的。通常早期轻症患者可先面罩高浓度($FiO_2 > 0.6$)给氧,使 $PaO_2 > 60mmHg$ 和 $SaO_2 > 90\%$。如血氧分压不能改善,如$<60mmHg$,则建议行机械通气。

(三)机械通气

可减轻呼吸做功,使呼吸窘迫改善;应用呼气末正压通气(PEEP)或连续气道正压通气(CPAP),可使呼气末肺容量增加,闭陷的小气道和肺泡再开放;肺泡内正压可减轻肺泡水肿的形成从而改善弥散功能和通气/血流比例,减少肺内分流,达到改善氧合功能和肺顺应性的目的。

（四）维持适当的液体平衡

以最低有效血管内血容量来维持有效循环功能，要避免过多的液体输入加重肺水肿，在血压稳定的前提下，出入液体量宜轻度负平衡。

（五）支持治疗

ARDS时机体处于高代谢状态，营养支持应尽早开始。静脉营养可引起感染和血栓形成等并发症，应提倡全胃肠营养。

（六）体位治疗

由仰卧位改变为俯卧位，可使75% ARDS患者的氧合改善。可能与血流重新分布，部分萎陷肺泡再膨胀达到"开放肺"的效果有关。这样可改善肺通气/血流比值，降低肺内分流。

（七）糖皮质激素的应用

有研究表明，糖皮质激素可抑制肺的炎性反应及肺的纤维化，但临床研究并未证明。

（八）其他治疗

如肺血管舒张药的应用，氧化亚氮（N_2O）吸入等。

三、常见护理问题及相关措施

（一）低效型呼吸型态

1.相关因素

(1)肺泡Ⅱ型细胞损伤，表面活性物质缺失导致肺泡萎陷、水肿、肺顺应性降低。

(2)疲乏或无力。

2.临床表现

(1)呼吸困难、发绀（以口唇、舌、口腔黏膜、鼻尖、颊部、耳垂和指、趾末端最为明显）、鼻翼翕动、呼吸浅快。

(2)动脉血气分析值异常。

3.护理措施

(1)严密监测患者生命体征，尤其是呼吸的频率、节律、深度的变化，观察患者有无胸闷、气急、口唇发绀等缺氧症状。

(2)遵医嘱给予高浓度氧气吸入或使用PEEP，并根据动脉血气分析值变化调节氧浓度。经常检查鼻氧管有无堵塞或脱出，每周更换导管1次，每天2次消毒导管头端和清洁鼻腔。

(3)给患者提供有利于呼吸的体位，如端坐位或高枕卧位。

(4)动脉血气是反映患者肺、心血管、肾和代谢功能的综合指标，定时监测动脉血气分析值的变化，有助于判断患者的病情变化。①物品准备：治疗盘、内含抗凝药的注射空针、橡皮塞、无菌治疗巾、血气分析申请单。②部位选择：成年人最常用的穿刺采血样部位有桡动脉、肱动脉、股动脉和足背动脉。桡动脉最适宜于动脉穿刺取血，因在腕部桡侧易于触及，部位表浅，穿刺后易于压迫和防止血栓形成。③采血步骤：解释→体位选择（坐位或半卧位）→穿刺部位选择→常规消毒→一手握注射器，一手摸动脉搏动，穿刺→逐渐进针，看到鲜血停止进针→获取足够血量，拔针→穿刺针头刺入橡皮塞→送检。④注意事项：抗凝药湿润整个注射器针筒内表面;排尽空气和过多抗凝药;采血完毕,尽快送检,如不能及时送检,放入冰箱,2小时内有效。

(5)预测患者是否需要气管插管或使用呼吸机辅助呼吸,做好抢救准备工作。

(二)气体交换受损

1.相关因素

肺毛细血管内皮细胞损伤,血管通透性增加,使肺间质及肺泡水肿,导致气体弥散障碍。

2.临床表现

(1)呼吸困难,患者意识状态改变,嗜睡、烦躁不安。

(2)患者动脉血气分析值异常:低氧血症、高碳酸血症。

3.护理措施

(1)保持病室环境清洁,定时进行空气和地面消毒,注意通风换气。

(2)监测患者生命体征和意识状态,每30分钟一次,判断与急性缺氧有关的症状和体征,尤其是呼吸和发绀状况的变化。

(3)遵医嘱及时采集和送检血气分析与生化检测标本,通过脉搏氧饱和度和血气分析中氧分压来判断患者有无低氧血症和低氧血症的严重程度。

(4)高浓度氧疗可以提高血氧分压,记录吸氧方式、吸氧浓度及时间,观察氧疗的效果和不良反应,在吸氧过程中气体应充分湿化,防止气道黏膜干裂受损。临床上给氧和改善氧合的方法可分为有创伤性和无创伤性两大类。

(5)呼吸机辅助呼吸:PEEP是最常用的呼吸模式。应用PEEP时,应选择"最佳PEEP",所谓最佳PEEP,既能防止呼气末肺泡萎陷,又能避免肺泡过度膨胀,即用最小PEEP值达到最佳的血氧浓度。但PEEP可增加胸内正压,减少回心血量,从而降低心排血量。因此,应用PEEP时应注意对血容量不足的患者适当补充血容量,以代偿回心血量的不足;但又不能过量,以免加重肺水肿;PEEP从低水平开始,先用$3\sim5cmH_2O$开始逐渐增加至合适的水平。争取维持$PaO_2>60mmHg$而$FiO_2<0.6$。一般PEEP水平为$5\sim15cmH_2O$或$10\sim18cmH_2O$;施行肺保护性通气策略,选用压力控制的通气模式,将吸气末气道峰压(PAP)限制在$35cmH_2O$水平以下,防止肺泡过度充气;低潮气量通气($6\sim8mL/kg$),允许性高碳酸血症。

(6)协助翻身拍背,每2小时一次,以促进分泌物的排出。

(7)根据医嘱使用利尿剂,以减轻肺间质及肺泡水肿,观察并记录尿量。

(8)加强巡视,及时满足患者的需求,减少机体耗氧。

(三)心排血量减少

1.相关因素

正压通气使上下腔静脉血的回心血量减少。

2.临床表现

(1)血压下降、脉搏细速、尿量减少。

(2)肢端皮肤冷、苍白或发绀。

3.护理措施

(1)使用PEEP时应有足够的有效循环血量,严格掌握好PEEP压力值。

(2)严密监测体温、脉搏、血压、呼吸的变化。

(3)准确记录出入量,密切观察尿量的变化。

(4)遵医嘱给予强心、利尿、扩血管药物,注意观察用药效果与不良反应。

(5)准备好抢救用物和药品。

(四)营养失调:低于机体需要量

1.相关因素

代谢率升高、营养摄入减少。

2.临床表现

皮肤弹性减退,脂肪变薄;消瘦,体重进行性下降;头发枯黄,无光泽。

3.护理措施

(1)给予营养支持,可经胃肠内(EN)或胃肠外(PN)途径实施。尽管临床上多用胃肠外营养,但实验和临床研究证明胃肠内营养远胜于胃肠外营养,胃肠内营养支持有助于恢复肠道黏膜的完整性,减少肠萎缩,保持肠道 pH 平衡,抑制细菌过度生长,减少胃肠道出血,还可增加胃肠运动,纠正胃肠排空延迟,故应尽早经胃肠内补充营养。

营养支持的原则:采用高蛋白、高脂肪、高糖类的膳食或胃肠外营养液;蛋白质、脂肪、糖类的能量比分别为 20%、20%~30%、50%~60%;每天的摄入量,热氮比为 $(628\sim753)kJ:1g$ $(1kcal\approx4.2kJ)$,危重患者可高达 $(837\sim1255)kJ:1g$;每天适量补充各种维生素及微量元素,依据临床情况调整电解质用量,特别注意补充钾、镁、磷等元素。

营养支持的护理:包括胃肠内营养的护理和胃肠外营养的护理。

①胃肠内营养的护理:鼻饲管的选择一般选择稳定性、相容性较好,耐胃酸腐蚀,放置时间长的聚氨酯材料的胃管,螺旋形鼻胃管用于胃肠道功能基本正常或肠道功能基本正常而胃功能受损的患者,能减少食物反流带来的误吸危险。喂养方法有灌注、滴注、泵注三种方法。用于机械通气患者时,其中泵注更能减少反流。喂养中注意"三度",即营养液的温度为 37~41℃;浓度按比例调配,如为即用型营养液可直接使用;灌注速度由慢到快,最高速度不超过130mL/h,24 小时总量最高为 1500~2000mL。

②胃肠外营养的护理:静脉的选择有周围静脉和中心静脉,选择周围静脉时应选择弹性好、走向清晰、较粗的血管,同时采用静脉留置针;中心静脉常选锁骨下静脉、颈内静脉、颈外静脉,行中心静脉插管术。配制方法必须严格无菌操作,应在无菌层流室或净化室内操作,按医嘱执行各种营养液的成分及比例配制。滴注速度应根据输液量及病情掌握输液速度,最快速度≤60 滴/分,要求匀速滴入,以免发生高糖血症,可以使用输液泵进行严格控制。

(2)向患者解释加强营养和合理搭配膳食的重要性,采取良好的均衡饮食,指导患者多食肉类、蛋类、牛奶及水果等高热量、高蛋白质、高维生素的食物,以维持足够的营养,保持和恢复身体健康。

(3)做好口腔护理或漱口,提供色、香、味俱佳的饮食,刺激食欲,鼓励进食,提供一个整洁、安静、舒适的进餐环境,使患者能在愉快的心境中进食。

(4)大量盗汗者,监测患者液体摄入量与排出量,给予足够的液体。

(5)每周监测体重 1 次并记录。

(6)定时监测白蛋白、血红蛋白水平及皮肤的弹性厚度。

（五）潜在并发症：气压伤

1.相关因素

（1）呼吸机压力过高和潮气量过大。

（2）特殊的通气模式，如 PEEP 和压力支持（PSV）。

（3）患者有引起气胸的原发疾病或诱发因素，如先天性肺大疱、后天性肺气肿等。

2.临床表现

（1）气胸：胸痛、烦躁、大汗淋漓、缺氧、发绀、患侧胸廓膨隆、呼吸音消失或减弱，X 线胸片显示有气胸。

（2）皮下气肿：皮肤触诊有握雪感，严重时局部皮肤膨隆。

（3）纵隔气肿：主要依据胸部 X 线诊断。

3.护理措施

（1）气胸是呼吸机引起气压伤的主要临床类型，但并不是所有接受呼吸机治疗的患者都会发生气胸，注意以下方面，是可以预防的。①对于应用呼吸机的患者，在通气压力调节和控制时以维持较好通气和氧合功能的最低水平为最佳水平；②对于有诱发气胸的原发病存在的患者，慎用 PEEP 和 PSV，必须使用 PEEP 时压力从低水平即 $0.29\sim0.49kPa(3\sim5cmH_2O)$ 开始，逐渐增加，不宜超过 $0.98kPa(10cmH_2O)$。

（2）严密观察患者有无发生气压伤的临床表现，若发现应立即通知医生，并协助处理。

（3）如患者气胸诊断明确应立即进行排气减压，不能立即减压时，需停止呼吸机的应用，以免胸膜腔内压越来越高，危及患者生命。

（4）胸腔闭式引流是应用呼吸机患者排气减压的唯一方法。

（5）做好胸腔闭式引流管的护理：①在胸腔引流管下方垫一小毛巾以减轻不适。②妥善固定引流管，防止引流管受压、扭曲及脱管。③保持水封瓶位置低于引流管；需进行必要检查、治疗而运送患者时应用两把血管钳钳紧引流管，防止空气或瓶内水倒吸入胸腔。④定时做深呼吸及咳嗽动作，加强胸腔内气体排出。⑤观察局部伤口有无红肿，定时更换敷料。

（六）有皮肤完整性受损的危险

1.相关因素

长期卧床，不能活动；营养状况差；微循环灌注不良，致皮肤缺血、缺氧等。

2.临床表现

患者躯体受压部位、骨隆突处皮肤易出现红肿、破溃。

3.护理措施

原则是以预防为主，防止组织长时间受压，立足整体治疗；改善营养、血液循环状况；重视局部护理；加强观察，对发生压疮危险度高的患者不但要查看受压皮肤的颜色，而且要触摸皮肤的质地。具体措施如下：

（1）采用评分法来评估发生压疮的危险程度，评分值越大，说明器官功能越差，发生压疮的危险性越高。

（2）重视预防：保持床铺的平整、松软、清洁、干燥、无皱褶、无碎屑；对长期卧床的患者，骨隆突处使用衬垫、气垫、棉垫、棉圈等，以减轻局部组织长期受压；间歇性解除压迫是预防压疮的关键。卧床患者每 2～3 小时翻身 1 次,有条件的可使用特制的翻身床、气垫床、明胶床垫、波纹床垫、压疮防治装置等专用器具;减小摩擦力和剪切力。半卧位时,可在足底部放一坚实的木垫,并屈髋 30°,臀下衬垫软枕,防止身体下滑移动,以免产生摩擦损害皮肤角质层;为患者及时更换床单、内衣;搬动患者时避免拖、拉、推等;平卧位抬高床头一般不高于 30°,以减小剪切力。

(3)保持皮肤的清洁和完整是预防压疮的重要措施;每天用温水清洁皮肤两次,以保持皮肤清洁及凉爽;擦干皮肤后骨隆突处外涂赛肤润以保护皮肤;对皮肤易出汗部位(腋窝、腘窝、腹股沟部)随时擦拭。当大小便失禁时,每次温水擦拭后涂擦鞣酸软膏或赛肤润,以防肛门周围皮肤糜烂。当小便失禁时,女性患者用吸水性能良好的尿不湿;男性患者用阴茎套外接引流管引流尿液,避免会阴部皮肤长期被尿液浸渍而溃烂,对于男性患者阴囊处可用爽身粉保持干爽。

(4)正确实施按摩:患者变换体位后,对受压部位辅以按摩,尤其是骶尾部、肩胛区、髂嵴、股骨大转子、内外踝、足跟及肘部;对病情极其严重、翻身可能导致病情恶化、加重损伤时,则暂不翻身,仅对骨隆突受压处按摩,以改善局部血液循环;按摩手法:用大小鱼际肌,力量由轻→重→轻,每个部位按摩 5～10 分钟,每 2～3 小时按摩 1 次。按摩时可使用润肤乳或赛肤润,促进局部血液循环;对因受压而出现反应性充血(局部皮肤变红)、皮肤变硬时则不主张按摩,以免加重损伤,而应使其局部悬空,避免受压。

(七)有口腔黏膜改变的危险

1.相关因素

禁食、机体抵抗力降低。

2.临床表现

患者口腔黏膜发生溃疡、感染。

3.护理措施

(1)检查患者口腔黏膜是否有病灶、溃疡、出血,发现异常报告医生。

(2)向患者及其家属讲解引起口腔黏膜改变的危险因素。

(3)在晨起、睡前、餐前、餐后做好口腔护理,以保证最佳的口腔卫生状况和良好的食欲。

(4)提供温度适宜的食物和饮料,避免过热或过冷的食物。

(5)根据病情选择合适的漱口液,如复方硼砂漱口液、生理盐水、3% 过氧化氢。

(6)禁食期间,根据医嘱给予鼻饲或静脉高营养,以维持足够的能量供应,增强机体抵抗力。

(7)对应用抗生素时间较长者,应注意口腔有无真菌感染。

(八)潜在并发症:水、电解质紊乱及酸碱平衡失调

1.相关因素

禁食;利尿剂的应用;晚期多器官功能衰竭。

2.临床表现

(1)等渗性脱水:畏食、恶心、尿少,但不觉得口渴;皮肤黏膜、舌干燥,眼球下陷和周围血管萎陷等。

(2)低渗性脱水:血清钠<135mmol/L,轻度表现为疲乏、头晕、起立性晕倒及直立性低血

压;中度表现为恶心、呕吐、脉搏细速、血压不稳定或下降,皮肤弹性差,浅静脉萎陷,眼球凹陷,尿少;重度表现为神志恍惚不清,肌肉痉挛性抽搐,肌腱反射减弱或消失,出现木僵状态甚至昏迷等严重神经系统症状。

(3)高渗性脱水:血清钠>150mmol/L,分为三度。轻度脱水患者主诉口渴,无其他症状;中度脱水患者极度口渴,乏力、烦躁,皮肤黏膜干燥,尿少、尿比重升高;重度脱水患者除上述症状外,可出现幻觉、躁狂、谵妄、精神失常甚至昏迷等脑功能障碍。

(4)低钠血症:乏力、头痛、恶心、呕吐、食欲减退和反应迟钝;严重者可有意识模糊、昏迷等;尿少、水肿,咳嗽无力,痰液黏稠,不易咳出。

(5)低钾血症:软弱无力、口苦、食欲减退、烦躁、腹胀、呕吐,特征性的心电图改变(ST段下降,T波低平或倒置,可出现U波)。

(6)低镁血症:面色苍白、嗜睡、全身乏力、恶心、记忆力减退、精神紧张、烦躁、手足徐动样运动。

3.护理措施

(1)详细记录24小时出入水量,水日需量估算应以患者体重为依据,对标准体重的成年人的计算方法如下:

年轻人(16～25岁):40mL/(kg·d)。

成年人(26～55岁):35mL/(kg·d)。

长者(56～65岁):30mL/(kg·d)。

老年人(>65岁):25mL/(kg·d)。

(2)严密观察有无腹胀、神志淡漠、肌肉软弱无力、腱反射减退等表现。

(3)监测血清电解质、动脉血气分析,发现异常立即与医生联系并协助处理。

1)等渗性脱水:根据临床表现估计脱水量,治疗应补充等渗氯化钠溶液或平衡盐溶液,同时注意其他电解质和酸碱平衡失调。其计算公式为:

补等渗氯化钠溶液量(L)=(血细胞比容上升值/血细胞比容正常值)×体重(kg)×0.25。

2)低渗性脱水:采用含盐溶液或高渗盐水静脉给予纠正体液的低渗状态和补充血容量,首次量可先补给一半。其计算公式:

补钠量(mmol)=[血钠正常值(mmol/L)-血钠观测值(mmol/L)]×体重(kg)×0.6(女性0.5)。

3)高渗性脱水:主要补充水分,不能口服者静脉滴注5%葡萄糖溶液或0.45%氯化钠溶液,可分两天补给,当天给补水量的一半,另一半量在次日给予,以免发生水中毒。其计算公式:

补水量(mL)=[血钠测得值(mmol/L)-血钠正常值(mmol/L)]×体重(kg)×4(女性3,婴儿5)。

4)低钠血症:轻者可静脉输入5%葡萄糖生理盐水;当血钠<125mmol/L时,需限制水的摄入,每天为500mL,使水分处于负平衡;当低钠血症严重合并有神经症状时,应立即提高血清渗透压,输入3%高渗盐水,同时应用祥利尿剂如呋塞米等,以去除体内潴留的水。其计算公式:

补钠量(mmol/L)=[142mmol/L—测出的血钠值(mmol/L)]×体重(kg)×0.6。

5)低钾血症:治疗时首先明确是急性低钾血症还是慢性低钾血症,在肾功能良好的情况下,成人每天补钾不宜超过100～200mmol/L,补钾速度一般不宜超过20mmol/L,如伴有室性心律失常者按1小时补钾40mmol/L,以控制心律失常。其计算公式:

补氯化钾(g)=[5—血钾测得值(mmol/L)]×体重(kg)×0.0149

补10％氯化钾(mL)=[5—血钾测得值(mmol/L)]×体重(kg)×0.149

6)低镁血症:低镁血症患者多不能进食,应采取胃肠外途径给药。可用50％硫酸镁肌内注射或静脉滴注,因镁有直接扩张血管平滑肌作用,在静脉滴注过程中必须监测血压,缓慢静脉滴注。

(九)焦虑

1.相关因素

状况的改变、适应环境。

2.临床表现

患者紧张不安、忧郁、悲痛、易激动、治疗不合作。

3.护理措施

(1)同情、理解患者的感受,和患者一起分析其焦虑产生的原因及表现,并对其焦虑程度做出评价。

(2)主动向患者介绍环境,解释机械通气、监测及呼吸机的报警系统,消除患者的陌生感和紧张感。

(3)在护理患者时应保持冷静和耐心,表现出自信和镇静。

(4)耐心向患者解释病情,对患者提出的问题要给予明确、有效的回答,消除心理紧张和顾虑。

(5)如果患者由于呼吸困难或人工通气不能讲话,可提供纸笔或以手势与患者交流。

(6)限制患者与其他具有焦虑情绪的患者及亲友接触。

(7)加强巡视,了解患者的需要,帮助患者解决问题。

(8)保持环境安静,保证患者的休息。

(9)帮助并指导患者及其家属应用松弛疗法、按摩等。

(十)有感染的危险

1.相关因素

与意识障碍、建立人工气道进行机械通气有关。

2.临床表现

体温高于正常,痰量增多,颜色由白色变为黄色。

3.护理措施

(1)做好人工气道和机械通气的常规护理,如保持气管切开伤口的无菌,气道的湿化、通畅,吸引器及呼吸器的消毒以及密切观察呼吸机的工作状况和详细记录各项数据等。

(2)做好基础疾病治疗的护理配合工作。

(3)进行各项护理操作应严格执行无菌技术。

（4）对昏迷患者,应定时翻身、拍背。

（5）加强口腔护理,防止发生口腔炎和口腔真菌感染。

（6）保持会阴部的清洁,防止泌尿系统感染。

四、健康教育

（一）疾病相关知识宣教

急性呼吸窘迫综合征(ARDS)是一种继发于基础病,以急性呼吸窘迫和低氧血症为特点的综合征。多见于青壮年,在基础病发病后 1～3 天,出现进行性呼吸窘迫、发绀,而常规氧疗无效,急需机械通气改善呼吸。

（二）心理指导

向患者家属或神志清楚的患者介绍 ARDS 抢救成功的例子,树立其战胜疾病的信心,促进患者与其家属之间的沟通,减轻患者身心负担。并解释使用呼吸机可帮助渡过难关,说明机械通气引起的不适可逐步适应,向意识清醒的患者说明配合的方法。撤机前应向患者说明其病情已好转,具备自主呼吸能力,撤机是逐步的、安全的,精神紧张会增加撤机困难、延长撤机时间。

（三）饮食指导

抢救时予以鼻饲饮食。人工气道拔除 24 小时后可进食流质饮食,如牛奶稀饭(加肉类)、肉汤等。逐渐过渡到半流质及普食,半流质饮食可选用面条、馄饨、羹类等。第 1 次进食应先试喝水,不出现呛咳者方可进食。

（四）用药指导

急性期主要由医护人员为其使用药物,缓解期应遵医嘱用药,使用药物后如出现恶心、消化道出血、腹胀、兴奋及睡眠紊乱、手足麻木、皮肤瘙痒、皮疹等应立即告诉医护人员。

（五）休息与活动

急性期绝对卧床休息,可在床上活动四肢,勤翻身,保证充足的睡眠,缓解期可坐起并在床边活动,逐渐增大活动范围。

（六）特殊行为指导

（1）配合医生接受血气分析的动脉血抽取。

（2）必要时配合接受气管插管及呼吸机辅助呼吸。注意人机同步,机器送气时要主动吸气;反之呼气。头部的转动应轻柔及逐步进行,同时调整呼吸机管道至合适位置,注意防止意外拔管和脱管,以免导致窒息。

（3）学会使用手写板或摇铃的方法与医护人员沟通或呼叫医护人员。

（4）学会咳嗽(清醒患者)的方法:患者坐位,双足着地,身体稍前倾,双手环抱一个枕头(有助于膈肌上升),进行数次深而缓慢的腹式呼吸,深吸气末屏气,然后缩唇(噘嘴),缓慢地经过口腔尽可能呼气(降低肋弓,腹部往下沉);再深吸一口气后屏气 3～5 秒,身体前倾,从胸腔进行 2 次或 3 次短促有力的咳嗽,张口咳出痰液,咳嗽时收缩腹肌,或用自己的手按压上腹部,帮助咳嗽。

（七）出院指导

（1）注意劳逸结合,勿过劳。

（2）注意预防并及时治疗上呼吸道感染。

（3）1 个月后复查 X 线胸片。如出现进行性呼吸困难、发绀应立即就医。

第二节　心肌疾病患者的护理

一、心肌炎

心肌炎是指急性、亚急性或慢性心肌局限性或弥散性炎性病变，是扩张型心肌病（DCM）的常见原因。1991 年 Lieberman 将心肌炎分为暴发性心肌炎、急性心肌炎、慢性活动性心肌炎和慢性迁延性心肌炎。根据病因可分为感染性心肌炎、中毒性心肌炎和免疫性心肌炎。其中，最常见的病因为病毒感染，其他因素少见。

病毒性心肌炎（VMC）是多种嗜心性病毒感染心肌后对心肌产生的直接损伤或通过自身免疫反应引起心肌细胞变性、坏死或间质性炎性细胞浸润及纤维渗出的过程。当机体抵抗力下降时（如细菌感染、营养不良、精神创伤、不合理的运动、毒物等）病毒侵入机体，大量繁殖，直接损害心肌，致心肌病变。多数心肌炎病例会自然缓解，部分病例将导致 DCM 和心力衰竭。

（一）病因与发病机制

心肌炎可由多种毒素、药物（如可卡因）或病原体引起，既往认为心肌炎的病因以柯萨奇病毒 B、腺病毒等较常见，新近报道称细小病毒 B19（PVB19）及疱疹病毒 6 型（HHV－6）是急性心肌炎最常见的病原。PVB19 感染，尤其是 PVB19 与 HHV－6 的二重感染可能与急性心肌炎患者的不良预后有关。

病毒性心肌炎的发病机制包括病毒直接作用对心肌的损害，还可激活 Fas/FasL 通路、Bcl－2 家族、凋亡蛋白酶家族等启动心肌细胞凋亡。免疫机制主要是 T 细胞及多种细胞因子和一氧化碳等介导的心肌损害和微血管损伤。同时，心肌缺氧缺血时，能量代谢障碍，细胞内活性氧增多，引起心肌细胞核酸断裂，多糖聚解、不饱和脂肪酸过氧化进而损伤心肌。

（二）临床表现

病毒性心肌炎的临床症状具有轻重程度差异大，症状表现常缺少特异典型性的特点。约有 50％患者在发病前（1～3 周）有上呼吸道感染和消化道感染史。但他们的原发病症状常轻重不同，有时症状轻，易被患者忽视，需仔细询问才能被注意到。

1.症状

（1）心脏受累的症状可表现为胸闷、心前区隐痛、心悸、气促等。

（2）有一些病毒性心肌炎患者是以一种与心脏相关或无关的症状为主要或首发症状就诊的。

①患者以心律失常为主诉和首发症状就诊。

②少数以突然剧烈的胸痛为主诉者，而全身症状很轻。此类情况多见于病毒性心肌炎累及心包或胸膜者。

③少数患者以急性或严重心功能不全症状为主就诊。

④少数患者以身痛、发热、少尿、晕厥等严重全身症状为主,心脏症状不明显而就诊。

2.体征

(1)心律改变或心率增快,但与体温升高不相称;或为心率减缓。

(2)心律失常:节律常不整齐,期前收缩最为常见,表现为房性或室性期前收缩。其他缓慢性心律失常如房室传导阻滞、病态窦房结综合征也可出现。

(3)心界扩大:病情轻者心脏无扩大,一般可有暂时性扩大,可以恢复。

(4)心音及心脏杂音:心尖区第一心音可有减低或分裂或呈胎心音样。发生心包炎时有心包摩擦音出现。心尖区可闻及收缩期吹风样杂音,系发热、心腔扩大所致;也可闻及心尖部舒张期杂音,也为心室腔扩大、相对二尖瓣狭窄所产生。

(5)心力衰竭:体征较重病例可出现左侧心力衰竭或右侧心力衰竭的体征,甚至极少数出现心源性休克的一系列体征。

3.分期

病毒性心肌炎根据病情变化和病程长短可分为四期。

(1)急性期:新发病者临床症状和体征明显而多变,病程多在6个月以内。

(2)恢复期:临床症状和客观检查好转,但尚未痊愈,病程一般在6个月以上。

(3)慢性期:部分患者临床症状、客观检查呈反复变化或迁延不愈,病程多在1年以上。

(4)后遗症期:患心肌炎时间已久,临床已无明显症状,但遗留较稳定的心电图异常,如室性期前收缩、房室或束支传导阻滞、交界区性心律等。

(三)诊断标准

(1)在上呼吸道感染、腹泻等病毒感染后1~3周或急性期中出现心脏表现(如舒张期奔马律、心包摩擦音、心脏扩大等)和(或)充血性心力衰竭或阿-斯综合征者。

(2)上述感染后1~3周或发病同时新出现的各种心律失常而在未服抗心律失常药物前出现下列心电图改变者。

①房室传导阻滞或窦房阻滞、束支传导阻滞。

②2个以上导联 ST 段呈不平型或下斜型下移≥0.05mV,或多个导联 ST 段异常抬高或有异常 Q 波者。

③频发多形、多源成对或并行性期前收缩;短阵室性心动过速、阵发性室上速或室性心动过速,心房扑动或心房颤动等。

④2个以上以 R 波为主波的导联 T 波倒置、平坦或降低<R 波的1/10。

⑤频发房性期前收缩或室性期前收缩。

注:具有①至③任何一项即可诊断。具有④或⑤或无明显病毒感染史者要补充下列指标以助诊断:a.左心室收缩功能减弱(经无创或有创检查证实);b.病程早期有 CPK、CPK – MB、GOT、LDH 升高。

(3)如有条件应进行以下病原学检查:

①粪便、咽拭子分离出柯萨奇病毒或其他病毒和(或)恢复期血清中同型病毒抗体滴度较第一份血清升高4倍(双份血清应相隔2周以上),或首次滴度>1:640者为阳性,1:320者

为可疑。

②心包穿刺液分离出柯萨奇病毒或其他病毒等。

③心内膜、心肌或心包分离出病毒或特异性荧光素标记抗体检查阳性。

④对尚难明确诊断者可长期随访。在有条件时可做心肌活检以帮助诊断。

⑤在考虑病毒性心肌炎诊断时，应除外甲状腺功能亢进症、β受体功能亢进症及影响心肌的其他疾病，如风湿性心肌炎、中毒性心肌炎、冠心病、结缔组织病及代谢性疾病等。

(四)治疗原则

VMC表现多样化，无特异性症状体征，病毒难以找到，治疗困难，不但能引起急性心功能不全，而且有可能演变成扩张型心肌病。目前心肌炎的治疗通常为辅助支持疗法，尤其是病毒性心肌炎(自限性疾病)，主要是针对本病的临床表现进行相关处理。

1.休息

休息不仅能降低机体的氧耗量，亦可减少病毒复制。卧床休息应延长到症状消失，心电图恢复正常，一般需3个月左右，心脏已扩大或曾经出现过心功能不全者应延长至6个月，直至心脏不再缩小。心功能不全症状消失后，在密切观察下逐渐增加活动量，恢复期仍应适当限制活动3～6个月。

2.对症治疗

(1)心力衰竭治疗：可分为药物和(或)机械辅助治疗两方面。根据现行心力衰竭药物治疗方案，需依据美国纽约心脏病学会(NYHA)心功能分级选用以下药物：β受体拮抗剂、利尿剂、血管紧张素转化酶抑制剂(ACEI)、血管紧张素Ⅱ受体拮抗剂(ARB)等。对于部分患者而言，即使采用最佳的药物治疗但是病情仍继续恶化的，选用机械循环辅助支持或体外循环膜氧合器(ECMO)治疗为患者康复或心脏移植提供桥梁。即使患者起病急骤或伴有严重的临床表现时，经积极规范治疗，仍有良好的预后，其生存率可达60%～80%且心功能可恢复正常。

(2)心律失常治疗：心律失常的治疗包括病因治疗、药物治疗及非药物治疗三方面。对于无自觉症状且室性心律失常发生次数不多时，应积极治疗心肌炎，可暂时不使用抗心律失常药物。依据美国心脏病学会(ACC)/美国心脏协会(AHA)及欧洲心脏病学会(ESC)于2006年颁布的指南，应对有症状的或持续发生的心律失常予以治疗。有症状的或持续发生的室性心律失常应积极治疗，必要时使用胺碘酮。心肌炎患者出现严重房室传导阻滞时可选用糖皮质激素、异丙肾上腺素提高心室率，若发生阿-斯综合征，则需置入起搏器帮助患者度过急性期。2013年ESC建议急性期不考虑置入埋藏式心脏转复除颤器(ICD)，而对于急性期过后的心律失常治疗遵循目前的ESC指南。

3.药物治疗

(1)免疫调节药的应用：静脉注射免疫球蛋白(IVIG)可直接清除病毒、中和抗体，减轻心肌的炎性反应，抑制病毒感染后免疫损伤等，但在研究中，对于新发的扩张型心肌病及心肌炎成人患者，IVIG的应用未发现有益处。对儿童患者治疗的研究显示，大剂量的免疫球蛋白应用可以使左心室功能恢复并提高生存率。

(2)免疫抑制剂的应用：目前心肌炎治疗中免疫抑制剂的使用仍存在较大的争议。不主张常规使用免疫抑制剂。近年来文献与研究显示，对重症患者合并心源性休克、致死性心律失常

（三度房室传导阻滞、室性心动过速）或心肌活检证实为慢性自身免疫性心肌炎性反应者，应足量、早期应用糖皮质激素。糖皮质激素有较多的不良反应，应该短疗程应用，对于轻症病例，不宜使用。

（3）免疫吸附疗法：免疫吸附疗法的目的是吸附血液中的炎症因子及清除抗多种心肌细胞蛋白的抗心肌抗体。有证据显示，免疫吸附疗法既能改善心功能，又能减少心肌炎性病变。

（4）抗病毒治疗：心肌炎病因中常见的是病毒感染，但大多数心肌炎患者诊断时距前期感染数周，因而在实施阶段的有效性有待进一步研究。目前对于小鼠模型及少部分患者的抗病毒治疗效果可见，抗病毒治疗（利巴韦林或干扰素）可防止心肌炎转为心肌病，减轻疾病的严重程度及降低病死率。对于慢性扩张型心肌病伴有病毒感染的患者，干扰素的应用可抑制病毒，辅助、调节免疫功能并改善左心室收缩功能。

（5）其他护心治疗：给予磷酸肌酸二钠盐、果糖-1,6-二磷酸（FDP）、辅酶 Q_{10}、维生素 C 等药物保护心肌细胞。磷酸肌酸二钠盐可以通过稳定心肌肌纤维膜及抑制心肌损伤部位的磷脂降解作用保护心肌。

（五）常见护理问题

1.活动无耐力

（1）相关因素：与心肌受损、并发心律失常或心力衰竭有关。

（2）临床表现：活动持续时间短，主诉疲乏、无力。

（3）护理措施：

①休息与活动：急性期需卧床休息，以减轻心脏负荷，减少心肌耗氧，有利于心功能的恢复，防止病情加重或转为慢性病程。急性发作时，应该卧床休息 2～4 周，急性期以后仍应休息 2～3 个月。严重心肌炎伴心界扩大的患者，应休息 6 个月到 1 年，直到临床症状消失，心界恢复正常。有心肌炎后遗症的患者，可与正常人一样生活、工作，但不宜长时间工作及熬夜等。

②活动中监测：活动中严密监测活动时的心率、心律、血压变化，若活动后出现胸闷、心悸、呼吸困难、心律失常等，应停止活动，以此作为限制最大活动量的指征。

③心理护理：患者容易发生焦虑、恐惧等不良情绪，为了缓解这种情绪，医护人员应安慰患者，尊重患者，耐心、热心、细心地详细介绍与本病相关的知识及注意事项，从而消除焦虑、恐惧等不良情绪，充分发挥患者的主观能动性，积极配合治疗，提高治愈率。

2.舒适度改变

（1）相关因素：与心肌损伤、心律失常、心功能不全有关。

（2）临床表现：心悸、气促。

（3）护理措施：

①心理护理：安慰患者，消除其紧张情绪，鼓励患者保持最佳心理状态。指导患者使用放松技术，如缓慢深呼吸、全身肌肉放松等。

②生活护理：心肌炎合并心律失常或心功能不全时应增加卧床休息时间，协助生活护理，避免劳累。保持室内空气新鲜。呼吸困难者给予吸氧，协助取半卧位。

③饮食：给予高蛋白、高维生素、易消化的低盐饮食，少食多餐。避免刺激性食物。高热者给予营养丰富的流质或半流质饮食。

④用药:遵医嘱给予药物控制原发疾病,补充心肌营养。

3.心排血量减少

(1)相关因素:与心肌收缩力减弱有关。

(2)临床表现:心率增快,血压下降,头晕等。

(3)护理措施:

①生活护理:保持室内空气新鲜,提供患者安静、舒适的环境。尽可能减少或排除增加心脏负荷的原因及诱发因素,如有计划地护理患者,减少不必要的干扰,限制探视,以保证充足的休息及睡眠时间;嘱患者卧床休息,协助患者,满足生活需要;减少用餐时的疲劳,给予易消化、易咀嚼的食物,晚餐量要少。

②病情观察:持续吸氧,流量应根据病情调节。输液速度不超过 20~30 滴/分,准备好抢救物品和药物。

4.潜在并发症:心律失常

(1)相关因素:与心肌缺血、缺氧等有关。

(2)临床表现:心脏节律不整齐,期前收缩、传导阻滞等。

(3)护理措施:

①休息:心肌炎合并轻度心律失常者应适当增加休息时间,避免劳累及感染。心律失常如影响心肌排血功能或有可能导致心功能不全者,应卧床休息。加强巡视护理,观察并询问患者有无不适。

②饮食:给予易消化饮食,少量多餐,禁烟、禁酒,禁饮浓茶、咖啡。

③病情观察:严密心电监护,记录心律失常的性质、每分钟次数等。准备好抢救药品及物品。

5.潜在并发症:充血性心力衰竭

(1)相关因素:与心肌炎导致心功能减退、心排血量下降有关。

(2)临床表现:呼吸困难、左侧心力衰竭和右侧心力衰竭症状均可出现。

(3)护理措施:

①病情观察:观察神志及末梢循环情况,如意识状态、面色、唇色、甲床颜色等。监测生命体征。了解心力衰竭的体征变化,如水肿轻重、颈静脉怒张程度等。

②做好基础护理:注意保暖,多汗者及时更衣,防止受凉,预防呼吸道感染;长期卧床,尤其是水肿患者,要定时协助翻身,预防压疮;做好口腔及皮肤护理。保持大便通畅,便秘时使用开塞露,习惯性便秘者,必要时每天给予通便药物。心肌炎合并心力衰竭者需绝对卧床休息,抬高床头使患者半卧位,待心力衰竭症状消除后可逐步增加活动量。

③准确记录液体出入量:注意日夜尿量情况,夜尿量增多考虑有无早期心力衰竭和隐性水肿的可能。病情允许可每周测量体重,如体重增加,一般情况较差,要警惕早期心力衰竭所致水钠潴留。

④饮食:给予患者高蛋白、高维生素、易消化的低盐饮食,少量多餐。避免刺激性饮食。补充盐及含钾丰富的食物,如香蕉、橘子。

⑤用药:合理使用利尿剂,严格控制输液量及每分钟滴速。间断或持续吸氧,氧流量为

2～3L/min,严重缺氧时以 4～6L/min 为宜。预防细菌、病毒感染,防止药物中毒及物理作用对心肌的损害。应用洋地黄类药物时,应严密观察洋地黄的中毒表现。

6.潜在并发症:猝死

(1)相关因素:与机体免疫力下降、心肌炎造成心肌梗死等有关。

(2)临床表现:神志不清、抽搐、呼吸减慢或变浅、发绀、脉搏、血压测不出、瞳孔散大等。

(3)护理措施:

①病情观察:密切观察病情变化,包括神志、心电图、呼吸、血压、瞳孔等,并做好详细记录。了解猝死的征兆:心前区痛、胸闷、气急、心悸、乏力、室性期前收缩及心肌梗死症状。

②处理:对心电图出现缺血性改变及双束支传导阻滞的患者应加强巡视,准备好抢救药品及物品。一旦发生猝死立即进行心肺复苏,建立静脉通道,遵医嘱给药,必要时予以电除颤或心脏起搏。

(六)健康教育

1.心理护理

病毒性心肌炎在青壮年中占有一定的比例,常影响患者的日常生活、学习或工作,从而容易产生焦虑、烦躁、恐惧等心理。应详细向患者讲解此病的演变过程及预后和注意事项,从而消除焦虑、恐惧等不良情绪,使患者安心静养,不要急于求成,告诉其体力恢复需要一段时间。指导患者掌握自我排除不良情绪的方法,如转移法、音乐疗法、谈心法等,争取到家属的理解、关心和支持,可增强患者树立战胜疾病的勇气和信心,解除后顾之忧。

2.预防感染

为患者提供一个安静、舒适的环境,保持空气流通,注意保暖。呼吸道感染是病毒性心肌炎病情反复的主要原因。预防病毒性感冒,对易感冒者平时应注意营养,避免过劳,选择适当的体育活动以增强体质。避免不必要的外出。感冒流行期间应戴口罩,避免去人群拥挤的公共场所活动。

3.休息

要限制活动,多注意休息,减轻心脏负担,防止心脏扩大、心律失常和心力衰竭,避免情绪激动或活动过度而引起身体疲劳,使机体抗病能力下降。出院后需休息3～6个月,无并发症者可考虑恢复学习或轻体力工作,6个月至 1 年内避免重体力劳动、妊娠。

4.运动指导

根据病毒性心肌炎患者不同的生理、心理等特点,帮助患者选择科学、合理、适当的体育锻炼,增强患者的体质。指导患者平时应做到劳逸结合,进行适量、合理的体育锻炼。如处于恢复期时,可根据自己的体力情况进行适当的锻炼,包括做保健操、散步、做养生功等,使身体尽早康复及避免后遗症的发生。

5.饮食指导

切忌暴饮暴食,忌食辛辣、煎炸、熏烤的食物,忌酒戒烟,多吃高热量、高蛋白、高维生素的食物,多吃蔬菜与水果,食疗上可服用人参粥、菊花粥等,按医嘱服用西洋参、生晒参等,有利于心肌炎的恢复。应戒烟、戒酒,因吸烟时烟草中的尼古丁可促使冠状动脉痉挛收缩,影响心肌供血,饮酒会造成血管功能失调。

6.病情监测指导

教会患者及其家属测脉率、节律,发现异常或有胸闷、心悸等不适时,应及时复诊。发热患者应定时测量体温,多饮水,注意观察降温效果,及时擦干汗液,更换内衣。

7.用药指导

遵医嘱及时准确用药,观察用药后的效果及不良反应。心肌炎患者对洋地黄制剂极为敏感,易出现中毒现象,应尤其注意。

二、心肌病

心肌疾病是除先天性心血管病、心脏瓣膜病、冠状动脉粥样硬化性心脏病、高血压心脏病、肺源性心脏病和甲状腺功能亢进性心脏病等以外的以心肌病变为主要表现,并伴有心肌功能障碍的一组心肌疾病。

心肌病分为四型即扩张型心肌病、肥厚型心肌病、限制型心肌病和致心律失常型右室心肌病,本书只介绍前面两种。各类型心肌病病理生理特点为:扩张型心肌病,左心室或双心室扩张,有收缩功能障碍;肥厚型心肌病,左心室或双心室肥厚,常伴有非对称性室间隔肥厚;限制型心肌病,收缩正常,心壁不厚,单或双心室舒张功能低下及扩张容积减小;致心律失常型右室心肌病,右心室进行性纤维脂肪变。

(一)扩张型心肌病

扩张型心肌病是一类常见的心肌病,其主要特征是单侧或双侧心腔扩大,心肌收缩功能减退,伴或不伴有充血性心力衰竭。本病常伴有心律失常,血栓栓塞和猝死,病死率较高,男性多于女性,也是导致心力衰竭最常见的病因。

1.病因及发病机制

病因目前尚不明确。扩张型心肌病常表现出家族性发病趋势,目前研究在扩张型心肌病的家系中已定位了26个染色体位点与本病相关,并从中找出22个致病基因。不同的基因产生突变和相同基因不同的突变都可引起扩张型心肌病,并伴有不同的临床症状。病毒感染、环境等因素也可能与其发病有关。

近年来研究认为扩张型心肌病的发病与持续病毒感染和自身免疫反应有关,尤其以柯萨奇病毒B感染最为密切。持续病毒感染对心肌组织的损伤,引发自身免疫反应,包括细胞免疫、自身抗体或细胞因子介导,致使心肌损伤,是导致或诱发扩张型心肌病的重要原因和发病机制。另外围生期、酒精中毒、抗癌药物的使用、心肌能量代谢紊乱和神经激素受体异常等因素也可引起本病。

心肌损害表现为非特异性心肌细胞肥大、变性,出现不同程度的纤维化。心腔扩张,室壁多变薄,纤维瘢痕形成,常伴有附壁血栓。

2.临床表现

(1)症状:起病缓慢,常出现充血性心力衰竭的症状和体征时才就诊,如极度乏力、心悸、气急,甚至端坐呼吸、水肿、肝大等。部分患者可发生栓塞或猝死。部分病毒性心肌炎发展到扩张型心肌病,早期可无充血性心力衰竭表现而仅有左室增大表现。

（2）体征：心脏扩大为主要体征。常可听到第三或第四心音，心率快时呈奔马律，常合并各种类型的心律失常。

3.实验室检查

（1）X线检查：心影明显增大、心胸比＞0.5，肺淤血。

（2）心电图：可见心房颤动、传导阻滞等各种心律失常。可有 ST－T 改变，低电压，R 波减低，少数可见病理性 Q 波，多由心肌广泛纤维化所致，须与心肌梗死相鉴别。

（3）超声心动图：本病早期即可有心腔轻度扩大，以左心室扩大显著，后期各心腔均扩大，室壁运动减弱，提示心肌收缩力下降。以致无病变的二尖瓣、三尖瓣，在收缩期不能退至瓣环水平，而彩色血流多普勒显示二尖瓣、三尖瓣反流。

（4）心脏放射性核素检查：可见舒张末期和收缩末期左心室容积增大，左室射血分数降低；核素心肌显影表现为局灶性、散在性放射性减低。

（5）心导管检查：早期可正常，有心力衰竭时可见左、右心室舒张末压、左心房压和肺毛细血管楔压升高。心室造影可见心腔扩大，室壁运动减弱，射血分数低下。

（6）心内膜心肌活检：可见心肌细胞肥大、变性、间质纤维化等。活检标本可进行病毒学检查。

4.治疗原则

尚无特殊的治疗方法。目前治疗原则是针对充血性心力衰竭和各种心律失常，预防栓塞和猝死，提高生活质量和生存率。

（1）病因治疗：对于原因不明的扩张型心肌病，要寻找病因，任何可引起心肌病的可能病因要逐一排除，并给予积极治疗。如控制感染，在病毒感染时密切注意心脏情况，积极抗病毒治疗；戒烟限酒、改变不良生活方式等。

（2）症状治疗：

①充血性心力衰竭治疗：限制体力活动；低钠饮食；应用洋地黄和利尿剂，但本病较易发生洋地黄中毒，故应慎用。常用血管扩张药物、血管紧张素转换酶抑制剂等药物。在病情稳定，射血分数＜40％，可选用 β 受体阻滞剂，注意从小剂量开始。必要时可安装双腔起搏器，改善严重心力衰竭症状，提高生活质量。

②预防栓塞：对于有血栓形成风险或是有房颤的患者，可给予阿司匹林 75～100mg/d，口服。对于有附壁血栓形成或发生栓塞的患者，可进行抗凝治疗。

③改善心肌代谢：对于家族性扩张型心肌病，可应用能量代谢药物改善心肌代谢紊乱，常用辅酶 Q_{10}，10mg/次，3 次/天。

④预防猝死：室性心律失常和猝死是扩张型心肌病的常见症状，预防猝死主要是控制室性心律失常的诱发因素，如纠正心力衰竭、维持电解质平衡、避免某些药物的不良反应、积极纠正心律失常等。必要时可置入心脏电复律除颤器，以防猝死发生。

（3）外科治疗：内科治疗无效的病例，可考虑进行心脏移植。

（4）治疗新思想：

①免疫学治疗：根据抗心肌抗体介导致使心肌细胞损害的机制，可对早期扩张型心肌病患者进行免疫学治疗，如阻止抗体效应、免疫吸附抗体、免疫调节、抑制抗心肌抗体的产生，改善

心功能,早期阻止扩张型心肌病进展。

②中医治疗:临床应用发现生脉饮、牛磺酸、黄芪等,有抗病毒作用,调节免疫,改善心脏功能。

(二)肥厚型心肌病

肥厚型心肌病是以心室非不对称性肥厚,并累及室间隔,使心室腔变小为特征,以左心室血液充盈受阻、舒张期顺应性下降为基本病态的心肌病。约有1/2患者有家族史,患病男性多于女性,青年发病率高,本病主要死亡原因是心源性猝死,亦为青年猝死的常见原因。

根据左心室流出道有无梗阻又可分为梗阻性肥厚型心肌病和非梗阻性肥厚型心肌病。梗阻性病例主动脉瓣下部室间隔肥厚明显,过去亦称为特发性肥厚型主动脉瓣下狭窄。

1.病因及发病机制

本病常有明显家族史。近年研究发现,约有1/2患者是由心肌肌节收缩蛋白基因如心脏肌球蛋白重链及心脏肌钙蛋白T基因突变为主要的致病因素,本病是常染色体显性遗传疾病。还有人认为儿茶酚胺代谢异常、细胞内钙调节异常、高血压、强度运动等均可作为本病发生的促进因子。

肥厚型心肌病的主要改变为心肌显著肥厚、心腔缩小,以左心室多见,常伴有二尖瓣瓣叶增厚。本病的组织学特征为心肌细胞肥大,形态特异,排列紊乱。

2.临床表现

(1)症状:部分患者可无自觉症状,因猝死、心力衰竭或在体检中被发现。

绝大多数患者可有劳力性呼吸困难;部分患者可有胸痛、心悸、多种形态的心律失常;伴有流出道梗阻的患者由于左心室舒张期充盈不足,心排血量减低,可出现黑矇,在起立或运动时可出现眩晕,甚至神志丧失等。室性心律失常、室壁过厚、流出道阶差大,常是引起猝死的主要危险因素。

心房颤动可促进心力衰竭的发生,少数患者可并发感染性心内膜炎或栓塞等。

(2)体征:可有心脏轻度增大,能听到第四心音,流出道有梗阻的患者可在胸骨左缘第3~4肋间听到较粗糙的喷射性收缩期杂音;心尖部也常可听到收缩期杂音。

现在认为杂音产生除因室间隔不对称肥厚造成左心室流出道狭窄外,主要是由于收缩期血流经过狭窄处时的漏斗效应,把二尖瓣吸引移向室间隔使狭窄更严重,在收缩晚期甚至可完全阻挡流出道;同时二尖瓣本身出现关闭不全。胸骨左缘3~4肋间所闻及的流出道狭窄所致的收缩期杂音,与主动脉瓣膜器质性狭窄所产生的杂音不同。凡能影响心肌收缩力,改变左心室容量和射血速度的因素,都使杂音的响度有明显变化,如使用β受体阻滞剂、下蹲位、举腿或体力运动,使心肌收缩力下降或使左心容量增加,均可使杂音减轻;相反如含服硝酸甘油或做Valsalva动作,会使左心室容量减少或增加心肌收缩力,均可使杂音增强。

3.实验室检查

(1)X线检查:心影增大多不明显,如有心力衰竭则有心影增大。

(2)心电图:可因心肌肥厚的类型不同而有表现不同。最常见的表现为左心室肥大,ST-T改变,胸前导联常出现巨大倒置T波。在Ⅰ、aVL或Ⅱ、Ⅲ、aVF、V_5、V_4可出现深而不宽的病理性Q波,在V_1有时可见R波增高,R/S比增大。室内传导阻滞、期前收缩亦常见。

（3）超声心动图：是主要诊断手段，无论对梗阻性肥厚型心肌病与非梗阻性肥厚型心肌病的诊断都有帮助。

可示室间隔的非对称性肥厚，舒张期室间隔的厚度与后壁之比≥1.3，间隔运动低下。有梗阻性的患者可见室间隔流出道向左心室内部分突出、二尖瓣前叶在收缩期前移、左心室顺应性降低所致舒张功能障碍等。运用彩色多普勒可了解杂音起源和计算梗阻前后的压力差。

（4）心导管检查：心室舒张末期压上升。梗阻性肥厚型心肌病在左心室腔与流出道间有收缩压差，心室造影显示左心室变形。

（5）心内膜心肌活检：心肌细胞畸形肥大，排列紊乱，有助于诊断。

4.治疗原则

本病的治疗原则是弛缓肥厚的心肌，防止心动过速，维持正常窦性心律，减轻左心室流出道狭窄，抗室性心律失常。

（1）避免诱因：要求患者在日常生活中，避免剧烈运动、持重、情绪激动、突然起立或屏气等诱因，减少猝死的发生。

避免使用增强心肌收缩力的药物如洋地黄等以及减轻心脏负荷的药物，以减轻左室流出道梗阻。

（2）药物治疗：建议应用β受体阻滞剂、钙通道阻滞剂治疗。

有的肥厚型心肌病患者，逐渐呈现扩张型心肌病的症状和体征，称其为肥厚型心肌病的扩张型心肌病象，治疗方式需用扩张型心肌病有心力衰竭时的治疗措施进行治疗。

（3）介入治疗：重症梗阻性患者可做介入治疗，但不作为首选治疗方法，必要时可置入双腔起搏器或置入心脏电复律除颤器。乙醇消融也可缓解临床症状。

（4）手术治疗：切除最肥厚的部分心肌，缓解机械性梗阻。在任何治疗无效情况下，可考虑心脏移植。

（三）心肌病患者的护理

1.常用护理诊断/问题

（1）心排血量减少：与心肌收缩力减弱、左室流出道梗阻或发生心力衰竭有关。

（2）活动无耐力：与心肌病变导致心脏收缩力减退、心排血量减少有关。

（3）焦虑：与病程呈慢性过程、病情逐渐加重、生活方式被迫改变有关。

（4）有受伤的危险：与梗阻性肥厚型心肌病所致的晕厥有关。

（5）潜在并发症——心律失常、栓塞、猝死。

2.护理措施

（1）病情观察：观察脉搏、心律、血压、心电图的变化，注意观察有无动脉栓塞、晕厥、阿-斯综合征发作。观察患者呼吸困难、水肿等心力衰竭症状的发展情况，观察肥厚型心肌病患者头晕、胸闷的发生情况。

（2）避免诱因：这对梗阻性肥厚型心肌病尤其重要，避免突然屏气（用力解大便）、长时间站立、剧烈运动、提重物、饱餐、情绪激动、大量饮酒等，以免加重流出道梗阻，加重症状，甚至导致猝死发作。

（3）用药护理：严格遵医嘱用药，坚持服药；观察药物疗效和不良反应。扩张型心肌病应慎用洋地黄类药物,使用时应严密观察有无洋地黄中毒表现。梗阻性肥厚型心肌病患者出现心绞痛发作时,不宜用硝酸酯类药物,以免加重左心室流出道梗阻,可用β受体阻滞剂及钙通道阻滞剂,但应注意有无心动过缓、低血压、面红、头痛等不良反应。

(4)对症护理:发生心力衰竭、心律失常、心绞痛、栓塞等时,应做好相应的护理。梗阻性肥厚型心肌病患者发生心绞痛时,立即取下蹲位或平卧位,遵医嘱给予β受体阻滞剂,不宜使用硝酸酯类药物。

3.健康教育

(1)疾病知识指导。未发生心力衰竭的心肌病患者要避免劳累,合理地安排活动量。肥厚型心肌病患者应避免持重、屏气(用力解大便)、剧烈运动(如球类、马拉松比赛),以减少猝死的发生。有头晕、黑蒙时要立即下蹲或平卧,防止晕厥发生。有晕厥病史者应避免独自外出活动,以免发作时无人在场而发生意外。

(2)遵医嘱坚持服药,延缓病情恶化。向患者说明β受体阻滞剂、钙通道阻滞剂、洋地黄类药物使用的注意事项、不良反应的观察。梗阻性肥厚型心肌病患者禁用硝酸酯类药物。

(3)嘱患者定期门诊随访,症状加重时立即就诊,防止病情进展、恶化。

第三节　胰腺炎患者的护理

胰腺是腹膜后位器官,横贴于腹后壁上部,在第1～2腰椎前方。胰腺是仅次于肝的第二大消化腺,在生理上具有内分泌和外分泌的功能。胰腺外分泌部的腺泡细胞和小的导管管壁细胞所分泌的胰液,在食物的消化中起着十分重要的作用。而胰腺的内分泌部所分泌的胰岛素、胰高血糖素、生长抑素主要参与糖代谢的调节。目前随着人民生活水平的提高,饮食结构的改变,胰腺炎的发病率有逐年升高趋势。

一、急性胰腺炎

急性胰腺炎(AP)是指胰腺内胰酶激活后引起胰腺组织自身消化的急性化学性炎症。临床上以急性腹痛、发热、恶心、呕吐、血与尿淀粉酶升高为特点,是常见的消化系统急症之一。按照最新的AP分类标准,可将AP分为轻症急性胰腺炎(MAP)、中度重症急性胰腺炎(MSAP)和重症急性胰腺炎(SAP)。MAP较多见,无局部或全身并发症,无器官功能衰竭,通常在1～2周恢复,临床上占AP的60%～80%,预后良好,病死率极低;MSAP伴有局部或全身并发症,可伴有一过性的器官功能衰竭(48小时内可恢复),占AP的10%～30%,病死率<5%;SAP伴有持续器官功能衰竭(持续48小时以上),可累及一个或多个脏器,占AP的5%～10%,病死率高达30%～50%。本病青壮年多见。

(一)病因和诱因

1.胆道疾病

在我国胆道疾病为常见病因,占50%以上。

(1)当结石、感染、肿瘤、息肉、蛔虫等因素导致 Oddi 括约肌水肿、痉挛,使胆总管、胰管壶腹部出口梗阻时,胆汁或胰液的排出受阻,胆汁反流入胰管或胰液溢入间质,激活胰蛋白酶原而引起自身消化。

(2)胆石在移行过程中损伤胆总管、壶腹部或胆道感染导致 Oddi 括约肌松弛,从而使十二指肠液反流入胰管导致急性胰腺炎。

(3)胆道感染时,细菌毒素、游离胆酸、非结合胆红素等可通过胆胰间淋巴管交通支扩散到胰腺,激活胰酶,引起急性胰腺炎。

2.胰管阻塞

胰管结石、狭窄、肿瘤或蛔虫钻入胰管等使胰管阻塞,内压过高导致胰管小分支和胰腺腺泡破裂,胰液外溢到间质,激活胰酶。

3.酗酒和暴饮暴食

暴饮暴食使胰液分泌过度旺盛,酗酒使十二指肠乳头水肿和 Oddi 括约肌痉挛等,也可造成急性胰腺炎的发生。慢性嗜酒者常有胰液蛋白沉淀,形成蛋白栓堵塞胰管,致胰液排泄障碍。

4.其他

如十二指肠乳头周围病变,腹腔手术特别是胰、胆、胃的手术,某些传染病如流行性腮腺炎等,以及任何原因引起的高钙血症和高脂血症等,都可能损伤胰腺组织而引起炎症。

(二)发病机制

生理状态时,胰腺受机体多种防御机制保护而避免发生自身消化。只有在各种病因使胰腺自身防御机制遭破坏时,酶原才被激活成活性酶,使胰腺发生自身的消化。胰腺充血、出血、坏死,并引起胰周围组织的广泛坏死;脂肪酶使脂肪分解,与钙离子结合形成皂化斑,可使血钙降低;大量胰酶被吸收入血,可导致肝、肾、心、脑等器官的损害。

(三)临床表现

根据临床表现、有无并发症及临床转归,将急性胰腺炎分为轻症、中度重症和重症三种类型。轻症急性胰腺炎(MAP)是指仅有很轻微的脏器功能紊乱,临床恢复顺利,没有明显腹膜炎体征及严重代谢紊乱等临床表现者。中度重症急性胰腺炎是介于轻症急性胰腺炎与重症急性胰腺炎之间的一种发病症状。重症急性胰腺炎(SAP)是指急性胰腺炎伴有脏器功能障碍,或出现坏死、脓肿或假性囊肿等局部并发症,或两者兼有。

1.症状

(1)腹痛:腹痛是急性胰腺炎的主要症状,多数为急性腹痛,常在胆石症发作不久、大量饮酒或饱餐后发生。腹痛常位于中上腹部,也可偏左或偏右,常向腰背部呈带状放射。疼痛性质、程度轻重不一,轻者上腹钝痛,多能忍受;重者呈绞痛、钻痛或刀割样痛,疼痛剧烈而持续,可有阵发性加剧。进食后疼痛加重,且不易被解痉剂缓解,弯腰或上身前倾体位可减轻疼痛。

(2)恶心、呕吐与腹胀:多数患者有恶心、呕吐,有时颇为频繁,常在进食后发生。呕吐物常为胃内容物,剧烈呕吐者可吐出胆汁或咖啡渣样液体,呕吐后腹痛无缓解。

(3)发热:轻型胰腺炎可有中度发热,一般持续 3～5 天。重症者发热较高,且持续不退,尤其在胰腺或腹腔有继发感染时,常呈弛张高热。

(4)低血压或休克:重症胰腺炎常发生低血压或休克,可在起病数小时突然发生,表现为烦躁不安、脉搏加快、血压下降、皮肤厥冷、面色发绀等,甚至可因突然发生的休克而导致死亡,提示胰腺有大片坏死。

(5)水、电解质、酸碱平衡及代谢紊乱:轻型患者多有程度不等的脱水,呕吐频繁者可有代谢性碱中毒。重症胰腺炎常有明显脱水和代谢性酸中毒。有 30%~60% 的重症胰腺炎患者可出现低钙血症,当血钙<1.75mmol/L,且持续数天,多提示预后不良。

2.体征

(1)急性轻型胰腺炎:一般情况尚好,腹部体征轻微,往往与主诉腹痛程度不相称。表现为上腹轻度压痛,无腹紧张与反跳痛,可有不同程度的腹胀和肠鸣音减少。

(2)急性重症胰腺炎:患者表情痛苦,烦躁不安;皮肤湿冷,脉搏细速,血压降低,甚至呼吸加快。上腹压痛明显,并有肌紧张和反跳痛。胰腺与胰周大片坏死渗出或并发脓肿时,上腹可扪及明显压痛的肿块,肠鸣音减弱甚至消失,呈现麻痹性肠梗阻的表现,可出现移动性浊音。少数患者因血液、胰酶及坏死组织液穿过筋膜与肌层渗入腹壁下可在脐周或两侧胁腹部皮肤出现灰紫色斑,分别称为 Cullen 征和 Grey-Turner 征。黄疸可于发病后 1~2 天出现,常为暂时性阻塞性黄疸,主要由于肿大的胰头部压迫胆总管所致,多在几天内消退;如黄疸持续不退且加深者,则多由于胆总管或壶腹部嵌顿性结石所致。

3.并发症

急性轻型胰腺炎很少有并发症发生,而急性重症胰腺炎则常出现多种并发症。

(1)局部并发症:包括胰腺脓肿和假性囊肿。胰腺脓肿多于起病后 4~6 周发生,因胰腺及胰周坏死继发感染而形成脓肿,常表现为高热不退、持续腹痛,伴白细胞计数持续升高,出现上腹肿块和中毒症状。假性囊肿常在起病 3~4 周后形成,为由纤维组织,或肉芽组织囊壁包裹的胰液积聚,腹部检查常可扪及肿块,并有压痛。

(2)全身并发症:坏死型胰腺炎可并发多种并发症和多脏器衰竭,如急性呼吸窘迫综合征、急性肾衰竭、心律失常和心功能衰竭、消化道出血、败血症、胰性脑病、弥散性血管内凝血、高血糖等,常常危及生命。

(四)诊断

根据急性胰腺炎的临床表现,如急性上腹痛发作伴有上腹部压痛或腹膜刺激征,实验室检查发现血、尿或腹水中胰淀粉酶升高即可诊断。影像学如 B 超、CT 检查可发现胰腺炎症、坏死证据,对判断病情及鉴别诊断有重要意义。

1.实验室检查

(1)白细胞计数升高:为(10~20)×10⁹/L,中性粒细胞明显升高。

(2)血、尿淀粉酶升高:血清淀粉酶升高较尿淀粉酶升高早,一般起病 2~12 小时升高,24 小时达高峰,48 小时左右开始下降。测定方法有苏氏法或温氏法两种。正常值前者为 40~180U/100mL,后者为 8~64U/100mL,如苏氏法 500U 或温氏法 128U 以上即有诊断价值。病情的严重程度与淀粉酶升高的幅度可不成正比。尿淀粉酶,起病 12~24 小时升高,下降较慢,可持续 1 周。尿淀粉酶检查常因尿量及肾功能改变等而影响其准确性,不如血清淀粉酶可靠。

(3)C 反应蛋白(CRP):是组织损伤和炎症非特异性标志物。测定 CRP 浓度有助于评估胰腺炎轻重程度。如 CRP 超过 150mg/L,可高度怀疑有重症胰腺炎的可能。

2.影像学检查

(1)B超检查:见胰腺弥漫增大,光点增多,回声减弱。B超引导下行腹腔穿刺,重者可有血性腹水。

(2)CT 检查:动态增强 CT 是诊断急性胰腺炎最有效的方法,对胰腺坏死的发现率达90%,并可判断胰腺有无坏死以及坏死的范围、大小等,有较高的诊断价值(表 2-1)。

表 2-1 急性胰腺炎的 CT 分级

级别	得分	CT 表现
A	0	胰腺及胰周间隙正常
B	1	局灶性或弥散性胰腺肿大或不均匀(包括轮廓不规则、密度不均匀、胰管扩张、局限性积液)
C	2	胰腺病变+胰周脂肪模糊或条状影
D	3	胰腺病变+单个边界不清的积液
E	4	胰腺病变+多个边界不清的积液或胰腺内或胰周积气

(3)MRI 检查:MRI 诊断急性胰腺炎主要取决于有无胰腺形态改变以及胰周的渗液等,许多征象与 CT 相近。

(五)治疗原则

急性胰腺炎的治疗原则是减少及抑制胰腺分泌,抑制胰酶活性,纠正水、电解质紊乱,维持有效血容量及防治并发症。

1.内科综合治疗

(1)禁食、胃肠减压:轻症者禁食 2~3 天,重者视病情发展而定。禁食是减少胰腺分泌的重要措施,可有效缓解胃潴留和肠麻痹,减轻恶心、呕吐、腹痛症状,也可使胰腺处于休息状态。

(2)补充血容量:每天补液 2000~3000mL 以上。由于禁食和胃肠减压,以及重症急性胰腺炎腹腔内大量液体渗出,可使血容量明显减少,必要时给予血浆、白蛋白以提高胶体渗透压,维持循环的稳定。

(3)纠正水、电解质紊乱和酸碱平衡失调:由于重症急性胰腺炎患者体液和电解质大量丢失,在补液过程中应密切监测电解质变化和酸碱平衡失调情况。注意微量元素和维生素的补充,积极做好电解质紊乱的预防和对症处理。

(4)防治感染:急性胰腺炎本属无菌性炎症,但可有胆道疾病或疾病发展过程中继发感染,这也是重症急性胰腺炎患者死亡的重要原因。因此,应使用抗生素控制胆道感染、预防继发感染。发生感染后应针对培养出的菌种和药物敏感试验结果选用有效的抗生素。用药过程中要注意考虑到二重感染的发生。

(5)抑制胰酶分泌:胰腺腺泡内胰蛋白酶的活化是 AP 的始动环节,生长抑素及其类似物(奥曲肽)可以通过直接抑制胰腺外分泌而发挥作用。质子泵抑制剂(PPI)或 H_2 受体拮抗剂,如泮托拉唑、兰索拉唑等,可通过抑制胃酸分泌而间接抑制胰腺分泌,还可以预防应激性溃疡的发生。

(6)抑制胰酶活性:胰蛋白酶活化后将激活各种蛋白水解酶,造成胰腺实质和周围器官的损伤。蛋白酶抑制剂(乌司他丁、加贝酯)能够广泛抑制与 AP 进展有关的胰蛋白酶、弹性蛋白酶等的释放与活性,还可稳定溶酶体膜,改善胰腺微循环,减少 AP 并发症,主张早期足量应用。

(7)营养支持:MSAP 患者建议尽早启动肠内营养支持。营养治疗的原则:减少胰液分泌,防止炎症和坏死继续发展;禁食条件下提供有效的营养物质,尽可能降低分解代谢,预防和减轻营养不良;通过特殊营养治疗及合理的肠内营养,降低炎症反应,改善肠黏膜屏障功能,预防肠源性感染和多器官功能障碍综合征的发生。肠内营养的途径建议通过内镜引导或 X 线引导下放置鼻空肠管。

(8)解痉镇痛:疼痛剧烈时考虑镇痛治疗。在密切病情观察下,可注射盐酸哌替啶(杜冷丁)。不建议使用吗啡或抗胆碱药,如阿托品、山莨菪碱等,因前者会收缩 Oddi 括约肌,后者则会加重肠麻痹、肠梗阻症状。

(9)中药治疗:大黄胃管注入或灌肠对胰腺细胞有保护作用,并可加强肠蠕动,解除肠麻痹,清除肠内有毒物质。腹部外敷芒硝,有利于减少腹腔内炎性渗出,促进炎症消散。

(10)早期血滤治疗:对于重症急性胰腺炎,发病特别迅猛,发病 24 小时内就出现多器官功能障碍,临床上称之为暴发性胰腺炎,此时可考虑血液净化。通过早期血液持续性滤过可以清除和调整全身循环内炎症介质而改善多器官功能障碍和阻断胰腺进一步坏死。

(11)内镜治疗:是胆源性胰腺炎治疗的重大突破。通过取石、碎石,使胰胆管内压力迅速下降,腹痛缓解,减轻胰腺炎症状。但一定要严格把握适应证和禁忌证,操作中要谨慎,以免加重病情。

2.外科手术治疗

重症急性胰腺炎内科治疗效果不佳的情况下可行手术治疗,其主要目的一是除去病因,如胆道结石等;二是处理胰腺病变,如清除和引流腹腔渗液,去除胰腺坏死、感染的组织等。

(六)常见护理问题

1.组织灌注量改变

(1)相关因素:与呕吐、禁食、胃肠减压,重症急性胰腺炎有出血、坏死,腹腔、腹膜后有大量渗液,坏死组织、感染毒素促使大量血管活性物质产生,血管通透性增加等有关。

(2)临床表现:可表现为脉搏加快、血压降低、呼吸加快、面色灰白、表情淡漠或烦躁不安、出冷汗、肢端厥冷、少尿等症状。严重者出现发绀、呼吸困难、谵妄、昏迷、血压测不到,无尿、尿素氮(BUN)＞100mg/dL、肾衰竭等休克症状。

(3)护理措施:

①动态观察血压、心率和呼吸频率、神志、尿量、皮肤黏膜色泽及弹性有无变化,观察有无口干及出汗。监测血氧饱和度和血气分析。进行血流动力学监测,如动脉压、中心静脉压(CVP)的监测等。

②及时补充有效循环血量:对于重症急性胰腺炎患者,根据 CVP 的动态变化确定输液速度和补液量。CVP＜0.49kPa(5cmH_2O)提示血容量不足,应及时补液。补液种类为复方氯化钠溶液、5％葡萄糖氯化钠溶液、5％～10％葡萄糖溶液、右旋糖酐 40、白蛋白、血浆或全血。如无心肺疾病,输液速度可加快,尽快补充已丢失的血容量,还要补充扩大的毛细血管床,一般会明显超过估计的液体损失量。

③减少胰腺坏死与渗出:原发病的治疗是休克治疗的根本,胰腺坏死和渗出减少,体液的丢失液相应减少,有利于循环血量的补充,同时也会减少炎性细胞因子对血管的作用。

④准确记录出入量,监测肝肾功能,维持水、电解质平衡,纠正水、电解质紊乱和酸碱失衡。

2.营养失调:低于机体需要量

(1)相关因素:急性胰腺炎为高分解代谢性疾病,尤其是重症急性胰腺炎易造成营养失调。营养状态的好坏,直接关系到机体的抗病能力以及救治成功率。

(2)临床表现:表现为消瘦、胰腺脓肿、败血症全身感染症状等。

(3)护理措施:

①在对重症急性胰腺炎患者进行营养治疗时,需根据治疗目标,即能量正氮平衡来进行密切监测。

②对于重症急性胰腺炎患者,目前主张采用阶段性营养支持,即先肠外营养,根据患者的个体情况,将所需的营养物质配制到营养大袋内,由中心静脉输入;然后肠外营养与肠内营养并用,即肠外营养的同时联合肠内营养;最后是全肠内营养的过程,所有营养素均从肠内供给,并根据患者的适应情况由管饲改为口服,从流质逐渐过渡到少量脂肪、适量蛋白质等易消化饮食。肠内营养剂型先采用短肽类制剂,再过渡到整蛋白类制剂。无论是静脉、管饲还是口服治疗,每天给予的能量根据患者的身高和体重计算,供应量必须足够。氨基酸、糖类和脂肪比例根据病情的严重程度进行调整。

③重症急性胰腺炎患者肠内营养管饲宜选择螺旋鼻空肠管。有研究表明,食物分解产物可刺激胃、肠黏膜,使促胰液素的分泌量增加,但食物距幽门越远刺激作用越小。经空肠给予要素饮食可避免头、胃、肠三相的胰腺分泌,使胰腺保持静止修复状态,符合胰腺炎治疗的要求。置管前做好患者的解释工作,协助患者采取坐位或半坐位。当插管进入咽喉部时可让患者喝少量的水,以便管道顺利进入食管到达所需位置。为了避免管道在胃内打圈,可在插管前和拔除引导钢丝前在管腔内注入冰开水 20mL。置管后在鼻外固定留有 15cm 空余,肌内注射甲氧氯普胺,嘱患者取右侧卧位,让鼻肠管随胃蠕动顺利通过幽门进入十二指肠至空肠。如无胃动力患者可直接在 X 线透视和内镜帮助下送至所需位置。如空肠管头端超过十二指肠悬韧带 30～40cm 则开始提供营养。

④加强鼻空肠管的日常护理:为避免发生管腔堵塞并确保正常使用,每次暂停输注时,用25～50mL 冷开水冲洗管道,平均 8 小时冲洗管道一次。鼻饲液温度应控制在 36～41℃,冬季可用温控器或热水袋焐于管周以提高输注液的温度。夏季要防止气温过高导致营养变质。经常巡视观察,多倾听患者主诉,调节合适的滴速,速度太快易发生不耐受症状,如腹胀、腹泻、恶心、欲吐等。肠内营养遵循量由少到多、浓度由低到高、速度由缓到快的原则,逐渐达到患者所需的量及浓度要求。妥善固定管道,防止扭曲、滑脱。

⑤做好患者营养评估,定时监测血、尿糖,血电解质及肝肾功能变化;准确测量体重;记录24 小时出入量及大便的量和次数,留尿测氮平衡以评价肠内、外营养效果。

3.疼痛

(1)相关因素:主要是由胰腺包膜的肿胀、腹膜后的渗出、化学性腹膜炎和胰胆管的堵塞和痉挛所致。

（2）临床表现：疼痛以中上腹及左上腹为主，并向腰背部放射。疼痛持续时间较长，并由于胰腺出血坏死、大量液体渗出，引起全腹痛。

（3）护理措施：

①倾听患者主诉，及时进行疼痛评估，了解疼痛的部位、强度、性质、持续时间、发生规律等，做好记录，及时报告医生。

②遵医嘱给予禁食、禁水及胃肠减压，抑制胃酸分泌，从而减少对胰腺的刺激，使胰腺处于休息状态。合理安排施他宁、善宁等药物静脉注射，控制注射速度，持续抑制胰腺分泌。采用中医药治疗，如芒硝腹部外敷，有利于减少胰腺渗出；中药大黄胃管注入及灌肠以通肠、保护胰腺细胞。中医治疗有助于从根本上控制疾病发展从而减轻疼痛症状。

③根据患者疼痛程度遵医嘱给予肌内注射镇痛药物，如布桂嗪、盐酸哌替啶等，观察镇痛效果和生命体征有无变化，并做好疼痛评估。必要时遵医嘱给予PCA泵镇痛。

④安慰鼓励患者，告知疼痛发生的原因，解除紧张情绪。各项操作轻柔。协助患者采取舒适体位，并采取转移其注意力的方法减轻其疼痛症状。

⑤确保胃管的在位通畅，达到有效吸引。加强留置胃管的舒适护理。有研究表明，长期留置胃管对鼻腔、食管黏膜均将造成一定程度的损伤，如黏膜水肿、充血、糜烂。给予复方薄荷滴鼻剂滴鼻，3～4滴/次，3次/天；同时口服液状石蜡每次10mL，3次/天，对鼻腔及食管黏膜损伤有积极的防护作用。

⑥严密监护，做好安全防护。必要时给予上、下肢的约束，防止其疼痛期间自行拔出各管道，从而增加反复插管的痛苦。

4.潜在并发症：系统性并发症

（1）相关因素：重症急性胰腺炎，由于胰腺组织大量坏死、渗出，胰腺炎症介质或坏死产物进入血液循环，可造成多器官功能障碍。

（2）临床表现：肺间质水肿或成人型呼吸窘迫综合征（ARDS）；低血压和休克；急性肾衰竭；弥散性血管内凝血（DIC）；胰性脑病；消化道出血；心律失常、心功能不全等。

（3）护理措施：

①严密监测生命体征的变化，尤其是呼吸和血氧饱和度。持续予以吸氧，纠正低氧血症是ARDS治疗的首要任务。早期轻症者吸入高浓度氧（50%以上），维持PaO_2在60mmHg以上。上述治疗无效或重症患者应采用机械通气，通常采用呼气末正压通气（PEEP）。PEEP能改善ARDS的换气功能。

②准确记录患者的出入量，监测肾功能。重症急性胰腺炎患者中有20%左右出现肾衰竭，病死率高达80%。在纠正或排除血容量不足、脱水后，每天尿量<400mL，血肌酐（Scr）和BUN进行性升高，考虑急性肾衰竭。在减少胰腺进一步坏死、渗出，合理补充血容量，改善肾功能的基础上给予血滤治疗可提高救治成功率。

③由于大量炎性介质释放损害心肌，造成心肌收缩力下降，导致心力衰竭，同时也会引起各种类型的心律失常。连续心电监护，及早发现心律失常及其先兆。合理安排输液次序和速度。如患者出现呼吸困难、咳嗽、咯血、失眠，肺底听诊有湿啰音伴哮鸣音时，给予坐位或半卧位，按医嘱给予镇静剂、利尿剂、血管扩张剂、强心药、皮质激素等药物治疗，高流量吸氧6～

8L/min,加用乙醇湿化,通过吸入 20%～30% 乙醇湿化的氧气,降低肺泡泡沫的表面张力,使泡沫破裂,从而改善通气。加强心理支持,保持环境安静舒适,温度适宜,避免不良刺激。

④密切观察患者神志变化。如患者出现很难用现有证据解释的精神异常,定向力障碍,或有幻想、幻觉、躁狂状态等时,应考虑是否有胰性脑病的发生。除按医嘱给予神经营养药外,还要加强安全防护,使用床栏、约束带,专人陪护。

⑤注意观察患者皮肤、黏膜、牙龈、伤口及穿刺部位有无出血及瘀斑,检查患者分泌物和排泄物的颜色、性状、量,观察有无出血症状。监测肝功能和凝血状况,积极防治 DIC 的发生。

重症急性胰腺炎起病急,变化快,并发症多,治疗护理量大,因此需要业务素质较高的护理人员护理。护士应扎实地掌握基础理论和专科知识,熟练操作各种监护仪和呼吸机等急救仪器,能及时发现病情变化,正确分析监护结果,为医师诊断和制订治疗方案提供有价值的信息。

5.有感染的危险

(1)相关因素:肠道细菌和内毒素移位是导致重症急性胰腺炎并发感染、脓毒血症和死亡的重要原因之一;各种侵入性导管,如气管插管、中心静脉管、腹腔灌洗引流管、导尿管的留置均会增加感染的机会。有研究表明,重症急性胰腺炎死因主要是胰腺及胰周组织的继发感染及导管相关感染的发生。因此,必须加强重症监护病房的感染预防。

(2)临床表现:体温升高,可呈持续高热;体温保持在 38.5℃ 左右,不升不降;体温不升,保持低体温。呼吸明显加快。窦性心律过速或过缓,并可出现不同程度的心律失常。血压下降,甚至休克。

(3)护理措施:

①严密观察体温变化,定期遵医嘱查血、尿、粪、痰、引流液的细菌及真菌培养。血培养采动脉血可提高阳性检出率。

②遵医嘱使用甲磺酸帕珠沙星氯化钠注射液、甲硝唑、特治星注射用哌拉西林钠他唑巴坦钠等药物抗感染,掌握给药时间、剂量,使用时应现配现用,注意观察药物的不良反应。

③加强生活护理:勤翻身叩背,教会患者有效咳嗽,促进痰液的排出,必要时按医嘱给予雾化吸入。口腔护理每天 2～3 次,观察口腔黏膜有无破溃、白斑,可用 2.5% 碳酸氢钠溶液预防口腔真菌感染。会阴护理每天 2 次,对于肥胖、出汗较多或分泌物较多的患者可用妇科清洁液清洗。灌肠后大便次数增多的患者要注意加强肛周护理。

④控制院内感染的发生,严格无菌操作。定期更换各种导管、延长管、套管、肝素帽、贴膜等。妥善固定各种管道,防脱出和污染。对于出现 ARDS 机械通气的患者,要加强呼吸机管道的护理,严格按流程和无菌要求操作。每班检查气囊充气量,防插管移位和气道漏气。保持呼吸道通畅,及时有效清除呼吸道分泌物。吸痰时避免吸引负压过大,以免损伤气道黏膜。每次吸痰时间不宜过长,不超过 15 秒,以免加重缺氧。

⑤保持空气新鲜,每天紫外线消毒 2 次,定期监测监护室的空气培养。开窗通风时要注意保暖。每床床尾备有快速消毒液,提高医务人员消毒手的依从性。出入监护室的医务人员要更换鞋子,戴口罩。严格控制探视人员和探视时间,探视人员进入时穿上隔离衣、鞋套、戴口罩。卫勤人员定期擦拭、消毒地面、治疗车、输液架、床架、监护仪等。

⑥早期肠内营养,减少肠道细菌易位,改善机体免疫功能。

6.有皮肤完整性受损的危险

(1)相关因素:与长期卧床、营养失调等有关。

(2)临床表现:骶尾部、背部、足跟等部位发生压疮。

(3)护理措施:

①每班检查全身皮肤,做好评估,尤其受压部位有无红肿、破损,做好防范措施。

②重症急性胰腺炎由于病程较长,组织易缺血缺氧,常规使用气垫床。

③加强皮肤护理,每天擦身 2~3 次。保持衣裤、床单位清洁、干燥、平整。避免各种导线、导管受压造成皮肤损伤。使用便器时避免拖、拉、拽等动作。

7.焦虑

(1)相关因素:与起病急、病情重、病程长、担心预后有关。

(2)临床表现:烦躁、失眠、抑郁等症状。

(3)护理措施:

①主动向患者及其家属介绍该病的发病原因、治疗及预后等情况,在鼓励其增加信心的基础上告知患者及其家属需配合的注意事项。

②及时了解患者不同阶段的不同心理变化,有针对性地给予心理支持。

③做各项有创检查和治疗时要用隔帘,尽可能减少不良刺激。

④保持病房安静、舒适,温湿度适宜。

⑤对于过度紧张、烦躁、疲劳、无法入睡的患者遵医嘱给予镇静药物,避免过多的氧消耗。

(七)健康教育

1.心理指导

急性胰腺炎患者发病前大多数平素体健,一旦发病心理承受能力差,尤其重症急性胰腺炎病情重、病程长、费用高,易出现悲观失望情绪。责任护士一定要细心观察,能时刻感受到患者的心理变化,有针对性地给予指导和心理支持,增加康复信心。同时,要使患者家属给予患者安慰、鼓励和帮助,有助于患者更好地配合治疗和护理。

2.饮食指导

(1)急性期:急性发作期需严格禁食,抑制胰腺分泌。轻症急性胰腺炎一般禁食 3~5 天。重症急性胰腺炎一般禁食时间较长,禁食期间遵医嘱给予肠外营养,待血、尿淀粉酶正常,生命体征相对稳定,肠蠕动恢复,可以给予留置鼻、空肠营养。

(2)恢复期:病情缓解、症状基本消失后,可给予无脂高糖类流质饮食,如果汁、米汤、菜汁等。禁食浓鸡汤、甲鱼汤、牛奶、豆浆等食物。病情逐渐稳定后饮食可逐渐增加,逐步采用低脂半流质、低脂软食。禁食高脂、高胆固醇食物,如肥肉、动物内脏及鱼子、蛋黄、油煎、油炸食品等,禁辛辣、刺激性食物或调味品等。戒烟、戒酒。

3.用药指导

(1)急性期:告知各种药物的作用及输注速度的要求,患者及其家属不得随意调整,以免发生不良反应或无法达到药效。

(2)恢复期:按医嘱给予胰酶肠溶胶囊补充胰蛋白酶,嘱餐中服;酪酸梭菌活菌片、双歧杆菌三联活菌散调整肠道菌群,餐后服用。

4.休息指导

急性期嘱患者绝对卧床休息,待病情稳定后,可在床边适当活动,活动量要循序渐进,以不感疲劳为宜。恢复期要劳逸结合,避免疲劳,养成良好的作息习惯。

5.出院指导

发放健康宣教单,告知恢复期注意事项,每 2～4 周复查一次,如有腹痛、体温升高等病情变化,随时就诊。遵医嘱按时服药。胆源性 MAP 恢复后应尽早行胆囊切除术,以防 AP 复发。胆源性 MSAP 或 SAP 患者,为预防感染,应推迟胆囊切除术至炎症缓解、液体积聚消退或稳定后实施。酒精性胰腺炎,要劝患者戒酒。高脂血症性胰腺炎,用药物降脂并监控三酰甘油水平。

6.电话回访

出院 1～2 周由责任护士负责电话回访,指导患者及其家属合理饮食、作息和服药,避免诱发因素,从而提高生活质量。

二、慢性胰腺炎

慢性胰腺炎(CP)是各种原因引起的慢性进行性胰腺炎症、纤维化、不可逆的胰腺损害从而导致内分泌和外分泌功能破坏。以组织学为基础,将慢性胰腺炎分为慢性钙化性胰腺炎、慢性阻塞性胰腺炎、慢性炎症性胰腺炎和自身免疫性胰腺炎。按病程可分为代偿期、进展期、失代偿期。发病率近年来有逐年升高趋势,可能与目前开展外分泌功能检查和多种影像学检查确诊的病例相对增加有关。

(一)病因与发病机制

慢性胰腺炎的病因复杂,还不十分清楚。在欧美等西方国家中,慢性胰腺炎主要病因是因长期酗酒造成的酒精中毒,占慢性胰腺炎病因的 60%～80%。在我国主要与胆道系统疾病有关。此外,急性胰腺炎、胰腺分裂症、自身免疫等因素在慢性胰腺炎的发生、发展过程中也有一定的作用。

1.慢性酒精中毒

慢性酒精中毒是西方国家引起慢性胰腺炎的主要病因。有报道大量饮酒者(饮酒量在100g/d 以上)慢性胰腺炎发病率明显升高。目前随着人们生活水平的提高、乙醇消耗量的增加,发病率有所上升。乙醇引起慢性胰腺炎的主要机制可能为乙醇刺激胰腺分泌增加,使胰腺对胆囊收缩素(CCK)的敏感性升高,胰液中胰酶和蛋白质含量升高,钙离子浓度增加,容易形成胰管内蛋白栓子造成胰管梗阻,损害胰腺组织。此外,乙醇也会直接损伤胰腺腺泡;乙醇还可引起胆胰壶腹括约肌痉挛,十二指肠乳头部炎性肿胀,胰液流出受阻。乙醇对胰腺的损害易使钙质沉着于脂肪坏死区形成钙化,所以酒精性慢性胰腺炎中胰腺钙化较多见。

2.胆道系统疾病

近年来我国研究资料表明,胆道系统疾病是我国慢性胰腺炎最主要的病因,这可能和我们国家的生活习惯、方式等有关。引起慢性胰腺炎的各种胆道系统疾病有急、慢性胆囊炎,胆管炎、胆石症、胆道蛔虫病,胆胰壶腹括约肌痉挛或功能障碍等。发病机制主要是炎症或结石所引起的胆总管开口部或胰管和胆管交界处狭窄、梗阻,使胰管胰液流出受阻,胰管内压力升高,导致胰腺腺泡、胰腺小导管破裂,损伤胰腺组织及导管系统。此外,胆胰壶腹括约肌功能障碍,乳头肌持续痉挛狭窄,也可引起胰液流出不畅,胰液潴留形成慢性胰腺炎;胆道蛔虫等寄生虫如钻入胰管或胆总管下端,虫卵刺激等亦可造成胰管炎症及梗阻,形成慢性炎症。

3.急性胰腺炎和胰腺外伤

急性胰腺炎与慢性胰腺炎的主要区别在于致病因素去除后,急性胰腺炎的胰腺组织和功能可完全恢复正常,而慢性胰腺炎则会导致胰腺组织和功能慢性持续性损害。但是,重症急性胰腺炎合并有胰腺假性囊肿或胰腺外伤后感染形成胰腺脓肿,均可导致胰腺不可逆损伤,逐渐发展为慢性胰腺炎。

4.胰腺分裂症

胰腺分裂症是一种胰腺发育过程中主、副胰管未融合的先天性发育不全,人群中的发生率为5%～7%。由于主胰管引流胰头部少量胰液,大量胰液由副胰管通过副乳头排出,故容易导致胰液引流不畅而发生胰腺炎。近年来,研究认识到特发性胰腺炎中有10%～30%是胰腺分裂症引起的。

5.遗传性胰腺炎

遗传性胰腺炎是一种常染色体显性遗传性疾病,在我国较少见,常在儿童期发病。临床表现主要是反复发作的上腹部疼痛,常有高脂血症。遗传性胰腺炎逐渐演变为慢性胰腺炎,胰腺可广泛纤维化,伴多发胰管狭窄,可有胰管结石。

6.高钙血症

研究表明,血液中钙浓度升高可刺激胰腺分泌胰酶,持续的高钙血症也会过度刺激胰腺腺泡导致胰腺炎。高钙血症会降低胰管和组织间隙的屏障作用,使钙离子更多地渗入胰液中,胰液中钙离子浓度升高,易在碱性胰液中形成沉积,造成胰管结石。胰腺实质中钙浓度升高也易激活胰酶造成胰腺炎反复发作。因此,高钙血症是慢性胰腺炎的好发因素。

7.热带性胰腺炎

营养不良是热带性胰腺炎的重要发病因素,主要见于非洲和某些亚洲热带国家儿童,我国较少见。蛋白质摄入严重不足时,胰腺腺泡内酶原颗粒减少,导致腺体萎缩纤维化,形成慢性胰腺炎。

8.其他因素

近年来认为慢性胰腺炎可能与某些免疫疾病有关,如系统性红斑狼疮、原发性硬化性胆管炎、炎性肠病及其他自身免疫性疾病可合并慢性胰腺炎。但具体发病机制目前还不清楚。

(二)临床表现与诊断

1.临床表现

轻度慢性胰腺炎无明显特异性。中重度慢性胰腺炎可有多种典型的临床症状。

(1)腹痛:是慢性胰腺炎最突出的症状,60%～90%的患者有不同程度的腹痛。疼痛多在中上腹或左上腹,也可在右上腹。疼痛开始为阵发性,可反复发作,呈隐痛或钝痛,随病情加重可发展为持续性刺痛或剧痛,平卧位或进食后躺下疼痛加重,前倾俯坐或屈膝,腹部抱枕时疼痛可缓解。

(2)消化不良症状:慢性胰腺炎大多数有腹胀、腹泻、食欲减退、恶心、嗳气,乏力、消瘦等症状。由于胰腺外分泌功能不全,分泌胰酶减少,对食物消化吸收功能减退。另因进食后腹痛加剧,易使患者食欲减退,脂肪和蛋白质吸收差,长期会导致体重下降,明显消瘦。重度慢性胰腺炎常有脂肪泻,大便3~10次/天,量增多,呈泡沫状,有酸恶臭味,显微镜下可见脂肪滴。

(3)黄疸:由于我国慢性胰腺炎合并胆道疾病较多,在临床上常见有黄疸,以直接胆红素升高为主。引起黄疸的原因主要为胰头肿大压迫胆总管、胰腺假性囊肿和纤维化肿块压迫胆道等,也可因胆石症、胆道感染所致。

2.并发症

(1)糖尿病:是最常见的并发症。慢性胰腺炎可导致胰腺外分泌功能不足,胰岛素分泌不足,血糖升高。国外报道称30%~80%慢性胰腺炎合并糖尿病。

(2)腹块:慢性胰腺炎可合并胰腺假性囊肿,有部分患者腹部可触及包块,多在中上腹,急性发作时可有压痛。小部分患者腹部可听到血管杂音,常在左上腹或脐上偏左闻及,这是由于胰腺纤维化肿块或胰腺囊肿压迫脾静脉所致。

(3)腹水:慢性胰腺炎患者有的可出现腹水,常由于胰腺囊肿及炎症刺激腹膜所致,腹水量多少不一,蛋白质含量常较高,腹水淀粉酶可明显升高。如显著高于血淀粉酶可诊断为胰性腹水。长期重症慢性胰腺炎营养状况差,可出现低蛋白血症及全身水肿。

(4)上消化道出血:慢性胰腺炎可合并上消化道出血,出现呕血和黑粪症状。主要原因与胰腺纤维化、胰腺囊肿,压迫脾静脉或有门静脉血栓形成导致门静脉高压症有关,也可与合并消化性溃疡、出血糜烂性胃炎导致呕血和黑粪有关。

3.诊断

慢性胰腺炎临床表现无特异性,诊断较困难,确诊率与典型的病史、病因、症状、体征、影像学及内镜检测等关系密切。对于反复发作或持续性上腹部疼痛,伴有明显消瘦、脂肪泻、糖尿病,结合发作时血淀粉酶升高,可考虑此病。影像学检查可发现胰腺特征性的损害,实验室检查示胰腺外分泌功能异常。

(1)影像学检查:

①X线检查:部分患者在腹部平片时可见沿胰腺分布的钙化斑点或结石,是诊断慢性胰腺炎的重要依据。

②超声检查:体表B超(US)检查可见胰腺增大或缩小、回声增强、胰管不规则扩张。超声内镜(EUS)检查能观察到整个胰腺,图像清晰。CP代偿初期影像学检查诊断困难,EUS可见胰腺回声不均,散在点状、斑状强回声,胰实质分叶状改变和不规则包膜可能有早期诊断的价值。胰管内超声(IDUS)可更清晰地观察胰腺,包括胰管及胰腺实质的变化,不仅能显示胰管扭曲或扩张,而且由于探头的高分辨率和直接插入胰管,使胰实质的细微变化和胰管分支的情形有效显示。

③CT检查:早期实质改变及对小胰管的影响,CT不能发现,但对于终末期及疾病并发症能够进行高度可信的评估。通过口服及静脉注射对比造影剂螺旋CT技术及5mm薄层扫描技术,胰腺可以完全显示。动态CT扫描对于主胰管扩张显示具高度敏感性,并显示胰管结石和胰腺假性囊肿。

④MRI检查:胰腺呈弥散性或局限性肿大,晚期胰腺体积萎缩。MRI可发现大于1cm的钙化灶,出现假性囊肿则呈清楚的低信号强度。可观察到主胰管不规则扩张、粗细不均匀、扭曲,或呈囊状、串珠状扩张。

⑤内镜下逆行性胰胆管造影(ERCP):在所有影像学方法中,对于慢性胰腺炎诊断及分期,ERCP是一个金标准,可清晰地显示胰管扩张等改变。

(2)实验室检查:

①胰腺外分泌功能检查:有关检查项目较多。可以通过粪便进行脂肪定量、定性和相关酶的测定。也可以通过直接或间接刺激法,测定不同时间内十二指肠内或血液中胰液和胰酶含量的变化,此类方法包括口服合成多肽-N-苯甲酰-L-酪氨酸-对氨基苯甲酸(BT-PABA)试验等。

②促胰液素试验或促胰液素-促胰酶素试验:促胰液素及促胰酶素能兴奋胰腺外分泌。空腹插入特制双腔十二指肠管,分别收集空腹及静脉注射促胰液素或促胰液素和促胰酶素后一定时间内的十二指肠液,测定总分泌量、重碳酸盐和酶(淀粉酶、脂肪酶、胰蛋白酶等)活性。慢性胰腺炎时胰液分泌总量、重碳酸盐和酶活性均降低。

(三)治疗原则

慢性胰腺炎的治疗主要包括非手术治疗和外科手术治疗。其主要目的是缓解临床症状,改善胰腺功能,促进胰液引流和避免复发。

1.非手术治疗

(1)病因治疗:是慢性胰腺炎治疗的基础环节,如酒精性CP患者应完全戒酒。胆道疾病引起的CP应积极治疗胆道结石或炎症,解除梗阻。

(2)去除诱因:对高脂血症者应饮食控制,必要时降血脂治疗。避免暴饮暴食。

(3)胰酶替代治疗:治疗胰腺外分泌功能不足症状,主要采用胰酶替代疗法。胰酶制剂通过参与胰腺外分泌的负反馈抑制,有助于缓解疼痛。

(4)对症治疗:以疼痛为主要表现者,可给予非甾体抗炎药物或口服麻醉类药物,配合口服胰酶制剂和制酸剂。严重吸收不良时应注意补充营养,可考虑要素饮食或全胃肠外营养,对长期脂肪泻患者还应注意补充脂溶性维生素(维生素A、维生素D、维生素K)及维生素B_{12}、叶酸,适当补充铁剂、钙剂及各种微量元素。

(5)内镜介入治疗:胰管狭窄、结石梗阻是慢性胰腺炎常见的形态学改变,可引起腹痛及胰腺炎的反复发作。近年来,有多种内镜介入治疗方法应用于胰管狭窄、结石的治疗。根据胰管显像情况选择不同的治疗方法,如胰管括约肌切开(EPS)和胰管扩张、乳头括约肌切开术(EST)、胰管支架置入术、胰管结石取出术、胰腺假性囊肿引流术等。内镜治疗的目的在于解除胰管梗阻,进而缓解胰管内高压引发的临床症状,从而改善患者的胰腺外分泌功能。

(6)体外冲击波碎石(ESWL):利用冲击波从体外将人体内的结石击碎,变成细小的碎块,以利于排出体外。对于胰管结石较大、嵌顿于胰管内或合并胰管狭窄者,ESWL联合内镜下取石,可提高取石和胰管内置入支架成功率。

2.外科手术治疗

对于有疼痛但胰管不扩张、胰腺组织纤维化尤其是钙化的CP患者,不适合做引流而应改为胰腺切除术。切除目的在于消除炎症、纤维化区域及减少胰液的分泌和神经冲动引起的疼痛。

（四）护理问题

1.疼痛

（1）相关因素：CP 的疼痛机制是多因素的，主要可能是胰管和胰组织的压力升高，胰腺病变刺激周围神经丛，胰腺周围纤维化及粘连牵拉神经节有关神经损害等因素。

（2）临床表现：持续或阵发性上腹痛，进食后疼痛加重，喜抱枕屈膝。

（3）护理措施：

①加强巡视，做好生活护理，给予心理支持。

②观察患者疼痛的性质、持续的时间及伴随症状，认真做好疼痛评估，及时告知医生。

③按医嘱给予各项镇痛药物。应用镇痛药要根据患者的具体情况选用不同类药物，对烦躁不安、睡眠不佳的患者可配合用安定类镇静药，对非甾体类抗炎镇痛药有效的患者也要注意可能损伤胃黏膜的不良反应。布桂嗪（强痛定）也有较好的疗效，口服曲马多、吗啡镇痛效果较好，但要注意可能出现的并发症。镇痛药物选用应注意以下几点：尽量选用小剂量非成瘾性镇痛药；积极配合其他治疗；症状缓解及时减药或停药，尽可能间歇交替用药；警惕镇痛药成瘾或药物依赖，避免长期用成瘾性镇痛药。

④口服足量胰酶制剂可减少胰腺分泌，临床常选用胰酶肠溶胶囊，能有效缓解疼痛，嘱患者就餐时服用。

⑤对于证实有主胰管狭窄伴分支扩张的患者，可在内镜下行胰管支架置入术。介入治疗前，要加强交流沟通，耐心细致地做好解释工作，让患者了解自己疾病的症状是因为胰管狭窄而导致胰液引流不畅所致，放置支架后能很好引流胰液，达到缓解疼痛的目的。

a.术前准备：完善各项常规检查，严格掌握适应证和禁忌证；抽血验血型、交叉配血及备血；嘱患者空腹 8 小时以上；穿着符合 X 线检查的规定和要求，去除佩戴的金属物品或影响检查的衣物；右手留置静脉套针，以便术中用药；口服胃镜胶，麻醉润滑咽喉部并去除胃内泡沫；协助患者躺于 X 线检查台，取左侧卧位；术前肌内注射或静脉注射山莨菪碱或丁溴东莨菪碱，减缓肠蠕动，使十二指肠处于低张状态，便于医生操作，也可使图像清晰；可酌情应用地西泮或哌替啶，以缓解患者紧张情绪。

b.术后观察及护理：嘱患者绝对卧床休息 24 小时；禁食 1 天，待次日血淀粉酶正常，无呕吐、腹痛等不适，可给予低脂流质饮食，逐步改为低脂半流质饮食至软食；监测生命体征，注意观察血压、体温、脉搏、意识，有无黑粪、腹痛等情况，及早发现可能出现的并发症并及早处理；常规给予酚磺乙胺、氨甲苯酸、氧氟沙星等止血、抗感染治疗；加强巡视，做好生活护理，及时满足患者生活需求。

2.营养失调：低于机体需要量

（1）相关因素：胰腺炎可导致高代谢反应，增加分解代谢。疼痛加重期间，饮食摄入减少。CP 患者的外分泌功能障碍，消化酶分泌不足，蛋白质、脂肪、糖类的吸收差，维生素、微量元素缺乏。约 60% 的患者有糖耐量异常。

（2）临床表现：消瘦，50% 患者伴有糖尿病，可出现夜盲症、皮肤粗糙、肌肉无力、出血倾向。

大便恶臭,有泡沫,常有脂肪泻。

(3)护理措施:急性发作期的营养治疗为禁食,静脉输液,每天补液量在 3000mL 左右,根据血生化监测及时补充电解质、维生素和微量元素。随病情好转,给予清淡流质饮食,包括米汤、藕粉、果汁,逐渐过渡到低脂、适量蛋白质、多维生素半流质饮食,继而过渡到能量充足、适量蛋白质、脂类与糖类分配合理的软食。

3.焦虑

(1)相关因素:疾病迁延不愈、反复发作,疼痛影响睡眠,担心预后等因素。

(2)临床表现:常表现为烦躁不安或情绪低落、沉默寡言,睡眠质量差。

(3)护理措施:多倾听患者主诉,根据患者的具体情况采取不同的疏导方法。告知患者 CP 虽然是慢性疾病,但可有效控制症状,提高生活质量。目前有很多有效的治疗方法,如胰酶替代治疗、内镜介入治疗或外科手术治疗等。调整患者的饮食结构和生活规律,减少发作的次数和减轻疼痛的症状,勿长期依赖镇痛药,防止胃黏膜损害、便秘、尿潴留及成瘾等症状发生。

(五)健康教育

1.心理指导

向患者及其家属介绍 CP 病因、诱因、主要临床表现及目前该疾病的诊治进展,让患者了解内镜介入治疗或外科手术治疗的时机和意义,以减少不必要的顾虑。疼痛发作时多给予关心、鼓励,嘱患者卧床休息,稳定情绪,采取放松疗法,配合药物解痉、镇痛缓解症状。

2.胰管支架置入术后指导

对于胰管支架置入后的患者要针对可能出现的远期并发症,如支架移位、支架阻塞及胰管形态改变等提供相关医疗知识信息。

(1)支架移位:移位亦可能与支架的物理特性和胰管的解剖有关。支架移位后患者常有轻、中度持续腹痛伴恶心、呕吐。一旦发生需及时与主诊医生联系经内镜方法取出。嘱患者避免剧烈运动。

(2)支架阻塞:胰管支架放置后 6 个月内阻塞的发生率可达 50%。阻塞物多为细胞碎屑、钙盐与碳酸盐结晶、胆红素钙盐及细菌等的混合物。支架阻塞时,可表现为反复发作性腹痛、胰腺炎或囊肿感染。支架放置后应密切随访,一旦出现腹痛发作或 MRCP 显示支架上方主胰管扩张提示内支架堵塞,需来院取出或更换。根据病情可采取定期支架更换(每 3 个月更换一次),支架更换由细到粗,待狭窄恢复、胰液引流通畅可结束支架放置。

(3)胰管形态改变:长期胰管内支架引流可导致胰管不规则、变窄,侧支胰管扩张以及胰管周围纤维化、萎缩等形态学改变,类似慢性胰腺炎。去除支架后多数会恢复正常。

3.饮食指导

戒烟、戒酒。饮食要有规律,宜清淡,适时、适量,防暴饮暴食,避免生冷、刺激性、产气较多食物,避免油煎、油炸、高脂肪、高胆固醇食物。每天能量供给在 2500～3000kcal,脂肪摄入量 50g/d,蛋白质 100～120g/d,糖类 300g/d,及时补充脂溶性维生素、微量元素。若患者有糖尿病,则按糖尿病的基本饮食处理。

4.用药指导

CP 患者腹痛常剧烈难忍,应综合积极治疗。服用胰酶制剂、制酸剂,根据患者具体情况,加用镇静药(安定类)、解痉药(颠茄、山莨菪碱)等提高镇痛效果。部分 CP 患者有弥散性胰腺病变导致 B 细胞广泛破坏引起的胰源性糖尿病,属继发性特异性糖尿病导致的胰岛素分泌不足,应在一般治疗和饮食治疗的基础上使用胰岛素,其使用原则参照糖尿病的治疗。

5.出院指导

劳逸结合,避免劳累、紧张情绪。掌握饮食原则,定期复查或更换支架。支架置入术后避免剧烈运动,以免造成支架移位或脱落。遵医嘱服药,如出现腹痛、恶心、呕吐,血、尿淀粉酶升高及时来院就诊。

第四节　血液透析患者的护理

血液透析(HD)是根据膜平衡原理将患者血液与含一定化学成分的透析液同时引入透析器内,在透析膜两侧流过,分子透过半透膜做跨膜移动,达到动态平衡。患者体内积累的小分子有害物质得到清除,人体所需的某些物质也可由透析液得到补充,从而纠正体内电解质紊乱,维持酸碱平衡。

一、适应证

(一)急性肾衰竭

(1)凡高分解代谢者(血尿素氮每日增长 17.85mmol/L)立即进行透析。

(2)非高分解代谢者,但符合下述第一项并有其他任何一项者,即可进行透析:①无尿或少尿 48 小时以上;②血尿素氮$\geq$35.7mmol/L(100mg/dL);③血肌酐$\geq$884/μmol/L(10mg/dL);④血钾$\geq$6.5mmol/L(6.5mEq/L);⑤血浆$<$15mmol/L,CO_2 结合力$<$13.4mmol/L(35Vol%);⑥有明显水肿、肺水肿、恶心、呕吐、嗜睡、躁动、意识障碍;⑦输血或其他原因所致溶血、游离血红蛋白$>$12.4mmol/L。

(二)慢性肾衰竭

①内生肌酐清除率$<$10mL/min;②血尿素氮$>$28.6mmol/L(80mg/dL),或血肌酐$>$707.2μmol/L(8mg/dL);③血尿酸升高伴有痛风者;④口中有尿毒症气味、伴食欲丧失和恶心、呕吐等;⑤慢性充血性心力衰竭、肾性高血压或尿毒症性心包炎,用一般治疗无效者;⑥出现尿毒症神经系统症状,如个性改变、不宁腿综合征等。

(三)急性药物或毒物中毒

凡能够通过透析膜而被析出的药物及毒物,即分子量小、不与组织蛋白结合,在体内分布比较均匀,而不固定于某一部位者,均可采取透析治疗,如巴比妥类、甲丙氨酯(眠尔通)、甲喹酮(安眠酮)、副醛、水合氯醛、氯氮䓬(利眠宁)、海洛因、乙醇、甲醇、阿司匹林、非那西丁、对乙酰氨基酚(扑热息痛)、奎宁、环磷酰胺、异烟肼、砷、汞、铜、氟化物、溴化物、氨、内毒素、硼酸、四氯化碳、三氯乙烯以及链霉素、卡那霉素、新霉素、万古霉素、多黏菌素等。

二、禁忌证

血液透析无绝对的禁忌证,相对禁忌证为:①休克或低血压;②严重的心肌病变导致的肺水肿及心力衰竭、严重心律失常;③严重出血倾向或脑出血。

三、操作前准备

(一)血管通路

进行血液透析的必要条件是建立血管通路,血管通路是血液从人体内引出,进入管道和透析器,再回到人体内的通路,是维持血透患者的生命线。分为:

1.暂时性血管通路

用于紧急透析、内瘘未形成时。主要有动-静脉外瘘和中心静脉插管。动-静脉外瘘是将前臂的桡动脉和头静脉分别插管,在皮肤外将两者用硅胶管连接成"U"形,形成动、静脉体外分流,但易脱落、出血、发生感染和血栓,现已少用。中心静脉插管是目前使用最频繁的临时血管通路,置入中心静脉(颈内静脉、锁骨下静脉、股静脉)插管后可立即使用。

2.永久性血管通路

主要有动-静脉内瘘,是最常用的永久性血管通路,外科手术将动脉与静脉直接吻合(常是将桡动脉与头静脉吻合)后,动脉中血流进入静脉血管,使吻合口附近静脉管壁动脉化,慢慢膨大鼓起,可用作动脉血管穿刺。动-静脉内瘘需要术后2周后才能使用,如保护得当,可以长期使用。

(二)肝素的应用

血液透析中需用肝素抗凝。

常规肝素化:适用无出血倾向、无心包炎的患者。首次剂量为15～20mg,以后每小时10mg。

边缘肝素化:适用于有轻中度出血倾向、有心包炎的患者。首次剂量为6～8mg,以后每小时5mg。

局部肝素化:适用于有严重出血倾向的患者。仅在透析器动脉端用肝素持续注入,而在透析器静脉端用鱼精蛋白中和肝素。

无肝素化:适用于高危出血患者。

四、并发症

血液透析时的并发症可分为两大类,技术性故障引起和透析疗法本身所带来的并发症。

(一)技术性故障引起,完全可以避免

1.透析膜破裂

常因静脉端突然阻塞、负压过大或透析器多次复用所致,此时可见透析液被血染。

2.凝血

肝素剂量不足、低血压时间长、血流量不足、血液浓缩、血流缓慢等均可诱发透析器及血液

管道凝血。表现为血流缓慢、静脉压升高或降低,随后除气室内泡沫增多或管道内出现凝血块。

3.透析液高温

常因血液透析机加热器失控所致。

4.透析液配制错误

低渗性透析液可导致稀释性低钠血症,血清钠<120mmol/L,临床表现为水中毒,如头痛、恶心、肌肉痉挛、丧失定向力、意识错乱、抽搐、溶血,伴有背痛与腹痛。高渗透析液可引起高钠血症、细胞脱水,表现为口渴、头痛、定向力丧失、木僵和昏迷。

5.硬水综合征

透析液内钙、镁含量增加,出现高钙与高镁血症,表现为恶心、呕吐、头痛,血压升高,皮肤烧灼感、发痒、发红,兴奋和昏迷。

6.空气栓塞

①血泵前管道有破损;②透析液内有气体扩散到血液内;③肝素泵漏气;④空气捕捉器倾倒;⑤输血时将气体输入;⑥接管或溶解瘘内血栓时空气进入体内。临床表现以空气多少、栓塞部位而不同,可有胸痛、咳嗽、呼吸困难、烦躁、发绀、神志不清,甚至死亡。

7.发热

透析开始后即出现寒战、高热者,为管道污染或预充血人体内后引起的输血反应。透析1小时后出现的发热多为致热原反应。

8.病毒性肝炎

是维持性透析患者严重的感染并发症之一,并可在患者之间交叉传播。

(二)透析治疗所致的并发症

1.失衡综合征

一般在透析开始后1小时发生,迟者可在透析结束后数小时发生。轻者表现为头痛、呕吐、倦睡、烦躁不安、肌肉痉挛;中度者表现为扑翼样震颤、肌肉阵挛、定向力丧失、嗜睡;重者表现为精神失常、惊厥、木僵或昏迷。

2.低血压

透析中低血压多数与过量脱水,血容量急剧下降有关。在很短时间内过量的超滤,致使心排血量降低。另外,低氧血症、自主神经功能紊乱、长期低钠透析、醋酸盐透析、心血管功能不稳定、感染、透析膜或过敏性毒素,均可引起低血压。

3.高血压

高血压是维持性血液透析患者常见并发症,常会导致心力衰竭及死亡。高血压基本可分为"容量依赖性"和"肾素依赖性"两类。

五、血液透析患者的护理

(一)透析前护理

1.透析设备的准备

透析器是物质交换的场所,最常用的是中空纤维型透析器。中空纤维是由人工合成的半透膜,空芯腔内供血液通过,外为透析液。血液透析机可控制透析液的流量及温度、脱水量、血液的流量等,并具有体外循环的各种监护系统。护士应熟练掌握透析机的操作,且注意在开机后各项指标达到稳定后才能开始进行透析。透析设备还包括透析供水系统、透析管道和穿刺针、透析液的准备。透析液可分为醋酸盐和碳酸氢盐两类,首先配制成浓缩 35 倍的透析液,经机器稀释后流入透析器。

2.透析药品的准备

包括透析用药(生理盐水、肝素、5%的碳酸氢钠)、急救用药、高渗葡萄糖注射液、10%的葡萄糖酸钙、地塞米松及透析液等。

3.患者的准备

主要是血管通路的准备,如使用动静脉内瘘,应熟悉内瘘的穿刺和保护方法;如使用动静脉外瘘,应熟悉其使用方法,并注意观察管有无滑脱、出血、栓塞、感染等情况的发生,保持导管的清洁无菌。另外,透析患者的营养问题也很重要,应注意补充蛋白质[摄入量为 1.2~1.4g/(kg·d)]。此外,特别要控制摄入水量,即透析期间患者的体重增长不能超过 2.5kg。由于尿毒症患者及其家属对血透疗法很陌生,容易产生恐惧,心理压力大,因此应向患者及其家属介绍和解释使其了解血透的必要性、方法及注意事项,透析前应尽量消除患者的恐惧和紧张心理。

(二)透析过程中的护理

1.血管通路的护理

(1)临时性血管通路:是在紧急血透时,因永久性血管通路未建立或尚未成熟时所采用的方法,包括颈内静脉插管术、锁骨下静脉插管术、股静脉插管术及直接动脉穿刺术等。

(2)永久性血管通路:它是将患者肢体邻近的动静脉通过外科手术吻合,使之成为血流通道,经过这个通道动脉血转流至静脉。

2.血透中机器的监护

血透机按其功能可分透析液供给系统、血循环控制系统及超滤控制系统。

(1)透析液供给系统及超滤控制系统:主要的监护内容如下。透析液的电导度 13.5~14.5ms/cm。透析液的温度 36~37℃。漏血检测器功能:一旦透析破膜,有血液渗入透析液侧时,机器会自动报警。透析液流量,设定范围为 500±50mL/min。透析液负压的大小根据 HD 的时间、脱水量及使用的透析器情况由人工或机器自动设定。

(2)血循环控制系统的监测:其监测内容有动脉压、静脉压及空气报警三个方面。动脉压上升:静脉穿刺点阻塞,静脉管受阻及透析器内凝血。动脉压下降:低血压、瘘管不完全堵塞或留置管不畅、动脉血管路扭曲、血泵开得太快或血流量不足、针头滑脱等。静脉压上升:静脉针穿刺到静脉外致肿胀,静脉管路不畅,静脉痉挛,静脉针贴近管壁,近心端静脉有狭窄,静脉端除气腔内有血凝块,透析液侧压力降低,体位改变等。静脉压下降:低血压,动脉针位置不当,动脉血路管扭曲,穿刺针滑脱,血流量不足,透析器破膜等。空气报警:血流量不佳,连接不紧密使血液管路漏气,输液时不慎有空气进入等。

3.透析过程中观察

患者的血压、脉搏、呼吸、体温的变化;观察血流量,血路压力,透析液流量、温度、浓度各项指标；准确记录透析时间、脱水量、肝素用量等，注意机器的报警及排除故障等。

4.急性并发症的观察和防治

（1）低血压：少数患者为无症状性低血压，大多数患者可表现为面色苍白，胸闷不适，出冷汗，恶心呕吐，甚至一过性意识丧失，有冠心病者可诱发心律失常及心绞痛。一旦发生，迅速采取平卧、头低足高位，减慢血流量，减慢或暂停超滤。吸氧，必要时输入生理盐水 100～200mL。症状重者加大补液量直至血压上升，症状缓解。还可给予高渗盐水、高渗葡萄糖、白蛋白等，并应结合病因，对症处理。

（2）失衡综合征：是指在透析开始 1 小时或数小时后出现的以神经、精神系统症状为主的症候群，常持续数小时到 24 小时后逐渐消失。血透后血液中的毒素迅速下降，血浆渗透压下降，而血脑屏障使脑脊液中的尿素等溶质下降较慢，以致脑脊液的渗透压大于血液渗透压，水分由血液进入脑脊液形成脑水肿。轻者头痛、恶心、呕吐、倦睡、烦躁不安、肌肉痉挛、视物模糊、血压升高。重者表现为癫痫样发作、惊厥、木僵，甚至昏迷。处理：轻者不必处理，重者可予 50％葡萄糖或 3％氯化钠 40mL，也可输白蛋白，必要时予镇静药及其他对症治疗。

（3）肌肉痉挛：主要部位为腓肠肌、足部或上肢及腹部肌肉。轻者暂停超滤即可缓解，重者需输注高渗葡萄糖液或高渗盐水。超滤设置要适量、正确，并将透析液钠浓度调至 145mmol/L 或更高。

（4）心律失常：以室性期前收缩多见。主要是血清钾、钙浓度的变化；其次是由于透析时血压下降，冠状动脉循环血容量减少、心肌缺血、缺氧所致。监测血透前后血清钾、钙浓度的变化，及时纠正电解质紊乱，严重的心律失常应停止血透。

（5）心力衰竭：高血压、水钠潴留或心功能减退者易在血透过程中发生心力衰竭。故血透前先行单纯超滤，并使透析液渗透压浓度接近血浆渗透压浓度，进行对症处理。

（6）空气栓塞：少量空气呈微小泡沫，缓慢入血，不发生任何症状；若气泡大、漏气速度快，一次进入 5mL 以上时可发生明显气栓症状，如呼吸困难、咳嗽、发绀、胸部紧缩感、烦躁、痉挛、意识丧失甚至死亡。此时立即停泵并夹住静脉管路，将患者置于头低足高、左侧卧位，以防脑栓塞，吸氧；重者可试用经皮穿刺抽出心室的空气，如条件许可，可行高压氧舱治疗。

（7）其他：过敏反应、失血、溶血、发热等，对症治疗。

（三）透析后护理

（1）透析结束时，应缓慢回血，测血压后，如血压正常，嘱患者坐数分钟后缓慢起床，防止发生体位性低血压。

（2）注意观察出血情况：拔除动脉和静脉穿刺针时，应立即压迫止血 10～15 分钟，压迫点应是血管穿刺点。如动脉穿刺，则压迫时间为 30 分钟以上。如有出血倾向，可用鱼精蛋白中和，肝素和鱼精蛋白比为 1mg：1mg。

（3）透析后注意穿刺插管及内瘘的护理，防堵塞及感染。

（4）测量体重，与患者约定下次透析的时间。

第五节　腹膜透析患者的护理

腹膜透析(PD)简称腹透,是利用腹膜作为半透膜,向腹腔内注入透析液,借助膜两侧的毛细血管内血浆及腹膜腔内的透析液中的浓度梯度和渗透梯度,通过弥散和渗透原理以清除机体代谢废物和潴留过多的水分,同时由腹透液补充必要的物质。不断更换新鲜腹透液反复透析,达到清除毒素、脱水、纠正酸中毒和电解质紊乱的治疗目的。

一、腹膜透析方式的选择

(一)间歇性腹膜透析

间歇性腹膜透析(IPD)是指每次向腹腔内灌入透析液后,透析液保留 1 小时,每天交换 10～20 次不等,每周透析时间不少于 36～42 小时。此种透析方式由于透析液保留腹腔内时间较短,脱水效果较好。

IPD 适用于急性肾衰竭或慢性肾衰竭患者做持续性不卧床腹膜透析的初始 3～10 天阶段,一方面由于毒素水平高,水钠潴留严重而急需清除毒素、纠正酸中毒及电解质紊乱;另一方面有利于腹透管置入术后伤口的恢复。

(二)持续性不卧床腹膜透析

持续性不卧床腹膜透析(CAPD)为 24 小时持续透析,每天透析 4～5 次,白天透析液在腹腔中每次保留 4～5 小时,夜间最后一次透析液注入后直至第二天早上再次更换。此种方法符合生理要求,透析过程中病情稳定,脱水量稳定,血压亦较为稳定,各种生化指标稳步逐渐下降。

CAPD 适用于慢性肾衰竭需长期透析者,其清除代谢产物中分子物质的效果优于血液透析,也是腹膜透析中最常用的方式。

(三)持续性循环式腹膜透析

持续性循环式腹膜透析(CCPD)同 CAPD,患者夜间睡眠时应用循环自动式腹透机交换腹透液 4～6 次,白天腹腔内放置 2L 腹透液,每天只需装卸 2 次,故感染机会减少。

CCPD 适用于需人帮助的腹透患者或需白日工作者,但机器昂贵,且管路价格昂贵,我国大多数患者难以负担,应用较少。

(四)夜间间歇腹膜透析

夜间间歇腹膜透析(NIPD)同 CCPD,由机器操作,每晚 10 小时内透析 8～10 次,白天腹腔内不留置腹透液。

NIPD 适用于留腹时间过长可导致超滤减少者,做 CAPD 时出现的腰痛、背痛不能忍受者及有疝气或腹透管周围漏水者。

(五)潮式腹膜透析

潮式腹膜透析(TPD)是将 NIPD 改在白天进行,第一次腹透液灌入量加大至患者能耐受的最大量,一般为 3L,放出时只放半量,其余继续留置于腹腔内,以后每次再灌入 1.5L,放出

1.5L。每次交换周期不超过 20 分钟,每次停留 4～6 分钟,一般每 8～10 小时需用腹透液 26～30L。至腹透 10 小时将全部腹透液放空,腹腔内无腹透液存留。

这种高流量的腹透液交换可提高溶质清除效果,但交换周期较短,故对大分子的清除效果差。

二、腹膜透析的适应证与禁忌证

(一)腹膜透析适应证

腹膜透析适应证包括慢性肾衰竭、急性肾衰竭、急性药物或毒物中毒、顽固水肿、电解质紊乱及酸碱平衡失调、急性肝衰竭、充血性心力衰竭、先天性代谢疾病、急性胰腺炎、牛皮癣、多发性骨髓瘤等。

(二)腹膜透析绝对禁忌证

腹膜透析的绝对禁忌证:慢性或反复发作的腹腔感染;腹腔内肿瘤广泛腹膜转移;严重的皮肤病,腹壁广泛感染等无合适位置置管;存在难以纠正的机械缺陷如难以修补的疝;精神和生理明显异常无法进行腹透操作且无合适助手者。

三、腹膜透析围手术期护理

(一)术前护理

(1)检查和评估有无影响出口愈合的相关因素,如糖尿病、应用糖皮质激素、慢性咳嗽等,在置管前应进行治疗,同时评估是否需要进行腹壁薄弱或疝的修复。

(2)对患者进行相关手术过程及注意事项的教育,使患者配合围手术期处理。

(3)腹透管植入术多用局部麻醉,需要根据具体麻醉方式来做胃肠道准备。

(二)术后护理

(1)保持伤口及出口处的敷料清洁、干燥及良好固定,拆线后 6 个月内出口处在保护下可进行淋浴,勿进行盆浴及游泳等,以防出口处感染。

(2)鼓励患者术后早期活动,一般要求术后第 2 天就要下床活动。术后早期活动可以降低腹透管的漂管发生率。

(3)局部麻醉患者术后饮食无特殊要求,在进食前先饮水,若无呕吐即可正常进食。其他麻醉方式按麻醉后的要求进行选择。

(4)每周定期进行腹膜透析管皮下隧道及出口处的评估和更换敷料,使用无刺激性溶液(如生理盐水)进行出口处清洗。

(5)患者教育:①通过视频及专职腹膜透析护士对患者进行腹膜透析操作的培训;②保护出口处:妥善固定导管,避免出口处污染与潮湿,养成良好的卫生习惯,进行腹膜透析前必须洗手;③避免增加腹内压的因素,如慢性咳嗽、便秘、提重物等,以降低疝气的发生率;④出口处或隧道出现异常情况如出血、渗液、疼痛、触痛等,应立即就诊。

四、腹膜透析常见并发症的预防及护理

(一)透析液渗漏

1.相关因素

腹膜透析管周围渗漏和皮下渗漏常与腹膜透析管置入技术不当、解剖异常、愈合前过早透析或外伤有关。

2.临床表现

切口或导管出口处渗液;腹部水肿或腰围增粗;阴囊、阴茎或阴唇水肿等。

3.护理措施

(1)预防:透析一般在腹透管置入术后1~2周再开始进行,若特殊情况需进行腹膜透析,则应进行平卧位低容量透析(500~1500mL),夜间予以干腹。

(2)对于已经出现渗漏者,应暂停腹膜透析1~2周,至渗漏完全停止再进行,必要时暂行血液透析。

(3)加强换药,保持伤口及出口处的干燥,避免继发感染。

(4)阴囊水肿的患者可用沙袋将阴囊抬高,促进回流,减轻水肿程度。

(二)透析液进出不畅

1.相关因素

与腹膜透析管漂管,导管大网膜包裹或粘连,血凝块或纤维蛋白的机械性堵塞,患者便秘等有关。

2.临床表现

(1)腹透管漂管:表现为透析液进入畅通,但引流不畅。

(2)导管大网膜包裹或粘连:部分表现为透析液进入通畅但引流不畅,部分则表现为透析液进出均不畅。

(3)血凝块或纤维蛋白机械性堵塞:表现为透析液进出困难。

(4)便秘:表现为一直出入液顺畅的腹膜透析出现透析液引流不畅。

3.护理措施

(1)打开连接管路上所有的夹子和旋钮,观察透析液进出是否通畅。

(2)腹透管漂管:让患者变换体位,若仍引流不畅,则应暂停腹膜透析治疗。同时对患者进行腹部X线平片检查以确定是否为漂管。若确定为腹透管漂管,可暂停腹膜透析1~2周,指导患者多下床活动,部分患者腹透管可降回盆腔。若仍无法降回盆腔,则应手术治疗。

(3)便秘:当出现透析液引流困难时,应询问患者的排便史,若有便秘因素,给予灌肠后再进行透析治疗,一般引流透析液即可通畅。

(4)导管大网膜包裹或粘连:排除以上原因,腹透液中又无出血或纤维蛋白,但仍引流不畅时,应考虑为大网膜包裹或粘连,一般发生在植管后早期。导管大网膜包裹或粘连者必须手术切除部分网膜进行治疗。

(5)导管血凝块或纤维蛋白堵塞:多发生于术后腹腔出血或腹膜炎时腹腔内纤维蛋白渗出

增多。应在每次换液时在透析液中加入肝素 500～2000U/L,尿激酶 10 000U 注入腹膜透析管中封管。若仍无效,必要时需拔管后重新置入新管。

(三)感染

1.出口处或皮下隧道的感染

(1)相关因素:与导管未妥善固定、出口处未按要求进行护理、患者的抵抗力降低等有关。

(2)临床表现:出口处红肿、有压痛,可出现脓性分泌物等。

(3)护理措施:①指导患者正确进行出口处护理,每周更换敷料 2 次,用无刺激性溶液进行清洗。保证导管妥善固定,防止牵拉导致出口处摩擦。②定期评估出口处皮肤及周围组织的变化,注意是否出现红肿或压痛,有脓性分泌物时应立即培养,根据培养结果选用药物。③若仅出口处红肿、压痛,可在出口处涂抹百多邦软膏,同时增加更换敷料的次数,一般为 2 天 1 次。④若出口处有结痂,用生理盐水进行软化,不可用力去除结痂。

2.腹膜炎

腹膜炎是腹膜透析的主要并发症,感染细菌可来自出口处、血液、肠道或透析液。临床表现为:腹痛、寒战、发热、腹部压痛。原则是包括早期治疗,根据病原菌培养结果选择合理的抗生素,保护残余肾功能。护理方法:用透析液 1000mL 连续冲洗 3～5 次,暂时改为间歇性腹膜透析,腹透液内加入抗生素及肝素等,全身适用抗生素,若经过 2～4 周后感染仍不能控制,应考虑拔出透析管。

(四)营养不良

1.相关因素

与摄入减少、透析过程丢失营养物质、透析不充分有关。

2.临床表现

患者主诉疲乏无力,查体示水肿,实验室检查白蛋白水平下降、血脂升高。

3.护理措施

(1)合理饮食:总原则为低盐、低脂、低糖、高蛋白饮食。

①蛋白质:由于腹膜透析患者每天伴有大量的蛋白质丢失,因此患者宜摄取适量蛋白,一般为 1.2～1.5g/(kg·d),其中 50% 为优质蛋白。

②脂肪和热量:患者每天摄入热量应超过 146kJ/kg。从透析液中吸收葡萄糖是腹膜透析患者能量的主要来源,约占 60%,其余从饮食中补充。脂肪供给以不饱和脂肪酸为主,通常供给 35% 的热量。

③低钠:钠盐摄入过多,可引起水钠潴留,同时患者摄入水分也会增多,对于少尿或无尿的腹膜透析患者,钠摄入应控制在 2g/d 以下。患者对一些含钠高的食物如腌制食品、坚果类食物应少吃或不吃。

④钾的摄入:腹膜透析患者由于摄入减少,且透析液中不含钾,容易出现低钾血症。注意观察患者有无疲乏无力、食欲减退等表现,并定期检查其血生化指标。若有低钾血症,需补充钾制剂及含钾高的食物,如香蕉、橘子、香菇、坚果类食物等,必要时通过静脉或腹透液补钾。

⑤高钙低磷饮食:食物中蛋白含量与磷的含量成正比,因此腹膜透析患者由于摄入较高的蛋白,磷的含量也高,除透析能排出一部分磷外,应服用磷结合剂如碳酸钙等降低血磷。注意

补充维生素 D 及其活性成分以促进钙吸收,防止患者骨质疏松。

(2)透析不充分:部分患者由于腹膜功能下降,透析不够充分,应增加每天的透析总量及次数。对于因灌入透析液感觉腹部饱胀感者,可指导患者在引流阶段进食。

(3)告知患者定期进行血液检验,以便及早发现营养不良或透析不充分的指标,而便于早期进行干预。

(五)体液过多

1.相关因素

与摄入液体过多、尿量减少、超滤功能下降有关。

2.临床表现

轻者仅表现为体重增加,最常见的是下肢凹陷性水肿,严重患者可出现心力衰竭。

3.护理措施

(1)严格控制水分摄入:患者水分的摄入取决于尿量的多少,一般每天摄入水量为 500mL＋前一天尿量＋前日腹膜透析超滤量,少尿或无尿患者摄入水分更应严格控制。

(2)严格控制摄入钠盐量,减少水钠潴留。一般要求摄入钠盐控制在 3g/d 以下,同时避免进食含钠高的食物如海产品、坚果类、蜜饯类等。

(3)记录每天尿量、超滤量和饮水量,每天定时称体重。体重是反映水钠潴留的敏感指标,若体重增加较快,出入液量不平衡,则应增加透析次数,减少透析液留腹时间。行 CAPD 患者,若留腹过夜的透析液超滤量为负超,患者又有体液过多的症状时,则不再留腹,需增加白天透析次数,以增加超滤量。若浓度为 1.5％的透析液超滤效果不好时,可更换透析液浓度如 2.5％透析液或 4.25％透析液,缩短留腹时间,从而增加超滤量。

(4)必要时进行快速腹膜平衡试验(PET)以了解腹膜超滤功能。若腹膜超滤功能衰竭,则必须改为血液透析治疗。

(5)若患者出现心力衰竭,则按心力衰竭的护理方法护理,同时通知医生,必要时进行血液透析脱水。

(六)疝气

1.相关因素

与腹内压升高有关。

2.临床表现

最常见腹股沟或者脐部有肿块突出,立位或腹压增加时明显。

3.护理措施

(1)术前询问患者有无疝气病史,以评估术后发生疝气的可能性。

(2)术后早期进行透析治疗时尽量采取平卧低容量透析,以后逐渐增加透析液的量。

(3)避免一些增加腹内压的因素,如勿提重物、避免手向上拉物体、避免便秘、治疗慢性咳嗽等。若出现疝气,则应停止透析治疗,手术治疗疝气后 2～4 周再进行透析治疗,期间必要时进行血液透析治疗。

第六节　白血病患者的护理

白血病是一类造血干细胞恶性克隆性疾病。克隆性白血病细胞因为增殖失控、分化障碍、凋亡受阻等机制在骨髓和其他造血组织中大量增殖累积，并浸润其他组织和器官，同时使正常造血功能受到抑制。临床可见不同程度的贫血、出血、感染发热以及肝、脾、淋巴结肿大和骨骼疼痛。

按起病的缓急可将白血病分为急性白血病和慢性白血病。急性白血病细胞分化停滞在早期阶段，以原始及早幼细胞为主，疾病发展迅速，病程达数月。慢性白血病细胞分化较好，以幼稚或成熟细胞为主，发展缓慢，病程达数年。

一、急性白血病

急性白血病是由于骨髓中异常的白血病细胞大量增殖并浸润到各组织、器官，使正常造血功能受抑制。主要表现为发热、出血、贫血及各种器官（肝、脾、淋巴结）浸润所引起的症状和体征。

（一）分类

按受累细胞系列，将急性白血病分为急性淋巴细胞白血病（ALL）与急性非淋巴细胞白血病（AML）。

（1）急性淋巴细胞白血病又分成三种亚型：L_1型：原始淋巴细胞体积较小，直径≤12μm，胞质少，此型预后较好。L_2型：原始淋巴细胞较大，以大细胞为主，直径＞12μm，形态不很一致。L_3型：原淋巴细胞形态较一致，以大细胞为主，细胞内有明显的空泡，胞质嗜碱性，染色深。

（2）急性非淋巴细胞白血病分成八型：急性髓细胞白血病微分化型（M_0）；急性粒细胞白血病未分化型（M_1），骨髓中绝大多数为原粒细胞，预后较差；急性粒细胞白血病部分分化型（M_2）；急性早幼粒细胞白血病（M_3）；急性粒-单核细胞型（M_4）；急性单核细胞白血病（M_5）；急性红白血病（M_6）；急性巨核细胞白血病（M_7）。

我国急性白血病比慢性白血病多见，其中急性非淋巴细胞白血病最多，其次为急性淋巴细胞白血病。成年患者中，急性粒细胞白血病最多见；儿童患者中，急性淋巴细胞白血病较多见。男性略多于女性。

（二）病因与发病机制

1.病因

与许多恶性肿瘤一样，人类白血病的病因和发病机制比较复杂，虽然近年的研究已有较大进展，但至今尚未完全阐明。目前认为白血病主要与下列因素有关。

（1）电离辐射：电离辐射与白血病发病的关系甚为密切，有资料表明，早年从事放射医学工作的人员或接受核素治疗者发生白血病的概率明显升高。1945年日本广岛和长崎遭到原子弹袭击后，幸存者中白血病的发病率显著升高，是日本其他地区发病率的100倍。

(2)化学物质及药物:苯及甲苯与白血病的发病有一定的关系,已成共识。氯霉素、保泰松、安眠镇静药、抗肿瘤药物等化学药物均可引起骨髓抑制及染色体断裂。近年来,我国屡有应用乙双吗啉治疗银屑病引起白血病的报道,仅山东就报道在1984—1992年因乙双吗啉治疗银屑病引起治疗相关急性白血病140例。

(3)感染因素:20世纪初,Ellerman和Bang将患白血病小鸡的无细胞滤液注射到健康小鸡体内,发现能复制出白血病,认为健康小鸡形成的白血病与细胞转染无关,而是病毒感染所致。以后发现,多种反转录病毒如禽白血病病毒(ALV)、鼠白血病病毒(MLV)、猫白血病病毒(FeLV)、长臂猿白血病病毒(GALV)和网状内皮组织增生症病毒(REV)等,均可导致白血病。1980年以后发现人类嗜T细胞病毒Ⅰ型(HTLV-Ⅰ)是成人T细胞淋巴瘤/白血病的致病因素。

(4)遗传因素:某些遗传病,如唐氏综合征、范可尼贫血、特纳综合征等,白血病发病率较高。调查双生子发现同卵双生儿两人发生白血病的比例明显高于非同卵双生儿。据报道,白血病家族中发生白血病的概率明显升高,如曾有一家两代人发生6例白血病。实际上已明确,很多类型的白血病与特异的染色体和基因改变相关,是白血病诊断的重要参考依据之一,但这些变化多为获得性的。

2.发病机制

造血细胞恶性转化的确切机制尚不清楚,可能涉及多个基因突变的过程,其最终结果是造血细胞不能正常分化成熟,异常幼稚细胞呈克隆性无限增殖,并侵犯多个组织器官,骨髓正常造血功能受抑制,导致一系列临床表现。随着白血病细胞遗传学和分子生物学研究的进展,众多与白血病发病相关的分子机制逐步阐明,目前多用双突变学说来解释白血病的发病机制。已有证据表明AML的发生至少是由两类突变协同作用的结果:Ⅰ类突变为造血细胞提供增殖或生存优势,如酪氨酸激酶融合基因、RAS或FLT3的突变。Ⅱ类突变主要影响造血细胞的分化,通过影响其后的细胞凋亡而为这些细胞提供选择性优势。Ⅰ类突变和Ⅱ类突变协同作用,通过促进增殖作用及对定向造血干细胞分化的影响导致了AML的形成。

(三)临床表现与诊断

1.临床表现

(1)发热和感染:是白血病最常见的症状之一,表现为不同程度的发热和热型。发热的主要原因是感染,其中以呼吸道感染、血液感染、口腔感染最常见,扁桃体炎、牙龈炎、肛周脓肿等也较常见。耳部发炎、肠炎、痈、肾盂肾炎等也可见到,严重者可发生败血症、脓毒血症等。病原体以细菌多见,在疾病后期,由于长期粒细胞低于正常和广谱抗生素的使用,真菌感染的可能性逐渐增加。病毒感染虽少见但凶险,需加以注意。发热也可以是急性白血病本身的症状,而不伴有任何感染迹象。

(2)出血:出血部位可遍及全身,以皮肤、牙龈、鼻腔出血最常见,也可有视网膜、耳内出血和颅内、消化道、呼吸道等内脏大出血。女性月经量过多也较常见,可以是首发症状。出血的主要原因是疾病或长期化疗导致血小板数量减少、功能异常及凝血因子缺乏。

(3)贫血:早期即可出现,少数病例可在确诊前数月或数年先出现骨髓增生异常综合征(MDS),以后再发展成白血病。患者往往伴有乏力、面色苍白、心悸、气短、下肢水肿等症状。

贫血可见于各类型的白血病,老年患者更多见。

(4)骨和关节疼痛:骨和骨膜的白血病浸润引起骨痛,可为肢体或背部弥散性疼痛,亦可局限于关节痛,常导致行动困难。逾 1/3 患者有胸骨压痛,此症状有助于本病诊断。

(5)肝、脾和淋巴结肿大:以轻、中度肝脾大为多见。ALL 比 AML 肝脾大的发生率高,慢性白血病比急性白血病脾大更为常见,程度也更明显。ALL 淋巴结肿大也比 AML 淋巴结肿大多见,可累及浅表或深部淋巴结,如纵隔、肠系膜、腹膜后等淋巴结。

(6)中枢神经系统白血病(CNSL):是急性白血病的严重并发症,常见于 ALL 和 AML 中的 M_4 和 M_5,但其他类型也可见到。由于常用化疗药物难以透过血脑屏障,CNSL 的治疗成为现代急性白血病治疗的盲点和难点。浸润部位多发生在蛛网膜、硬脑膜,其次为脑实质、脉络膜或脑神经。重症者有头痛、呕吐、颈项强直、视盘水肿,甚至抽搐、昏迷等颅内压升高的典型表现,可类似颅内出血,轻者仅诉轻微头痛、头晕。脑神经(以第Ⅵ、Ⅶ对脑神经为主)受累可出现视力障碍和面瘫等。

(7)其他组织和器官浸润:ALL 皮肤浸润比 AML 少见,但睾丸浸润较多见。睾丸白血病也常出现在缓解期 ALL,表现为单侧或双侧睾丸的无痛性肿大,质地坚硬无触痛,是仅次于 CNSL 的白血病髓外复发根源。白血病浸润还可累及肺、胸膜、肾、消化道、心、脑、子宫、卵巢、乳房、腮腺和眼部等各种组织和器官,并表现出相应脏器的功能障碍。

2.血象

周围血白细胞计数一般超过 $15\times10^9/L$,并可见到幼稚白细胞,但也有白细胞偏低甚至显著减少者。红细胞、血红蛋白及血小板有不同程度降低。

3.骨髓象

骨髓涂片示增生明显或极度活跃,细胞分类原始细胞增多,超过 30%(WHO 分类标准为>20%)。周围血及骨髓涂片做过氧化酶染色,可鉴别淋巴细胞(阴性)、单核细胞(弱阳性)与粒细胞(阳性)。中性粒细胞碱性磷酸酶染色,可鉴别白血病(积分降低)与类白血病反应(积分升高)。必要时可做其他组织化学染色以鉴别白血病类型,包括糖原染色、苏丹黑染色、非特异性及特异性酯酶染色等。

4.分子学改变

白血病细胞染色体、分子生物学检查对鉴别各种类型的白血病、指导治疗、判断预后有重要意义。如 AML 伴有 inv(16)、t(15;17)、t(8;21)等常提示预后较好,ALL 伴有 t(9;22)、t(4;11)、t(1;19)等常提示预后较差。相应地,可用反转录聚合酶链反应等技术检测 AML1(CBF-α)/ETO、PML/RARα、CBFβ/MYH11、BCR/ABL 等融合基因表达产物。

5.单克隆抗体免疫学分型

B 细胞系列常用的标记有 CD19、CD20、CD22、CD24、CD79a。T 细胞系列标记有 CD1a、CD2、细胞膜 CD3、CD4、CD5、CD7、CD8 等。髓细胞系列主要有 CD33、CD11、CD13、CD14、CD15 等。

6.其他

有中枢神经系统症状者,做腰椎穿刺,测脑脊液压力,做脑脊液常规、生化等检查。

7.鉴别诊断

诊断时尚需与其他疾病鉴别,如再生障碍性贫血、骨髓增生异常综合征、粒细胞缺乏症、血小板减少性紫癜、传染性单核细胞增多症及类白血病反应等。

(四)治疗

急性白血病患者治疗开始前应进行基本的评估,评估内容包括以下两方面:①确定疾病本身的特点,如既往毒性物质接触史、骨髓增生异常情况、细胞遗传学或分子学异常;②患者本身的情况,如并发症等影响患者化疗耐受的因素。评估的最终目的是决定个体化的治疗方案。

1.急性髓细胞白血病

(1)诱导治疗:是控制病情的第一步。到目前为止,蒽环类药物(主要是柔红霉素,DNR)+阿糖胞苷,即 DA3+7 方案仍是国际最通用的 AML 诱导缓解的治疗方案。继 DA 标准诱导方案之后,陆续提出了一些新的治疗方案,如多柔比星联合阿糖胞苷方案,米托蒽醌(MTZ)联合阿糖胞苷方案,氟达拉滨联合阿糖胞苷方案,去甲氧柔红霉素联合阿糖胞苷方案等。

(2)缓解后治疗:患者达完全缓解(CR)后应给予缓解后治疗,若不进行缓解后治疗,患者多在 6~9 个月内复发,这是因为达 CR 后骨髓中仍存在相当数量形态学不能检测出的白血病细胞。缓解后治疗的目的是清除体内残留白血病细胞,以减少复发,延长生存,甚至达到治愈。一般进行化疗 4~6 个疗程,目前主要采用的巩固化疗方案为大剂量阿糖胞苷方案。

(3)急性早幼粒细胞白血病(APL)的治疗:①APL 的诱导缓解治疗:维 A 酸(ATRA)是APL 诱导缓解治疗的首选药物,ATRA 单用或与细胞毒药物联合应用可以使 90% 以上的APL 患者达到 CR。②缓解后治疗:APL 的缓解后治疗包括单用化疗,联合使用化疗加ATRA,以及造血干细胞移植三种方法。美国国立综合癌症网络(NCCN)建议:a.ATRA 为基础的方案诱导缓解后至少应给予 2 个疗程的蒽环类药物为基础的化疗;中危组患者的巩固治疗应加用 ATRA,高危组患者的巩固治疗中建议包括≥1mg/m² 的阿糖胞苷或三氧化二砷。b.不能耐受蒽环类药物,采用 ATRA 加三氧化二砷诱导缓解的患者,予以 6 个周期的 ATRA加三氧化二砷巩固治疗。

2.急性淋巴细胞白血病

(1)诱导治疗:标准的诱导治疗方案一般包括长春新碱、糖皮质激素和一种蒽环类药物,通常加入门冬酰胺酶(ASP)、环磷酰胺,有时也与阿糖胞苷、巯嘌呤等组成更强烈的多药联合方案。

(2)巩固、强化治疗:成人 ALL 巩固、强化治疗没有公认、一致的标准程序,不同诊疗中心的治疗方案和疗程数的差别较大,难以比较优劣。巩固化疗一般采用原诱导方案、多种药物组成的新方案或大剂量化疗。干细胞移植亦属强化治疗。强化治疗方案通常包含替尼泊苷(VM-26)、依托泊苷(VP16)、氨苯吖啶(AMSA)、MTZ、伊达比星(IDA)和组蛋白去乙酰化酶抑制剂(HDACIs)或大剂量甲氨蝶呤(MTX)等。

(五)常见护理问题

1.活动无耐力

(1)相关因素:①贫血,白细胞减少。②白细胞功能异常。③大量的持续化疗损伤了正常细胞。④机体摄入营养物质不足以提供肿瘤消耗,导致营养缺乏。

（2）临床表现：①精神萎靡，疲困。②乏力，行走时双足下沉。③活动后心悸、气促。

（3）护理措施：

①给予高蛋白、高热量、高维生素、营养丰富易消化的饮食，少量多餐。

②对患者进行日常生活护理。给患者创造安全的病室环境，避免跌倒坠床。起床时有人搀扶，保持地面清洁干燥，避免滑倒。

③向患者解释病情，使其消除顾虑与恐惧，提高睡眠质量。

④必要时输氧，增加各组织器官的供氧量。

⑤化疗期间常出现明显的消化道反应，应积极处理药物的不良反应，并给予清淡可口的饮食，以增进食欲，必要时可完全胃肠外营养支持。

⑥化疗药物对白血病细胞有毒性，对正常细胞也有严重的损伤，致骨髓抑制、免疫抑制，应加强支持疗法及输血等。

⑦与患者一起制订活动计划，并帮助患者循序渐进地完成。活动量视患者的病情动态调整。

2.感染

（1）相关因素：①正常的白细胞数量减少，免疫功能受损。②化疗后骨髓抑制，白细胞减少，免疫功能降低。

（2）感染部位及临床表现：①呼吸道：咳嗽、咳痰、呼吸困难、咯血等。②循环：畏寒、寒战、发热、脉速。③消化系统：腹泻、腹胀。④皮肤：局部红肿热痛。⑤泌尿系统：尿频、尿急、尿痛。⑥口腔及咽部：口腔疼痛、咽部充血，咽喉肿痛。⑦肛周：肛周红肿、疼痛、脓肿形成。

（3）护理措施：

①监测患者体温、脉搏、呼吸，每天 4 次。如体温高于 39℃时，抽血做细菌培养加药敏试验，每 4 小时监测体温 1 次。

②做好物理降温，可用冰袋、冰帽，温水擦浴等，血小板低时禁止使用乙醇擦浴，防止皮肤出血。

③根据医嘱给予药物降温，观察出汗情况，密切监测血压，防止因过度出汗导致低血容量性休克。

④及时补充血容量，鼓励患者喝水或输液补充水分。

⑤每天检查全身易感染的部位，如局部是否出现红、肿、热、痛及黏膜改变等。

⑥严格消毒隔离：限制探视人员，紫外线消毒病室 40min/d，加强通风，保持病室空气清新，白细胞计数＜$1.0×10^9$/L 时，住无菌层流室，进行保护性隔离。

⑦做好患者的无菌护理。常规用抗生素滴眼，如氧氟沙星滴眼液，每天 3 次；用复方替硝唑漱口液或益口含漱液等交替漱口，每 2 小时 1 次。1：5000 高锰酸钾溶液坐浴，复方玉红栓 1 枚纳肛，每次便后纳肛 1 次，每晚 1 次。

⑧检查保护性隔离措施的落实情况，定期进行空气培养测定。

⑨给予低菌或无菌饮食，餐具、茶具均应煮沸消毒或高压灭菌。禁食生菜、凉菜，水果削皮或加热后食用。

3.出血

(1)相关因素:①骨髓抑制致血小板数量减少。②血小板功能异常。③凝血因子缺乏。

(2)临床表现:①皮下出血点、瘀斑,鼻出血及牙龈出血。②眼底出血致视物模糊。③咯血、呕血、便血、血尿。④颅内出血表现,如视物模糊、剧烈头痛、恶心、喷射性呕吐、血压升高等。⑤女性患者往往出现月经量增多、经期延长。

(3)护理措施:

①当血小板计数$<50\times10^9/L$时,实施预防出血的措施;血小板计数$<20\times10^9/L$时,应卧床休息;血小板计数$<10\times10^9/L$时,应绝对卧床休息。

②观察出血的早期症状,如出现视物模糊、头痛、呕吐、恶心、腹部不适或疼痛、头晕、心悸等,警惕颅内、消化道等重要脏器出血。

③皮肤、黏膜某一局部出血,找到出血部位压迫止血,鼻腔出血时用呋喃西林麻黄碱棉球填塞,必要时请五官科医生行凡士林纱条后鼻腔填塞止血,经常保持鼻腔内湿润。

④观察患者痰液,大、小便颜色,女患者注意月经期限及月经量。

⑤尽量减少或避免各种注射穿刺。如需取血做化验应尽量一次完成,应选择较细的针头,拔针后延长局部按压时间。骨髓穿刺、腰椎穿刺的敷料外加压包扎,必要时用冰袋压迫止血。

⑥避免热敷,高热时禁用乙醇擦浴,防止血管扩张导致出血。

⑦指导患者避免因损伤导致出血行为,如修剪指甲、削水果等;尽量避免创伤性检查,如胃镜、肠镜、灌肠、导尿、肛表测体温等。

⑧防止头部剧烈震荡及强烈的阳光照射,洗头时水温不宜过高。

⑨发生出血时避免患者看见血液,尤其是出血量大时常引起患者紧张和惊恐,要稳定患者情绪,使其绝对卧床休息。

⑩必要时在患者处备一些外用止血药物和用物,如凝血酶粉剂、肾上腺素棉球、吸收性明胶海绵,以备出血时急用。

4.知识缺乏

(1)相关因素:①起病急,对疾病知识不了解。②理解信息错误。③病情重、认知能力有限。

(2)临床表现:①怀疑诊断错误,否认自己是白血病,拒绝化疗。②不相信医学科学,乱投医、乱治疗,导致病情恶化。③经过治疗后,骨髓缓解,患者认为完全治愈,不坚持巩固化疗,导致疾病复发。

(3)护理措施:

①向患者解释有关白血病方面的知识。

②向患者介绍急性白血病的主要治疗方法。

③指导患者观察药物的不良反应,以便早发现、早处理,如常发生口腔炎、肛周感染、血尿等,不要过度紧张,可提供书面资料让患者慢慢熟悉。

④讲述有关骨髓穿刺方面的知识,消除顾虑:a.诊断白血病一定要做骨髓穿刺,是因为白血病是造血系统的恶性肿瘤,特征是血细胞在生长和发育过程中异常增生,只有通过骨髓标本检查才能区分白血病的类型;b.告诉患者每个人的骨髓量平均有2600g,一般抽取标本只取

0.2g,与总量相比是微不足道的,对身体无任何影响;c.告诉患者骨髓穿刺方法简单,并无很多痛苦,除在骨髓抽出的瞬间略有酸痛外,其余无特殊,骨髓抽取后休息30～60分钟即可起床活动。

5.焦虑

(1)相关因素:①害怕疼痛。②预感到有各种危险。③与工作、家庭、朋友分离。④治疗费用高,经济压力大。⑤疾病威胁生命。

(2)临床表现:①拒绝做骨髓穿刺、腰椎穿刺检查。②拒绝化疗,担心带来更多痛苦。③要求亲属陪伴。④失眠、做噩梦。

(3)护理措施

①经常给予可以帮助患者减轻恐惧状态的言语性和非言语性安慰。

②详细介绍环境、主管医师、责任护士,尽快熟悉环境,融洽关系,消除陌生感。

③帮助患者结识病友,尤其是通过治疗已完全缓解的病友现身说法,介绍经验及调理方法。

④提供新的治疗、护理信息,使其了解新的医学技术,以增加治病信心。

⑤在诊断性检查或手术过程中,护士主动留在患者身边交谈,安慰和解释以增加安全感。

⑥留亲人陪伴。

6.营养失调:低于机体需要量

(1)相关因素:①肿瘤导致机体消耗过大。②疾病及化疗导致患者食欲减退,摄入减少。③化疗影响患者胃肠道功能,导致吸收障碍。

(2)临床表现:①体重下降。②白蛋白指标低于35g/L。

(3)护理措施:

①患者进食减少,遵医嘱通过静脉及胃管补充患者所需的营养元素,包括氨基酸、脂肪乳、蛋白质等。

②应做好家属的指导工作,注意给患者进流质清淡饮食,食物不可过烫过凉,并要注意食物的色香味,以增进患者食欲。同时,注意做好患者的心理护理,鼓励其进食,增强战胜疾病的信心。

③及时评估患者营养状况,包括白蛋白、体重等。

7.电解质紊乱

(1)相关因素:①进食减少。②疾病导致消耗增多,如发热、腹泻等导致电解质丢失。

(2)临床表现:①低血钾:主要表现为乏力、腹胀、肠鸣音减弱、肠蠕动减慢、便秘等。②低血钙:主要表现为指(趾)麻木。

(3)护理措施:

①做好病情评估,监测电解质变化,观察患者有无乏力、肠蠕动减弱等症状,做好对症处理。

②遵医嘱使用补充电解质药物,静脉补钾时注意速度及浓度,口服补钾时与饭同服,以增加补钾的效果。

③做好饮食指导,嘱患者进食香蕉、橙子、木耳等含钾高的食物。

（六）健康教育

1.心理指导

心理护理的目的在于根据人心理活动的发生、发展与变化,探索与掌握患者的心理规律,在治疗和护理中实施有效的心理护理,使患者配合治疗、安心住院,使之有利于疾病的治疗与康复。向患者解析化疗不良反应产生的原因及其防治措施,消除患者治疗疑虑,改善患者焦虑、抑郁情绪。指导患者正确用药,避免药物不良反应,同时将白血病化疗知识制成健康教育宣传手册发给患者。

2.饮食指导

(1)加强营养,增强机体抵抗力:高热患者往往食欲减退、消化功能差,饮食应规律适量,建议进食稀饭、面条、馄饨等营养丰富且易消化的半流质饮食,以高热量为主,注意补充水分,每天 2000～3000mL。

(2)血小板低下有牙龈出血时患者饮食宜软,不能太烫,温热为宜,避免煎、炸等油腻、质硬的食物,不能带刺,剔除骨头,以免出现新的出血。

(3)化疗期间患者恶心呕吐、食欲减退,应给予清淡、易消化、富含维生素的饮食,如甲鱼、鳝鱼、鸭、牛奶、瘦肉、新鲜水果、新鲜蔬菜等,鼓励其少量多餐。

3.休息与活动指导

(1)严重进行性贫血患者应绝对卧床休息,以减少耗氧量,避免晕厥。

(2)轻度贫血、神疲乏力患者可适当活动,要避免多说话,避免噪声,以节省体力。

(3)完全缓解的患者,可视体力情况适当活动,以不产生疲劳感为度。

4.预防感染指导

(1)保持病室清洁、阳光充足,室内空气新鲜并定期消毒,平时病友之间少走动、减少探视,以降低交叉感染机会。当中性粒细胞数＜$0.5×10^9$/L 时,应给予保护性隔离(住单间或入住无菌层流室)。

(2)患者因发热、出汗,皮脂腺丰富处(毛发密集部位)易并发疖肿,故应保持皮肤清洁、勤洗澡,及时更换内衣,勤理发、剃胡须,以免毛囊皮脂腺管堵塞致感染。长期卧床患者,需按时翻身,以预防压疮的发生。

(3)保持口腔清洁,减少口腔内细菌积存和感染的机会,每天晨起、饭后、睡前漱口。

(4)注意肛门、外生殖器的清洁卫生,每次便后用温水冲洗干净,大便后用 1：5000 高锰酸钾液坐浴 15～20 分钟,女性尤应注意经期卫生。

5.预防出血指导

(1)不用手指挖外耳道、鼻腔,不搔抓皮肤,不用力擤鼻涕。

(2)为防止牙龈出血,不用牙签剔牙,宜用软毛牙刷刷牙,不吃带骨、带刺及过热的食物。

(3)活动时避免身体挤压和外伤,进行各项穿刺检查后要局部加压 5～7 分钟。

(4)粗糙、紧束的服饰及用指甲搔抓皮肤均可使紫癜加重,故内衣应柔软、宽大、舒适,常洗澡、保持皮肤清洁,并勤剪指甲。

(5)保持大便通畅,注意防治呼吸道疾患,便秘、剧烈咳嗽可诱发甚至加重出血。

(6)注意观察大、小便颜色、性状,皮肤紫癜、瘀斑情况,出现头痛、视物模糊、喷射性呕吐等情况时应立即报告医护人员处理,谨防颅内出血。

6.出院指导

(1)为了巩固疗效、防止复发,达到长期存活(存活时间达5年)和临床痊愈(停止化疗5年或无病生存达10年)的目的,完全缓解出院后坚持按时治疗是根本保证。1年以内每月进行强化治疗1次;2年之内每2个月进行强化治疗1次;3年之内每3个月进行强化治疗1次;完全缓解4年以后,每4～6个月进行强化治疗1次。

(2)尽量避免过度劳累、感染等诱发因素,注意适当休息,防止受凉,注意个人卫生,少去公共场所,防止交叉感染。

(3)居室清洁、空气清新、阳光充足,房间定期消毒,传染病流行季节避免外出,家中有流行性感冒的患者时,尽量隔离,可用米醋熏蒸房间。

(4)饮食规律适量,营养丰富易消化。进高蛋白(每天＞300g,如瘦肉、禽蛋、鱼类、牛奶、动物内脏及豆制品等)、高维生素(如新鲜蔬菜及水果等)、高热量(主食300g/d,1500～1800cal),含铁丰富(如动物内脏、鸡蛋黄、奶制品、水果、绿叶菜、大豆、海带、木耳、香菇及芝麻等)和低脂饮食(脂肪为40～50g/d,采用蒸、煮、炖、卤等用油较少的烹调方法)。

(5)视自我感觉和参考血红蛋白(Hb)与血小板计数适量活动。

(6)防皮肤、口腔黏膜等出血。

(7)化疗者定期门诊随访,监测血常规,多饮水(每天2000～2500mL),及时排尿。

(8)放疗者应减少照射处皮肤的刺激,忌摩擦、热敷,避免风吹、日晒。

(9)预防感染:餐具、毛巾、洗漱用品不与家人混用。保持口腔清洁,饭后及时漱口,每日晨、晚各刷牙一次。保持大便通畅,肛周清洁。发热时给予温水擦浴,头部冷敷,冰袋置于两侧颈动脉、腋窝、腹股沟等处,忌用乙醇擦浴。

(10)用药指导:长期服用激素(如泼尼松、地塞米松等)时,勿任意更改药量或停药。忌剧烈运动或突然改变运动方向及体位,防自发性骨折。

二、慢性白血病

慢性白血病分慢性粒细胞白血病、慢性淋巴细胞白血病、慢性单核细胞白血病三型,我国以慢性单核细胞白血病多见。

(一)慢性粒细胞白血病

病程缓慢,持续性外周白细胞增多,脾大,好发于中年。早期常无自觉症状。常于体检时发现白细胞数升高或脾大而被确诊。

1.临床表现

病程缓慢可经历慢性期、加速期和急变期。

(1)慢性期:早期无症状,随病情发展出现乏力、低热、多汗或盗汗、体重减轻等代谢亢进的表现。巨脾为本期最突出的表现,初诊时可达脐平面,甚至盆腔;脾质硬,常有明显切迹,表面光滑,无压痛。如发生脾梗死可突发局部剧烈疼痛和明显压痛。大多数患者有胸骨中下段压痛。半数左右患者可有肝脏中度肿大,浅表淋巴结多无肿大。病程一般1～4年。

(2)加速期:发病后 1～4 年约 80％慢粒白血病患者可进入加速期,主要表现为不明原因高热,体重下降,虚弱,脾脏迅速肿大,骨、关节痛以及逐渐出现的贫血、出血。白血病细胞对原来有效的药物产生耐药。

(3)急变期:加速期从几个月到 1～2 年即进入急变期,多数为急粒变,20％～30％为淋变。

2.实验室检查

(1)外周血象可见各阶段的中性粒细胞,以中幼、晚幼和杆状粒细胞为主,常高于 $2.0×10^9/L$,晚期最高可达 $100×10^9/L$。嗜酸性粒细胞和嗜碱性粒细胞增多,血小板降低和贫血是病情恶化的征象。

(2)骨髓象:增生明显或极度活跃。以粒细胞为主,其中中性中幼、晚幼和杆状粒细胞明显增多;原粒细胞<10％。巨核细胞正常或增多,随病情进展而减少。

(3)染色体检查:Ph1 染色体,t(q;22)(q34;q11)是慢性白血病的特征性标志。

3.治疗

(1)化学治疗:羟基脲是治疗慢粒的首选药,为 S 期特异性药物,抑制 DNA 合成。作用快,但持续时间短。3g/d,1 天 3 次口服,待白细胞数降至 $20×10^9/L$ 左右,剂量减半;降至 $10×10^9/L$ 时小剂量(0.5～1.0g/d)维持。白消安系烷化剂类药物,杀伤或抑制造血干细胞。初始剂量为 4～6mg/d 口服,待白细胞降至 $20×10^9/L$ 时减量,稳定后改小剂量维持,使白细胞数维持在 $7×10^9/L$。用药过量会造成严重骨髓抑制,且恢复较慢。靛玉红为我国独创,是从中药中提取的药品。150～300mg/d,分 3 次口服。用药 20～40 天白细胞数下降,约 2 个月降至正常水平。α 干扰素初始剂量 300 万 U/d,皮下或肌内注射,每周 2～3 次,以后逐渐增至 600 万～900 万 U/d,持续用 1～2 年。与羟基脲或小剂量阿糖胞苷合用可提高疗效。伊马替尼(格列卫)近年临床应用较多,疗效可达 95％～98％。

(2)骨髓移植:在慢性期缓解后尽早进行。

(3)慢粒白血病急性变的治疗:基本同急性白血病治疗。

(4)其他:白细胞淤滞可使用白细胞分离机,单采清除过高的白细胞;化疗时应加用别嘌醇,碱化尿液并保持尿量在 1500mL 以上,预防高尿酸血症。

(二)慢性淋巴细胞白血病

1.临床表现

本病多发生在老年人,90％的患者在 50 岁以上。起病缓慢,约 25％患者在查体或因其他疾病就医时方被确诊。随病情进展可出现乏力、消瘦、低热、盗汗及贫血等症状。淋巴结浸润遍及全身,初始多见颈部、腋下、腹股沟处淋巴结肿大。多数有轻至中度脾大。晚期血小板减少,贫血明显。因免疫功能低下,容易发生反复感染。

2.实验室检查

(1)血象:持续性淋巴细胞增多。白细胞数>$10×10^9/L$,淋巴细胞占 50％以上,以形态成熟的小淋巴细胞为主。

(2)骨髓象:有核增生活跃,淋巴细胞>40％,以成熟淋巴细胞为主。

(3)免疫学检查:淋巴细胞具有单克隆性。免疫分型:本病 95％以上为 B 细胞来源。60％患者有低丙种球蛋白血症。

3.治疗

(1)化疗治疗：常用药物为氟达拉滨和苯丁酸氮芥。前者效果较好，常用剂量为 $25\sim30mg/(m^2\cdot d)$，连续静脉滴注 5 天，每 4 周重复 1 次。其他嘌呤类药物有喷司他丁、克拉屈滨，烷化剂有环磷酰胺。

(2)放射治疗：用于淋巴结肿大有压迫症状或化疗后淋巴结、脾缩小不满意者。

(3)其他治疗：α 干扰素、单克隆抗体、骨髓移植。

(三)慢性白血病的护理措施

1.缓解疼痛

(1)脾胀痛：将患者安置于安静、舒适的环境中，尽量卧床休息，减少活动，并取左侧卧位，以减轻不适感。尽量避免弯腰和碰撞腹部，避免脾破裂。遵医嘱协助患者做脾放射治疗，以减轻脾胀痛。鼓励患者少量多次进餐、进水以减轻腹胀。

(2)病情监测：每日测量脾的大小、质地、有无压痛并做好记录。密切监测有无脾栓塞或脾破裂的发生，主要表现为突感脾区疼痛、发热、多汗以致休克，脾区有明显触痛拒按、可闻及摩擦音，脾脏可进行性肿大，甚至产生血性腹水。

2.预防尿酸性肾病

(1)供给充足的水分：鼓励患者多饮水，每日饮水量 3000mL 以上，以利于尿酸和化疗药降解产物的稀释和排泄，并减少对泌尿系统的化学刺激。

(2)病情监测：化疗期间定期检查血和尿中尿酸的含量以及沉渣检查、白细胞计数等。记录 24 小时出入量，注意观察有无腰痛或血尿发生。

(3)合理用药：遵医嘱口服别嘌醇，以抑制尿酸的形成。在化疗给药前、后的一段时间里遵医嘱给予利尿剂，可及时稀释排泄降解产物。注射药液后多饮水、勤排尿，有助于降解产物的排出。

3.化疗药物毒性不良反应护理

白消安的不良反应主要是骨髓抑制、血小板或全血细胞减少及皮肤色素沉着、阳痿、停经等。用药前应向患者说明，用药期间经常要复查血象，不断调整剂量。靛玉红主要不良反应有腹泻、腹痛、便血等，使用时要慎重，注意观察患者大便的性状。干扰素不良反应有发热、恶心、食欲减退、血小板减少及肝功能异常，应定期检查血象和肝功能。

第七节 糖尿病患者的护理

糖尿病(DM)是由于多种病因引起的胰岛素分泌缺陷和(或)作用缺陷所致的以慢性高血糖为特征的代谢病群，同时伴有脂肪、蛋白质、水、电解质等代谢紊乱。目前全球已有 1.5 亿以上的糖尿病患者，我国的糖尿病患者已越 9000 万，患病率居世界第 1 位，尤其是 2 型糖尿病发病率明显升高，且正趋向低龄化。

一、糖尿病分型

1.1 型糖尿病

1 型糖尿病是由于胰岛 B 细胞破坏导致胰岛素分泌绝对不足引起,分为免疫介导性和特发性。

2.2 型糖尿病

2 型糖尿病由于胰岛素分泌相对不足和胰岛素抵抗引起。

3.其他特殊类型糖尿病

指病因已明确的和各种继发性的糖尿病。

4.妊娠期糖尿病

妊娠期糖尿病指妊娠过程中初次发现的糖尿病。一般在妊娠后期发生,分娩后大部分可恢复正常。

二、病因和发病机制

(一)1 型糖尿病

分 6 个阶段:

(1)第一期:遗传学易感性。

(2)第二期:启动自身免疫反应。

(3)第三期:免疫学异常。

(4)第四期:进行性胰岛 β 细胞功能丧失。

(5)第五期:临床糖尿病。

(6)第六期:在 T1DM 发病数年后,多数患者胰岛 B 细胞被完全破坏,胰岛素水平较低,糖尿病的临床表现明显。

(二)2 型糖尿病

1.遗传易感性

T2DM 有较强的遗传性,它不是一个单一的疾病,可由多基因变异引起,在病因和表现型上均有异质性。

此外,其发病也与环境因素有关,包括人口老龄化、营养因素、中心性肥胖、体力活动不足、都市化程度、子宫内环境以及应激、化学毒物等。

2.胰岛素抵抗和 B 细胞功能的缺陷

胰岛素抵抗(IR)是机体对一定量胰岛素生物学反应低于预计正常水平的一种现象。IR 和胰岛素分泌缺陷(包括两者的相互作用)是普通 T2DM 发病机制的两个要素,有不同程度的差别。

有研究指出,从血糖升高至出现症状的时间平均为 7 年。此期间,对糖尿病的初级预防很重要,生活方式改变、均衡饮食、提倡体力活动、改变不良环境因素均有助于延缓糖尿病的发生,降低患病率。

3.糖耐量减低(IGT)和空腹血糖调节受损(TFG)

IGT 和 IFG 两者均代表了葡萄糖的稳态和糖尿病高血糖之间的中间代谢状态,表明其稳态(调节)受损。目前认为 IGT 和 IFG 均为发生糖尿病的危险因素,是发生心血管病的危险标志。IGT 是葡萄糖不耐受的一种类型,现普遍视为糖尿病前期。IFG 是一类非糖尿病性空腹高血糖,其血糖浓度高于正常,但低于糖尿病的诊断值。

4.临床糖尿病

此期可无明显症状,或逐渐出现症状,或出现糖尿病并发症的表现,血糖肯定升高,并达到糖尿病的诊断标准。

三、临床表现

(一)典型症状
出现糖、蛋白质、脂肪代谢紊乱综合征,以"三多一少"(多饮、多食、多尿和体重减少)为其特征性表现。

1.多尿、多饮

由于血糖升高引起渗透性利尿作用,患者 1 天尿量常在 2～3L 以上,继而因口渴而多饮。

2.多食

因失糖、糖分未能充分利用,机体能量缺乏,食欲常亢进,易有饥饿感。

3.体重下降

由于机体不能利用葡萄糖,蛋白质和脂肪消耗增加,引起体重下降、消瘦、疲乏。

4.其他症状

有四肢酸痛无力、麻木,腰痛,性欲减退,阳痿不育,月经失调,外阴瘙痒,精神萎靡等。

(二)体征
应评估患者的精神神志、体重、面色、心率、心律、呼吸的变化,并注意观察视力有无减弱、有无水肿和高血压、足部有无感染或溃疡、有无肢端感觉异常、肌张力及肌力有无减弱等。

(三)急性并发症

1.糖尿病酮症酸中毒(DKA)

糖尿病酮症酸中毒(DKA)是指在各种诱因影响下胰岛素严重不足,引起糖、脂肪、蛋白质及水、电解质和酸碱平衡失调,以高血糖、高血酮和代谢性酸中毒为主要表现的临床综合征。①常见诱因:感染、胰岛素治疗中断或不适当减量、饮食不当、创伤、手术、妊娠和分娩,有时亦可无明显诱因。②临床表现:早期仅有烦渴多饮、多尿、疲乏等糖尿病症状加重;失代偿期病情迅速恶化,极度口渴、多尿,食欲减退、恶心、呕吐,常伴头痛、烦躁、嗜睡、呼吸深大,部分患者呼气中有烂苹果味;后期出现严重失水、少尿、脉细速、血压下降、四肢厥冷、休克等心、肾功能不全的表现;晚期各种反射迟钝甚至消失,甚至昏迷。③实验室检查:尿糖、尿酮体强阳性,血糖多在 16.7～33.3mmol/L,血酮体多在 4.8mmol/L 以上,CO_2 结合力降低等。

2.高渗性非酮症糖尿病昏迷(HNDC)

高渗性非酮症糖尿病昏迷(HNDC)简称糖尿病高渗性昏迷,是因高血糖引起的以血浆渗透压升高、严重脱水和进行性意识障碍为主要表现的临床综合征。多见于老年人,好发年龄为 50～70 岁,约 2/3 患者无糖尿病史或仅有轻度症状。本病病情重,病死率高。①常见诱因:感染、创伤、手术、脑卒中、脱水、摄入高糖，以及应用某些药物如糖皮质激素、噻嗪类利尿剂等。②临床表现：起病缓慢，症状逐渐加重。常先有多尿、多饮，随着脱水逐渐加重，出现神经精神症状，如嗜睡、幻觉、定向障碍、一过性偏瘫、癫痫样抽搐等。③实验室检查：尿糖强阳性，但无酮症。血糖常在 33.3mmol/L 以上；血钠升高可在 155mmol/L 以上；血浆渗透压显著增高，常在 350mmol/L 以上。

3.感染

糖尿病患者常反复发生疖、痈等皮肤化脓性感染，严重时可致败血症或脓毒败血症。皮肤真菌感染如足癣、甲癣、体癣也常见，女性还可合并真菌性阴道炎和巴氏腺炎。尿路感染尤其多见于女性，反复发作，可转为慢性。合并肺结核的发生率也较高，且病情严重。

（四）慢性并发症

1.大血管病变

糖尿病人群中动脉粥样硬化患病率高，年龄较低，进展快。主要侵犯主动脉、冠状动脉、脑动脉、肾动脉和肢体动脉，引起冠心病、缺血性或出血性脑血管病、肾动脉和肢体动脉硬化等。心脑血管疾病是目前糖尿病的主要死亡原因之一。

2.微血管病变

微血管病变是糖尿病的特征性病变。糖尿病微血管病变主要累及视网膜、肾、神经和心肌组织，尤以肾病和视网膜病最为重要。糖尿病肾病临床表现为蛋白尿、水肿、高血压、肾衰竭，是 1 型糖尿病的主要死因。糖尿病视网膜病变可引起失明。

3.神经病变

主要累及周围神经，通常为对称性，由远至近缓慢进展，下肢较上肢重。表现为肢端感觉障碍呈手套袜子型分布，伴麻木、烧灼、针刺感等；随后有肢体疼痛，呈隐痛、刺痛等，后期累及运动神经，可引起弛缓性瘫痪和肌萎缩，以四肢远端明显。自主神经病变也较常见，表现为瞳孔改变，排汗异常，体位性低血压、心动过速、便秘、腹泻，以及尿潴留、尿失禁、阳痿等。

4.眼部病变

除视网膜微血管病变外，糖尿病还可引起白内障、青光眼、屈光改变、虹膜睫状体病变、黄斑病等，导致视力减退、失明。

5.糖尿病足

指由于糖尿病患者下肢远端神经异常和不同程度的周围血管病变，引起足部感染、溃疡和（或）深层组织破坏，是糖尿病患者截肢致残的主要原因。

四、实验室检查

1.尿糖测定

尿糖阳性为诊断糖尿病的重要线索。24 小时尿糖定量，可作为判断疗效指标和调整降糖药物剂量的参考。但尿糖阴性不能排除糖尿病的可能。

2.血糖测定

血糖升高是诊断糖尿病的重要依据，也是监测糖尿病病情变化和治疗效果的主要指标。

有糖尿病症状且随机血糖≥11.1mmol/L(200mg/dL),或空腹血糖≥7.0mmol/L(126mg/dL),即可诊断糖尿病。

3.口服葡萄糖耐量试验(OGTT)

血糖高于正常范围又未达到糖尿病上述诊断标准时,需进行 OGTT 试验。在 OGTT 试验中 2 小时血糖<7.7mmol/L 为正常糖耐量;7.8~11.0mmol/L 为糖耐量减低;≥11.1mmol/L(200mg/dL),即可诊断糖尿病。

4.糖化血红蛋白 A1(GHb A1)和糖化血浆白蛋白(FA)的测定

作为糖尿病控制的监测指标之一,不作为诊断依据。糖化血红蛋白 A1(GHb A1)测定可反映抽血前 8~12 周的血糖状况,糖化血浆清蛋白测定可反映糖尿病患者近 2~3 周血糖总的水平。

5.血浆胰岛素和 C-肽测定

有助于评价胰岛 B 细胞的储备功能,并指导治疗。

6.其他

病情未控制的糖尿病患者,可有三酰甘油升高、胆固醇升高、高密度脂蛋白胆固醇降低。

五、治疗

(一)治疗原则

早期、长期、综合、个体化治疗的原则。治疗目标不仅是纠正代谢紊乱,消除症状,防止或延缓并发症,维持健康与劳动(学习)能力,保障儿童生长发育,延长寿命,降低病死率。

(二)治疗措施

1.饮食治疗

饮食治疗是糖尿病的一项基础治疗,必须严格执行并长期坚持。对 1 型糖尿病患者有利于控制高血糖、防止低血糖发生,保证未成年人的正常生长发育。对 2 型糖尿病患者有利于减轻体重,改善高血糖、高血压和脂代谢紊乱,延缓并发症的发生,降低降血糖药的使用剂量。

2.运动锻炼

适当的运动可以使糖尿病患者体重降低,增加胰岛素敏感性,促进糖的利用,改善血糖、血脂水平。

3.口服药物治疗

(1)促进胰岛素分泌剂:主要作用机制是刺激 B 细胞释放胰岛素。主要适用于饮食和运动治疗不能有效控制血糖的 2 型糖尿病患者。

①磺脲类:第一代药物有甲苯磺丁脲、氯磺丙脲、醋磺己脲、妥拉磺脲等,第二代药物有格列本脲、格列吡嗪、格列齐特、格列波脲、格列喹酮等。治疗应从小剂量开始,并按治疗需要每数天增加剂量 1 次,或改为早、晚餐前 2 次服药,直至病情控制。

②非磺脲类:常用药物有瑞格列奈和那格列奈。

(2)双胍类:主要作用机制是促进肌肉等外周组织摄取葡萄糖,加速无氧酵解,抑制糖异生及糖原分解。对血糖在正常范围者无降血糖作用,单独用药不引起低血糖,与磺脲类联合使用可增强降血糖作用。常用药物主要有二甲双胍(甲福明)、苯乙双胍(降糖灵)。

(3)α-糖苷酶抑制剂:作用机制是抑制小肠黏膜上的α-糖苷酶,延缓糖类的吸收,降低餐后高血糖。药物有阿卡波糖(拜糖苹)、伏格列波糖。

(4)噻唑烷二酮类:作用机制是使靶组织对胰岛素的敏感性增强,减轻胰岛素抵抗,故又称为胰岛素增敏剂。常用药物有罗格列酮、吡格列酮。

4.胰岛素治疗

(1)适应证:① 1 型糖尿病;② 2 型糖尿病口服药物治疗未达良好控制者;③糖尿病急性或严重并发症;④糖尿病严重并发症;⑤手术、妊娠及分娩。

(2)剂型:按来源不同分为猪、牛、基因重组人胰岛素;按作用时间一般分为速(短)效、中效、长(慢)效。

目前又研制出一些胰岛素类似物。一类是快速胰岛素制剂,可在餐后迅速起效。赖脯胰岛素皮下注射后 15 分钟起效,30~60 分钟达峰,持续 4~5 小时;门冬胰岛素注射后 10~20 分钟起效,40 分钟达峰,持续 3~5 小时。另一类是长效胰岛素类似物,如甘精胰岛素皮下吸收慢,持续 24 小时。

胰岛素吸入是一种新的给药方式,主要有经肺、经口腔黏膜、经鼻腔黏膜吸收三种方式,有干粉状和可溶性液态两种。

(3)使用原则和剂量调节:胰岛素治疗应在一般治疗和饮食治疗的基础上进行,并按患者反应情况和治疗需要做适当调整。对 2 型糖尿病患者,可选中效胰岛素,每天早餐前半小时皮下注射 1 次,首次剂量为 4~8U,根据血糖和尿糖结果来调整。1 型糖尿病患者,常选短效中效胰岛素配合使用。

5.胰腺和胰岛细胞移植

胰腺和胰岛细胞移植技术也取得重要进展,有望从根本上控制糖尿病的发生和发展。

6.糖尿病酮症酸中毒的治疗

(1)**输液**:输液是抢救 DKA 首要的、极其关键的措施。不仅纠正脱水,还有助于降低血糖和清除酮体。常先补生理盐水,当血糖降至 13.9mmol/L(250mg/dL)左右时改用 5% 葡萄糖液,并加入速效胰岛素(每 3~4g 葡萄糖加 1U 胰岛素)。补液总量按脱水程度而定,为 4000~5000mL/d,严重失水者可达 6000~8000mL/d。宜先快后慢,并根据血压、心率、尿量、末梢循环情况、中心静脉压等调整输液量和速度。

(2)**胰岛素治疗**:常用小剂量胰岛素疗法,可用普通胰岛素加入生理盐水中持续滴注、间歇静脉注射或间歇肌内注射,剂量均为 0.1U/(kg·h),当血糖降至 13.9mmol/L 时,改输 5% 葡萄糖液并加入速效胰岛素。用药过程中需每 1~2 小时检测血糖、血钾、血钠和尿糖、尿酮等,酌情调节剂量。

(3)**纠正电解质及酸碱平衡失调**:轻症患者经输液和注射胰岛素后,酸中毒可逐渐纠正,不必补碱。重度酸中毒 pH<7.1 或 CO_2CP 为 4.5~6.7mmol/L 时可用 5% 碳酸氢钠稀释至等渗溶液(1.25%)后静脉滴注。应避免与胰岛素使用同一通路,以防降低胰岛素效价。治疗过程中需定时监测血钾水平,结合心电图、尿量,及时补钾,并调整补钾量和速度。

(4)**祛除诱因和防治并发症**:如休克、感染、心力衰竭、肾衰竭等。

7.高渗性非酮症糖尿病昏迷的治疗

治疗原则与酮症酸中毒相似。因脱水严重应积极补液。可先输生理盐水和胶体溶液,尽快纠正休克,同时以 $0.1U/(kg \cdot h)$ 的速度静脉滴注胰岛素。当血糖下降至 16.7mmol/L 时,可输入 5%葡萄糖溶液并加入胰岛素,监测血钾水平,结合心电图、尿量,及时补钾,并调整补钾量和速度。

六、护理

(一)基础护理

1.饮食护理

护理人员应向患者介绍饮食治疗的目的、意义,并与患者及其家属共同制订护理计划,并指导患者饮食。

(1)计算理想体重:按患者年龄、性别、身高查表或用简易公式推算理想体重[理想体重(kg)=身高(cm)−105]。

(2)计算每日所需总热量:根据理想体重和工作性质,计算出每日总热量。成年人休息状态下,每日每千克理想体重给予热量 105~125.5kJ(25~30kcal),轻体力劳动 125.5~146kJ(30~35kcal),中体力劳动 146~167kJ(35~40kcal),重体力劳动 167kJ(40kcal)以上。儿童、孕妇、乳母、营养不良及患消耗性疾病者应酌情增加,肥胖者酌减,使体重逐渐下降至理想体重的 5%左右。

(3)糖类、蛋白质、脂肪的分配:①糖类占食物总热量的 50%~60%。②蛋白质占总热量的 12%~15%,成人每日每千克理想体重给予 0.8~1.2g,儿童、孕妇、乳母、慢性消耗性疾病者等可增至 1.5~2.0g,伴肾功能不全者应限制在 0.8g。③脂肪占总热量的 30%左右。

(4)热量分布:在确定总热量以及糖类、脂肪、蛋白质组成后,把热量换算成食物重量,每克糖类、蛋白质均产热 16.7kJ(4kcal),每克脂肪产热 37.7kJ(9kcal),然后制定食谱。三餐热量分布大概为 1/5、2/5、2/5 或 1/3、1/3、1/3,或分成四餐为 1/7、2/7、2/7、2/7,可按患者生活习惯、病情及配合治疗的需要来调整。

(5)糖尿病患者饮食注意事项:①定时进食。口服降血糖药物及注射胰岛素者应在用药后按时进食。②定量进食。饮食中的主副食数量应基本固定,要严格按照医护人员制定的食谱,避免随意增减。每餐应将计划饮食吃完,如果不能吃完全餐,须当天补足未吃完食物的热量与营养素。③限制甜食。提倡食用粗制米面和杂粮,忌食葡萄糖、蔗糖、蜜糖及其制品,忌食含糖分高的水果。④增加纤维素。含纤维素的食物包括豆类、蔬菜、粗谷物、含糖分低的水果。每日饮食中食用纤维含量以不少于 40g 为宜。

2.适量运动

根据年龄、性别、体力、病情及有无并发症、胰岛素治疗及饮食治疗等情况决定运动的方式和强度。运动的方式和强度,应因人而异、循序渐进、量力而行、持之以恒,切忌随意中断,提倡"有氧运动",并随身携带糖尿病卡片和食品以防低血糖的发生。

(1)运动锻炼的方式:最好做有氧运动,以达到重复大肌肉运动,加强心肺的功能,改善循环、降低血糖的目的。如步行、慢跑、骑自行车、做广播操、练太极拳、游泳、跳交谊舞、打乒乓球等,其中以步行为首选的锻炼方式。

(2)运动的注意事项:

①选择合适的时间:运动应尽量避免恶劣天气,不在酷暑及炎热的阳光下或严冬凛冽的寒风中运动。运动时间最好在饭后 1 小时后,以免空腹运动发生低血糖。

②达到适当的运动强度:运动强度可根据患者的具体情况而定,运动强度须逐渐增加,以不感到疲劳为度。一般为每日 1 次。肥胖患者可适当增加活动次数。

③病情变化时应及时停止运动并就诊:运动中出现饥饿感、心慌、出冷汗、头晕及四肢无力或颤抖等,表明已出现低血糖,应休息并进食;运动中出现胸闷、胸痛、视物模糊时,应就地休息,联系就诊。

④携带卡片,结伴而行。运动时随身携带糖尿病卡片和糖果,以备急用。结伴运动,既可以调节情绪,又可相互照应。

(二)疾病护理

1.使用口服降糖药患者的护理

(1)遵医嘱按时按量服药:磺脲类药应在餐前半小时服用。非磺脲类:瑞格列奈从小剂量开始于餐前或进餐时口服,按病情逐渐调整剂量,不进餐不服药;那格列奈一般餐前口服。双胍类药应在餐前或餐中服。α-糖苷酶抑制剂应与每餐第一口饭同时嚼服。

(2)密切观察药物的不良反应:磺脲类药物不良反应主要是低血糖反应,以及胃肠道反应、皮肤瘙痒、肝功能损害、血细胞减少等。双胍类不良反应有胃肠道反应,如口苦、金属味,恶心,呕吐,腹泻等。α-糖苷酶抑制剂不良反应为胃肠道反应,如腹胀、腹泻或排气增多。胰岛素增敏剂噻唑烷二酮类不良反应轻微、少见,主要是水肿、肝功能损害。

2.胰岛素治疗的护理

(1)注射部位和方法:在上臂三角肌、腹壁、大腿前侧、臀部轮换注射,以腹壁注射吸收最快。长、短效胰岛素混合使用时,应先抽吸短效胰岛素,再抽吸长效胰岛素,然后混匀,而不可相反,以免将长效胰岛素混入短效胰岛素而影响其速效性。目前市场上有各种比例的预混制剂,可按患者要求选用,最常用的是含 30%短效和 70%长效的制剂。

可选用胰岛素专用注射器或笔型胰岛素注射器。有条件时可采用持续皮下胰岛素输注(俗称胰岛素泵),是指放置速效胰岛素的容器通过导管分别与针头和泵连接,针头置于腹部皮下组织,用可调程序的微型电子计算机控制胰岛素输注,模拟胰岛素的持续基础分泌(通常为每小时 0.5~2U)和进餐时的脉冲式释放,胰岛素剂量和脉冲式注射时间均可通过计算机的程序调整来控制。要求定期更换导管和注射部位以避免感染和针头堵塞。

(2)胰岛素制剂保存:保存在低于 25℃室温内 1 个月,效价不会受到影响,保存在 2~8℃时,活力可维持 2~3 年。不能冰冻保存,应避免温度过高、过低(不宜<2℃或>30℃)及剧烈晃动。

(3)胰岛素疗效的观察及护理:对采用强化胰岛素治疗或 2 型糖尿病应用胰岛素者应加强观察有无低血糖反应和早晨空腹血糖较高的情况,如"黎明现象",即夜间血糖控制良好,仅于黎明一段时间出现高血糖;"Somogyi 现象",即在夜间曾有低血糖,在睡眠中未被察觉,继而发生低血糖后的反跳性高血糖。发现以上情况应及时报告医生,配合医生进行夜间多次血糖测定并遵医嘱调整晚间胰岛素的用量。部分 1 型糖尿病患者在胰岛素治疗一段时间内病情可部分或全部缓解,胰岛素用量可减少或完全停用,称"糖尿病蜜月期",但缓解是暂时的,其持续时间自数周至数月不等,一般不超过 1 年。对这种患者应加强对其病情的动态观察。

(4)胰岛素的不良反应及护理:①低血糖反应,临床常见,是糖尿病致死原因之一,多发生于夜间,可表现为头晕、心悸、多汗、面色苍白、强烈的饥饿感甚至昏迷。对低血糖反应者,及时检测血糖,根据病情可进食糖果、含糖饮料或静脉推注 50% 葡萄糖 20~30mL。②胰岛素过敏,主要表现为注射部位瘙痒、荨麻疹,对胰岛素过敏者,立即更换胰岛素种类并抗过敏治疗。③注射部位皮下脂肪萎缩或增生,停止使用该部位后可缓慢自然恢复。

(三)专科护理

1.预防感染

(1)皮肤护理:①注意个人卫生,便后洗手。鼓励患者勤洗澡,勤换衣服,勤剪指甲,保持皮肤清洁、完整,以防皮肤化脓感染。②指导患者选择质地柔软、宽松的衣裤,避免使用松紧带和各种束带。③护理操作时应严格无菌技术。④如有外伤或皮肤感染时,不可任意用药,应由医生处理。

(2)呼吸道、口鼻腔护理:①保持呼吸道通畅,避免与呼吸道感染者接触,如肺炎、感冒、肺结核等;②指导患者保持口腔清洁,做到睡前、晨起后刷牙,饭后漱口;③重症患者,护士应每日给予特殊口腔护理,防治口腔疾病。

(3)泌尿道护理:应注意会阴部的干燥、清洁,勤换内衣,女患者经期应增加清洗的次数。如有尿潴留尽量避免插入导尿管以免感染,可采用人工诱导排尿、膀胱区热敷或按摩等方法,以上方法无效时,应在严格无菌操作下行导尿术。

(4)足部护理:①首先保持皮肤清洁,每天睡前用温水(最好是 38℃左右)浸泡双脚 15~20 分钟,仔细擦干。应每天检查足部,观察足部皮肤颜色、温度改变、神经感觉。②注意保暖,尤其是在冬天,穿棉袜、棉鞋且要宽松、舒适。每天穿鞋时先用手检查鞋内有无硬物,以防损伤足部皮肤。③教会患者从趾尖向上按摩足部及下肢,以达到恢复和提高足部感觉功能的目的。④对于易于干燥的脚,可使用薄薄的一层润滑油脂,如婴幼儿润肤露。⑤指导患者学会正确修剪趾甲,不要把趾甲剪得过短,不要随意修剪脚上的鸡眼或结痂。⑥如果已发生足部溃疡,应及时与医生联系,及早治疗。

2.酮症酸中毒、高渗性昏迷的护理

①立即建立 2 条静脉通路,遵医嘱补液,给予有关治疗用药。②患者绝对卧床休息,专人护理。③严密观察和记录患者生命体征、神志、瞳孔的变化以及液体出入量。④监测并记录尿糖、血糖、血酮、尿酮水平以及动脉血气分析和电解质的变化。⑤昏迷者按昏迷常规护理。

(四)健康指导

(1)介绍糖尿病防治的基本知识,指导高危人群积极预防和控制危险因素,如改变不健康的生活方式、不吸烟饮酒、少吃盐、合理膳食、积极参加适当的运动锻炼、减少肥胖等,均可降低 2 型糖尿病的发生。

(2)介绍糖尿病饮食配制的具体要求和措施,指导患者自己烹调。介绍运动锻炼的方式和注意事项。指导患者平时注意个人卫生,生活规律,学会足部护理的方法。

(3)通过教育,使患者及其家属认识到糖尿病是终身疾病,治疗需持之以恒。指导家属应关心和帮助患者,协助患者遵守饮食计划,并给予精神支持和生活照顾。指导患者学会尿糖测定,以及便携式血糖计的使用,并能正确地判断检查结果,告知血糖控制的标准。使用胰岛素的患者应学会消毒方法、注射方法、胰岛素剂量计算方法和保存方法。

(4)介绍口服降糖药的不良反应和低血糖反应的症状,指导患者及其家属尽早识别病情变化及其并发症的发生,如发生低血糖反应立即进食糖类食物或饮料,并休息10~15分钟,如低血糖反应持续发作,应及时就诊。并定期门诊复查。

(5)随身携带患者识别卡,以便患者发生病情变化时及时得到救治。

第八节　周围神经疾病患者的护理

一、三叉神经痛

三叉神经痛是三叉神经分布区闪电式的反复发作性剧痛。可分为特发性和继发性两种。可能因三叉神经脱髓鞘产生异位冲动或伪突触传递所致。

(一)病因及发病机制

三叉神经痛分原发性及继发性两类,后者指有明确的病因,如桥小脑角肿瘤、半月神经节肿瘤、鼻咽癌、蛛网膜炎、多发性硬化等造成三叉神经分布区内的疼痛,这种疼痛常为持续性,且伴有三叉神经受损的客观体征,如角膜反射消失、面部痛觉减退等。以往认为,原发性三叉神经痛无明显病因,但随着三叉神经显微血管减压术的开展,人们逐渐认识到三叉神经痛的病因是由于邻近血管压迫了三叉神经根,导致神经纤维相互挤压,逐渐发生脱髓鞘改变,引起邻近纤维之间发生短路,使轻微刺激即可形成一系列冲动,通过短路传入中枢,引起剧痛,这种疼痛持续时间短暂,但反复发作,无任何阳性神经体征。

(二)临床表现

(1)多见于老年人,多于50岁以上起病,女性多于男性,女性是男性的2~3倍,疼痛局限于三叉神经一个或两个分支分布区,第2、3支最常见,多为单侧性,极少三支同时受累。表现为历时短暂的电击样、刀割样或撕裂样剧痛,每次常持续数秒,突发突止,通常无预兆,间歇期完全正常。疼痛以面颊、上下颌及舌部最明显。轻触鼻翼、颊部和舌可以诱发,这些点称为扳机点。通常洗脸、刷牙易诱发第2支疼痛,咀嚼、哈欠和讲话诱发第3支发作,以致患者不敢洗脸、进食,表现面色憔悴和情绪低落。

(2)严重病例伴有面部肌肉反射性抽搐,口角牵向患侧,称为痛性抽搐。同时可伴有面红、结膜充血、流泪和皮温高等。严重者可以昼夜发作,失眠或睡后易醒。

(3)病程可呈周期性,每次发作期为数日、数周或数月,缓解期数日或数年。病程越长,发作越频繁,病情越严重,一般不会自愈。神经系统检查通常无阳性体征。

（三）辅助检查

头颅 CT 或 MRI 检查原发性三叉神经痛正常,继发性可明确相关的病因。

（四）治疗

原发性三叉神经痛首选药物治疗,以卡马西平为首选药物,但现在还缺乏绝对有效而又无不良反应的治疗方法。继发性者主要针对病因进行治疗。

（五）观察

(1)注意观察不良反应,如角膜溃疡、失明、脑神经损害、动脉损伤等并发症。

(2)注意观察三叉神经微血管减压术有无并发症,如听力减退或消失、眼球运动神经的暂时麻痹、面部感觉减退和带状疱疹等。

（六）护理

1.常规护理

(1)一般护理:保持室内光线柔和,周围环境安静、清洁、整齐和安全,避免患者因周围环境刺激而产生焦虑,加重疼痛。

(2)饮食护理:饮食宜清淡,保证机体营养,避免粗糙、干硬、辛辣食物,严重者予以流质饮食。

(3)心理护理:由于本病为突然发作的、反复的、阵发性剧痛,易出现精神抑郁和情绪低落等表现,护士应根据患者不同的心理给予疏导和支持,帮助患者树立战胜疾病的信心,积极配合治疗。

2.专科护理

(1)症状护理:观察患者疼痛的部位、性质,与患者进行交谈,帮助患者了解疼痛的原因与诱因;与患者讨论减轻疼痛的方法,如精神放松,听轻音乐,指导性想象,让患者回忆一些有趣的事情等,使其分散注意力,以减轻疼痛。

(2)药物治疗护理:注意观察药物的疗效与不良反应,发现异常情况及时报告医生处理。原发性三叉神经痛首选卡马西平药物治疗,其不良反应为头晕、嗜睡、口干、恶心、皮疹、再生障碍性贫血、肝功能损害、智力和体力衰弱等,护理者必须注意观察,每 1~2 个月复查肝功能和血常规。偶有皮疹、肝功能损害和白细胞减少,需停药。也可按医生建议单独或联合使用苯妥英钠、氯硝西泮、巴氯芬片、野木瓜等治疗。

(3)经皮选择性半月神经节射频电凝术后并发症的护理:术后观察患者的恶心、呕吐反应,随时处理污物,遵医嘱补液补钾;术后询问患者有无局部皮肤感觉减退,观察其是否有同侧角膜反射迟钝、咀嚼无力、面部异样不适等感觉,并注意给患者进软食,洗脸水温要适宜;如有术中穿刺方向偏内、偏深误伤视神经引起视力减退、复视等并发症,应积极遵医嘱给予治疗,并防止患者活动摔伤、碰伤。

3.健康指导

(1)注意药物疗效与不良反应,在医师指导下减量或更改药物。

(2)服用卡马西平期间应每周检查血常规,每月检查肝、肾功能,有异常及时就医。

(3)积极锻炼身体,增加机体免疫力。

(4)指导患者生活有规律,合理休息、娱乐;鼓励患者运用指导式想象、听音乐、阅读报刊等分散注意力,消除紧张情绪。

（5）指导患者避免面颊、上下颌、舌部、口角、鼻翼等局部刺激，进食易消化、流质饮食，咀嚼时使用健侧；洗脸水温度适宜，不宜过冷过热。

二、特发性面神经麻痹

特发性面神经麻痹或称 Bell 麻痹、面神经炎，是面神经管内面神经非化脓性急性炎症。男女发病率相等，可发生于任何年龄、任何季节。

（一）病因及发病机制

多数怀疑本病由病毒感染所致，如带状疱疹病毒感染面神经及膝状神经节可引起。由于面神经管狭小，走行在其中的面神经一旦发生水肿，则容易受压产生神经功能阻滞。

（二）临床表现

急性发病，病前多有受凉史，特别是狭窄缝隙的冷风是常见诱因。首发症状是病侧耳后、茎突区域疼痛，程度轻，多能忍受。病后 1～2 天出现病变侧面部表情肌麻痹，逐渐加重，可至全麻痹。多数患者在起床后洗漱时从病侧口角漏水而发现。表情肌麻痹明显时，额纹消失，不能皱额蹙眉，眼裂闭合不能或闭合不完全，病侧鼻唇沟浅，口角歪向健侧，不能吹口哨，不能鼓腮等；进食时患侧口角漏水，食物常滞留在唇齿之间；由于下眼睑松弛外翻，泪点外转，泪液不能正常引流而外溢。少数患者面神经味觉纤维受累，则舌前发生味觉障碍。

90% 可恢复。恢复中，味觉先于运动功能好转，如果在第 1 周有味觉恢复，是预后良好的指征；在病程 5～7 日某些运动恢复，也是预后良好的指征。

（三）实验室及其他检查

神经电生理检查（早期测定面神经兴奋阈值，3 周后测定复合肌肉动作电位）可对本病预后进行判断。其他如 MRI 和 CT 均不是本病的常规检查方法。如患侧诱发的肌电动作电位 M 波波幅为健侧的 30% 或以上者，则在 2 个月内完全恢复；如为 10%～30% 者，则需 2～8 个月恢复，且可有一定程度的后遗症；如仅为 10% 以下者，则需 6 个月到 1 年才能恢复，且常伴有中重度（面肌痉挛）后遗症。

（四）诊断

临床根据受凉后急性起病的周围性面瘫即可诊断。本病需与中枢性面神经麻痹、其他原因引起的周围性面神经麻痹相鉴别。

（五）治疗

改善局部血液循环，减轻面神经水肿，促进功能恢复。

1.物理治疗

（1）早期超短波深部透热治疗可减轻面神经水肿。自发病后开始，20 次左右。

（2）病程 2 周后可应用低频疗法、低频电刺激以及针刺治疗，以引起面肌收缩，改善循环，防止肌肉萎缩。该疗法能引起面肌痉挛，不宜在病程初期用，一旦麻痹恢复立即终止。

（3）进行面肌的锻炼和按摩。

2.药物治疗

（1）糖皮质激素在病初前 2 日可防止病变进展。可用泼尼松 1mg/kg 口服，每日 1 次，或地塞米松静脉滴注 10mg/d,疗程 7 天左右。

(2)抗病毒治疗,如带状疱疹、单纯疱疹引起者,可口服无环鸟苷,肾功能不全者禁用。

(3)神经营养治疗,如维生素 B_1、维生素 B_{12} 肌内注射。

3.手术治疗

可行面神经管减压术;不能恢复者可做面神经-膈神经或面神经-副神经吻合术,但疗效未证实。

(六)常用护理诊断/问题

自我形象紊乱,与面神经受损而致嘴歪斜有关。

(七)护理措施

1.心理支持

由于患者面部形象有改变,患者担忧、焦虑,应告知患者此病的预后;尊重患者,避免伤害患者自尊的行为,鼓励患者积极治疗。

2.功能锻炼

尽早开始做面肌的主动和被动运动,如对着镜子做皱眉、举额、闭眼、龇牙、鼓腮、吹口哨等动作,每日数次,每次 5~15 分钟,辅以面肌按摩。

3.生活护理

保持口腔清洁,及时漱口,清除口腔患侧滞留食物。眼睑闭合不全者加强眼部保护,夜间睡眠时可戴眼罩或涂抹眼膏保护角膜。

4.服药护理

观察糖皮质激素的不良反应,观察使用抗病毒药物后有无肾损害、尿量的变化。

(八)健康指导

(1)夏季睡眠时防止狭窄缝隙的冷风直接吹入,预防感冒。

(2)适当遮挡、修饰面容。

(3)保护角膜,保持口腔清洁。

(4)坚持面肌的被动或主动运动锻炼。

三、急性炎症性脱髓鞘性多发性神经病

急性炎症性脱髓鞘性多发性神经病(AIDP)又称吉兰-巴雷综合征(GBS),为急性或亚急性起病的大多可恢复的多发性脊神经根(可伴脑神经)受累的一组疾病。主要病理改变为周围广泛炎症性节段性脱髓鞘和小血管周围淋巴细胞及巨噬细胞的炎性反应。病前可有非特异性病毒感染或疫苗接种史,部分患者病前有空肠弯曲菌感染史。本病的预后大多良好,通常在病情稳定后 2~4 周开始恢复,70%~75%的病例可完全或接近完全康复;25%的患者可遗留轻微神经功能缺损;死亡率约为 5%,主要死因为呼吸肌麻痹、肺部感染及心力衰竭;2%的病例可痊愈后再发。

(一)病因与发病机制

本病的病因及发病机制不明,但众多的证据提示为免疫介导的周围神经病。一般认为本

病属一种迟发性自身免疫疾病,病理及发病机制类似于 T 细胞介导的实验性变态反应性神经病,其免疫致病因子可能为存在于患者血液中的抗周围神经髓鞘抗体或对髓鞘有害的细胞因子等。支持自身免疫学说的理由有:①本病发病前有上呼吸道、肠道感染史;有些局部地区在肠道感染流行时本病有流行倾向;预防流感的疫苗接种后,本病发病率增加。②实验性变态反应性神经病的临床症状与本病极为类似。

(二)临床表现

各年龄组均可发病,男性发病率略高于女性,一年四季都可发病。多数患者病前 1～4 周有上呼吸道或消化道感染症状,少数有疫苗接种史。多为急性或亚急性起病,首发症状常为四肢对称性无力。可自远端向近端发展或相反,亦可远、近端同时受累,并可累及躯干,严重病例可因累及肋间肌及膈肌而致呼吸麻痹。麻痹为弛缓性,腱反射减低或消失,病理反射阴性。早期肌肉萎缩不明显,严重者可因继发性轴突变性而出现肌肉萎缩。

发病时多有肢体感觉异常,如麻木、刺痛和不适感,感觉缺失或减退呈手套袜子样分布。脑神经损害以双侧周围性面瘫多见,尤其在成年人;延髓麻痹以儿童多见。偶见视盘水肿。

自主神经症状有多汗、皮肤潮红、手足肿胀及营养障碍。严重病例可有心动过速、直立性低血压。括约肌功能多无影响。

(三)实验室检查

1.脑脊液检查

本病的实验室检查主要为腰椎穿刺取脑脊液化验,典型的脑脊液改变为细胞数正常,而蛋白质明显升高(为神经根的广泛炎症反应),称蛋白-细胞分离现象,为本病的重要特点,通常在病后第 3 周最明显。

2.肌电图检查

F 波异常示神经近端或神经根损害,对 GBS 诊断有重要意义。

3.腓肠肌活检

可作为 GBS 辅助诊断方法,活检可见炎症细胞浸润及神经脱髓鞘。

(四)治疗

1.辅助呼吸

呼吸麻痹是 GBS 的主要危险,呼吸麻痹的抢救成功是增加本病的治愈率、降低病死率的关键,而呼吸机的正确使用是成功抢救呼吸麻痹的保证。因此,应严密观察病情,对有呼吸困难者及时进行气管切开和人工辅助呼吸。

2.病因治疗

(1)血浆交换疗法:周围神经脱髓鞘时,由于体液免疫系统的作用,患者血液中存在与发病有关的抗体、补体及细胞因子等,在发病 2 周内采用血浆交换疗法,可缩短临床症状,缩短需用呼吸机的时间,降低并发症发生率,并迅速降低抗周围神经髓鞘抗体滴度。适应证为不能独立行走、肺活量明显减少或延髓麻痹等病情较严重的患者。但本法只能在具有一定条件和经验的医疗中心进行,且费用昂贵。

(2)免疫球蛋白:应用大剂量的免疫球蛋白静脉滴注治疗急性病例,可获得与血浆交换治疗相接近的效果,而且安全。但有部分病例可复发,再治疗仍然有效。

（3）糖皮质激素:糖皮质激素曾长期广泛地用于本病的治疗,近年来的临床研究发现其效果未优于一般治疗,且可能发生并发症,现多已不主张应用,但慢性 GBS 对激素仍有良好的反应。

3.对症治疗

窦性心动过速常见,无须治疗;严重心脏阻滞及窦性停搏少见,发生时可立即植入临时性心内起搏器。高血压用小剂量的 β 受体阻滞剂治疗,低血压可补充胶体液或调整患者体位;便秘可给予缓泻剂和润肠剂;抗生素预防和控制坠积性肺炎、尿路感染。

4.康复治疗

早期行肢体被动活动,防止关节挛缩,可行针灸、理疗及按摩等。

（五）护理措施

1.基础护理

协助生活护理,保持床单位清洁、整齐、干燥,肢体瘫痪者给予功能位,每 2 小时更换体位1 次;保留鼻饲者按时鼻饲流食;保持口腔、会阴部清洁;每天擦浴 1～2 次。

行走不稳者活动时有专人陪伴,体位改变时嘱患者动作缓慢,防止跌倒;感觉障碍者注意防烫伤。

2.疾病护理

持续低流量给氧,当患者血氧饱和度下降时应加大氧流量。

给予患者半卧位,鼓励其深呼吸和有效咳嗽,协助翻身、叩背或体位引流,及时清除口、鼻腔和呼吸道分泌物,必要时吸痰。

心电监护,监测血压、脉搏、呼吸、氧饱和度变化,询问患者有无胸闷、气短、呼吸费力等症状,观察呼吸困难的程度和血气分析的变化以及患者情绪;当患者出现烦躁不安、呼吸费力、出汗、口唇发绀等缺氧症状,血氧饱和度降低,血气分析血氧分压低于 70mmHg,应立即报告医生,遵医嘱及早使用人工呼吸机。一般先用气管内插管,如 1 天以上无好转,则行气管切开,外接呼吸机。

给予高热量、高蛋白、高维生素易消化的软食,多食新鲜蔬菜、水果,补充足够的水分;延髓麻痹不能进食者以及气管切开、呼吸机辅助呼吸者给予鼻饲流食,维持水、电解质平衡。

预防肺部感染、压疮、营养不良、深静脉血栓、失用性萎缩、便秘、尿潴留等并发症,帮助患者活动肢体,按摩腹部,必要时穿弹力袜、灌肠、导尿等。

注意观察药物的作用和不良反应。

加强心理护理,患者常因呼吸费力而紧张、恐惧,害怕呼吸停止,害怕气管切开,护理人员应主动关心患者,尽可能陪伴在患者身边,耐心倾听患者感受,并给予安慰和鼓励,告知本病经过积极治疗和康复锻炼后大多预后良好,增强患者战胜疾病的信心。

3.健康指导

(1)指导患者及其家属掌握本病相关知识及自我护理方法,鼓励患者保持心情愉快和情绪稳定,树立战胜疾病的信心。

(2)避免诱因:加强营养,增强体质和机体抵抗力,避免淋雨、受凉、疲劳和创伤。

(3)运动指导:加强肢体功能锻炼和日常生活活动训练,肢体被动和主动运动均应保持关节的最大活动度;运动过程中有专人陪护,防止跌倒、受伤;家属应关心患者,督促其坚持运动锻炼。

(4)病情观察:告知消化道出血、营养失调、压疮及深静脉血栓形成的表现以及预防窒息的方法。当患者出现胃部不适、腹痛、柏油样大便、肢体肿胀疼痛,以及咳嗽、咳痰、发热、外伤等情况时立即就诊。

第九节　脊髓疾病患者的护理

一、急性脊髓炎

急性脊髓炎是脊髓的一种急性非特异性炎性或变态反应性疾病的总称。通常同时累及几个脊髓节段,多见于胸段。本病常在感染或疫苗接种后发病,表现为病变水平以下肢体运动障碍,各种感觉缺失及自主神经功能障碍。当病变迅速上升波及高颈段脊髓或延髓时,称为上升性脊髓炎。

(一)病因及发病机制

病因不明,可能为某些病毒或病毒感染后(如上呼吸道感染、带状疱疹、出疹性疾病等)由病原体引起的一种机体自体免疫性反应,或为其他中毒、过敏等原因所致。常见的发病诱因是病前1～2周有上呼吸道感染、劳累、负重或扭伤。本病有起病急、进展快、病情严重、并发症多的特点。

(二)临床表现

本病以青壮年多见,无性别差异,起病急,先有发热、腰背痛、胸前束带感等。早期常呈脊髓休克表现,或双下肢完全性截瘫,易并发肺部及尿路感染、压疮。症状于数小时至3天内发展到高峰。

1.运动障碍

以截瘫常见,如颈髓受损,可出现四肢瘫痪。急性期除瘫痪外,肌张力降低,深反射消失,引不出病理反射,对任何刺激无反应,这种现象称为脊髓休克(系脊髓低级中枢突然失去高级中枢的控制,而又尚未建立自主活动的一种暂时性功能紊乱现象)。约数周后,这种休克现象逐步消失,肌张力逐渐升高,深反射随之出现或可亢进,并可引起病理反射,表示脊髓自主功能恢复,随着病变的恢复,大多数患者肌力从远端开始好转。

2.感觉障碍

损害平面以下肢体和躯干的感觉均消失,系损伤两侧后索及脊髓丘脑束所致。在感觉缺失区上缘可有一感觉过敏带或束带样感觉异常,随病情好转感觉平面逐步下降,但运动功能恢复较慢。

3.自主神经障碍

主要表现为排尿困难,早期大便秘结,小便潴留,呈无张力性神经源性尿失禁(充盈性尿失禁）。因在脊髓休克期,脊髓排尿中枢及其反射弧的功能受到抑制,膀胱对尿液充盈无任何感觉,逼尿肌松弛,呈无张力性膀胱,容量可达 1000mL 以上。由于膀胱过度充盈,尿液不自主地向外溢出,称为溢出性尿失禁。随着脊髓休克消退,脊髓功能恢复,骶髓排尿中枢失去大脑皮质的抑制性控制,排尿反射亢进,膀胱内的少量尿液即可引起逼尿肌收缩而出现尿失禁、反射性神经源性膀胱(即自主节律性排尿)。损害平面以下无汗或少汗,皮肤脱屑、肢体水肿、指甲松脆和角化过度。

临床上少数患者病变迅速由下向上蔓延,则发生四肢瘫痪,甚至累及延髓而出现呼吸困难、发绀、心跳加速、血压上升、体温过高、言语困难和吞咽困难等症状,严重者出现呼吸肌麻痹、呼吸衰竭称为上升性脊髓炎,威胁患者生命。

4.电生理检查

视觉诱发电位正常;肌电图呈失神经改变;下肢体感诱发电位波幅可有明显减低,运动诱发电位异常。

5.实验室检查

部分病例急性期周围血和脑脊液白细胞稍升高,其他均无特殊改变,少数脊髓水肿严重者,脊髓腔可部分阻塞,蛋白含量明显升高(可达 2g/L 以上)。脊髓磁共振可见病变部位脊髓增粗。病变节断内多发片状或斑点状病灶,呈 T_1 低信号,T_2 高信号,强度不一,可有融合。

(三)诊断

根据急性起病和典型的截瘫,传导束性感觉障碍和以膀胱直肠功能障碍为主的自主神经功能障碍等脊髓损害症状,诊断并不困难,再结合脑脊液和 MRI 检查可确诊。

(四)治疗原则

急性脊髓炎的治疗原则:减轻症状,防治并发症;加强功能训练,促进康复。

1.药物治疗

(1)激素治疗:急性期治疗以糖皮质激素为主,可减轻脊髓水肿。用甲泼尼龙 1000mg 加入 5%～10% 葡萄糖溶液中静脉滴注,3 天后改用氢化可的松 200～400mg 或地塞米松 10～20mg 静脉滴注,每天 1 次,10 次为 1 个疗程,病情稳定后改为口服。

(2)丙种球蛋白治疗:丙种球蛋白治疗急性脊髓炎的机制:①中和抗体,降低免疫球蛋白的生成。②中和细胞因子并降低其生成,丙种球蛋白可非特异性地增强抑制 T 细胞的作用,从而间接抑制炎症因子的产生。③中和补体、细菌毒素和病毒,干扰免疫复合物的生成、沉淀及复合物对靶细胞膜所产生的溶解破坏作用。急性上升性脊髓炎或横贯性脊髓炎急性期应立即用免疫球蛋白进行治疗,成人用量为 0.4g/(kg·d)静脉滴注,连用 3～5 天为 1 个疗程。

(3)环磷酰胺治疗:重型急性脊髓炎用环磷酰胺 200mg 加入生理盐水 30mL 中静脉注射(首剂加倍),每天 1 次,连用 7 天。

(4)抗生素:预防和治疗呼吸道或泌尿道感染。

(5)神经营养代谢药物:可给予 B 族维生素、腺苷三磷酸、辅酶 I 等,有助于神经功能恢复。

(6)脱水治疗:早期脊髓有不同程度的水肿,影响脊髓血液循环,可给予 20% 甘露醇 125mL、右旋糖酐 40 或 706 代血浆,静脉滴注,每天 1～2 次,连用 7～10 天。

2.高压氧治疗

高压氧可提高血氧张力,可使脑脊液的氧分压升高13～15倍,改善和纠正病变脊髓缺氧性损害,有利于病变组织的再生和康复。高压氧治疗应每天1次,每次20～30分钟,20～30天为1个疗程。

3.康复治疗

患者早期宜进行被动活动、按摩、理疗等康复治疗。

(五)常见护理问题

1.排尿功能异常

(1)相关因素:①脊髓损伤早期:膀胱完全丧失神经支配,逼尿肌麻痹,内括约肌收缩、外括约肌松弛,膀胱无张力性,只能储尿,不能排尿。②骶髓以上的脊髓损伤患者在脊髓休克期后:骶髓排尿中枢完好,但失去了大脑皮质的抑制性控制,不能接受意识控制和调节。膀胱胀满后可通过低级排尿中枢的反射,出现不随意排尿。③脊髓休克期后:若脊髓反射中枢圆锥部或马尾遭到破坏,膀胱无感觉神经和运动神经支配,成为自主器官,如副交感神经功能作用,可使膀胱在充盈条件下产生较小的收缩。

(2)临床表现:①无张力性膀胱:多出现在脊髓损伤早期即休克期,表现为尿潴留,膀胱高度充盈而尿液不能排出。②反射性膀胱:脊髓休克期过后出现。患者不能有意识排尿,只能间歇不自主排尿。下肢受到某种刺激时可反射性引起排尿。排尿不完全,可有残余尿。膀胱容量为150～200mL。③自律性膀胱:脊髓休克期过后出现。膀胱膨胀,容量在600～1000mL时,咳嗽、屏气、哭笑时出现尿失禁。无意识性排尿且间歇性排出部分尿液,表现为排尿不全,经常存在大量残余尿,极易发生泌尿系统的反复感染。

(3)尿潴留的护理:

①尿潴留患者,常规采用听流水声,热敷下腹部,温水洗会阴,针灸及穴位注射等方法诱导排尿。

②多饮水可起到稀释尿液、冲洗尿道的作用,因此要求患者每天饮水2000～4000mL,同时口服维生素C 1～2g/d,以酸化尿液。

③留置导尿管:早期均留置Foley尿管(乳胶气囊导尿管)持续引流尿液。当患者出现自发性排尿反射后,改为间歇性开放,3～4天后试行拔管。

④导尿管感染相关预防策略:a.插管前:严格掌握插管适应证,避免不必要的留置导尿管,仔细检查导尿包;根据年龄、性别、尿道情况选择合适的导管口径、类型。b.插管时:严格无菌操作,动作轻柔,避免尿道黏膜损伤。c.插管后:应用密闭引流系统,悬垂集尿袋应低于膀胱水平,及时清空尿液;保持引流系统通畅和完整,不轻易打开导尿管与集尿袋的接口;日常用清水和肥皂保持尿道口清洁,大便失禁患者清洁后应消毒。疑是出现尿路感染而需要抗菌药物治疗前,应更换导尿管。导尿管脱落或导尿管密闭系统被破坏时,应更换导尿管。更换频率:普通集尿袋2次/周;精密集尿袋1次/周;每天评估留置导尿的必要性,尽早拔出导尿管。d.其他:定期对医务人员进行在职培训;定期公布导尿管相关尿路感染的发生率。

⑤早期训练和维护膀胱功能:目前多主张留置尿管后采用个体化放尿方法,即根据膀胱充盈情况放尿,结束后关闭尿管,一般每4小时放尿一次,这一生理刺激有助于建立反射性膀胱,

避免持续开放形成的"惰性膀胱"以致膀胱因肌肉萎缩形成挛缩膀胱。

(4)尿失禁的护理：

①心理护理：尿失禁者多表现为性格孤僻和抑郁，或者由于尿失禁病程迁延不愈，患者普遍对治疗缺乏信心，产生焦虑心理。对此，应多关心、体贴患者，用和蔼的语言和态度与患者交谈，维护患者的自尊。对因尿湿衣裤、被褥而窘迫、自卑的患者给予同情，不埋怨、不厌恶，耐心倾听患者所提出的问题，深入浅出地向患者介绍疾病的有关知识及综合治疗方法，及时解释在治疗中可能出现的问题，满足患者需求。

②行为管理：行为管理的目的是患者通过对自身排尿行为的修正，使自己重新获得控尿或部分控尿。患者进水、排尿或间歇性导尿要有时间表，进水量每天 2000mL 左右，避免因排尿障碍害怕饮水的不良习惯产生，当然饮水尽量在日间完成摄入计划，多给患者菜汤、肉汤等流质食物，夜间则相对限制饮水。养成良好的习惯做到定时排尿。

③尿失禁护理用具的选择及其使用方法指导：合适的尿失禁护理用具及其正确的使用方法对患者生活质量的提高、自理能力的培养、预防膀胱失用萎缩的发生是很重要的。

a.保鲜膜袋法：保鲜膜袋具有透气性好、价格低廉、不易引起泌尿系统感染等优点，适用于男性尿失禁患者，但烦躁不安的患者不宜使用。保鲜膜袋应选择标有卫生许可证、生产日期、保质期的产品。使用方法：将保鲜膜袋口打开，将阴茎全部放入其中，将袋口两端对折系一活扣，但注意不要过紧。注意事项：每次排尿后及时更换保鲜膜袋，应随时检查是否有尿液排出，日间 2～3 小时更换 1 次，夜间 3～4 小时更换 1 次；每次更换时用温水清洁会阴部皮肤，保持皮肤清洁、干燥；阴茎回缩者可连同阴囊一起套入保鲜膜袋中。

b.高级透气接尿器法：适用于不能自理的男女患者，解决了普通接尿器引起的生殖器糜烂、皮肤瘙痒、感染、湿疹等问题。使用前要根据性别选择，男性选择 BT－1 型，女性选择 BT－2 型。使用方法：先用水和空气将尿袋冲开，防止尿袋粘连，再将腰带系在腰上，把阴茎放入尿斗中（或接尿斗紧贴会阴），并把下侧的两条纱带从两腿跟部中间左右分开向上，与三角布上的两个短纱带连接在一起即可使用。注意事项：接尿器应在通风干燥、阴凉清洁的室内存放；禁止日光暴晒；经常取下冲洗晾干；使用时排尿管不能从腿上通过，防止尿液倒流。

c.失禁护垫及纸尿裤的使用：是现今最为普遍也最安全的方法，使用纸尿裤可以有效地解决尿失禁问题，而且不会造成尿道及膀胱的损害，也不影响膀胱生理活动。针对某些特定形态的患者及其家属庭经济条件许可，利用此法并结合定时如厕排尿来重建患者的排尿功能。但应注意做好皮肤护理，每次更换纸尿裤时用温水清洗会阴和臀部，涂鞣酸软膏或护肤粉，防止尿湿疹及压疮的发生。

④膀胱功能训练：包括 Crede 手法向下推膀胱以增加膀胱内压，Valsalva 手法以增加腹内压的方法增加膀胱内压，叩击下腹部，牵拉阴毛，按摩大腿内侧等。

a.Crede 手法：双手拇指置于髂前上棘，其余手指置于耻骨上区，指尖稍重叠，手指用力压迫腹部，直到手指到达耻骨后方，再向下压迫膀胱底部，双手尽可能深压入真骨盆区。

b.Valsalva 手法：患者可取坐位或卧位，躯干向前屈，屈髋双手抱膝，由于腹内压的增加可使骨盆底部及膀胱内压力增加有助于排尿。但是脊髓损伤早期禁用此法，患有痔疮、疝气者慎用。

c.挤压排尿:穴位按压后,一手手掌触摸胀大的膀胱由底向体部环行按摩,双手重叠放在膀胱上慢慢向耻骨后下方挤压膀胱,手法由轻到重,使尿挤出。

膀胱功能锻炼的注意事项及禁忌证:功能训练应在每次排尿或导尿前 20 分钟施行,掌握循序渐进的原则;挤压膀胱前要注意膀胱位置,当膀胱底位于耻骨上三横指以上时,禁用此法。禁忌证:膀胱输尿管反流,结石病和肾衰竭前期禁止膀胱训练。

⑤间歇导尿:每 4 小时用 12～14 号导尿管导尿一次,操作程序与普通无菌导尿术相同。每天饮水量 1500～1800mL,20:00 至次日 6:00 不再饮水。如 2 次导尿间能排尿 100mL 以上,残余尿少于 300mL,可改为每 6 小时导尿 1 次。如 2 次导尿间能排尿 200mL 以上,残余尿少于 200mL,可改为每 8 小时导尿 1 次。间歇导尿的注意事项:病情稳定再开始训练;导尿严格无菌操作,尿管充分润滑,动作轻柔避免损伤尿道黏膜;当膀胱胀大平脐时即可间歇导尿,每次导出尿液量不超过 1000mL,以防虚脱;定时导尿,根据膀胱容量及残余尿量制订间歇导尿计划,并做好记录。

2.肠道功能障碍

(1)相关因素:①与脊髓损伤使支配肠道运动的骶 2～骶 4 的神经功能障碍,出现肠麻痹有关;与支配肠壁平滑肌和肛管括约肌的副交感神经功能受损,肠道蠕动减少有关。②与长期卧床,活动过少有关。

(2)临床表现:患者诉腹胀,排便困难,肠蠕动减少,肠鸣音减弱。

(3)护理措施:

①制订定时饮水计划:保证每天饮水量至少 800mL,嘱患者晨起洗漱后,空腹饮稍低于体温的白开水 200mL,稀释血液、冲淡体内毒素,促进肠蠕动。在早、中、晚餐后 2 小时各饮水 200mL。

②给予高蛋白、高维生素、易消化的饮食,供给足够的热量与水分,多吃蔬菜、水果,以刺激肠蠕动,减轻便秘和肠胀气。

③肠麻痹腹胀时可按摩腹部或针刺足三里,或用肛管排气,必要时胃肠减压。如果以上措施无效时可用药物治疗。每天定时排便,亦可用开塞露肛塞或口服缓泻剂,必要时定期低压少量灌肠。

④训练反射性排便:挤压肛门法是经济方便且较为理想的排便方法,可指导患者自己做。四肢全瘫者,教会家属,力求达到定时排便的效果。方法为选择某一固定的时间每日或隔日一次,用戴有手套的手指扩张肛门或按压肛门周围,刺激括约肌,反射性引起肠蠕动,经反复刺激可使粪便排出。通过摸索掌握饮食规律,训练排便,可使排便有一定规律,以此有效解决截瘫患者的排便问题。

3.潜在并发症:压疮

压疮又称为压力性损伤。

(1)相关因素:①局部组织遭受持续性垂直压力而发生。②摩擦力作用于皮肤,损害皮肤角质层。皮肤擦伤后,受潮湿、污染而发生。③剪切力是由摩擦力和压力相加而成,与体位密切相关。引起皮肤血循环障碍而发生。

（2）临床表现：

①国际 NPUAP - EPUAP（美国国家压疮顾问小组-欧洲压疮顾问小组）压疮分级系统：将压疮分为以下四期。

Ⅰ期：指压不变白的红肿。通常在骨突出部位有局部指压不变白的红肿，且皮肤完整。

Ⅱ期：真皮层部分缺损。此期表现为一个浅表开放的粉红色创面，周围无坏死组织的溃疡；也可表现为完整的或开放/破溃的充满浆液或血清液体的水疱；创面为一个有光泽的或干燥的周围无坏死组织或淤肿的浅表溃疡。

Ⅲ期：全皮肤层缺损。此期可见皮下脂肪，但没有骨骼、肌腱或肌肉暴露；有腐肉，但未涉及深部组织，可有潜行和窦道。

Ⅳ期：组织全层缺损伴有骨骼、肌腱或肌肉的暴露。伤口床可能会部分覆盖腐肉或焦痂，常常会有潜行和窦道。

②美国补充的分期方法：a.深部组织损伤：由于压力和（或）剪切力造成皮下软组织受损，在完整但褪色的皮肤上出现局部紫色或黑紫色；b.无法分期：缺损涉及组织全层，但溃疡的实际深度完全被创面的坏死组织（黄色、棕褐色、灰色、绿色或棕色）和（或）焦痂（棕褐色、棕色或黑色）所掩盖。无法确定其实际深度，除非彻底清除坏死组织和（或）焦痂以暴露出创面底部。

（3）护理措施：

①压疮的评估：有效的评估是防止压疮发生的主要途径。Braden 是美国健康保健政策研究机构推荐使用的一种预测压疮危险的工具，具有较高的灵敏度和特异度，它对六个风险因素进行评估，包括感觉、潮湿、活动、移动、营养、摩擦力和剪切力。得分范围 6～23 分，得分越高，说明发生压疮的风险越低。

②压疮皮肤护理规程：a.评估压疮危险因素；b.评估皮肤是否完整及其皮肤动态变化；c.每2 小时翻身一次；d.保持床头低于 30°；e.降低身体与床和椅之间接触表面的压力；f.将肢体放置于特殊位置以支撑身体不移动或滑动；g.保持皮肤清洁、光滑、干爽；h.避免骨突出部位受压。

③压疮的防范措施：a.压疮预防主要包括两步：识别处于危险状态的患者；对已经识别为处于危险的患者采取有效预防策略。b.有效的预防策略包括识别危险因素、降低压力作用、评估营养状态、避免过多的卧床休息和长期的坐位，以及保持皮肤的完整性。c.对抬床入院的伤病员、转科伤病员及大、中型手术后伤病员，由接收护士认真检查皮肤情况，发现问题应当面交清并做好记录。d.对年老、体弱、消瘦、瘫痪、昏迷、长期卧床和采取各种强迫体位的伤病员应采取相应的预防措施，建立翻身卡，视具体情况决定翻身间隔时间；应用气垫床或其他保护性床垫，保持伤病员卧位舒适，床褥平整、干燥，皮肤清洁；翻身时要避免拖、拉、推等动作，以防擦伤皮肤。常用的有一人或两人翻身法。一人翻身法：患者取仰卧位，两臂放于胸前，两腿屈曲，护士立于床旁，一手从近侧大腿根部穿过到对侧髋部托住，一手过脊柱中线，将患者臀部移向近侧，然后一手托住肩背部，一手托住腰部，将患者颈肩部移向护士，将患者侧卧，同时将患者的两腿弯曲，上腿弯曲大于下腿，两腿间放一软枕。两人翻身法：患者取仰卧位，两臂放于胸前，两名护士站在病床同一侧，面向准备翻向的一边，一人托住患者肩部及胸部，一人托住患者腰部及双膝，两人同时用力将患者抬起，移近护士，移动时注意保持身体不得伸曲扭转，然后两人分别托住患者的肩、胸、腰、髋等处，将患者翻转或侧卧，下肢痉挛侧卧时，上身略向后偏移，

以免垂直侧卧时使肩部、大粗隆部受压而发生压疮,双腿平行放置,屈髋屈膝,从肩部到臀部要用枕头抵住,位于上面的腿下垫枕,防止内收,两足用皮垫或沙袋抵住,保持踝关节处于功能位,防止足下垂,位于下面的腿,其踝部要垫棉圈或海绵垫以防压疮。若患者处于前倾位、左或右斜倚位、后倾位等体位,应小于 15～30 分钟变换一种坐姿。e.按要求做好压疮传报与监控管理。

④不同时期压疮的处理要点:

a.Ⅰ期:减少摩擦,减小局部压力,改善局部供血供氧,吸收皮肤分泌物,保持皮肤的 pH,维持适宜温度。此期可选用透明贴、水胶体或泡沫类敷料保护,也可选用赛肤润等增强皮肤抵抗力。

b.Ⅱ期:渗液少时可选用水胶体敷料,渗液多可选用藻酸盐等敷料。小水疱注意保护,大水疱用无菌注射器抽取液体,保留疱皮,外贴水胶体敷料。

c.Ⅲ～Ⅳ期:可选用水凝胶类敷料自溶清创,同时可选用藻酸盐类敷料吸收渗液控制感染、银离子抗菌敷料达到抑菌作用或间歇封闭负压创面治疗(SWCT)加快肉芽组织的生长。例如:存在硬痂,可外科清创或水胶体敷料盖于伤口上(24～48 小时可使痂皮软化)。渗液多,黄色坏死组织覆盖的伤口,水凝胶(清创)＋泡沫敷料;美盐或藻酸盐等吸收性敷料＋纱布或泡沫类敷料或泡沫银敷料(疑有或已经有感染的伤口)。红色期伤口,肉芽新鲜的,要注意保护,促进肉芽生长,可选用盐水纱布湿敷;根据渗液选择藻酸盐或溃疡糊填充创面＋纱布或封闭敷料覆盖。

d.深部组织损伤:需谨慎处理,不能被表象所迷惑,要明确可能存在的深部损害。清创需取得患者及其家属的同意,严禁强烈和快速的清创。早期可使用水胶体敷料,使表皮软化,起到自溶性清创作用,并密切观察伤口变化。

e.不可分期:有坏死组织/腐肉、硬痂,清创,去除坏死组织、减少感染。足跟部稳定的干痂予以保留。

4.潜在并发症:肢体挛缩畸形

(1)相关因素:①脊髓损伤肢体瘫痪。②长期卧床姿势不正确或长期不活动。

(2)临床表现:①足下垂畸形。②膝关节屈曲畸形。③髋关节屈曲畸形。

(3)护理措施:

①足下垂畸形预防措施:a.良肢位的摆放:踝关节跖屈 5°～10°。足跟保持垂直位置,用两块硬板做成 90°角的足架,固定足跟以对抗力的作用;足底垫软枕;盖被上勿放置衣物等;床尾盖被应放松,必要时以支被架支撑。b.每天数次被动活动踝关节。

②膝关节屈曲畸形预防措施:a.良肢位的摆放:膝关节背屈 20°～30°(约一拳高),垫以软毛巾或软枕。b.每天数次主动或被动活动膝关节,以增强股四头肌肌力,防止发生畸形。

③髋关节屈曲畸形预防措施:a.良肢位的摆放,髋关节伸直,前屈 65°～70°,外展 10°～20°,外旋 5°～10°;b.每天数次被动活动髋关节,以加强髋周肌群的肌力和平衡;c.长期仰卧于软床时,由于重力作用而臀部下陷,造成大腿前部屈髋肌短缩而后部伸髋肌伸长无力,导致髋关节屈曲畸形,故患者应睡硬板床而严禁用软床。

（六）健康教育

1.心理护理

热情耐心地和患者沟通,介绍本病的转归和预后,让家属配合,在生活上给予体贴和关怀,多鼓励和安慰患者,使患者正确对待目前的残疾状态,以一种重新获得新生的精神状态去面对新的困难和挑战,充分利用残存功能去代偿致残部分功能,能利用轮椅、自助具和各种支具等辅助工具,去完成自身尚难完成的动作。

2.饮食指导

（1）给予清淡、易消化、营养丰富的高蛋白、高维生素饮食,避免辛辣刺激性强和油炸食物。

（2）粗纤维食物摄入:粗纤维食物可加快食物通过肠道的速度,促进排泄。此种食物有小米、玉米糁、燕麦、糙米、高粱面等,红薯有很好的润肠通便作用,可根据病情,适量摄入含纤维素较多的蔬菜,是保证粪团形成的重要成分;还具有清肠作用,可加速肠蠕动,将体内毒素排出。此类蔬菜有菠菜、韭菜、芹菜等各种绿叶蔬菜和大白菜、胡萝卜、白萝卜等,每天可交替摄入,总量至少为 $500g/d$。

（3）适量水果摄入:水果中含有水溶性的膳食纤维,如苹果中含有大量的果胶;香蕉中含有丰富的果寡糖,能维持肠道菌丛的生长;猕猴桃、柠檬含有丰富的食物纤维,加速胃肠蠕动、加强排毒通便的功效。可根据患者的病情,将水果切成小块,便于咀嚼,或是打成果泥,或是榨成果汁,使患者分次摄入。

3.病情观察

由于脊髓多呈横贯性损害,并以胸段为多见,故应注意观察有无呼吸肌麻痹的症状,如呼吸增快,呼吸运动明显减弱,口唇、甲床发绀,伴咳嗽无力。出现上述症状,应立即给予患者氧气吸入、吸痰,做人工辅助呼吸,按医嘱给予呼吸兴奋剂,必要时行气管插管、气管切开或使用辅助呼吸器等。

4.用药指导

（1）使用激素的护理:患者使用激素前,护士向患者及其家属介绍药物的作用、可能出现的不良反应及治疗过程中的注意事项。告知患者使用激素可以减轻脊髓水肿,能抑制引起神经变性的脂质过氧化,增加脊髓神经兴奋性,促进神经生理功能恢复。长期使用激素引发的不良反应和并发症:类库欣征、诱发和加重溃疡及感染、医源性糖尿病、高血压、骨质疏松、精神病及水电解质紊乱等。护士应严密观察,并采取相应的防范措施,以减少不良反应和并发症的发生。此外,大剂量激素甲泼尼龙静脉滴注时,患者常出现面部潮红、心悸、血压升高等反应,此时患者感到恐惧难以接受治疗。应减慢滴速,以减轻上述症状,向患者做好解释工作,在药物输注过程中,加强巡视,并及时采取有效的措施。

（2）使用丙种球蛋白的护理:常见的有头痛、畏寒、心悸及胸部不适等。对有心血管疾病和充血性心力衰竭者、老年人、糖尿病及肾脏病者,输液速度宜慢。

（3）使用环磷酰胺（CTX）的护理:

①CTX 是传统免疫抑制剂,能通过抑制免疫复合物的形成、抑制抗核抗体反应等,起到免疫抑制作用。CTX 的不良反应主要表现为骨髓抑制。因此,用药前需做血尿常规、肝肾功能、免疫学等检查。如白细胞少于 $3\times10^9/L$ 则不能用药。同时,使用前首先告知患者并与其签订

化疗药物知情同意书,护士见到签字同意书后方可执行。

②使用 CTX 的注意事项:CTX 能溶于水,但溶解度低,水溶液不稳定,故应在溶解后短期内使用。CTX 溶液在室温中稳定,应放置在 32℃以下干燥、避光环境中保存。

③在 CTX 冲击治疗时严格掌握静脉输注速度,以 30～40 滴/分为宜,过快可引起恶心、呕吐和膀胱刺激症状。滴注时最好选用中心静脉置管或 PICC 置管,有效防止药物渗到血管外引起组织坏死。

④CTX 大剂量冲击治疗,可致恶心、呕吐、脱发、骨髓抑制、出血性膀胱炎、肺纤维化及感染等不良反应,应用时密切观察,并给予对症处理。

(4)使用甘露醇的护理:

①肾脏损害:20％甘露醇为渗透性利尿剂,主要经肾脏代谢,如长期大量使用或使用不当,易使甘露醇中的草酸钙物质沉淀于肾小管,导致肾小管吸收功能下降,造成对肾脏的毒性反应。轻者出现肉眼血尿、少尿或无尿、蛋白尿,尿比重、血清尿素氮异常,重者甚至发生急性肾衰竭。因此,在用药中应密切观察患者尿量、尿色、尿常规及 24 小时出入量的改变,一旦出现少尿、无尿或血尿等,应及时报告医生。

②静脉炎:表现为沿静脉穿刺点上行 10～30cm,皮肤发红、炽热感,血管壁增厚,弹性消失,呈硬条索状。护理措施:输入甘露醇时要合理使用静脉,最好选用中心静脉置管或 PICC 置管;提高药液温度(35℃)等综合防护措施,减轻甘露醇对静脉的刺激和损伤。如发现穿刺部位有红、肿、疼痛时,给予金黄散外敷或普鲁卡因局部封闭。

③一过性头痛、头晕、视物模糊等:血脑屏障结构完整时,快速输入甘露醇迅速扩容,脑血流量增加,颅内压升高,也可致一过性颅内压升高,患者出现一过性头痛。也可能由于输入速度过快使血容量猛增,导致血压过高,引起一过性头痛、头晕和视物模糊等,也偶见心绞痛。护理措施:输液时先慢后快。避免迅速扩容而引起颅内压及血压升高,并需注意控制甘露醇的滴速。一般要求 20％甘露醇 250mL 于 15～30 分钟内输完。观察询问患者的感觉及反应,尤其对重危患者,更要密切观察。

5.预防感染

病房经常开窗通风,每天 2 次,每次 30 分钟。每晚紫外线消毒,病房地面及用物均用高效广谱含氯消毒剂消毒,限制探视,注意适时增减衣服,避免受凉,防止继发感染。一旦出现感染,必须及时有效治疗。

6.康复指导

(1)早期指导:对瘫痪患者应做被动活动并给予按摩,每天 2～3 次,每次 15～20 分钟。致残肢体及所有关节每天至少进行 2 次大范围活动,残肢部分关节应被动活动,动作要轻柔,踝关节除每天活动外,卧床时要注意防止足下垂。

(2)卧位锻炼:练习床上移动身体和翻身,加强上肢和背部肌肉锻炼,尽快增强残存肌肉的力量,应具备一定的训练设备(如哑铃、拉力器或专用训练设备)。

(3)坐位训练:利用背架起坐,角度由小到大,臀部要由软垫保护,以后练习坐位平衡,由双手支撑到双手离床,应有人保护进行,并且在平衡好的时候给予一定推动力,练习平衡能力。

(4)立位训练:可在斜板上进行直力训练,高位截瘫患者要固定好上胸部、髋关节和膝关节,这有助于克服直立性低血压,减少泌尿系统并发症,防止双下肢久不支撑造成的骨质疏松,斜板的斜度要由小到大逐渐增加,直至完全直立。亦可利用双上肢玩球游戏,训练躯干平衡和调节能力。

(5)行走训练:根据不同截瘫水平,选择合适的支具固定膝关节、踝关节。利用双杠或双拐、助行器练习站立和行走。

(6)日常生活动作训练:自行穿脱衣裤、鞋、袜,刷牙,洗脸,洗澡。自行进食,使用匙、筷。大小便应该用坐式马桶,周围要有扶手,利用扶手从轮椅移动到马桶上。

(7)其他:告诫家属,患者锻炼时要加以保护,以防跌倒等意外伤害的发生。

7.出院指导

(1)教育患者及其家属在住院期间完成"替代护理"到"自我护理"的过渡,重点是教育患者如何自我护理,避免出现各种并发症。

(2)继续遵医嘱服药,促进神经康复,禁烟酒,防感冒。定期门诊随访。

(3)注意做好皮肤护理,预防压疮发生,禁用热水袋,防止皮肤烫伤。

(4)锻炼腹肌,训练定时排尿排便,保持大便通畅。

二、脊髓压迫症

脊髓压迫症是指由各种性质的病变引起脊髓、脊神经根及其供应血管受压的一组病症。脊髓压迫症是由脊髓内、外的占位性结构压迫脊、脊神经根及其血供所引起的半切或横贯性脊髓病变。临床表现为病变节段以下的运动、感觉和自主神经功能障碍。按发病急慢可分为急性脊髓压迫症和慢性脊髓压迫症;按发病部位可分为椎管内脊髓外的硬膜外、硬膜下,以及椎管内脊髓内压迫症,以椎管内肿瘤最为多见。

(一)病因及发病机制

1.肿瘤

肿瘤约占 1/3 以上。绝大多数起源于脊髓组织及邻近结构,神经鞘膜瘤约占 47%,其次为脊髓肿瘤。

2.炎症

蛛网膜粘连或囊肿压迫血管影响血液供应,引起脊髓、神经根受损症状。化脓性病灶血行播散导致椎管内急性脓肿或慢性肉芽肿而压迫脊髓,以硬脊膜外多见,硬脊膜下与脊髓内脓肿则罕见。有些特异性炎症如结核、寄生虫性肉芽肿等亦可造成脊髓压迫。

3.脊柱病变

脊柱骨折、结核、脱位、椎间盘脱出、后纵韧带骨化和黄韧带肥厚均可导致椎管狭窄、脊柱裂、脊膜膨出等,也能损伤脊髓。

4.先天性畸形

颅底凹陷、脊柱裂、颈椎融合畸形等。

(二)临床表现

临床表现因病变性质的不同和病灶所在部位、发展速度、波及范围的不同而异。如脊髓肿瘤通常发病缓慢,逐渐进展;脊椎转移癌及硬脊膜外脓肿常引起急性压迫症状;脊椎结核所致的脊髓压迫症状可缓可急。一般而言,其临床症状的发展过程为:

1.脊神经根受压症状

常因一条或多条脊神经后根受压而产生烧灼痛、撕裂痛或钻痛,并可放射到相应的皮肤节段,当活动脊柱、咳嗽、喷嚏时可引起疼痛加剧,适当改变体位可获减轻,这种首发的根性疼痛症状常有重要定位诊断意义。硬脊膜炎、髓外肿瘤尤其是神经纤维瘤和各种原因引起的椎管塌陷,根痛常较突出。在根痛部位常可查到感觉过敏或异常区,倘功能受损,则可引起节段性感觉迟钝。如病灶位于脊髓腹侧时,可刺激和损害脊神经前根,引起节段性肌痉挛和肌萎缩。

2.脊髓受压症状

(1)运动障碍:脊髓前角受压时可出现节段性下运动神经元性瘫痪症状,表现为由受损前角支配范围内的肢体或躯干肌肉萎缩、无力、肌肉纤颤。当皮质脊髓束受损时,引起受压平面以下肢体的痉挛性瘫痪-瘫痪肢肌张力加高、腱反射亢进、病理反射阳性。慢性病变,先从一侧开始,后再波及另一侧;急性病变,常同时波及双侧,且在早期有脊髓休克(病变以下肢体呈弛缓性瘫痪),一般约2周后才逐渐过渡到痉挛性瘫痪。倘病灶在腰骶段,上运动神经元性损害症状则不会出现。

(2)感觉障碍:当病变损害脊髓丘脑束和后束时,引起损害平面以下的躯体的束性感觉障碍。如先损害一侧的上升性感觉传导束路,则表现为损害平面以下同侧躯体的深感觉障碍和对侧的浅感觉障碍;病灶发展至脊髓横贯性损害时则损害平面以下的深浅感觉均有障碍。髓外压迫病变,痛温觉障碍常从下肢开始,延展至受压平面;髓内压迫病变,痛温觉障碍多从受压平面向下延伸。感觉障碍的平面对病灶定位常有较大参考价值。

(3)反射异常:病灶部位的反射弧受损,则该节段内的正常生理反射减弱或消失,有助于定位诊断。一侧锥体束受损时,病灶部位以下同侧的腱反射亢进,腹壁反射和提睾反射迟钝或消失,病理征阳性;当双侧锥体不受波及时,病灶以下双侧均同时出现反射异常和病理征。

(4)自主神经功能障碍:病变水平以下皮肤干燥、汗液少、趾(指)甲粗糙、肢体水肿。腰骶髓以上的慢性压迫病变,早期排尿急迫不易控制;如为急剧受损的休克期,则自动排尿和排便功能丧失,以后过渡至大小便失禁。腰骶髓病变则表现为尿、便潴留。髓内病变出现膀胱障碍较髓外病变早。下颈髓病变可产生 Horner 征。

3.脊椎症状

病灶所在部位可有压痛、叩痛、畸形、活动受限等体征。

4.椎管梗阻

压迫性脊髓病可使脊髓的蛛网膜下隙发生不全或完全性梗阻,表现为腰椎穿刺时的脑脊液压力降低,缺乏正常时随呼吸和脉搏出现的脑脊液压力上的波动,奎肯试验显示不全或完全梗阻。脑脊液外观可呈淡黄色或黄色,蛋白量升高。腰穿后常可出现神经症状的加重,对疑为高颈髓段病变者腰穿时应格外小心,以免症状加重,引起呼吸肌麻痹。

(三)辅助检查

1.脑脊液检查

脑脊液动力改变、常规生化检查对判定脊髓受压程度很有价值。椎管严重梗阻时脑脊液蛋白-细胞分离,细胞数正常,蛋白含量超过 10g/L 时,黄色的脑脊液流出后自动凝结,称为弗洛因(Froin)综合征。通常梗阻愈完全,时间愈长,梗阻平面愈低,蛋白含量愈高。

2.放射性检查

(1)脊柱 X 线平片:脊柱损伤重点观察有无骨折、脱位、错位等。肿瘤压迫可使椎弓根变形或间距增宽、椎间孔扩大、椎体后缘凹陷等。

(2)脊髓造影:髓外硬膜内肿瘤显示蛛网膜下隙内充盈缺损,出现杯口征或帽样征,脊髓受压移位;髓外硬膜外占位显示脊髓旁、蛛网膜下隙随占位的推移而受压变形,出现尖角征;髓内占位显示脊髓明显增宽增大,蛛网膜下隙明显变窄,呈梭形充盈缺损,完全阻塞时呈柱形充盈缺损。

(3)CT 及 MRI:可显示脊髓受压,MRI 能清晰显示椎管内病变的性质和周围结构变化。

(四)治疗

脊髓压迫综合征最主要的是病因治疗,尽快去除脊髓受压的原因,减轻脊髓的压迫和水肿。手术通常是最有效的治疗手段。预后与病因的性质、脊髓功能障碍程度和手术时机关系密切,多数病例经早期手术,预后良好,但是炎症性压迫症、脊髓内肿瘤、晚期患者或转移性肿瘤的预后差。

(五)观察

(1)术后给予心电、血压、呼吸、血氧饱和度及意识、瞳孔的严密观察。

(2)术后固定好手术引流袋的高度,观察引流液的量、色及性状,每日护士更换引流袋后记录引流量。如果引流袋漏,及时更换,以免引起颅内负压及与外界相通引起感染。

(六)护理

1.常规护理

(1)减轻疼痛的护理:减轻引起疼痛的因素,因咳嗽、喷嚏、用力时脑脊液一过性升高,神经根被牵拉,可加剧疼痛,所以,指导患者减少突然用力动作,不可避免时,做好心理准备;同时处理诱发原因,如咳嗽频繁者遵医嘱应用镇咳剂;用力后观察、记录疼痛变化。疼痛明显加重时通知医生,遵医嘱给予镇痛剂或进行相应检查。

(2)心理护理:向患者解释疼痛原因,使患者心理放松,才能准确评价疼痛级别,向护理人员提供有效信息并配合治疗。同情、鼓励患者,但注意适当分散患者注意力。

2.手术护理

(1)手术治疗的术前护理:①向患者讲明手术时间、术前准备(备皮、禁食),备好颈托,并告之术后体位及轴位翻身,消除患者紧张的情绪。②术前日予以颈背部备皮,饮番泻叶水,晚餐流食,晚 8 时后禁食、水。观察、保证患者夜间安睡。③术前手术室接患者时,测量血压是否稳定,遵医嘱予以术前针,鼓励患者。由手术室护士给予留置胃管、尿管(手术室实施麻醉后予以插管的方法,可大大减少患者不适及并发症的发生,对患者也非常人性化)。

(2)手术治疗的术后护理:①术后回病房,轴位搬动患者,去枕平卧,颈部固定。②术后观察患者麻醉恢复情况,清醒后呼吸指标良好,通知医生配合拔除气管插管;拔管前气管插管、口腔内充分吸痰,拔管后经口、鼻充分吸痰,并予以外观清洁。③术后每 1~2 小时进行轴位翻身。翻身时脊柱一定要平直成一直线(头颈,胸腰,骶、尾、腿三部分同时相向、同速移动),特别是高颈位手术者还需戴颈托固定。④根据患者意识恢复情况留置胃管,自主吞咽功能,胃肠蠕动情况,遵医嘱给予鼻饲饮食或拔除胃管。手术创伤大,胃肠功能较差,可通过鼻胃管给予持续、慢速的鼻饲流食。

3.健康指导

(1)疾病知识指导:指导患者及其家属掌握疾病康复知识和护理方法,鼓励患者树立信心。

(2)生活与康复指导:肢体锻炼,加强营养,适当体育锻炼增强体质。

(3)药物指导:按时按量服药,定时复诊。

(4)安全和预防指导:注意安全,防止受凉感冒、疲劳等。

第十节　脑血管疾病患者的护理

一、短暂性脑缺血发作

短暂性脑缺血发作(TIA)是颈动脉或椎-基底动脉系统的短暂性血液供应不足,临床表现为突然发病的、几分钟至几小时的局灶性神经功能缺失,多在 24 小时以内完全恢复,但可有反复的发作。

(一)病因及发病机制

对于短暂性脑缺血发作的病因和发病机制,目前存在着分歧和争论。分析 TIA 的发病机制时,应首先明确如下两个问题:①明确大脑损伤的特点:即损伤是因为脑缺血所致,还是其他原因所致。因为类似 TIA 的短暂性神经功能障碍,可见于其他多种原因,如低血糖发作、局灶性癫痫、慢性硬膜下血肿、肿瘤、低钠血症及高钙血症等。②明确发生脑供血减少的即刻原因:如血管痉挛、血流动力学异常、血管的机械梗阻、血栓栓塞、血管狭窄或梗阻后继发的血流动力学异常或血液的异常,从而导致相应病变血管远端的供血不足。

关于 TIA 的发病机制,目前常提到的有微栓子学说及血流动力学异常学说;另外还提到了血管痉挛、血管的机械梗阻、血液流变学异常。上述各种机制往往是同时起作用,而且上述机制最终导致了脑神经元的代谢需求与局部血循环所能提供的氧及葡萄糖之间骤然供不应求,从而导致了脑卒中的发生。局部血循环的紊乱,更常见的是血管狭窄、闭塞而使血流中断。

(二)临床表现

短暂脑缺血发作的特点是起病突然,历时短暂。大多无意识障碍而能主诉其症状,常为某种神经功能的突然缺失,历时数分钟或数小时,无后遗症。常呈反复发作,并在 24 小时以内完全恢复,发作次数多则一日多次,少则数周、数月甚至数年才发作一次。各个患者的局灶性神经功能缺失症状常按一定的血管支配区而反复刻板地出现。

(三)辅助检查

(1)CT 或 MRI、EEG 检查:大多正常,部分可见小的梗死灶或缺血灶。

(2)弥散加权 MRI:可见片状缺血区。

（3）SPECT：可有局部血流下降。

（4）PET：可见局限性氧与糖代谢障碍。

（5）DSA/MRA 或彩色经颅多普勒：显示血管狭窄、动脉粥样硬化症、微栓子（TCD）。

（6）心脏 B 超、心电图及超声心动图：可以发现动脉硬化、心脏瓣膜病变及心肌病变。

（7）血常规、血脂及血液流变学检查、血液成分及流变学的关系分析。

（8）颈椎 X 线：颈椎病变对椎动脉的影响。

（四）治疗

根据全面检查所见的可能病因和诱发因素进行针对性的病因治疗；治疗过程中发作并未减少或终止，而考虑以微栓塞为主要诱发因素时，可慎重地选择抗凝治疗。当病因主要是位于颅外的主动脉、颈部动脉系统之中，可结合患者的具体情况，考虑外科手术治疗。

（五）观察

（1）抗凝治疗前需检查患者的凝血机制是否正常，抗凝治疗过程中应注意观察有无出血倾向，发现皮疹、皮下瘀斑、牙龈出血等立即报告医生处理。

（2）注意观察患者肢体无力或偏瘫程度是否减轻，肌力是否增加，吞咽障碍、构音不清、失语等症状是否恢复正常，如果上述症状呈加重趋势，应警惕缺血性脑卒中的发生；若为频繁发作的 TIA 患者，应注意观察每次发作的持续时间、间隔时间以及伴随症状，并做好记录，配合医生积极处理。

（六）护理

1.常规护理

（1）一般护理：发作时卧床休息，注意枕头不宜太高，以枕高 15～25cm 为宜，以免影响头部的血液供应；转动头部时动作宜轻柔、缓慢，防止颈部活动过度诱发 TIA；平时应适当运动或体育锻炼，注意劳逸结合，保证充足睡眠。

（2）饮食护理：指导患者进食低盐低脂、清淡、易消化、富含蛋白质和维生素的饮食，多吃蔬菜、水果，戒烟酒，忌辛辣油炸食物和暴饮暴食，避免过分饥饿。合并糖尿病的患者还应限制糖的摄入，严格执行糖尿病饮食。

（3）心理护理：帮助患者了解本病治疗与预后的关系，消除患者的紧张、恐惧心理，保持乐观心态，积极配合治疗，并自觉改变不良生活方式，建立良好的生活习惯。

2.专科护理

（1）症状护理：①对肢体乏力或轻偏瘫等步态不稳的患者，应注意保持周围环境的安全，移开障碍物，以防跌倒；教会患者使用扶手等辅助设施；对有一过性失明或跌倒发作的患者，如厕、沐浴或外出活动时应有防护措施。②对有吞咽障碍的患者，进食时宜取坐位或半坐位，喂食速度宜缓慢，药物宜压碎，以利于吞咽，并积极做好吞咽功能的康复训练。③对有构音不清或失语症的患者，护士在实施治疗和护理活动过程中，注意言行不要有损患者自尊，鼓励患者用有效的表达方式进行沟通，表达自己的需要，并指导患者积极进行语言康复训练。

（2）用药护理：详细告知药物的作用机制、不良反应及用药注意事项，并注意观察药物疗效情况。血液病有出血倾向，严重的高血压和肝、肾疾病，消化性溃疡等均为抗凝治疗禁忌证。肝素 50mg 加入生理盐水 500mL 静脉滴注时，速度宜缓慢，10～20 滴/分，维持 24～48 小时。

(3)安全护理:①使用警示牌提示患者,贴于床头呼吸带处,如小心跌倒、防止坠床。②楼道内行走、如厕、沐浴有人陪伴,穿防滑鞋,卫生员清洁地面后及时提示患者。③呼叫器置于床头,告知患者出现头晕、肢体无力等表现及时通知医护人员。

3.健康指导

(1)保持心情愉快、情绪稳定,避免精神紧张和过度疲劳。

(2)指导患者了解肥胖、吸烟酗酒及饮食因素与脑血管病的关系,改变不合理饮食习惯,选择低盐、低脂、充足蛋白质和丰富维生素饮食。少食甜食、限制钠盐,戒烟酒。

(3)生活起居有规律,养成良好的生活习惯,坚持适度运动和锻炼,注意劳逸结合,对经常发作的患者应避免重体力劳动,尽量不要单独外出。

(4)按医嘱正确服药,积极治疗高血压、动脉硬化、心脏病、糖尿病、高脂血症和肥胖症,定期监测凝血功能。

(5)定期门诊复查,尤其出现肢体麻木乏力、眩晕、复视或突然跌倒时应随时就医。

二、动脉粥样硬化性血栓形成性脑梗死

动脉粥样硬化性血栓形成性脑梗死(简称动脉硬化性脑梗死),是脑梗死中最常见的类型。是脑部动脉系统粥样硬化和血栓形成使动脉管腔狭窄、闭塞,导致急性脑供血不足所引起的局部脑组织坏死,临床上常表现为偏瘫、失语等突然发生的局灶性神经功能缺失,旧称脑血栓形成。

(一)病因及发病机制

(1)动脉硬化性脑梗死的基本病因是动脉粥样硬化。最常见的伴发病是高血压。高血压常使动脉粥样硬化的发展加速、加重。动脉粥样硬化是可以发生于全身各处动脉管壁的非炎症性变性。其发病原因与脂质代谢障碍和内分泌改变有关。

(2)脑动脉粥样硬化是全身性动脉粥样硬化症的组成部分,主要发生在管径 $500\mu m$ 以上的供应脑部的大动脉和中等动脉。脑动脉粥样硬化的好发部位为供应头颈部动脉的主动脉弓起始部、锁骨下动脉的椎动脉起始部、椎动脉各段特别是在枕大孔区进入颅内的部分、基底动脉的起始段和分叉部及其分支、颈总动脉的分叉部、颈动脉窦、颈内动脉虹吸部、脑底动脉环、大脑(前、中、后)动脉起始段等,亦可见于软脑膜动脉。

(3)脑动脉的粥样硬化和全身各处的动脉粥样硬化相同,主要改变是动脉内膜深层的脂肪变性和胆固醇沉积,形成粥样硬化斑块及各种继发病变,使管腔狭窄甚至闭塞。管腔狭窄需达 $80\%\sim90\%$ 方才影响脑血流量。如病变逐步发展,则内膜分裂、内膜下出血(动脉本身的营养血管破裂所致)和形成内膜溃疡,内膜溃疡处易发生血栓形成,使管腔进一步变窄或闭塞,硬化斑块内容物或血栓的碎屑可脱入血流形成栓子。

(二)观察

(1)注意观察尿量、颜色、性质是否有改变,发现异常及时报告医生处理。

(2)因据报道葛根素连续使用时间过长时,易出现发热、寒战、皮疹等超敏反应,故使用过程中应注意观察患者有无上述不适。

（三）护理

1.常规护理

（1）一般护理：急性期不宜抬高患者床头，宜取头低位或放平床头，以改善头部的血液供应；恢复期枕头也不宜太高，患者可自由采取舒适的主动体位；应注意患者肢体位置的正确摆放，指导和协助家属为患者进行被动运动和按摩患侧肢体，鼓励和指导患者主动进行有计划的肢体功能锻炼，如指导和督促患者进行 Bobath 握手和桥式运动，做到运动适度，方法得当，防止运动过度而造成肌腱牵拉伤。

（2）生活护理：卧床患者应保持床单位整洁和皮肤清洁，预防压疮的发生。尿便失禁的患者，应用温水擦洗臀部、肛周和会阴部皮肤，更换干净衣服和被褥，必要时洒肤疾散类粉剂或涂油膏以保护局部皮肤黏膜，防止出现湿疹和破损；对尿失禁的男患者可考虑使用体外导尿，如用接尿套连接引流袋等；留置导尿管的患者，应每日更换引流袋，接头处要避免反复打开，以免造成逆行感染，每 4 小时松开关定时排尿，促进膀胱功能恢复。

（3）饮食护理：饮食以低脂、低胆固醇、低盐（高血压者）、适量糖类、丰富维生素为原则。少食肥肉、猪油、奶油、蛋黄、带鱼、动物内脏及糖果等甜食等；多吃瘦肉等、豆制品、新鲜蔬菜、水果和含碘食物，提倡食用植物油，戒烟酒。有吞咽困难的患者，药物和食物宜压碎，以利于吞咽；教会患者用吸水管饮水，以减轻或避免饮水呛咳；进食时宜取坐位或半坐位，予以糊状食物从健侧缓慢喂入；必要时鼻饲流质，并按鼻饲要求做好相关护理。

（4）安全护理：对有意识障碍和躁动不安的患者，床铺应加护栏，以防坠床，必要时使用约束带加以约束。对步行困难、步态不稳等运动障碍的患者，应注意其活动时的安全保护，地面保持干燥平整，防湿防滑，并注意清除周围环境中的障碍物，以防跌倒；通道和卫生间等患者活动的场所均应设置扶手；患者如厕、沐浴、外出时需有人陪护。

2.用药护理

告知患者及其家属药物的作用与用法，注意观察药物的疗效与不良反应，发现异常情况，及时报告医生处理。

（1）使用溶栓药物进行早期溶栓治疗需经 CT 扫描证实无出血灶，患者无出血。溶栓治疗的时间窗为症状发生后 3 小时或 3～6 小时以内。使用低分子量肝素、巴曲酶、降纤酶、尿激酶等药物治疗时可发生变态反应及出血倾向，用药前应按药物要求做好皮肤过敏试验，检查患者凝血机制，使用过程中应定期查血常规和注意观察有无出血倾向，发现皮疹、皮下瘀斑、牙龈出血或女患者经期延长等立即报告医生处理。

（2）应用血管药物时需缓慢静脉滴注，6～8 滴/分，100mL 液体通常需 4～6 小时滴完。如输液速度过快，极易引起面部潮红、头晕、头痛及血压下降等不良反应。前列腺素 E 滴速为10～20滴/分，必要时加利多卡因 0.1g 同时静脉滴注，可以减轻前列腺素 E 对血管的刺激，如滴注速度过快，则可导致患者头痛、穿刺局部疼痛、皮肤发红，甚至发生条索状静脉炎。葛根素连续使用时间不宜过长，以 7～10 天为宜。

（3）使用甘露醇脱水降颅内压时，需快速静脉滴注，常在 15～20 分钟内滴完，必要时还需加压快速滴注。滴注前需确定针头在血管内，因为该药漏在皮下，可引起局部组织坏死。甘露醇的连续使用时间不宜过长，因为长期使用可致肾功能损害和低血钾，故应定期检查肾功能和电解质。

(4)右旋糖酐 40 可出现超敏反应,使用过程中应注意观察患者有无恶心、苍白、血压下降和意识障碍等不良反应,发现异常及时通知医生并积极配合抢救。必要时,于使用前取本药0.1mL 做过敏试验。

3.健康指导

(1)保持正常心态和有规律的生活,克服不良嗜好,合理饮食。

(2)康复训练要循序渐进,持之以恒,要尽可能做些力所能及的家务劳动,日常生活活动不要依赖他人。

(3)积极防治原发性高血压、糖尿病、高脂血症、心脏病。原发性高血压患者服用降压药时,要定时服药,不可擅自服用多种降压药或自行停药、换药,防止血压骤降骤升;使用降糖、降脂药物时,也需按医嘱定时服药。

(4)定期门诊复查,检查血压、血糖、血脂、心脏功能以及智力、瘫痪肢体、语言的恢复情况,并在医生的指导下继续用药和进行康复训练。

(5)如果出现头晕、头痛、视物模糊、言语不利、肢体麻木、乏力、步态不稳等症状时,请随时就医。

三、脑出血

脑出血系原发性非外伤性脑实质出血,占急性脑血管病的 20%～30%。年发病率(60～80)/10 万,急性期病死率为 30%～40%,是急性脑血管病变中死亡率最高的。

(一)病因及发病机制

1.高血压并发细小动脉硬化

是脑出血最常见原因。细小动脉变性增厚、玻璃样变以及微小动脉瘤形成等病理变化是其脑出血的病理基础。

2.颅内动脉瘤

主要是先天性动脉瘤。动脉瘤经血流旋涡和血压的冲击,常使其顶端增大、破裂。

3.脑血管畸形

因血管壁发育异常,常较易出血。

4.其他

脑动脉炎、脑底异常血管网症、血液病、抗凝及溶栓治疗等。

(二)临床表现

起病突然,病情发展迅速,大多数在情绪紧张与兴奋、活动、排便、用力时发病,数分钟至数小时内病情发展至高峰。主要表现为:头痛、呕吐、偏瘫、失语、意识障碍、大小便失禁等,血压常明显升高。由于出血部位和出血量不同,临床表现各异,分述如下。

1.壳核出血

最常见,占脑出血的 50%～60%。因出血最常累及内囊而表现"三偏征":偏瘫、偏身感觉障碍、偏盲。优势半球出血可有失语。出血量少(30mL)时,临床症状轻,预后较好;出血量较大(>30mL)时,临床症状重,可出现意识障碍和占位效应,严重者可引起脑疝,甚至死亡。

2.丘脑出血

约占脑出血的20%。患者常出现丘脑性感觉障碍(对侧偏身深浅感觉减退、感觉过敏或自发性疼痛)、丘脑性失语(言语缓慢而不清、重复语言、发音困难等)、丘脑性痴呆(记忆力和计算力减退、情感障碍等)和眼球运动障碍(眼球向上注视麻痹等)。出血侵及内囊可出现对侧肢体瘫痪,多为下肢重于上肢。

3.脑干出血

约占脑出血的10%,绝大多数为脑桥出血。常表现为突然发病,剧烈头痛、眩晕、复视、呕吐、一侧面部麻痹等。出血常先从一侧开始,表现为交叉性瘫痪,头和眼转向非出血侧,呈"凝视瘫肢"状。出血量大时多迅速波及两侧,出现双侧面神经麻痹和肢体瘫痪,双侧病理反射阳性。由于交感神经纤维受损,双侧瞳孔极度缩小,但对光反射存在。严重者由于出血破坏了联系丘脑下部调节体温的纤维出现中枢性高热、呼吸不规则,病情常迅速恶化,多数在24~48小时死亡。

4.小脑出血

约占脑出血的10%。常开始为一侧枕部的疼痛、眩晕、呕吐、病侧肢体共济失调,可有脑神经麻痹、眼球震颤、双眼向病变对侧同向凝视,可有肢体瘫痪。

5.脑叶出血

占脑出血的5%~10%。以顶叶出血多见,依次为颞叶、枕叶、额叶,40%为跨叶出血。

(1)顶叶出血:偏瘫较轻,而偏身感觉障碍较重;对侧下象限盲;优势半球出血可出现混合性失语。

(2)颞叶出血:对侧中枢性面舌瘫;对肢体瘫痪以上肢为主;对侧上象限盲;优势半球出血可出现感觉性失语或混合性失语;可有颞叶癫痫、幻嗅、幻视。

(3)枕叶出血:对侧同向性偏盲,可有一过性黑蒙和视物变形;多无肢体瘫痪。

(4)额叶出血:前额痛、呕吐、痫性发作、对侧偏瘫、精神障碍,优势半球出血表现运动性失语。

6.脑室出血

占脑出血的3%~5%。表现为突然头痛、呕吐,立即昏迷或昏迷加深;双侧瞳孔缩小,四肢肌张力升高,病理反射阳性,早期出现去大脑强直,脑膜刺激征阳性;常出现丘脑下部受损的症状和体征,如应激性溃疡、消化道出血、中枢性高热、血糖升高、尿崩症等。如出血量少,仅部分脑室出血,表现酷似蛛网膜下隙出血,患者意识清楚或仅有轻度障碍,预后良好。

(三)实验室检查

1.CT检查

临床疑诊脑出血是首选CT检查。可明确诊断出血的部位、范围、出血量及是否破入脑室。CT动态观察可发现进展型脑出血。

2.MRI检查

可发现CT不能辨认的脑干或小脑小量出血。

3.DSA 检查

可清晰显示异常血管、破裂的血管和部位。

4.腰椎穿刺检查

多为血性脑脊液、压力常升高。已明确诊断的重症脑出血患者,不宜行腰穿检查,以免诱发脑疝。

5.血液检查

血常规、生化检查,有白细胞计数升高、血尿素氮和血糖升高。

6.其他

心电图、X 线。

(四)治疗

脑出血急性期的主要治疗原则是:控制脑水肿、防止再出血、维持生命功能和防治并发症。

1.控制脑水肿

脑出血后,由于脑实质内突然出现了血肿的占位效应,引起脑室受压,中线结构移位,颅内压急剧升高,可出现脑疝,危及生命。因此,控制脑水肿,降低颅内压是脑出血急性期处理的一个重要环节。根据病情,遵医嘱可选用甘露醇、甘油果糖、呋塞米、白蛋白等治疗。

2.调控血压

由于脑出血后颅内压升高,为保证脑组织供血的代偿性反应,急性期血压常升高,当颅内压下降时血压也会随之下降,故急性期一般不应用降压药。当收缩压超过 200mmHg 或舒张压超过 110mmHg 可适当使用温和的降压药如硫酸镁等。急性期后血压持续过高时可系统地应用降压药。

3.止血药和凝血药

仅用于并发消化道出血或有凝血障碍时,常用药物有 6-氨基己酸、氨甲环酸、酚磺乙胺、巴曲亭等。

4.防治消化道出血

常用奥美拉唑、西咪替丁等药物,对预防和控制应激性溃疡导致的消化道出血有较好的效果。

5.手术治疗

手术宜在发病后 6～24 小时进行。如大脑半球出血量在 30mL 以上或小脑出血量在 10mL 以上,可考虑开颅手术清除血肿或小脑减压术;出血破入脑室可行脑室穿刺引流;脑叶出血也可行颅骨钻孔微创颅内血肿清除术。

6.对症治疗

吸氧、吸痰、保持呼吸道通畅、预防感染,维持水、电解质、酸碱平衡等。

7.早期康复治疗

脑出血病情稳定后宜尽早进行康复治疗。包括:肢体康复、语言康复、吞咽功能康复、心理康复等。有条件者应由专业的康复治疗师进行康复治疗,可有效降低病死率和致残率,改善患者的预后,提高生活质量,缩短住院时间和减少医疗费用,有利于出院后的管理和社区治疗与康复。

(五)护理措施

1.基础护理

(1)休息与体位:急性期绝对卧床休息 2～4 周,抬高床头 15°～30°,以减轻脑水肿。

(2)环境与安全:保持环境安静、安全,严格限制探视,避免各种刺激,各项治疗护理应集中进行。有条件者可单人房间。有谵妄、躁动患者,应加保护性床栏,必要时约束带适当约束。

(3)生活护理:①做好口腔清洁,每天协助口腔护理 2～3 次。②做好皮肤护理,预防压疮,每天床上擦浴 1～2 次;每 2～3 小时协助更换体位一次,注意在发病后 24～48 小时变换体位时应尽量减少头部的摆动幅度,以防加重出血;保持床单元整洁、干燥,有条件者可使用气垫床或自动减压床。③协助床上大小便,尿失禁者做好接尿处理。④有肢体瘫痪者,协助做好良肢位的摆放,并指导和协助肢体进行主、被动运动,预防关节僵硬和肢体挛缩畸形。

(4)饮食护理:出血量少、意识清醒的患者,给予高蛋白、高维生素的清淡饮食。昏迷或有吞咽障碍者,遵医嘱予留置胃管鼻饲流食。

(5)心理护理:对意识清楚的患者,讲解疾病有关知识,消除其不良心理,避免情绪激动及过度紧张,注意保持情绪稳定。

2.疾病护理

(1)对症护理:主要是颅内压升高,及早发现脑疝先兆与急救处理。

①评估有无脑疝的先兆表现:严密观察患者意识、瞳孔变化、定时测量生命体征,注意患者有无剧烈头痛、喷射性呕吐、烦躁不安、血压升高、脉搏减慢、呼吸不规则、一侧瞳孔散大、意识障碍加重等脑疝的先兆表现,一旦出现,应立即报告医生。

②急救处理:a.立即建立静脉通路,遵医嘱给予快速脱水、降颅内压药物,如 20% 甘露醇 250mL 在 15～30 分钟滴完。b.保持呼吸道通畅,及时清除呕吐物和口鼻腔分泌物,防止舌后坠和窒息。c.氧气吸入。d.心电监护,监测生命体征、血氧饱和度变化。e.备好气管插管、气管切开、呼吸机、抢救药物和脑室穿刺引流包等。

③用药观察:使用脱水降颅内压药物时,注意监测尿量和电解质的变化,防止低钾血症和肾功能受损。

(2)并发症的护理:脑出血常见的并发症有肺部及泌尿系统感染、上消化道出血、中枢性高热、电解质紊乱、下肢深静脉血栓形成、癫痫发作等,最常见的并发症是上消化道出血,主要是因为病变导致下丘脑功能紊乱,继而引起胃肠黏膜血流量减少,胃、十二指肠黏膜出血性糜烂、点状出血和急性溃疡所致。

①病情监测:a.注意观察患者有无呃逆、上腹部饱胀不适、胃痛、呕血、便血、尿量减少等症状和体征。b.留置胃管鼻饲的患者,注意回抽胃液,观察胃液的颜色,如发现为血色或咖啡色应立即汇报医生。c.观察有无黑粪,并及时留取标本检测大便隐血试验。d.如发现患者出现呕血或从胃管内抽出咖啡色胃液,解柏油样大便,同时伴有面色苍白、口唇发绀、呼吸急促、皮肤湿冷、烦躁不安、血压下降、尿少等,应考虑上消化道出血和出血性休克,要立即报告医生,积极止血、抗休克处理。

②饮食护理:遵医嘱禁食,或给予清淡、易消化、无刺激性、营养丰富的流质饮食,注意少量多餐和温度适宜,防止损伤胃黏膜。

③用药护理:遵医嘱给予保护胃黏膜和止血药物,如奥美拉唑、巴曲亭、氢氧化铝凝胶等,注意观察用药后的反应。

3.健康指导

(1)避免诱因:应避免各种使血压骤然升高的各种因素,指导患者应注意:①保持情绪稳定和心态平衡,避免过分喜悦、愤怒、焦虑、恐惧、悲伤等不良心理和惊吓等刺激;②建立健康的生活方式,保证充足睡眠;③适当运动,避免体力或脑力的过度劳累和突然用力过猛;④养成定时排便的习惯,保持大便通畅,避免用力排便;⑤戒烟酒;⑥预防呼吸道感染,避免用力屏气、咳嗽和打喷嚏,天气变化时注意保暖。

(2)控制高血压:遵医嘱正确服用降压药,定时监测血压,维持血压稳定,减少血压波动对血管的损害。

四、蛛网膜下隙出血

蛛网膜下隙出血(SAH)是指脑底部或脑表面血管破裂,血液流入蛛网膜下隙。临床上将 SAH 分为损伤性和非损伤性两大类。非损伤性(自发性)又分两种:由于脑底部或脑表面的血管发生病变、破裂,血液直接流入或主要流入蛛网膜下隙时称为原发性 SAH;脑实质出血后,血液穿破脑组织而进入脑室或蛛网膜下隙则称为继发性 SAH。

(一)病因及发病机制

1.病因

最常见的是先天性颅内动脉瘤(50%~80%);其次是脑血管畸形,以及高血压、动脉粥样硬化、血液病、脑动脉炎等。

2.发病机制

脑动脉瘤好发于动脉交叉部,常位于脑底动脉环上。特别是大脑前动脉与前交通动脉,颈内动脉和后交通动脉分叉处最常见。当用力、情绪激动时,血管可发生破裂出血,血液流入蛛网膜下隙,刺激脑膜,引起颅压升高。

(二)临床表现

(1)高危人群:各年龄组都可发病,40~70 岁多见。

(2)诱发因素:多于用力或情绪激动时诱发。

(3)起病急骤,常于数分钟症状达高峰。最常见的症状是以头部极其剧烈的疼痛开始,患者常描述为劈裂样头痛,伴呕吐。部分患者意识清楚,但烦躁不安。部分患者意识障碍。最具特征性的体征为脑膜刺激征阳性,表现为颈项强直,克氏(Kernig)征及布鲁津斯基(Brudzinski)征阳性。脑神经损害以一侧动眼神经麻痹常见,提示该侧后交通动脉瘤破裂。若无脑实质继发出血,患者很少出现偏瘫、失语等神经定位体征。

(4)再出血发生率高,常发生在发病后24小时至2周内;发生在发病后1个月内约33%或以上,6个月内约50%,6个月后仅约3%。

(三)实验室及其他检查

1.脑脊液检查

血性 CSF 为本病特征之一,压力高,外观呈均匀一致血性。但腰穿有诱发脑疝和再出血的可能,慎做。

2.CT 检查

这是确诊的首选方法。24～48 小时内约 90％可见脑沟、脑池或外侧裂、脑室内等有高密度影。

3.脑血管造影

可进一步查找病因及确定手术方案。目前多采用数字减影法全脑血管造影(DSA)。

(四)诊断

对突然出现的剧烈头痛、呕吐、脑膜刺激征阳性的患者,若脑脊液检查压力升高、呈均匀一致血性,结合头颅 CT 可基本确诊。

(五)治疗

治疗原则是:制止继续出血,防止继发性脑血管痉挛,对症处理,去除出血原因。

1.防止再出血

(1)诱因控制:严格绝对卧床休息 4～6 周;尽量避免一切可能使患者的血压和颅内压升高的因素,包括用力排便、用力咳嗽、情绪激动等。抽搐会增加再出血风险,对头痛和躁动不安者应用足量的止痛、镇静剂,以保持患者安静休息。

(2)止血药物:抗纤维蛋白溶解剂可防止动脉瘤周围的血块溶解,以免引起再度出血。常用:①6-氨基己酸(EACA)4～6g 溶于 100mL 生理盐水或 5％葡萄糖液中静脉点滴,15～30分钟内滴完;然后持续静脉滴沭 1g/h,维持 12～24 小时;以后每日静脉滴注 24g,持续 7～10天,逐渐减量至 8g/d,共用 3 周左右。肾功能障碍者慎用,不良反应为有增加血栓形成、发生脑积水的可能。②止血环酸、止血芳酸衍化物,作用较 EACA 强 8～10 倍,每次 250～500mg加入 5％葡萄糖液中静脉滴注,每日 1～2 次。

2.防止继发性脑血管痉挛

发病后立即持续静脉微泵注射尼莫地平,使用 7～10 天后,改为口服。

3.降低颅内压

静脉滴注甘露醇。

4.手术治疗

对颅内动脉瘤、颅内动静脉畸形,可采用手术切除、血管内介入治疗。

(六)常用护理诊断/问题

(1)头痛:与蛛网膜下隙出血致颅压升高、血液刺激脑膜、继发脑血管痉挛有关。

(2)焦虑:与突发疾病而造成头痛、卧床休息有关。

(3)恐惧:与病情稳定后做 DSA 检查及手术有关。

(4)潜在并发症——再出血、迟发性脑血管痉挛、脑疝、脑积水。

(七)护理措施

1.休息与体位

严格绝对卧床休息 4～6 周,限制探视,减少刺激,保证充分休息。避免剧烈活动和用力排便。避免精神刺激。

2.严密监护并发症的发生

密切监护神志、瞳孔、生命体征、头痛、呕吐、抽搐等体征和症状变化。预防并发症发生，一旦发生能早期发现，并通知医生及时处理。

(1)再出血：是SAH致命并发症。与出血破裂处形成的血凝块中的纤维蛋白被溶解有关。表现为病情稳定时，患者突然再次出现剧烈头痛、呕吐、抽搐发作、脑膜刺激征阳性等。

(2)迟发性脑血管痉挛：由血液流入蛛网膜下隙后，刺激脑膜和血管引起。在出血后不久可出现早发性脑血管痉挛，数十分钟至数小时缓解。但迟发性脑血管痉挛可发生在出血后4~15天，可继发脑梗死。

(3)脑疝：出血持续发生，血液流入蛛网膜下隙，颅内压力增加，严重时导致脑疝。

(4)脑积水：蛛网膜下隙内的血块阻塞蛛网膜粒或出血刺激脑膜导致无菌性脑膜炎，使蛛网膜粘连，导致脑脊液吸收功能障碍，出现不同程度的脑积水。

3.用药护理

在尼莫地平治疗过程中可能出现头晕、头痛、血压下降等。使用抗纤维蛋白溶解剂时，需观察是否有血栓形成的情况，如下肢静脉血栓、肺栓塞、脑血栓、急性心肌梗死、肾静脉血栓等。

4.心理护理

耐心向患者解释头痛的原因，说明休息及避免各种诱因的重要性。告知患者再出血的高风险，使患者积极配合治疗和护理。

(八)健康指导

(1)女性患者1~2年内应避免妊娠及分娩。

(2)使患者明白再次出血的危害性。指导患者避免诱发因素，如剧烈活动、用力喷嚏、用力咳嗽、用力排便、情绪激动、饮酒等。配合医生及早做好脑血管造影或必要时手术治疗。

第十一节 运动障碍疾病患者的护理

一、帕金森病

帕金森病(PD)又称震颤麻痹，由Parkinson于1817年首先描述，是一种常见的老年运动障碍性锥体外疾病，以静止性震颤、肌强直、运动徐缓和步态姿势异常为特征，是以黑质多巴胺能神经元变性缺失和纹状体多巴胺递质变少为病理特征的一种慢性疾病。

(一)病因及发病机制

迄今病因未明，可能与遗传、环境及衰老有关。本病多见于老年人。有10%PD患者有家族史。环境中的某种工业毒素和农业毒素，能破坏黑质中的多巴胺能神经元。

(二)临床表现

多数患者为50岁以后发病，男性稍多于女性。起病缓慢，呈进行性加重。

1.静止性震颤

多数患者以一侧肢体静止性震颤开始起病。震颤多起于一侧上肢，然后波及同侧下肢，再延及对侧上下肢,上肢比下肢重。震颤频率每秒 3～6 次,静止时明显,随意运动过程中减轻或暂时消失,情绪激动时增强,入睡后消失。手指表现为粗大的节律性震颤(搓丸样或数钱样动作),以掌指关节及拇指不自主震颤为显著表现。

2.肌强直

在震颤发生后或同时,出现全身肌肉的僵硬,表现为齿轮样强直或铅管样强直(肌肉僵硬伸肌、屈肌张力均增加,被动运动时有齿轮样或铅管样阻力感)。

3.运动徐缓

患者主动运动减少,反应慢,动作迟缓,面部表情运动少,呈呆滞状,两眼直视,眨眼动作很少,视听反射减少,呈"假面具脸"状。患者虽感觉身体长时间保持某些姿势不动不适,但很少变化姿势。颈肌、躯干肌强直而使躯体前屈,整个人比发病前变矮。

4.步态和姿势异常

患者行走时起动和终止均有困难,起动后则呈慌张步态。精细动作很难完成,系裤带、鞋带等不易进行;书写时手抖,并有字越写越小的倾向,称为"写字过小症",是 PD 的另一种早期征象;咀嚼、吞咽可出现困难;发声单调。

(三)诊断

根据中年以后发病、缓慢进行性加重的静止性震颤、运动徐缓、肌强直及步态和姿势异常等典型神经症状和体征,通常诊断并不困难。

(四)治疗

目前仍以药物治疗为主。由于本病病因不明,所以尚无根本治疗的方法。PD 的病理生理在于纹状体内多巴胺递质减少以及胆碱能神经功能相对增强,因此药物主要针对这两者进行作用。

1.常用药物

需长期服药,控制症状;对症用药,辨证加减量;最小剂量,最佳效果;权衡利弊,联合用药。

(1)抗胆碱能药物:针对胆碱能神经的功能相对增强,给予抑制胆碱能的药物。如苯海索(安坦),排泄迅速,无蓄积作用,毒性小可长期应用,应首选;对肌肉强直、运动徐缓以及姿势异常症状效果好,对震颤效果稍差。

(2)左旋多巴:由于多巴胺递质减少,可直接补充多巴胺药物。由于多巴胺不能通过血脑屏障,需应用其先驱药物左旋多巴。复方左旋多巴目前仍是治疗帕金森病的"金标准"。左旋多巴制剂目前有两种:①多巴比肼片,国内应用广泛。②息宁,即卡左双多巴控释片。

(3)金刚烷胺:具有提高突触前神经终末多巴胺的合成、储存、释放,减少再吸收和部分抗胆碱能的作用,能提高左旋多巴的疗效。但可发生恶心、呕吐、白细胞减少、直立性低血压等不良反应。

(4)多巴胺受体激动剂:如溴隐亭,能直接兴奋多巴胺 D_2 受体,增加纹状体区多巴胺,对强直、运动徐缓、震颤均有效;与左旋多巴合用能缓解或减轻疗效减退、运动波动,并可使左旋多巴减量。从小剂量开始。时有头晕、胃肠道反应、直立性低血压、精神症状等不良反应。

2.外科手术治疗

采用立体定向手术破坏丘脑腹外侧核后部,可以制止对侧肢体震颤;破坏其前部,则可制止对侧强直。适应证为 60 岁以下患者,震颤、强直或运动障碍明显的一侧肢体较重,且药物治疗效果不佳或不良反应严重者。

(五)常用护理诊断/问题

(1)生活自理缺陷:与震颤、肌肉强直、运动减少有关。

(2)营养失调——低于机体需要量:与吞咽困难有关。

(3)躯体移动障碍:与神经、肌肉受损,运动减少,随意运动减弱有关。

(4)语言沟通障碍:与喉肌及面部肌肉强直,运动减少、减慢有关。

(5)自我形象紊乱:与身体形象改变有关。

(6)知识缺乏——缺乏本病相关知识和药物治疗知识。

(六)护理措施

1.日常生活护理

(1)饮食护理:饮食护理的目的在于维持患者较佳的营养和身体状况,并通过调整饮食使药物治疗达到更好的效果。患者因肌强直及震颤,静息耗能增加,所需能量常稍高于同年龄段的正常人;中晚期由于吞咽困难,抗帕金森病药物导致的消化系统不良反应会加重营养失调。因此,膳食中应注意满足碳水化合物和优质蛋白质的供应,以植物油为主,少进动物脂肪。多吃新鲜蔬菜和水果,能够提供多种维生素,并能促进肠蠕动,防止大便秘结。患者出汗多时,应注意补充水分。

(2)生活自理护理:随着病情的发展,患者运动功能发生一定程度的障碍,生活自理能力显著降低。指导患者促进生活自理的技巧。鼓励患者自我护理,如进食、穿衣、移动等,做自己力所能及的事情,增加其独立性,避免过分依赖别人。给患者足够的时间去完成日常生活活动(如说话、写字、吃饭)。①走路时持拐杖助行。若患者如厕下蹲及起立困难时,可置高凳坐位排便。②洗澡时,在浴缸或喷头附近加装扶手,或是放张洗澡专用的小椅子以方便沐浴;浴室要防滑;使用挤压式液体香皂,解决肌肉僵直无法灵活使用固体香皂的问题;如果用毛巾擦干身体有困难,可改成直接穿吸水性佳的浴衣。③穿衣时,把要穿的衣物放在身边;将纽扣改为自粘胶带或尽量穿有拉链的衣服;选择有拉链或自粘胶带的鞋子,方便穿脱。④对于自行起床、起坐有困难者,可在床尾结一个绳子,便于患者牵拉起床;避免坐过软的沙发及深凹下去的椅子,尽量坐两侧有扶手的座椅。⑤对于端碗持筷困难者,要用大把手的叉子、汤勺以及不易碎的餐具、水杯;若颤动严重,可协助进食。⑥对于吞咽困难者,应根据患者能量、口味需要,提供营养可口、制作精细、黏稠不易反流的食物,让患者每吃一口吞咽 2~3 次。

(3)便秘的预防:多饮水,多摄入含丰富纤维素的饮食。晨起可顺时针按摩腹部,养成定时排便的习惯,必要时遵医嘱服用缓泻剂。

2.药物护理

告知患者本病需要长期或终身服药治疗,让患者了解药物的用法、注意事项、疗效及不良反应的观察与处理。

(1)疗效观察:观察患者震颤、肌强直、运动徐缓、步态和姿势等的改善情况。

(2)不良反应的观察及处理:①左旋多巴制剂的不良反应为在早期有消化道反应(食欲减退、恶心、呕吐、腹痛等)、直立性低血压、失眠、精神症状(幻觉、妄想)等。进食时服药或减少服药剂量,症状可逐渐消失。对于直立性低血压,当患者由卧位改为立位时,要先经过坐位来过渡,并注意放慢速度,如果感觉头晕,及时用手抓住床挡坐在椅子上或蹲下;当出现严重精神症状时,及时就诊,积极处理。长期服药后可出现运动障碍(异动症)和症状波动等。运动障碍表现为舞蹈样或肌张力障碍样异常不随意运动,表现为怪相、摇头以及双臂、双腿及躯干的各种异常运动,一般在药物减量或停药后可改善或消失。症状波动包括开关现象和疗效减退两种。开关现象指每天多次突然波动于严重运动减少和缓解(伴有异动症)两种状态之间。"开"时,帕金森症状减轻,"关"时症状加重。此现象不可预知,要格外引起重视。尤其要注意安全问题。如患者在过马路时,若突然发生严重运动减少,僵在路中间,会比较危险。因此对于这种患者应嘱其不要单独外出。减少每次剂量,增加服药次数而每天总药量不变,或适当加用多巴胺受体激动剂,减少左旋多巴用量,可以防止或减少症状发生。疗效减退指每次服药后药物的作用时间逐渐缩短,表现为症状有规律性地波动,与有效血药浓度有关,可以预知,故增加每天总剂量并分开多次服用可以预防。②抗胆碱能药物因阻断了副交感神经产生不良反应,如口干、唾液、汗液分泌减少,肠鸣音减少,排尿困难,瞳孔调节功能不良等。由于抗胆碱能药物影响记忆功能,也不宜用于老年患者。③金刚烷胺不良反应有不宁、恶心、失眠、头晕、足踝水肿、幻觉、精神错乱等。有肾功能不良、癫痫病史者禁用。

3.康复训练

(1)疾病早期:患者运动功能无障碍,应鼓励其坚持体育锻炼,应注意的是体力劳动不等于体育锻炼。应有计划、有目的地认真进行肢体功能锻炼,四肢各关节做最大范围的屈伸、旋转等活动,以防止肢体挛缩、关节僵直的发生。

(2)疾病中期:①对于行走障碍者,手杖可帮助限制前冲步态及维持平衡。步行时将脚抬高,尽量跨大步伐向前迈。双臂要自然摇摆,维持平衡。走平路时眼睛看前方,不要看地上。开步困难时想象前方有几条平行线,每跨一步都要跨越一条平行线。转身时,尽量不要原地转弯,而是以弧线前进,身体跟着移动。提供帮助时不要拉着患者走,只要伸出一只手让其牵附即可。②对于姿势平衡障碍者,可两脚交替性放在台阶上,训练双足站立时重心向左右前后移动,进行单足站立,躯干及骨盆旋转、上肢随之摆动,用足跟行走,爬行训练,向后和左右推拉保持平衡的训练等。

(3)晚期患者做被动肢体活动和肌肉、关节的按摩,以促进肢体的血液循环。

4.病情观察

观察进行性加重的震颤、运动减少、强直和体位不稳等典型神经症状和体征等,观察药物的不良反应,也应注意观察有无因长期卧床并发肺炎、压疮等情况。

5.安全护理

不要单独使用煤气、热水器及锐利器械,防止受伤;避免进食带骨刺的食物和使用易碎的餐具;外出有人陪伴,佩戴手腕识别牌或外衣口袋内放置写有患者姓名、住址和联系电话的卡片,以防走失等。

6.心理护理

与患者讨论疾病的症状,如颤抖、流涎和言语含糊等,讨论身体健康状态的改变对自尊的影响。鼓励患者表达恐惧与关切,注意倾听。建议患者选择现实可行的支持系统,以面对疾病。纠正患者的错误概念,提供正确信息。必要时提供给患者隐蔽的环境,尤其是进行日常活动及进食时。

(七)健康指导

PD是慢性进展性疾病,经治疗可以减轻症状,病程可持续多年,轻症者甚至仍可工作。本病虽不知名,但若不坚持治疗、康复训练,病情严重时可全身肌肉强直、主动活动困难,甚至卧床不起,致最后因发生心肺等合并症而死亡。因此,对PD患者要进行饮食、药物、康复、安全等多方面的综合健康教育。

二、多系统萎缩

多系统萎缩(MSA)是一类病因未明,临床表现为锥体外系、锥体系、小脑和自主神经等多系统损害的中枢神经系统变性疾病,包括橄榄体脑桥小脑萎缩(OPCA)、Shy-Drager综合征(SDS)和纹状体黑质变性(SND)三个亚型,是一类少见的疾病。由Graham和Oppenheimer于1969年首先提出。基本病理表现为神经元缺失、胶质细胞增生,其病理诊断的特异性标志是少突胶质细胞包涵体(OCIs)。

(一)病因及发病机制

病因不清。目前认为MSA的发病机制可能有两条途径:一是原发性少突胶质细胞病变假说,即先出现以α-突触核蛋白阳性包涵体为特征的少突胶质细胞变性,导致神经元髓鞘变性脱失,激活小胶质细胞,诱发氧化应激,进而导致神经元变性死亡;二是神经元本身α-突触核蛋白异常聚集,造成神经元变性死亡。α-突触共核蛋白异常聚集的原因尚未明确,可能与遗传易感性和环境因素有关。MSA患者很少有家族史。环境因素的作用尚不十分明确,有研究提示职业、生活习惯(如有机溶剂、塑料单体和添加剂暴露、重金属接触、从事农业工作)可能增加MSA发病风险,但这些危险因素尚未完全证实。

(二)临床表现

1.早期症状

男性患者最早出现的症状通常是勃起功能障碍,男性和女性患者早期都会有膀胱功能障碍,如尿频、尿急、排尿不尽,甚至不能排尿。其他早期症状还包括肢体僵硬、动作缓慢、行走困难、站立时头晕、眩晕、卧位时难以翻身及书写能力的改变。有些患者会变得反应迟钝或步态不稳。

2.自主神经功能不全

自主神经功能不全是Shy-Drager综合征(SDS)首发和突出症状,也是其他亚型最常见的症状之一。常见的临床表现有:直立性低血压、无汗和对热不能耐受、便秘、偶可腹泻、吞咽困难、夜尿增多、尿频、尿急、尿失禁和尿潴留、阳痿和射精不能、瞳孔大小不等和霍纳(Horner)综合征、哮喘、呼吸暂停和呼吸困难,严重时需气管切开。斑纹和手凉是自主神经功能障碍所致,有特征性。男性患者最早出现的症状是阳痿,女性患者为尿失禁。

3.运动功能障碍

可表现帕金森样症状,也可表现小脑症状。在多系统萎缩的晚期帕金森样症状和小脑症状可以同时出现,但如帕金森样症状显著时有时在检查中难以发现小脑症状。

(1)以帕金森样症状为主要表现的多系统萎缩:主要表现为肌强直和运动缓慢,而震颤罕见,双侧同时受累,但可轻重不同。姿势异常较常见。以帕金森样症状为主的患者其特点是对左旋多巴的反应差。只有一小部分患者对左旋多巴反应好,而且经常演变为左旋多巴诱导性的运动障碍。

(2)以小脑症状为主要表现的多系统萎缩:主要表现为指鼻试验、跟膝胫试验阳性,意向性震颤、宽基底步态等。大约5%的患者以小脑症状为首发症状。

4.锥体束征

表现为肌张力升高、腱反射亢进、病理反射等。

5.其他

(1)20%的患者出现轻度认知功能损害。

(2)常见吞咽困难、发音障碍等症状。

(3)睡眠障碍,包括睡眠呼吸暂停、睡眠结构异常和快速动眼睡眠(REM睡眠)行为异常等。

(4)其他锥体外系症状:腭阵挛和肌阵挛皆可见,手和面部刺激敏感的肌阵挛是MSA的特征性表现。抗胆碱能药苯海索治疗对肌阵挛有效,说明是胆碱能障碍的疾病。肌张力障碍在MSA中的出现率为12%～46%。

(5)部分患者出现肌肉萎缩,后期出现肌张力升高、腱反射亢进和巴宾斯基(Babinski)征、视神经萎缩。少数有眼肌麻痹、眼球向上或向下凝视麻痹。

(三)辅助检查

1.影像学检查

多系统萎缩有相对特征的MRI表现,尤其是高场强MRI对该病有较大的诊断价值,包括T1像可见壳核、小脑、脑干萎缩,呈稍短T1信号;T2像见双侧壳核后外侧有裂隙状的短T2信号,红核与黑质间正常的长T2信号区变窄,经尸检证实这种裂隙状的短T2信号改变与显著的小胶质细胞、星型胶质细胞增生以及病理性的铁质沉积有关。至少20%的多系统萎缩患者可以有上述MRI表现。PET也可发现额叶、颞叶、顶叶、纹状体、小脑、脑干等处出现代谢降低区。

2.神经电生理方面

Place等对126例MSA患者行肛门和尿道括约肌肌电图(EMG)检查,82%出现异常;Wenning等做了同样的研究,异常率为93%。脑干听觉诱发电位(BAEP)检查发现潜伏期及V/I波幅比例异常。Stocchi等的研究显示MSA患者早期即出现尿动力学异常。这些发现使MSA的早期诊断成为可能。

3.自主神经功能、神经内分泌试验、卧立位血压检测

卧位血压正常,站立时血压下降20～40mmHg或以上,而心率无明显变化者为阳性。

(四)治疗

目前无特殊治疗方法,主要是对症治疗,晚期主要是护理和预防并发症。

(五)护理

1.预防窒息

(1)由于患者喉环杓肌的萎缩致声带外展不能和声带狭窄,常有异常鼾声、喘鸣和睡眠呼吸暂停,严重时窒息死亡。

(2)夜间查房时应近距离观察患者面色、呼吸次数,观察患者是否出现睡眠呼吸暂停、鼾声增强、喘鸣发作,发现异常者应及时叫醒,并行睡眠呼吸监测。

(3)对有严重声带外展麻痹引起气道梗阻症状明显者,应及时给予气管插管或切开。慎用或不用镇静药物,以免引起或加重呼吸障碍。

2.直立性低血压的护理

(1)卧位指导:指导患者于睡眠和平卧位时将头和躯干抬高,可使用摇床或将床头垫高,保持头高于下肢 $15°$～$20°$的卧位。采取头高足低位时,最好用血压监测仪动态监测血压变化,若发生低血压时,立即将头、躯干和下肢保持水平卧位。

(2)倾斜台面练习:训练患者体位变换时对血压波动的适应能力。训练中注意台面倾斜的速度不宜过快,观察患者有无面色苍白、恶心、低血压等症状,出现该症状立即停止或休息片刻,待症状缓解后再进行训练,以防加重直立性低血压。

(3)穿抗压服(如紧身裤)、弹力袜及使用腹带:向患者讲解使用该装备的目的是减少直立时下肢静脉淤积,增加回心血量,减少或减轻低血压发作次数和程度。特别在夏季使用该装备会出现出汗、身体不适,鼓励患者克服困难,配合治疗。

(4)饮食护理:为增加循环血量,鼓励患者摄入高盐饮食(以高钠饮食为主)。指导患者进食咸肉、咸菜、咸鸭蛋等高钠食品及香蕉、榨菜等高钾饮食,摄入高盐饮食治疗过程中要密切观察卧、立位血压,鼓励患者多饮水,饮水量 2.0～2.5L/d,以使血压处于相对稳定状态,并记录出入量,避免水潴留。有明显钠潴留、水肿时,应酌情调整水、钠入量。

3.安全防护

(1)体位性症状的防护:患者在体位变化和活动中易反复发生头晕、晕厥、摔倒、视物模糊,这种体位性症状在清晨、进食后、排尿时、活动时、发热、服退热药、感染后更易发生,应特别注意这些时间段的症状观察,加强保护措施,防止跌倒致头部和四肢发生外伤、骨折损伤。

(2)预防跌倒:针对本病四肢强直、行动迟缓、行走不稳等帕金森样症候,具有站立或行走中身体突然向后倾斜跌倒的特点,应特别注意患者身后的保护。

(3)防皮肤烫伤:由于 MSA 患者的痛温觉减退,身体损伤时不易感知,易加重受损程度。因此要注意防止皮肤烫伤,洗手、洗足、使用热水袋前,先由他人试测温度,适宜后再予以使用,冬季注意患者睡眠时勿紧贴暖气,或在暖气上覆盖被褥、棉大衣等,防止皮肤烫伤。输入高渗液体时密切观察有无液体外渗,避免由于痛觉下降,加重输液部位组织损伤。

4.预防误吸

饮水呛咳、吞咽困难系本病累及双侧皮质脑干束出现假性延髓性麻痹的表现,应积极预防饮水呛咳和吞咽困难导致的误吸,并进行功能锻炼指导。进食水前将床头抬高至少 $30°$,指导患者饮水前吸足气、吞咽时憋住气,用勺匙将水少量分次喂入,先以 3～4mL 开始喂入,酌情增加至 1 勺匙,将饮食调成糊状,送至舌根部后,再嘱患者做吞咽动作,缓慢进食,逐渐增加喂入量;吞咽困难严重时给予鼻饲饮食,用针灸方法刺激局部瘫痪的吞咽肌,恢复吞咽功能。

5.排泄异常护理

(1)留置尿管的患者,给予定期膀胱冲洗,训练定期排尿功能。

(2)尿失禁患者,可使用接尿器或纸尿裤,勤换洗,保持会阴部清洁、干燥。

(3)腹泻患者遵医嘱给予止泻收敛药物,并做好肛周皮肤护理;便秘患者指导其多进含纤维素高的食物,保证足够饮水量,每日定时坐于马桶上,养成定期排便的习惯。

6.预防并发症

大多数患者晚期全身症状严重、长期卧床,尿便行为异常,生活质量低,常因气道梗阻、吸入性肺炎、感染性休克等并发症致死。因此,病情晚期要加强基础护理,预防长期卧床患者的呼吸道感染、泌尿系统感染、压疮三大并发症。定时翻身、叩背,每 2 小时一次,及时清除呼吸道分泌物,保持气道通畅,防止发生吸入性肺炎;使用气垫床,骨突出部位垫软垫,预防压疮。

7.心理疏导

由于 MSA 患者常有情绪低落、淡漠或发展为抑郁,患者较少与他人交流,特别是性功能障碍等症状更不愿意诉说,往往给正确的诊治带来困难。应鼓励患者消除顾虑,取得其信任与配合,为正确的医疗诊断、避免误治提供可靠依据。

8.病情观察

密切观察、调节血压变化,注意测量立、卧位血压,观察其差值,最好用血压监护仪了解血压的动态变化。应特别注意夜间血压波动,严密监测用药期间的血压变化,防止血压过高。

9.健康指导

(1)预防晕厥的发生,告知患者及其家属直立性低血压的诱发因素,低血压在高温、紧张、快速进餐、饱餐、饮酒、过度换气、排尿过度充盈、久卧后直立时加重,平卧位消失。指导患者避免长时间处于温度过高的环境,洗澡水温不宜过热(可洗温水浴),避免饱餐、饮酒、紧张刺激,保持平和的心态。对排尿、排便感觉异常的患者,指导其养成定时排尿、排便的习惯。

(2)指导患者变换体位时动作缓慢,勿动作过猛,循序渐进地完成坐起、离床、站立、行走过程,加强保护措施,防止头部和四肢发生外伤、骨折。变换体位后应先适应片刻,如起床时先在床上活动肢体后再坐起,站立前先坐一会儿,再慢慢站立、行走,以免直立性低血压的发生。

(3)教会患者因低血压引发不适的防护动作,立即平卧,避免快速体位变动和久站不动,不做导致呼吸困难的运动。在血压控制后,逐渐增加直立时间,做轻微的活动和行走,病情稳定后,可选择适宜锻炼项目,如游泳。

(4)告知患者无症状的直立性低血压无须治疗,经过脑血管有效的自身调节可保证脑的供血。

第十二节　重症肌无力患者的护理

重症肌无力(MG)是抗乙酰胆碱受体抗体(AChR - Ab)介导的,细胞免疫依赖及补体参与的神经-肌肉接头(NMJ)处传递障碍的自身免疫性疾病。病变主要累及 NMJ 突触后膜上乙酰胆碱受体(AChR)。临床特征为部分或全身骨骼肌易疲劳,通常在活动后加重、休息后减轻,具有晨轻暮重等特点。MG 在一般人群中发病率为$(8\sim20)/10$ 万,患病率约为 $50/10$ 万。

一、病因及发病机制

MG 的病因多数认为与胸腺的慢性病毒感染有关,遗传为内因,感染可能为主要的外因。

MG 的发病机制可能为:患者体内产生的乙酰胆碱受体抗体,在补体参与下与乙酰胆碱受体发生应答,使 80%的肌肉乙酰胆碱受体达到饱和,经由补体介导的细胞膜溶解作用使乙酰胆碱受体大量破坏,导致突触后膜传导障碍而产生肌无力。在 80%~90%重症肌无力患者外周血中可检测到乙酰胆碱受体特异性抗体,而在其他肌无力中一般不易检出,因此对诊断本病有特征性意义。

二、临床表现

(1)受累骨骼肌病态疲劳。肌肉连续收缩后出现严重肌无力甚至瘫痪,经短暂休息后可见症状减轻或暂时好转。肌无力症状易波动,多于下午或傍晚劳累后加重,晨起和休息后减轻,有"晨轻暮重"的现象。

(2)受累肌肉的分布。首发症状常为一侧或双侧眼外肌麻痹,如上睑下垂、斜视或复视。重者眼球运动明显受限,甚至眼球固定,但瞳孔括约肌不受累。若累及面部肌肉和口咽肌则出现表情淡漠、苦笑面容;连续咀嚼无力、进食时间长;说话带鼻音、饮水呛咳、吞咽困难。若胸锁乳突肌和斜方肌受累则颈软、抬头困难、转颈、耸肩无力。四肢肌肉受累以近端为重,表现为抬臂、梳头、上楼梯困难,腱反射通常不受影响,感觉正常。呼吸肌受累出现咳嗽无力、呼吸困难,称为重症肌无力危象,是致死的主要原因。

(3)胆碱酯酶抑制剂治疗有效,这是重症肌无力一个重要的临床特征。

(4)起病隐袭,病情进展缓慢。整个病程有波动,缓解与复发交替,晚期患者休息后不能完全恢复,但重症肌无力不是持续进行性加重疾病。

(5)常见的三种危象:①肌无力危象:为最常见的危象,往往由于抗胆碱酯酶药量不足引起。注射腾喜龙后症状减轻有助于诊断。②胆碱能危象:由于抗胆碱酯酶药物过量引起,患者肌无力加重,出现肌束颤动及毒蕈碱样反应,可伴有苍白、多汗、恶心、呕吐、流涎、腹痛和瞳孔缩小等。③反拗危象:由于对抗胆碱酯酶药物不敏感,腾喜龙试验无反应。

三、辅助检查

(一)电生理检查

1.低频重复电刺激(RNS)

一般认为低频重复电刺激(小于 5Hz),其波幅或面积衰减超过 15%者为阳性。服用胆碱酯酶抑制剂者,最好于停药 $3\sim5$ 小时后行此项检查,其阳性率可能较高。

2.单纤维肌电图(SFEMG)

是用特殊的单纤维针电极通过测定"颤抖"记录研究神经-肌肉接头功能。正常值:颤抖是

15～20 微秒。若超过 55 微秒为颤抖增宽,若一块肌肉记录的 20 个颤抖中有 2 个>55 微秒或平均每对>41 微秒为异常。MG 患者颤抖明显增宽,严重时出现阻滞,正常人不会出现阻滞。SFEMG 是当前诊断 MG,尤其是眼型或全身型轻型 MG 患者最为敏感的电生理手段。服用胆碱酯酶抑制剂者检查前无须停药,不仅可用作 MG 的诊断也有助于疗效判断。

(二)药理学试验

1.腾喜龙试验

适应于 MG 的诊断及各类肌无力危象的鉴别诊断。①试验方法:腾喜龙(每安瓿含 10mg),先静脉注射 2mg,若无不良反应,则于 30 秒内把其余 8mg 注入静脉;②结果判断:肌无力危象:呼吸肌无力于 0.5～1 分钟内好转,4～5 分钟后又复无力。胆碱能危象:会有暂时性加重伴肌束震颤。反拗性危象:无反应。

2.甲硫酸新斯的明试验

适用于 MG 的诊断:①试验方法:肌内注射 1.0～1.5mg,为消除其 M 胆碱系不良反应,可同时注射阿托品 0.5～1.0mg;②结果判断:按 MG 临床评分法做多项观察,注射前记录 1 次,注射后每 10 分钟记录 1 次,共计 60 分钟为 6 次。一般结果为:注射后 10～20 分钟起效,30～40 分钟疗效最好,50～60 分钟后失效。

3.药理学试验的注意事项

①餐后 2 小时后行此试验;②有支气管哮喘和心律失常者慎用;③服用胆碱酯酶抑制剂者,应在前次服药疗效基本消失后行此试验(一般是 6～8 小时);④晚期、严重病例,可因神经-肌肉接头处突触后膜上乙酰胆碱受体破坏过重而致试验结果阴性;⑤有时,此试验能使胆碱能危象加重到危及生命的程度,故此试验应在有相应急救设施的条件下进行。

(三)免疫学检查

乙酰胆碱受体抗体滴度升高。

(四)免疫病理学检查

神经-肌肉接头处活检,可见突触后膜皱褶减少、变平坦和其上乙酰胆碱受体数目减少。

(五)其他检查

1.甲状腺功能亢进

5％的 MG 患者可发现甲状腺功能亢进的临床和实验室证据。

2.胸腺瘤

15％ MG 患者胸部 X 线片可发现胸腺瘤,特别是 40 岁以后的患者。纵隔 CT 发现率更高,85％的 MG 患者可以发现胸腺增生。

3.血清免疫学异常

MG 常可伴有其他自身免疫性疾病,如甲状腺炎、胰岛素依赖型糖尿病、干燥综合征等,故应做相应免疫学指标检查。另外,部分患者的抗核抗体、类风湿因子也可阳性。

(六)其他应进行的常规辅助检查

①血、尿、便常规;②凝血象、感染三项、血型、血生化、免疫全套、甲状腺功能全套;③糖皮质类固醇受体;④淋巴细胞分类;⑤细胞因子:血清 IL - 4、IFN - β 及 IL - 4、IFN - β 分泌细胞,可溶性白细胞介素 - 2 受体;⑥血沉、类风湿因子、抗链"O"和 C 反应蛋白;⑦抗核抗体

（ANA）、血清可提取核抗原抗体；⑧心电图、腹部 B 超。

四、治疗

（一）药物治疗

1.胆碱酯酶抑制剂

几乎所有的重症肌无力患者都使用胆碱酯酶抑制剂。常用药物有：①新斯的明：片剂为 15mg/片，常用剂量为 15～30mg，每日 2～4 次。针剂为 0.5mg/支，每次 0.5～1.0mg，每日注射数次，或遵医嘱。该药作用时间快，肌内注射后 30 分钟即见效果，1 小时左右最好。半衰期为 1～2 小时，适用于临床症状较轻或疾病早期。②溴化吡啶斯的明：最常用。片剂为 60mg/片，每次 60～120mg，每日 3～6 次。该药具有作用时间长、不良反应轻的特点，适用于治疗眼肌型、延髓肌和全身肌无力型患者。该药口服 1 小时后血浓度升高，1.5～2 小时后达到高峰，半衰期为 4.25 小时，服药后 5 小时仍有效。严重或伴发感染患者对药物吸收和敏感性降低。③酶抑宁：亦称美斯的明。片剂为 5mg/片、10mg/片。抗胆碱酯酶作用强，为新斯的明的 2～4 倍，持续时间长，可维持 6～8 小时，但不良反应大，安全系数较小。常用剂量为每次 5～10mg，每日 2～4 次。所有抗胆碱酯酶药物的应用均应按个体差异决定。从最小剂量开始，保持最佳效果和维持进食能力等标准为度。所有抗胆碱酯酶药物的不良反应包括腹痛、腹泻、出汗、肌肉跳动、瞳孔缩小等。抗胆碱酯酶药物中毒时，除上述症状外，还可伴发谵妄、兴奋等弥散性大脑皮质损害的症状。虽然增加乙酰胆碱酯酶抑制剂剂量，肌无力症状仍进行性加重，当出现呼吸肌麻痹时，表明出现了肌无力或胆碱能危象，可危及生命，应行气管插管或气管切开。

2.免疫抑制剂

常用的有肾上腺皮质激素、环磷酰胺、硫唑嘌呤等，其中以肾上腺皮质固醇类激素应用最广泛。

（1）肾上腺皮质类固醇激素：指征为：①成年人，特别是 40 岁后起病的全身肌无力，延髓肌无力而病程在 1 年之内，使用抗胆碱酯酶药物效果不满意者；②胸腺肿瘤或胸腺增生已做胸腺切除而临床症状不能改善者；③胸腺手术无指征，做胸腺放射治疗前，机体免疫功能活跃者；④儿童重症肌无力，病程在 2 年以上且无任何恢复征象，或儿童肌无力累及全身骨骼肌且对抗胆碱酯酶药物无效时。

给药方法为：①递减法：系指一开始即用大剂量泼尼松，每日 50～100mg 或隔日口服，或地塞米松 10～20mg 静脉滴注，每日 1 次，至症状改善后改为口服。症状改善后仍需维持大剂量皮质类固醇激素 8～12 周，此后较快减量至隔日 60mg，并逐步减量至隔日 15～30mg 口服，并继续维持数年。个别患者需要长达 5 年以上。此种给药的缺点是反应较大，用药初期常有症状加重期。因此，这种给药方法仅适用于已做气管切开，或已有人工辅助呼吸或虽有条件而没有做好人工辅助呼吸准备的情况下应用。②渐增法：即从小剂量开始，口服泼尼松每日 10mg，20mg，隔日 30～40mg，逐步增加至隔日 80～100mg，直至肌无力症状改善后，稳定剂量 8～12 周，然后再逐步、缓慢减量至隔日 30mg，维持数年。这种治疗方法不良反应少，治疗中加重期少见，适用于门诊治疗。皮质类固醇激素的疗效，为 73%～100%，缓解期数周至 1 年，平均 3～6 个月,部分患者亦可从此逐步稳定。激素治疗的好坏与患者血清中抗 ACh 受体抗体水平不相平衡。

(2)环磷酰胺:因高血压、糖尿病、溃疡等不能耐受糖皮质激素的重症肌无力患者可考虑应用,每次 100mg,每日 3 次口服,或每次 1000mg 静脉滴注,每 5 日 1 次,或每次 200mg,静脉注射,每周 2～3 次,直至总量达到 10g。长期应用将引起白细胞数减少,但能较快地使血清抗体水平降低,应定期查血常规,注意白细胞和血小板及胃肠道不良反应。

(3)硫唑嘌呤:是有效的辅助类固醇治疗重症肌无力的药物,临床常单独用于不能耐受糖皮质激素或者糖皮质激素治疗半年症状无改善者。每日 50～200mg,分次口服。连续使用将抑制 T 淋巴细胞功能,继之使血清抗体水平降低。常与泼尼松或其他免疫抑制剂联合使用。

3.辅助药物治疗

口服氯化钾每日 1～2g,有增强抗胆碱酯酶药物敏感性的作用。螺内酯(安体舒通)20～40mg,每日 3 次口服,通过抑制排钾储钠的作用,增高血清钾浓度和膜细胞兴奋性而改善肌无力。长期服用螺内酯的不良反应可有乳房发育、男性女性化等。

4.禁用和慎用药物

奎宁、三氯甲烷、吗啡及链霉素、卡那霉素、新霉素、黏菌素、多黏菌素 A、多黏菌素 B、紫霉素、巴龙霉素等均有严重加重神经-肌肉接头传递或抑制呼吸肌的作用,应当禁用。地西泮(安定)、苯巴比妥等镇静剂,对部分精神紧张、情绪不稳定的病例常可改善症状,但呼吸衰竭、严重缺氧者必须慎用。

(二)胸腺治疗

1.胸腺摘除

胸腺是免疫中枢器官,T 细胞的成熟中枢和肌样上皮细胞所在处,因此胸腺摘除是重症肌无力的根本性治疗。一般认为,在胸腺增生和乙酰胆碱受体抗体滴度高的青年女性患者,胸腺摘除效果最佳;胸腺瘤则是手术摘除的绝对指征,因为该瘤经常侵犯纵隔或其他部位。虽然目前尚无按年龄、性别、抗体滴度及病情严重程度对胸腺摘除术在重症肌无力病情改善程度方面严格的对比研究,但普遍认为胸腺摘除术能使多数患者的病情缓解、好转,部分患者可痊愈。因此,应提倡早期行胸腺摘除术,特别是胸腺增生和胸腺瘤的患者。

2.胸腺放射治疗

原理与胸腺切除相同。方法为深度 X 线或钴- 60(^{60}Co)直线加速器等。常用剂量为 40～50Gy,疗效大致与胸腺摘除相近,但多数患者在一次放疗半年后症状逐步缓解,而数年后可能再发,或需加用泼尼松治疗方能缓解。

(三)血浆置换

对严重病例或肌无力危象的重症肌无力患者特别适用,可在短时间内迅速、有效地改善患者症状,降低患者血浆中乙酰胆碱受体抗体水平。另外,胸腺手术之前准备,胸腺手术后及应用免疫抑制剂起始阶段辅助治疗,可减轻应用大剂量糖皮质激素诱发的肌无力症状加重。并适用于严重的重症肌无力患者,以及胆碱酯酶抑制剂、糖皮质激素及胸腺摘除疗效均不理想的患者。血浆置换起效快,作用维持时间短,2～8 周后肌无力症状又可复发。按体重的 5% 计算血容量,每次交换量一般是 1～2L,连续 5～6 次为 1 个疗程。血浆置换可与免疫抑制剂联合应用,肌无力症状可得到长期缓解,但因其费用昂贵等原因,临床使用受到一定限制。血浆置换联合泼尼松及硫唑嘌呤治疗可延长缓解期。

(四)免疫吸附疗法

免疫吸附疗法是继血浆置换疗法后建立的一种新的疗法。其原理是当重症肌无力患者血通过经特殊处理的膜时,血中的致病因子乙酰胆碱受体抗体被选择性地吸附到膜上,以此达到去除血中抗体的目的,而已经"净化了的血"输回患者体内,改善症状。此疗法特别适用于危重患者,尤其是有呼吸肌麻痹的患者,比较安全、有效。

(五)大剂量丙种球蛋白冲击

危重患者或出现肌无力危象,或长期使用抗胆碱酯酶药物、糖皮质激素及免疫抑制剂治疗无效者,可考虑使用大剂量丙种球蛋白。用量为400mg/kg,或成人每次15～20g,静脉滴注。危重患者按上述剂量每日1次,连续用5～6日。

(六)中医中药

重症肌无力的中医表现可有脾湿、脾胃气虚或肝肾阴虚、气血两虚等。脾湿多见于急性起病。慢性患者多为虚证,儿童常有盗汗、易惊等,因此服用太子参、黄芪、红枣、炙甘草等可以逐步好转。成年患者治疗方案因人而异,但单纯中医治疗常难缓解症状或阻止疾病发展。

(七)危象的处理

一旦发生危象,出现呼吸肌麻痹,应立即行气管切开,用人工呼吸器辅助呼吸。在危象的处理过程中保证气管切开护理的无菌操作、雾化吸入、及时吸痰,保持呼吸道通畅,防止肺不张、肺部感染等并发症是抢救成功的关键。

1.肌无力危象

最常见,约1%的MG患者出现,常因抗胆碱酯酶药量不足引起,注射依酚氯铵后症状减轻可证实。①保持呼吸道通畅:当自主呼吸不能维持正常通气量时就尽早气管切开和人工辅助呼吸,无呼吸道并发症者不需要用辅助呼吸。一旦已采用了气管插管和开始正压呼吸,应停止抗胆碱能药物治疗,避免刺激呼吸道分泌物增加。②积极控制感染:选用有效而足量的抗生素,可用林可霉素、哌拉西林、红霉素、氨苄西林、头孢菌素、氯霉素等静脉滴注。感染控制的好坏与预后直接相关。神经功能是否恢复又是影响感染能否积极控制的重要条件。③皮质类固醇激素(地塞米松、泼尼松或甲泼尼龙):大剂量开始[地塞米松10～20mg/d,或甲泼尼龙10～20mg/(kg·d)]逐步递减法,可以大大降低病死率、缩短危象期。在足量的抗生素应用条件下,即使合并肺部感染,仍应给予激素治疗。④少用或不用抗胆碱酯酶药物:胸腺切除后出现危象的患者可以短期应用新斯的明1mg加于5%葡萄糖盐水中静脉滴注,控制滴速在10滴/分左右,切忌加大剂量或加快速度,以防心搏骤停。

2.胆碱能危象

抗胆碱酯酶药应用过量所致。静脉注射依酚氯铵2mg,如症状加重则立即停用抗胆碱酯酶药物,待药物排出后应重新调整剂量,或改用其他疗法。

3.反拗危象

应停用抗胆碱酯酶药物而用输液维持;可改用其他疗法。

五、观察要点

（1）告知药物的作用、用法与注意事项，观察药物的疗效与不良反应，发现异常情况，及时报告医生处理。

（2）对长期用药患者，应注意观察有无消化道出血、骨质疏松、股骨头坏死等并发症。

（3）用药过程中会出现消化道出血或溃疡、食管炎、胰腺炎，如自感腹部疼痛、胀满及黑便等不适，及时通知医护人员。

（4）用药过程中会出现食欲增加，但每次食量过多、食用辛辣刺激食物有可能导致胃溃疡或胃黏膜糜烂出血，因此应适当控制饮食并禁食辛辣食品。

六、护理要点

（一）常规护理

1.一般护理

早期或缓解期让患者取主动舒适体位，可进行适当运动或体育锻炼，注意劳逸结合；若病情进行性加重，需卧床休息；出现呼吸困难时，需卧床休息，可适当抬高床头以利于呼吸道通畅。

2.饮食护理

予以高维生素、高蛋白、高热量、低盐的饮食，必要时遵医嘱给予静脉补充足够的营养。经常评估患者的饮食及营养状况，包括每日的进食量，以保证正氮平衡；对于进食呛咳、饮食从鼻孔流出，吞咽动作消失的患者，应予鼻饲流质饮食，并做好口腔护理，预防口腔感染。

3.心理护理

做好患者的心理护理是保证治疗的重要环节。重症肌无力患者因病程长、病情重、常有反复、影响面部表情和吞咽困难等而产生自卑情绪，常为病情变化担忧、焦虑。因此，护士在护理工作中应经常巡视，做到对病情心中有数；并耐心、仔细地向患者讲解疾病知识及病情加重的诱因，告知过分抑郁及情绪波动都可能造成中枢神经功能紊乱、免疫功能减退，不利于肌无力的恢复；同时了解患者的心理状况，帮助患者保持情绪稳定和最佳心理状态，树立战胜疾病信心，以便主动积极地配合治疗，从而达到整体的最佳治疗效果。

（二）专科护理

1.症状护理

（1）呼吸困难的护理：呼吸肌无力、有呼吸频率和节律改变的患者，可因肺换气明显减少而出现发绀；喉头分泌物增多、咳嗽、咳痰无力，可引起缺氧、窒息、死亡。一旦出现上述情况，应立即通知医生，及时进行人工呼吸、吸痰、吸氧，保持呼吸道通畅，协助行气管切开并备好呼吸机。

（2）吞咽困难的护理：安排患者在用药后15～30分钟药效较强时进食；药物和食物宜压碎，以利于吞咽；如吞咽动作消失、进食呛咳或气管插管、气管切开患者应予胃管鼻饲并给予相应护理。

2.用药护理

（1）抗胆碱酯酶药物与阿托品：严格遵医嘱给予抗胆碱酯酶药物，宜自小剂量开始，以防发生胆碱能危象,若患者出现呕吐、腹泻、腹痛、出汗等不良反应时,可用阿托品拮抗,或遵医嘱对症处理;对咀嚼和吞咽无力者,应在餐前 30 分钟给药,做好用药记录。

(2)糖皮质激素:使用大剂量激素治疗期间,应密切观察病情,尤其是呼吸变化,警惕呼吸肌麻痹,常规做好气管切开及上呼吸机的准备;同时应遵医嘱补钙、补钾。

(三)健康指导

(1)注意休息,预防感冒、感染,注意保暖。用药期间可能会引起水钠潴留、低钾血症,饮食中应注意限制钠盐,给予补钾,可食用含钾高的食物,如香蕉、橘子等。

(2)避免过度劳累、外伤、精神创伤,保持情绪稳定。

(3)在医生指导下合理使用抗胆碱酯酶药物,掌握注射抗胆碱酯酶药物后 15 分钟再进食或口服者在饭前 30 分钟服药的原则。禁用影响神经-肌肉接头的药物如卡那霉素、庆大霉素、链霉素等及氯丙嗪等肌松剂。

第三章 外科护理

第一节 水、钾、酸碱平衡失调患者的护理

一、水代谢失调

水、钠代谢失衡有两种:一种是量的减少,称为缺水;另一种是量的增多,称为水中毒。临床上常见的是缺水。

(一)缺水

1.概述

(1)高渗性缺水:又称原发性缺水、细胞内缺水。失水多于失钠,体内钠的浓度升高,细胞外液呈高渗状态,血清钠>150mmol/L。

①病因:多见于以下两方面。a.水分摄入不足,如昏迷、食管癌晚期患者无法进水,过分地控制患者的入水量;b.水分丢失过多,如大量出汗、烧伤后超常失水、大面积开放性损伤创面丢失大量水分、糖尿病高渗性利尿等。

②病理生理:细胞外液呈高渗状态,细胞内液外渗,致使细胞内液减少。细胞外液在高渗状态下:a.刺激下丘脑的口渴中枢,患者出现口渴感,主动饮水;b.血浆抗利尿激素(ADH)分泌增加,肾小管对水的重吸收加强,尿量减少,尿比重升高。严重时,脑细胞因缺水,发生功能障碍。

③临床表现:临床上一般将高渗性缺水分为三度,临床表现见表3-1。

表3-1 高渗性缺水临床表现

临床分度	临床表现	失水量(占体重比例,%)
轻度	最突出的表现是口渴	2~4
中度	严重口渴、乏力、尿量减少、尿比重高,唇舌干燥、舌纵沟增多、皮肤弹性差、眼窝下陷,小儿前囟凹陷,烦躁不安	4~6
重度	除上述表现加重外,可有高热、躁狂、幻觉、谵妄甚至昏迷等脑功能障碍表现,以及脉搏细速、血压下降甚至休克等循环系统功能障碍的表现	>6

④治疗原则:轻度缺水患者鼓励饮水。不能饮水者或中度以上缺水患者,先静脉输注5%葡萄糖溶液,待高渗状态基本缓解后,适量补给生理盐水。临床上一般静脉输注5%葡萄糖盐

溶液,防止继发低渗性缺水。

(2)低渗性缺水:失钠多于失水,体内钠浓度降低,细胞外液呈低渗状态,血清钠<135mmol/L。绝大多数患者是失水后处理不当引起的,故又称继发性缺水或慢性缺水。此型对人体生命威胁最大。

①病因:多见于任何原因失水后,只补充水分而未补充钠,或给水、给盐,但给盐总量不足。

②病理生理:细胞外液呈低渗状态,使细胞外水内移,细胞水肿,血容量不足加剧,较早出现低血容量性休克。由于细胞外液低渗,口渴中枢抑制,早期无口渴,休克时出现口渴。早期尿量正常或稍多,后期尿量减少,尿比重低。组织缺水征象较明显,甚至有血容量不足所致循环功能异常。

③临床表现:按血清钠浓度,可将低渗性缺水分为轻、中、重三度,临床表现见表3-2。

表3-2　低渗性缺水临床表现

临床分度	血清钠浓度 （mmol/L）	临床表现	失钠量 （g/kg）
轻度	130～135	头晕、疲乏、恶心呕吐、手足麻木、表情淡漠等低钠一般表现;尿量正常或增多,尿比重低	0.5
中度	120～130	除上述表现加重外,还出现脉搏细速、血压下降、直立性晕倒、视物模糊、浅静脉萎陷等明显缺水征和低血容量性休克的表现。尿少,尿比重低	0.5～0.75
重度	<120	在上述表现的基础上,出现神志不清、意识模糊、昏迷、肌肉抽搐、腱反射减弱或消失、木僵等神经系统表现;常伴明显休克	0.75～1.25

④治疗原则:轻度缺水患者无需特殊处理,鼓励喝含盐饮料。中度缺水患者静脉输注等渗盐水。重度缺水患者补3%～5%氯化钠溶液200～300mL,以提高细胞外液渗透压,补充细胞外液量。出现休克时,先补充血容量,再恢复细胞外液量和渗透压。

(3)等渗性缺水:水和钠成比例地丧失,血钠在正常范围,细胞外液渗透压保持正常。等渗性缺水是患者短时间内大量失水所致,故又称急性缺水或混合型缺水,是外科临床上最常见的缺水类型。

①病因:多见于以下情况。a.消化道急性失液,如大量呕吐、肠瘘及腹泻等;b.局部大量积液,如肠梗阻后肠腔积液、急性腹膜炎、腹腔内或腹膜后感染、大面积烧伤等。

②病理生理:细胞外液量的急剧减少,刺激肾入球动脉壁的压力感受器,促进肾小管对水、钠的吸收,使尿少,尿比重高。因细胞外液呈等渗状态,故一般无口渴。如不处理或处理不当,可转变为高渗性缺水或低渗性缺水。

③临床表现:患者出现恶心、厌食、乏力、尿少等缺水症状,无明显口渴。当病情加剧时,出现舌干燥、眼窝凹陷、皮肤干燥松弛。若短期内体液丧失达体重的5%,即丧失细胞外液的25%,可出现脉搏细数、肢端湿冷、血压下降等血容量不足征象。若体液继续丧失达体重的6%～7%(即丧失细胞外液的20%～35%),将出现严重的休克表现。

④治疗原则:轻度缺水患者无需特殊处理。中度以上缺水患者,静脉补给等渗盐水或平衡盐溶液,提高细胞外液量。当等渗盐水输入过多时,可导致高氯性酸中毒,因此,临床上常选用

平衡盐溶液。

2.护理评估

(1)健康史:了解患者的一般情况,如年龄、性别和职业。了解患者体重变化、近期饮食、饮水及运动情况,有无导致体液失衡的原发病。

(2)身体状况:评估患者生命体征、缺水的表现、神志情况,重点评估患者口渴情况以区分缺水的类型。

(3)心理-社会状况:体液失衡常以疾病的并发症出现,不同的原发病,可引起患者不同的心理与社会反应,加之体液的急性丢失,容易引起患者及其家属的焦虑、恐惧及对疾病治疗的担忧。

(4)辅助检查:缺水的辅助检查主要是化验血液和尿液。不同缺水类型,其血液、尿液检查结果各异,见表3-3。

表3-3 三种缺水类型血、尿液检查结果

检查项目	高渗性缺水	低渗性缺水	等渗性缺水	临床意义
红细胞计数、血红蛋白含量、血细胞比容	升高	升高	升高	提示血容量不足、血液浓缩
血清钠浓度(mmol/L)	>150	<135	135~150	决定缺水性质、程度
血尿素氮含量	升高	升高	升高	提示肾不能有效排出机体代谢废物,尿量减少
尿钠、氯含量	升高	明显减少	正常或稍升高	反映肾有效调节
尿比重	升高	常在1.010以下	升高	反映尿液浓缩和尿钠、氯排出状况

3.护理问题

(1)体液不足:与水分丢失过多、摄入不足有关。

(2)焦虑:与担心疾病的预后、治疗效果有关。

(3)潜在并发症——失液性休克、脑水肿、肺水肿等。

4.护理措施

(1)一般护理。①休息与活动:根据原发病和缺水程度,指导患者休息和活动。中、重度患者卧床休息,避免意外受伤。病情稳定后,根据情况适当活动。②饮食:鼓励患者饮水;能进食者,给予高蛋白、高能量、高维生素饮食。③基础护理:保持床单清洁干燥,定时翻身,预防压疮;对禁食者加强口腔护理,防治口腔溃疡。

(2)液体疗法护理。液体疗法主要是通过静脉补液来防治体液失衡的方法,实际就是静脉输液。它是体液失衡患者最常用、最有效的治疗方法。前提是建立有效的静脉通道,遵医嘱实施液体疗法。输液时要考虑补多少(补液总量)、补什么(液体种类)、怎么补(补液方法)的问题。

①补液总量。机体具有一定的调节作用,在输液时掌握宁少勿多的原则,避免矫枉过正而形成新的体液失衡。

a.总量组成:(a)生理需要量,是指维持正常人体生理功能每日需要液体的量,简称日需量。正常成年人,每日需要水分2000~2500mL、氯化钠5~9g、氯化钾2~3g、葡萄糖100~

150g 以上。(b)已经丧失量,又称累积失衡量,是指发病到就诊时累计已丧失的体液总量。根据缺水、缺钠程度来估计。以体重 60kg 的患者为例,如系中度高渗性缺水,缺水占体重的 4%~6%,平均 5%,所以失水量约为 60kg×5%=3kg,即 3000mL 水;如系中度低渗性缺水,每千克体重丧失氯化钠 0.5~0.75g,所以失盐量为 60kg×0.6g/kg=36g 氯化钠,相当于生理盐水 4000mL。(c)继续损失量,即额外损失量,是指治疗过程中非生理性的体液丢失量。如系发热患者,体温每升高 1℃,每日每千克体重皮肤多蒸发 3~5mL 水分;大汗湿透一身衬衣,约丢失 1000mL 低渗液体,含氯化钠 0.25%;气管切开者,每日经呼吸道蒸发的水分为 800~1200mL。正常生理性尿量不属于"继续损失量";如果使用了利尿剂,超出正常范围的尿量属于"继续损失量"。

b.补液量的计算:第 1 日补液量为生理需要量加上 1/2 已经丧失量,首日补液是治疗的关键,通常可大体纠正体液失衡使病情好转。第 2 日补液量为生理需要量加上 1/2 已经丧失量(酌情减免)再加上前一日继续丧失量。往后每日补液量为生理需要量加上前一日继续损失量。在补液过程中避免机械地执行计算值,根据治疗反应随时调节输液速度和输液量。

②液体种类。a.生理需要量:一般成人每日给予 5%~10% 葡萄糖溶液 1500mL,生理盐水或 5% 葡萄糖盐水 500~1000mL,10% 氯化钾溶液 20~30mL。总水量为 2000~2500mL。b.已经丧失量:依据缺水类型而定,高渗性缺水,以 5%~10% 葡萄糖溶液为主,待症状好转后,改用 5% 葡萄糖盐水;低渗性缺水,先输入 3%~5% 氯化钠溶液,再输入平衡盐溶液;等渗性缺水,以平衡盐溶液为主。c.继续损失量:遵循"同质原则",按照实际丢失液体的成分补充。如出汗湿一身衬衣裤丢失 1000mL 低渗液体,输 5%~10% 葡萄糖溶液 750mL、生理盐水 250mL;气管切开患者,每日丢失 800~1200mL 水分,以 5% 葡萄糖溶液补充;消化液丢失者,用林格溶液或平衡盐溶液补给,消化液丢失量大或持续时间较久者,结合具体的消化液性质和血清电解质监测加以配制。

③补液方法。a.补液途径:以口服最为安全,尽量口服补液;不能口服或病情较重者静脉补液。b.补液原则:先盐后糖(高渗性缺水例外);先晶后胶,先输入晶体溶液,以改善血液浓缩与微循环,后用胶体恢复血容量;先快后慢,每日第一个 8 小时匀速补充补液总量的 1/2,其余 1/2 在后 16 小时内匀速补完;尿畅补钾,一般尿量在 30mL/h 以上方可补钾;交替补液,同时输注多种液体时,轮流交替补给,以免造成新失衡。c.注意事项:休克者,首先是遵医嘱扩充血容量,休克控制后再纠正电解质、酸碱失衡。心、肺功能障碍者,静脉滴注高渗盐水,或经静脉特殊用药如钾盐、脂肪乳剂及血管活性药物等,要控制滴注速度。成人静脉滴注 10% 葡萄糖溶液不宜过快,一般不超过 250mL/h(即每小时每千克体重不超过 0.5g),大约是 60 滴/分,否则会形成渗透性利尿。

(3)病情观察:

①保持输液通畅:避免输液管折叠、受压、堵塞。根据病情及全身情况决定输液速度,按要求控制滴注速度。一般成人补液速度以维持尿量在 50mL/h 左右为宜,相应滴速为 250~400mL/h(60~100 滴/分)。

②记录液体出入量:准确记录 24 小时出入量,为制订输液方案提供依据。

③监测心、肺功能:年老体弱、心功能不良者,在快速、大量输液时,需加强心、肺监测,除观

察心率、脉搏、血压、呼吸外,还要监测中心静脉压,在中心静脉压的监测下,进行输液。

④观察治疗反应:治疗反应包括有效反应和不良反应。后者包括肺水肿、心力衰竭、输液反应。a.输液有效指标:患者由烦躁转为安静,缺水表现减轻或消失,生命体征恢复正常,尿量恢复正常,血、尿液有关检查结果恢复正常。其中尿量是判断缺水是否纠正的最简单、最有效的客观指标。b.肺水肿、心力衰竭:在快速输液时,患者出现心率增快、呼吸急促、口唇发绀、颈静脉怒张、咳粉红色泡沫痰、两肺有湿啰音,是肺水肿、心力衰竭的表现,应立即减慢或停止输液,强心,吸氧(将湿化瓶内的液体换为低浓度的乙醇)。c.输液反应:如果出现寒战、高热、恶心等表现,可能为输液反应。立即减慢或停止输液,遵医嘱使用抗过敏性药物或地塞米松,检查所用液体和输液器有无异常,并对症处理。

(4)心理护理:对患者及其家属出现的焦虑、恐惧等各种情绪表示理解,进行有效沟通,缓解患者及其家属心理压力,减轻其恐惧、焦虑心理,增强患者战胜疾病的信心。

5.健康教育

出汗较多者,要及时补充含盐饮料。急性胃肠炎频繁呕吐与腹泻者应尽早诊治,及时补充液体,预防体液失衡。

(二)水中毒

水中毒是指机体水的入量超过出量,水潴留在体内,使血浆渗透压下降,循环血量增多。在外科临床上较少见。

1.护理评估

(1)致病因素:肾衰竭,不能排出多余的水分;心功能不全引起 ADH 分泌增多,肾对水的吸收增加;大量摄入不含电解质的液体、静脉补水过多过快。

(2)身体状况:临床上将水中毒分为急性水中毒和慢性水中毒两种。急性水中毒主要表现为脑水肿、肺水肿和心力衰竭,如头痛、烦躁、谵妄、惊厥甚至昏迷,严重时发生脑疝,出现相应症状;咳嗽、气短、咳粉红色的泡沫痰;心率加快,全身水肿,早期血压升高,晚期血压下降。慢性水中毒主要出现体重增加、软弱无力、呕吐、嗜睡等表现。

(3)辅助检查:红细胞计数、血红蛋白含量、血细胞比容、血浆蛋白含量、血浆渗透压均下降,红细胞体积增大,血清钠离子浓度降低(<135mmol/L)。

2.护理措施

病情较轻者,限制水的摄入。病情严重者严禁水的摄入,遵医嘱静脉滴注 20%甘露醇250mL(30 分钟内滴完),缓解细胞肿胀和低渗状态;限制钠盐摄入,成年人每日补充氯化钠不超过 20g;遵医嘱使用利尿剂,通过增加尿量,排出体内多余水分。肺水肿者吸氧。心力衰竭者给予强心、利尿治疗。

二、钾代谢失调

(一)低钾血症

血清钾浓度低于 3.5mmol/L,称为低钾血症。

1.临床表现

(1)肌无力:首先见于四肢,伴腱反射减弱或消失,发展可累及躯干,影响呼吸及吞咽。

（2）消化道功能障碍：出现腹胀、恶心、呕吐、肠鸣音减弱或消失等肠麻痹症状。

（3）心脏功能异常：心肌兴奋性增强，传导异常，引起心悸、（室性）心律失常、室颤。

（4）代谢性碱中毒：引起细胞外液 H^+ 浓度下降和反常性酸性尿。这两方面的作用使患者发生低钾性碱中毒，可出现头晕、躁动、昏迷、面部及四肢抽动、手足搐搦、口周及手足麻木等碱中毒症状。

2.辅助检查

（1）实验室检查：①血清钾＜3.5mmol/L 即可确诊；②血气 pH 值升高，碱剩余（BE）增加，CO_2CP 升高，尿 pH 值呈酸性；③尿钾＜20mmol/L 多提示胃肠道失钾，尿钾＞20mmol/L 多提示肾脏失钾。

（2）心电图检查：心电图表现为 T 波降低、变宽、双相或倒置，ST 段降低，QT 间隙延长，出现 u 波。

3.治疗原则

（1）补钾：一般尽量口服或经胃肠管饲补充。若胃肠不能利用或急危重者可静脉输液补钾。

（2）静脉补钾：外周静脉输液钾浓度宜≤0.3％，中心静脉输液钾浓度可酌情增加，但即使是严重低钾血症，补充氯化钾溶液的速度亦应≤1.5g/h(20mmol/h)。

（3）长期严重低钾血症：补钾，输液早期宜选用林格液或生理盐水，尽量避免输注葡萄糖及碱性液体，一般血清钾每上升 1mmol/L 需补钾约 200mmol。

（4）必须坚持见尿补钾：注意保持尿量≥30mL/h。

4.护理评估

（1）健康史：评估有无导致 K^+ 代谢紊乱的各类诱因，如长期禁食、肾衰竭、酸碱代谢紊乱等；有无手术、创伤史；有无周期性钾代谢紊乱的发作史、既往史和家族史。

（2）身体状况：评估有无神经-肌肉兴奋性降低、消化道功能障碍、心脏功能异常和代谢性碱中毒等症状。

（3）心理-社会状况：严重低钾血症患者常会伴恶心、呕吐、肌无力症状，甚至会因呼吸肌无力导致呼吸困难，应评估患者是否经常处于恐惧与焦虑中。应了解到患者病情加重时，家属的恐惧、焦虑心理也同时增加。

5.护理措施

（1）病情观察：监测患者心率、心律、心电图及意识状况。

（2）减少钾丢失：遵医嘱予以镇吐、止泻等治疗，以减少钾继续丢失。

（3）恢复血清钾水平，遵医嘱补钾。①尽量口服补钾：遵医嘱予以 10％氯化钾或枸橼酸钾溶液口服。鼓励患者多进食肉类、牛奶、香蕉、橘子汁、番茄汁等含钾丰富的食物；②见尿补钾：静脉补钾前先了解肾功能，因肾功能不良可影响钾离子排出。每小时尿量大于 40mL 或每日尿量大于 500mL 方可补钾；③控制补液中钾浓度：静脉补液中钾浓度不宜超过 40mmol/L（相当于氯化钾 3g）；禁止静脉直接推注氯化钾，以免血钾突然升高致心搏骤停；④速度勿快：溶液应缓慢滴注，补钾速度不宜超过 20mmol/h；⑤总量限制、严密监测：定时监测血钾浓度，及时调整每日补钾总量。一般每日补钾 40～80mmol，以每克氯化钾等于 13.4mmol 钾计算，每日补氯化钾 3～6g。此外,因低钾血症常伴碱中毒,而补给的氯化钾中的 Cl^- 有助于减轻碱中毒。同时,Cl^- 缺乏会影响肾的保钾能力,故输入氯化钾还可增强肾的保钾能力。

(4)监测血压:定时监测血压,告知血压偏低或不稳定者在改变体位时动作宜慢,以免因直立性低血压或眩晕而跌倒受伤。

(5)建立安全的活动模式:为了防止患者受伤的危险,应与患者及其家属共同制定活动的时间、量及形式,如患者除在床上主动活动外,也可由他人协助在床上做被动运动。根据患者肌张力的改善程度,逐步调整活动内容、时间、形式和幅度,以免长期卧床致失用性肌萎缩。

(6)加强安全防护措施:①移去环境中的危险物品,减少意外受伤的可能。②对定向力差及意识障碍者,建立安全保护措施,如加床栏保护、适当约束及加强监护等,以免发生意外。

(7)心理支持:对清醒的患者做好心理护理。严重低钾血症患者常会伴恶心、呕吐、肌无力症状,甚至会因呼吸肌无力导致呼吸困难,患者常处于恐惧与焦虑中。刚入院的患者往往因对疾病知识的缺乏和床旁的监护设备、抢救物品而加重了其心理压力。尤其初到陌生的环境,对疾病的不了解,更增加了患者的无助与恐惧等。因此,护士要根据患者文化程度的不同和每一位患者的不同心理状态,向患者及其家属做好耐心的解释工作。

6.健康教育

长时间禁食者、长期控制饮食摄入者或近期有呕吐、腹泻、胃肠道引流者,应及时补钾,以防发生低钾血症。

(二)高钾血症

血清钾浓度高于 5.5mmol/L,称为高钾血症。

1.临床表现

(1)神经肌肉症状:血钾轻度升高,仅有四肢乏力、手足感觉异常、肌肉酸痛。当血清钾>7.0mmol/L 时,可出现松弛性瘫痪,先累及躯干,后波及四肢,最后累及呼吸肌,出现呼吸困难。

(2)心血管症状:血钾升高主要使心肌的应激性下降,当血钾>7.0mmol/L 时,可出现心率缓慢、传导阻滞等心律失常。严重时出现心室颤动、心搏骤停,其症状常与肾衰竭同时存在。

2.辅助检查

(1)实验室检查:血清钾>5.5mmol/L 即可确诊。

(2)心电图检查:心电图早期改变为 T 波高尖,P 波下降;当血清钾>8.0mmol/L 时,P 波消失,QRS 波增宽,QT 间期延长,严重时出现房室传导阻滞、心室颤动。但碱中毒常掩盖高钾血症和心电图改变,高镁血症可产生类似高钾血症的心电图改变,判断时要予以注意。

3.治疗原则

(1)病因治疗:寻找和去除引起高血钾的原因,积极治疗原发病。

(2)禁钾:立即停用一切含钾药物和溶液,避免进食含钾量高的食物。

(3)降低血钾。促进钾进入细胞内:高渗(25%)葡萄糖溶液+胰岛素(3～4g 葡萄糖:1U 胰岛素);升高血 pH 值:5% $NaHCO_3$ 溶液 150～250mL 静脉输注。

(4)紧急对抗心律失常:①10%氯化钙 20～30mL 加入 5%葡萄糖注射液中静脉滴注。②10%葡萄糖酸钙 20mL 静脉缓慢推注,必要时重复。③紧急状态下氯化钙效果优于葡萄糖酸钙,但应注意静脉滴注,切忌直接静脉推注。

4.护理评估

(1)健康史:评估有无导致 K^+ 代谢紊乱的各类诱因,如长期禁食、肾衰竭、酸碱代谢紊乱等;有无手术、创伤史;有无周期性钾代谢紊乱的发作史、既往史和家族史。

(2)身体状况:评估患者是否有乏力、手足麻木和感觉异常、腱反射消失症状,严重时呼吸困难和软瘫。此症状可使微循环血管收缩,导致皮肤苍白、湿冷、血压改变(早期升高、晚期下降)。高钾血症抑制心肌,可造成心搏缓慢和心律失常,严重者可致心搏骤停。

(3)心理-社会状况:由于疾病长期的折磨,多数患者情绪低沉,压抑感较重。评估患者及其家属是否因对疾病缺乏相关认识,有沮丧的情绪。

5.护理措施

(1)恢复血清钾水平:①指导患者停用含钾药物,避免进食含钾量高的食物。②遵医嘱用药以对抗心律失常及降低血钾水平。③透析患者做好透析护理。

(2)并发症的预防和急救:①在加强对患者生命体征观察的同时,严密监测患者的血钾、心率、心律、心电图。②一旦发生心律失常应立即通知医生,积极协助治疗;若出现心搏骤停,立即行心肺脑复苏。

6.健康教育

告知肾功能减退及长期使用保钾利尿剂的患者,应限制含钾食物和药物的摄入,并定期复诊,监测血钾浓度,以防发生高钾血症。

三、酸碱平衡失调

体液适宜的酸碱度是维持组织、细胞正常功能的重要保证。pH、HCO_3^- 浓度及 $PaCO_2$(二氧化碳分压)是反映机体酸碱平衡的三个基本因素。其中,pH(正常值为 $7.35\sim7.45$)反映的是机体的总酸碱度,其变化受代谢性、呼吸性因素的影响;HCO_3^- 反映代谢性因素,HCO_3^- 的原发性减少或增加,可引起代谢性酸中毒或代谢性碱中毒;$PaCO_2$ 反映呼吸性因素,$PaCO_2$ 原发性增加或减少,可引起呼吸性酸中毒或呼吸性碱中毒。

(一)代谢性酸中毒

代谢性酸中毒是临床最常见的一种酸碱平衡失调,因体内酸性物质积聚或产生过多,或 HCO_3^- 丢失过多所致。

1.病因

(1)酸性物质产生或摄入过多:如心搏骤停、抽搐、各种类型的休克等引起的缺氧,致乳酸增加,发生乳酸性酸中毒;糖尿病、长期不能进食等情况下,体内脂肪分解过多,形成大量酮体,引起酮症酸中毒;进食过多酸性食物或输入大量酸性药物。

(2)H^+ 排出减少:如严重肾功能不全的患者,体内固定酸不能由尿排出;远曲肾小管性酸中毒是集合管泌 H^+ 功能降低,H^+ 在体内蓄积,引起血中 HCO_3^- 浓度进行性下降,导致代谢性酸中毒。

(3)碱性物质丢失过多:如严重腹泻、肠瘘或肠道引流、胆瘘、胰瘘等使大量碱性消化液丢失。

(4)高钾血症:细胞外 K^+ 与细胞内 H^+ 交换,引起细胞外 H^+ 增加。

2.病理生理

代谢性酸中毒时体内 HCO_3^- 减少, H_2CO_3 相对增加,人体通过肺和肾的调节,使之重新达到平衡。体内 H^+ 浓度升高刺激呼吸中枢产生代偿反应,表现为呼吸加深加快,以加速 CO_2 排出、降低动脉血 $PaCO_2$ 使 HCO_3^-/H_2CO_3 的比值接近或维持于20∶1,从而维持血液 pH 于正常范围。同时,肾小管上皮细胞中的碳酸酐酶和谷氨酰胺酶活性增加,促进 H^+ 和 NH_3 的生成,二者形成 NH_4^+ 后致 H^+ 排出增多。此外, $NaHCO_3$ 重吸收亦增加,但该代偿能力有限。

3.临床表现

(1)症状:轻度患者可无症状,易被原发病症状所掩盖。重症患者由于 H^+ 升高使脑细胞代谢障碍,致患者头痛、头晕、疲乏、嗜睡,甚至昏迷等中枢神经系统症状。

(2)体征:①呼吸加深加快是最为突出的表现,呼吸频率可高达 50 次/分,呼出气体有酮味;②由于代谢性酸中毒致血钾升高,可使心肌收缩力降低和周围血管对儿茶酚胺的敏感性降低,导致患者出现室性心律失常、血压偏低,甚至休克;③因 H^+ 升高,刺激毛细血管扩张,可致患者面部潮红。

4.辅助检查

(1)血气分析:血液 pH<7.35、血浆 HCO_3^- 明显降低、 $PaCO_2$ 正常。

(2)其他:可伴有血清钾升高、尿液检查呈酸性。

5.治疗要点

(1)由于机体具有代偿机制,轻度的酸中毒患者常可自行纠正,只需消除病因和辅以补液纠正脱水。

(2)病情严重者需立即输液和用碱剂治疗:常用碱性溶液为5%碳酸氢钠溶液,一般将应输给量的一半在2~4小时内输入,以后再决定是否继续输给剩余量的全部或一部分。

(3)在使用碱性药物纠正酸中毒后,血中钙离子浓度降低,可出现手足抽搐,应经静脉给予10%葡萄糖酸钙溶液治疗;纠正酸中毒的同时因大量 K^+ 转移到细胞内,可引起低钾血症,故应注意补充钾。

(二)代谢性碱中毒

代谢性碱中毒是由于代谢原因使血浆中 HCO_3^- 原发性增多导致的 pH 升高。

1.病因

(1) H^+ 丢失过多:如剧烈呕吐、长期胃肠减压、幽门梗阻等,使胃酸大量丢失,引起碱中毒;应用呋塞米和依他尼酸等利尿剂,可导致 H^+ 和 Cl^- 经肾大量丢失,而 HCO_3^- 再吸收增多,发生低氯性碱中毒。

(2)碱性物质摄入过多:长期服用碱性药物,大量输入库存血,后者所含抗凝剂可转化为 HCO_3^- 。

(3)低钾血症:细胞内 K^+ 与细胞外 H^+ 交换,引起细胞外 H^+ 减少。

2.病理生理

血浆 H^+ 浓度下降致呼吸中枢受抑制,呼吸变浅变慢,使 CO_2 排出减少、 $PaCO_2$ 升高,使

HCO_3^-/H_2CO_3 的比值接近 20：1，从而维持血液 pH 于正常范围。同时，肾小管上皮细胞中的碳酸酐酶和谷氨酰胺酶活性降低，一方面使 H^+ 排泌和 NH_3 的生成减少，另一方面 HCO_3^- 的重吸收亦减少，从而使血浆 HCO_3^- 减少。代谢性碱中毒时，由于氧合血红蛋白解离曲线左移，而致组织缺氧。

3.临床表现

(1)轻者常无明显表现，碱中毒呼吸中枢受抑制，患者呼吸变浅变慢。

(2)中枢神经系统异常，表现为烦躁不安、精神错乱、谵妄，严重时可因脑和其他器官的代谢障碍导致昏迷。

(3)代谢性碱中毒引起低钾血症及钙离子游离度降低导致肌张力增强、腱反射亢进、手足抽搐等。

4.辅助检查

(1)血气分析：血液 pH＞7.45、血浆 HCO_3^- 明显升高、$PaCO_2$ 正常。

(2)其他：可伴有血清钾和氯的降低。

5.治疗要点

轻、中度者一般不需要特殊处理，以治疗原发疾病为主，恢复血容量，纠正 Ca^{2+}、K^+ 不足。严重代谢性碱中毒(pH 为 7.65，血浆 HCO_3^- 浓度为 45～50mmol/L)可应用稀释的盐酸，以尽快排除过多的 HCO_3^-。

(三)呼吸性酸中毒

呼吸性酸中毒是指由于肺泡通气及换气功能减弱，不能充分排出体内的 CO_2，使血浆中 H_2CO_3 原发性升高导致 pH 降低。

1.病因

凡能引起肺泡通气不足的疾病均可引起体内 CO_2 蓄积，使血浆 H_2CO_3 升高导致呼吸性酸中毒。

(1)全身麻醉过深、呼吸机使用不当、镇静剂过量、高位脊髓损伤、喉头痉挛和水肿、溺水、气管异物、支气管痉挛、胸部创伤等，可引起呼吸性酸中毒。

(2)肺部疾病：如肺不张及肺炎、肺水肿、急性呼吸窘迫综合征等。

2.病理生理

呼吸性酸中毒时，人体主要通过血液中的缓冲系统进行调节，即血液中 H_2CO_3 与 Na_2HPO_4 结合，形成 $NaHCO_3$ 和 NaH_2PO_4，后者从尿中排出，使 H_2CO_3 减少、HCO_3^- 增加；其次，肾脏也发挥有效的代偿作用。该两种代偿机制使血液 HCO_3^-/H_2CO_3 的比值接近 20：1，保持血液 pH 于正常范围。

3.临床表现

临床患者最突出的表现为胸闷、呼吸困难和气促等，因缺氧患者可出现发绀和头痛。CO_2 潴留可使脑血管扩张，患者躁动不安，持续性头痛；随着酸中毒的加重，可伴有血压下降、谵妄、昏迷等。

4.辅助检查

血液 pH 降低、$PaCO_2$ 升高、血浆 HCO_3^- 正常。

5.治疗要点

应积极治疗原发疾病和改善通气功能,必要时行气管插管或气管切开术,使用呼吸机,高浓度吸氧(由于高浓度氧的吸入可减弱呼吸中枢对缺氧的敏感性,使呼吸更受抑制,因此,一般将吸入的氧浓度调节在 0.6～0.7 之间,既可供给足够的氧气,且较长时间吸入不会发生氧中毒)。

(四)呼吸性碱中毒

呼吸性碱中毒是指由于肺泡通气过度、体内 CO_2 排出过多,使血浆中 H_2CO_3 原发性下降导致 pH 升高。

1.病因

凡能引起过度通气的因素均可导致呼吸性碱中毒,如低氧血症、癔症、创伤、高热、感染、甲状腺功能亢进症等;呼吸机使用不当——通气量过大。因呼吸过快过深,肺通气过度,使 CO_2 排出过多,致 $PaCO_2$ 明显降低,引起低碳酸血症。

2.病理生理

$PaCO_2$ 降低可抑制呼吸中枢,使呼吸变浅变慢、CO_2 排出减少,致使血中 H_2CO_3 代偿性升高。但该代偿过程需较长时间,可致机体缺氧。肾的代偿作用表现为肾小管上皮细胞排泌 H^+ 和 $NaHCO_3$ 重吸收均减少。随着血 HCO_3^- 的代偿性降低,HCO_3^-/H_2CO_3 的比值接近 20∶1,保持血液 pH 于正常范围。

3.临床表现

多数患者主要表现为换气过度和呼吸急促。较重者以神经-肌肉兴奋性增强为其特征,表现为眩晕、手足麻木、针刺感、肌肉震颤、手足抽搐、心率加快。

4.辅助检查

血液 pH 升高、$PaCO_2$ 和血浆 HCO_3^- 下降。

5.治疗要点

积极治疗原发病,降低患者的通气过度;为了减少 CO_2 呼出和丧失,用纸袋罩住口鼻,以增加呼吸道无效腔,提高血液 $PaCO_2$,达到对症治疗的作用;手足抽搐者,缓慢静脉注射 10% 葡萄糖酸钙溶液 10mL,纠正 Ca^{2+} 不足。若是呼吸机使用不当造成的通气过度,应调整呼吸频率及潮气量。

6.护理评估

(1)健康史:评估患者有无导致酸碱失调的基础疾病,如严重呕吐、腹泻、肠瘘、高热、严重感染、长期胃肠减压、急性肺水肿及过度通气等;有无过量应用利尿剂和酸性或碱性药物等;有无手术史或既往发作史;有无钾代谢紊乱。

(2)身体状况:评估患者有无呼吸节律和频率异常,呼气是否带有烂苹果味;有无心率和心律异常,有无皮肤、黏膜发绀;有无头痛、头昏、嗜睡、神志不清或昏迷等;有无手足抽搐、麻木、疼痛和腱反射亢进等;有无同时伴有缺水所致体液不足的各项全身症状和代偿表现等。

(3)辅助检查:评估动脉血气分析、血液 pH、血清钾浓度、$PaCO_2$ 和血浆 HCO_3^- 检查结果有助于病情的判断。

(4)心理-社会支持状况:酸碱代谢失调患者往往因起病急,同时伴随严重的基础疾病,感到焦虑与恐惧。因此,护士应对患者及其家属对疾病的认知程度、心理反应和承受能力进行准确评估,以便采取针对性的护理措施。

7.常见护理诊断/问题

(1)低效性呼吸型态:与呼吸不规则或呼吸困难,高热、颅脑疾病、呼吸道梗阻有关。

(2)意识障碍:与缺氧、酸中毒、碱中毒抑制脑组织的代谢活动有关。

(3)潜在并发症——休克、高钾血症和低钾血症。

8.护理措施

(1)维持正常的气体交换形态:①消除或控制导致酸碱代谢失调的危险因素。②持续监测患者的呼吸频率、节律、深度、气味及评估呼吸困难的程度,以便及早发现并及时处理。③协助患者取适当体位,如取半坐卧位,有利于呼吸。④鼓励患者深呼吸、有效咳嗽排痰,改善换气;遵医嘱应用抗生素,防治感染;对于气道分泌物多者,给予雾化吸入,稀释痰液以利于排痰,必要时给予吸痰。⑤必要时可给予气管插管或气管切开术,并使用呼吸机进行机械通气支持治疗,注意护理配合,做好呼吸机治疗患者的呼吸道管理,预防呼吸机相关性肺炎的发生。

(2)改善和促进患者神志的恢复:注意观察病情的动态变化,同时检测患者血气分析结果及血清电解质水平的改变,还应定期评估患者的认知力和定向力,若出现异常及时通知医生,并遵医嘱完成各项治疗。

(3)加强观察并及时预防并发症:在纠正酸碱失衡时,应加强对患者生命体征、血电解质和血气分析指标动态变化趋势的监测。及时发现相应的并发症:①应用碳酸氢钠纠正酸中毒时,若过量可致代谢性碱中毒,表现为呼吸浅慢,脉搏不规则及手足抽搐。②长期给予患者吸入高浓度氧纠正呼吸性酸中毒时,可出现呼吸性碱中毒,表现为呼吸深快、肌肉抽搐、头晕、意识改变及腱反射亢进等神经、肌肉应激性增强。③慢性阻塞性肺疾病伴长期 CO_2 潴留患者可伴发 CO_2 麻痹,表现为呼吸困难、头痛、头晕,甚至昏迷。④代谢性酸中毒未及时纠正会导致高钾血症的发生,表现为神志淡漠、感觉异常、乏力、四肢软瘫等,严重者可出现心搏骤停。一旦发现上述并发症时,应及时通知医生,并配合对症治疗和护理。

(4)配合医疗方案,积极治疗原发病:在纠正酸碱失衡的时候,还应遵医嘱积极消除或控制原发疾病,如高热、呕吐和腹泻等,以免并发脱水,甚至发生休克。

(5)心理护理:应加强对患者及其家属的心理支持和疏导,最大限度地减轻其思想负担,减少患者不适感,以加强患者对治疗和护理的信心。

(6)健康指导:①向患者及其家属宣传与酸碱失调有关的因素和原发疾病的知识。②定期监测患者治疗期间的血电解质浓度和血气分析结果。③与患者及其家属交流出院后健康恢复的有关知识。

9.护理评价

(1)患者呼吸道是否恢复通畅,是否恢复正常的气体交换形态。

(2)患者神志、定向力和认知力是否恢复正常。

(3)患者有无严重并发症的发生或发生并发症后能否得到及时的治疗和护理。

10.健康教育

(1)高度重视易导致酸碱代谢平衡失调的原发疾病和诱因的治疗。

(2)发生呕吐、腹泻、高热者应及时就诊。

第二节　外科休克患者的护理

一、低血容量性休克

（一）病因

低血容量性休克大多是由于大出血及大量体液丢失所致。例如，大血管破裂、肝脾破裂、异位妊娠破裂出血、食管胃底静脉曲张破裂大出血等引起的休克，称为失血性休克；如由于大面积烧伤、严重腹泻、严重呕吐等引起的体液大量丢失而致的休克，称为失液性休克，创伤性休克也暂列此类。

（二）病理生理

各类休克的共同病理生理改变包括有效循环血量锐减和组织灌注不足，以及由此引起的微循环障碍、代谢紊乱和内脏器官功能障碍等。微循环变化分为三期。

1.微循环收缩期

休克早期（休克代偿期）由于有效循环血量锐减，血压下降，机体通过一系列代偿机制调节发生的病理变化，使心率加快，并选择性地使外周和内脏小血管收缩，其毛细血管前括约肌收缩，动静脉间短路开放，增加了回心血量，以保证重要器官的供血。微循环处于"少进多出"的低灌注状态。

2.微循环扩张期

若休克继续发展，组织灌注更为不足，细胞无氧代谢，大量酸性产物蓄积，同时释放舒张血管的介质。这些物质使毛细血管前括约肌舒张，而后括约肌敏感性低，处于相对收缩状态。血液滞留在毛细血管内，同时由于毛细血管静水压升高及通透性增强，使回心血量进一步减少，血压下降，心、脑重要脏器灌注不足。微循环处于"多进少出"的再灌注状态，休克加重而进入抑制期。

3.微循环衰竭期

停滞在毛细血管内的血液浓缩、黏滞度增加，处于酸性环境时呈高凝状态，红细胞与血小板容易发生凝集形成微血栓，可引起弥散性血管内凝血（DIC）；同时各种凝血因子的大量消耗，使纤维蛋白溶解系统被激活，酸性代谢产物和内毒素的作用，导致细胞因严重缺氧和能量缺乏而坏死，引起广泛的组织损害甚至多器官功能受损。微循环处于"不进不出"的停滞状态，此期又称为休克失代偿期。

（三）护理评估

1.健康史

评估引起休克的原因，如有无大量失血与失液、严重烧伤、损伤等；了解休克发生的时间及诊疗经过，了解患者既往史和家族史等。

2.身体状况

（1）休克早期：表现为精神紧张、兴奋或烦躁不安；面色苍白、四肢湿冷；呼吸急促；脉率增快;收缩压稍高或正常,舒张压升高,脉压降低;尿量正常或减少。若此期处理及时,休克可纠正。

(2)休克期:表现为表情淡漠、反应迟钝;口唇肢端发绀、四肢冰冷;呼吸急促;脉搏细速;血压进行性下降;尿量减少;表浅静脉萎陷;患者出现代谢性酸中毒。此期若能及时正确处理,休克有逆转的可能。

(3)休克晚期:出现意识模糊或昏迷;皮肤黏膜出现瘀点、瘀斑,四肢厥冷;呼吸不规则;脉搏微弱;血压测不出;少尿或无尿。并发 DIC 者,可出现出血倾向、内脏出血。此期患者常继发多器官多系统衰竭(MODS 或 MODF)而导致死亡。

3.心理-社会状况

休克患者起病急、病情危重,并发症较多,加之监护仪器多,易使患者及其家属产生焦虑、恐惧心理。评估患者及其家属的情绪反应、心理承受能力、对疾病治疗和预后的认知程度等。

4.辅助检查

(1)血、尿常规检查:通过红细胞计数、血红蛋白值和血细胞比容测定,可了解血液稀释或浓缩程度;白细胞计数增多和中性粒细胞比例升高提示有感染的存在;尿比重升高常提示血容量不足。

(2)动脉血气分析:了解呼吸功能和酸碱平衡情况。休克患者可出现体内二氧化碳积聚使 $PaCO_2$ 升高;因组织细胞缺氧,血 pH 和 PaO_2 降低。

(3)中心静脉压(CVP):代表右心房或胸腔内上、下腔静脉的压力。CVP 正常值为 $0.49\sim$ $0.98kPa(5\sim10cmH_2O)$。如中心静脉压小于 $5cmH_2O$,提示血容量不足;如大于 $15cmH_2O$ 而血压低时,提示心功能不全。

(4)凝血功能检查:血小板计数、凝血酶原时间、纤维蛋白原等测定,有助于对 DIC 的诊断。

(5)其他检查:如电解质、肝肾功能检查,可了解患者体液的丢失类型,以及肝、肾等器官的功能状况;肺毛细血管楔压反映肺静脉、左心房的功能状态。

5.治疗要点

治疗休克的关键是尽早去除病因,迅速恢复有效循环血量,纠正微循环障碍,增强心肌功能,恢复人体正常代谢。

(1)现场急救:根据急救原则优先处理危及生命的伤处,如创伤制动、大出血止血;保持呼吸道通畅,呼吸困难严重者,可做气管插管或气管切开;采取休克体位以增加回心血量及减轻呼吸困难。

(2)补充血容量:是纠正休克的最基本、最有效的措施。一般先快速输入扩容作用迅速的晶体液(首选平衡盐),再输入扩容作用持久的胶体液。根据监测指标估算输液量及判断补液效果。

(3)积极处理原发病:外科疾病引起的休克,如失血性休克在恢复有效循环血量后,需手术治疗原发病。严重情况下,在抗休克的同时进行手术治疗。

(4)纠正酸碱平衡失调:休克早期轻度酸中毒者补足血容量后无须再应用碱性药物。但严重酸中毒需应用碱性药物纠正,常用的碱性药物为 5%碳酸氢钠溶液 $100\sim200mL$,以后根据动脉血气分析结果,决定是否继续使用。

(5)应用血管活性药物：

①血管收缩药：去甲肾上腺素、多巴胺、间羟胺等。可暂时升高血压，但可使组织缺氧更加严重，应慎重选用。避免血管收缩药漏到皮下造成组织坏死。

②血管扩张药 a.α受体阻断剂，如酚妥拉明。b.抗胆碱药，如阿托品。可以解除小动脉痉挛，关闭动静脉短路，改善微循环。血管扩张药只有在血容量补足的基础上才能使用，否则会导致血压急剧下降。

③强心药：休克发展到一定程度后会伴有不同程度的心肌损害，应用强心药毛花苷 C，增强心肌收缩力，减慢心率。

(6)治疗 DIC：DIC 阶段改善微循环需应用肝素抗凝治疗；DIC 晚期纤维蛋白溶解系统亢进，可使用抗纤维蛋白溶解药，如氨甲苯酸、氨基己酸等。

(7)皮质激素的应用：用于调节休克患者的应激反应，严重休克者可适当延长应用时间。

（四）护理问题

(1)体液不足：与大量失血、失液有关。

(2)气体交换受损：与有效循环血量减少、缺氧和呼吸改变有关。

(3)体温异常：与组织灌注不足、感染有关。

(4)潜在并发症——感染、压疮、MODS 等。

（五）护理措施

1.生活护理

(1)维持有效的气体交换：经鼻导管吸氧以提高血氧浓度；严重呼吸困难者，协助医生进行气管插管或气管切开，给予呼吸机辅助呼吸；对神志不清或昏迷的患者，应将头偏向一侧，避免误吸；及时清理呼吸道异物，保持呼吸道通畅。

(2)体位：患者取中凹位，即头和躯干抬高 20°～30°，下肢抬高 15°～20°，可增加回心血量及改善呼吸。

(3)维持正常体温：患者体温下降时，应给予保暖，可提高室温，加盖棉被、毛毯等，切忌应用热水袋、电热毯等体表加温的方法，避免增加局部组织耗氧量而加重缺氧；及时更换被汗液浸湿的衣、被等，做好皮肤护理；对高热患者给予物理降温，必要时遵医嘱使用药物降温。

(4)预防意外损伤：对于烦躁或神志不清的患者，应加床旁护栏或约束带，避免患者坠床。

2.病情观察

(1)生命体征：每 15～30 分钟监测一次，病情平稳后改为每 1～2 小时监测一次。①低血容量性休克患者体温大多偏低。如体温骤升或骤降常提示病情重。②注意呼吸频率及节律。呼吸急促、变浅、不规则，呼吸增至 30 次/分以上或降至 8 次/分以下均表示病情危重。③脉率变化出现在血压变化之前，结合血压可反映休克程度。④血压可反映有效循环血量和心排血量，休克时收缩压常低于 90mmHg，脉压小于 20mmHg。

(2)皮肤色泽及温度：反映体表灌注情况。若患者唇舌黏膜及皮肤由苍白、发绀转为红润，四肢由湿冷转为肢体皮肤干燥、四肢温暖，则提示休克好转。

(3)意识：反映脑组织灌注情况。若患者由表情淡漠转为对答自如，则提示病情好转。若表情淡漠转为嗜睡或昏迷，则说明病情加重。

（4）尿量：是监测肾血液灌注最简便可靠的指标。当尿量大于 30mL/h 时，表明休克有改善。

（5）CVP：反映相对血容量和右心功能。

3.补充血容量是休克治疗最基本、首要的措施

（1）建立静脉通路：迅速建立 2 条以上静脉输液通道，及时快速补充血容量。如外周静脉穿刺困难时，应立即行中心静脉插管，可同时监测 CVP。

（2）合理补液：根据患者心、肺功能，血容量、血压及 CVP 值检测情况及时调整输液量和输液速度（表 3-4）。

表 3-4　中心静脉压、血压与补液的关系

中心静脉压	血压	原因	处理原则
低	低	血容量严重不足	充分补液
低	正常	血容量不足	适当补液
高	低	心功能不全或血容量相对过多	给强心药，纠正酸中毒，舒张血管
高	正常	容量血管过度收缩	舒张血管
正常	低	心功能不全或血容量不足	补液试验*

* 补液试验：取等渗盐水 250mL，于 5～10 分钟内经静脉滴入，若血压升高而中心静脉压不变，提示血容量不足；如血压不变而中心静脉压升高 0.29～0.49kPa（3～5cmH_2O），则提示心功能不全。

（3）记录出入量：准确记录输入液体的种类、数量、时间、速度等，并详细记录 24 小时出入量以作为后续治疗的依据。

4.应用血管活性药物

目的是改善微循环，维持心、脑、肺、肾等重要器官的血供。必须在扩容和纠正酸中毒的基础上使用。应用血管活性药时应注意：

（1）从低浓度、慢速度开始，遵医嘱严格控制药物浓度和速度。

（2）严防药液外渗造成组织坏死，若出现液体外渗，应立即更换注射部位，并用 0.25％普鲁卡因封闭穿刺部位解除血管痉挛。

（3）血压平稳后，应逐渐降低药物浓度、减慢速度后撤除。

5.防治感染

休克患者免疫功能下降，抵抗力下降，容易继发感染，应注意预防。进行各项护理操作时严格按照无菌技术原则，防止感染。加强呼吸道护理，避免肺部感染的发生。加强导尿管的护理，避免泌尿道感染。遵医嘱合理、正确应用有效抗生素。

6.维护重要器官功能

如患者出现急性呼吸窘迫综合征，应协助医生行气管切开和气管插管，预防肺功能障碍；对于心力衰竭的患者，遵医嘱给予增强心肌收缩力的药物；对于尿少的患者，应扩张肾血管，改善肾灌流，使用利尿剂，避免应用肾毒性的药物，预防肾衰竭。

7.心理护理

注意及时了解患者及其家属的情绪变化和担忧的原因，做好心理疏导，稳定其情绪。休克早期应理解患者烦躁不安的心情，适当向患者或其家属说明病情变化及有关治疗方法，消除或

减轻其焦虑、恐惧心理,使他们能够很好地配合治疗与护理。

(六)健康教育

(1)加强自我保护,避免损伤。做好外伤的现场处理,如及时止血、镇痛、保暖等;有肝脾破裂者,应尽早手术止血。

(2)嘱患者治疗后多卧床休息;教会患者家属收集和观察尿量,及时监测休克晚期是否发生肾衰竭;指导患者及其家属选择高蛋白、高维生素、高热量、易消化食物,以满足机体需要,利于康复。

二、感染性休克

感染性休克主要是由于细菌及毒素作用引起,常见于严重胆道感染、急性化脓性腹膜炎、泌尿系统感染等。其主要致病菌是革兰氏阴性菌。根据血流动力学的改变可分为低动力型(低排高阻型)和高动力型(高排低阻型)。

(一)临床表现

除原发疾病的临床表现外,多数患者有交感神经兴奋症状:神志尚清、烦躁、焦虑、神情紧张,面色和皮肤苍白,口唇和甲床轻度发绀,肢端湿冷;可有恶心、呕吐;心率加快,呼吸深而快,血压尚正常或偏低、脉压小;尿量减少。

随着休克发展,患者出现意识不清甚至昏迷、呼吸浅促、心音低钝、脉搏细数、表浅静脉萎陷;血压下降,收缩压降低至 10.6kPa(80mmHg)以下;原有高血压者,血压较基础水平降低 20%~30%,脉压小;皮肤发花;尿量更少,甚至无尿。

休克晚期可出现 DIC 和 MODS。

(二)辅助检查

1.血常规检查

白细胞计数大多升高,为(15~30)×10⁹/L,中性粒细胞增多,伴核左移现象。血细胞比容和血红蛋白升高为血液浓缩的标志。并发 DIC 时,血小板进行性减少。

2.病原学检查

(1)抗菌药物治疗前,常规进行血(其他体液、渗出物)和脓液培养(包括厌氧菌和真菌);分离得致病菌后,做药敏试验。

(2)鲎溶解物试验(LLT)有助于内毒素的检测。

(3)其他:血乳酸含量测定,有助于微循环障碍和预后情况的判定。其他同于一般休克检查。

3.影像学检查

有助于发现原发病灶和腔隙感染。

(三)治疗原则

1.控制感染

(1)早期应用广谱抗生素,而后根据细菌培养和药敏结果进行调整。

(2)及早处理原发感染病灶,彻底清除病变坏死的组织,充分引流。

(3)必要时可以应用免疫制剂以帮助恢复和维持免疫功能。

2.扩充血容量

(1)以输入平衡盐溶液为主,配合以适量的胶体液、血浆或全血。

(2)根据病因和休克程度决定扩容总量。

(3)应根据具体情况及血压、中心静脉压和尿量等监测结果调整失液的量和速度。

3.应用血管活性药物

在补足血容量、纠正酸中毒的基础上,通常需要使用一种或多种短效的拟肾上腺素类药物如去甲肾上腺素、多巴胺和多巴酚丁胺等。经研究表明,去甲肾上腺素联合多巴酚丁胺在改善全身氧输送的同时还能纠正组织缺氧,对于感染性休克的疗效较佳。山莨菪碱或东莨菪碱、阿托品等对感染性休克的微循环改善更为安全有效。山莨菪碱,0.01~0.03mg/kg,每10~30分钟静脉注射一次直至病情好转,一般6~8次。若心功能有损害者可用毛花苷C治疗。

4.纠正代谢性酸中毒

感染性休克中,代谢性酸中毒发生早而重,可在补充血容量的同时,从另一途径输注5%碳酸氢钠溶液200mL,以后再根据血气分析结果补充。

5.肾上腺皮质激素的应用

临床上多主张糖皮质激素大剂量短期使用,如地塞米松1~3mg/kg,加入5%葡萄糖溶液中静脉滴注,一次滴完。一般只用1~2次。

(四)护理评估

1.健康史

了解引起休克的各种原因,如有无腹痛和发热;有无因严重烧伤、损伤或感染引起的大量失血和失液;患者受伤或发病后的救治情况。

2.身体状况

(1)意识和表情:意识是反映休克的敏感指标。若患者呈兴奋、烦躁不安,或表情淡漠、意识模糊、反应迟钝,甚至昏迷,常提示存在不同程度的休克。

(2)生命体征:

①血压:是最常用的监测指标,收缩压<90mmHg、脉压<20mmHg,提示休克。

②脉搏:休克早期脉率增快,且出现在血压下降之前,因而是休克的早期诊断指标;休克加重时脉细弱。临床常根据脉率/收缩压(mmHg)计算休克指数,正常值约为0.58;≥1.0提示休克;>2.0提示严重休克,估计失血量>50%。

③呼吸:呼吸急促、变浅、不规则,提示病情恶化;呼吸增至30次/分以上或8次/分以下,提示病情危重。

④体温:多数休克患者体温偏低,但感染性休克患者可有高热。若体温突升至40℃以上或骤降至36℃以下,提示病情危重。

(3)外周循环状况:皮肤和口唇黏膜苍白、发绀、呈花斑状,四肢湿冷,提示休克。但感染性休克患者可表现为皮肤干燥潮红、手足温暖。

（4）尿量：可反映肾灌流情况，也是反映组织灌流情况最佳的定量指标。尿少通常是休克早期的表现；若患者尿量＜25mL/h、尿比重增加，提示肾血管收缩或血容量不足；若血压正常而尿少、比重低，提示急性肾衰竭。

（5）局部状况：了解患者有无骨骼、肌肉和皮肤、软组织损伤；有无局部出血及出血量；腹部损伤者有无腹膜刺激征和移动性浊音；后穹隆穿刺有无不凝血液。

3.心理-社会状况

了解患者及其家属有无紧张、焦虑或恐惧，心理承受能力及对治疗和预后的认识程度，了解引起其不良情绪反应的原因。

（五）护理诊断

（1）体液不足：与大量失血、失液有关。

（2）气体交换受损：与微循环障碍、缺氧和呼吸型态改变有关。

（3）体温异常：与感染、组织灌注不良有关。

（4）有感染的危险：与免疫力降低、侵入性治疗有关。

（5）有受伤害的危险：与微循环障碍、烦躁不安、意识不清等有关。

（六）护理措施

1.标本采集

已知局部感染灶者，采集局部分泌物或采用穿刺抽脓等方法进行细菌培养；全身脓毒血症者，在患者寒战、高热发作时采集血培养标本，以提高检出率。

2.给氧

氧疗是感染性休克患者的重要措施，可减轻酸中毒，改善组织缺氧。应注意监测患者的血氧饱和度、末梢血液循环情况等，维持血氧饱和度≥92％。

第三节　麻醉患者的护理

一、概述

（一）麻醉学的工作范畴和内容

麻醉一开始主要的任务是解决患者在手术中的疼痛问题，随着医学的发展，现代麻醉解决问题的范围有所扩大，还涉及重症监护、急救复苏及慢性疼痛的治疗；故麻醉可以分为狭义麻醉和广义麻醉。狭义麻醉又称为临床麻醉，主要是解决患者在手术中的疼痛问题。而广义麻醉则囊括临床麻醉、疼痛治疗、急救复苏和重症监测治疗等多亚科的临床二级学科。工作范围从单纯的手术室扩展到病房、门诊、急诊等场所。

临床麻醉是麻醉医师最主要的日常工作。具体工作内容包括：

（1）麻醉前工作：对病情进行评估，制订最适宜的麻醉方案，预计麻醉手术过程中可能发生的问题,做好相关应对准备。

(2)麻醉期间工作:实施麻醉,使患者在无痛、安静、无记忆、无不良反应的情况下完成手术;为手术创造良好条件,尽可能满足某些手术的特殊要求(如肌松弛、低温、低血压等);做好手术麻醉过程的监测和记录;根据麻醉过程的变化,做出有效处理。

(3)麻醉后工作:将患者送回病房(或麻醉复苏室),做好交接班;做好麻醉后随访和记录。

(二)临床麻醉的分类

根据麻醉作用部位和所用药物的不同,临床麻醉分类如下:

1.全身麻醉

简称全麻,指麻醉药经呼吸道吸入或静脉注射、肌内注射,产生中枢神经系统抑制,使患者意识暂时消失而全身不感到疼痛。它包括吸入麻醉和静脉麻醉。

2.局部麻醉

简称局麻,指将局麻药应用于身体局部,使身体某一部位的感觉神经传导功能暂时阻断,运动神经传导保持完好或有不同程度被阻滞,患者局部无痛而神志清醒。它包括表面麻醉、局部浸润麻醉、区域阻滞麻醉、神经及神经丛阻滞麻醉。

3.椎管内麻醉

椎管内麻醉是将局部麻醉药物注入椎管内的某一腔隙,使部分脊神经的传导功能发生可逆性阻滞的麻醉方法。它包括蛛网膜下隙阻滞、硬脊膜外阻滞,其中硬脊膜外阻滞包括骶管阻滞。

4.复合麻醉

复合麻醉是合并或配合使用不同药物或(和)方法施行麻醉的方法。它包括静吸复合麻醉、全麻与非全麻复合麻醉等。

5.基础麻醉

基础麻醉是麻醉前使患者进入类似睡眠状态,以利于其后麻醉处理的方法。

二、麻醉前

任何麻醉都可能给患者带来不同程度的损害和风险。为了保障患者在麻醉期间的安全,增强患者对手术和麻醉的耐受性,避免麻醉意外,减少麻醉后并发症,必须做好麻醉前病情评估和准备工作。

(一)麻醉前病情评估

麻醉医师一般在麻醉前1~3日访视患者,了解患者的病情,解答患者对麻醉的疑问,使患者对麻醉过程有较全面的了解,消除其对麻醉和手术的恐惧心理。根据患者的诊断、病史记录及与麻醉有关的检查结果分析具体病情特点;同时与手术医生沟通,了解手术的范围、危险性、大约出血量、是否需要特殊的麻醉处理等,以制订最佳麻醉方案。

目前临床常用美国麻醉医师协会(ASA)的病情分级方法判断患者对手术和麻醉的耐受力(表3-5)。

表 3 - 5 ASA 病情分级和围手术期死亡率

分级	标准	死亡率/（%）
Ⅰ	没有全身性疾病,仅有局部的病理改变	0.06～0.08
Ⅱ	除外科疾病外,有轻度并存疾病,功能代偿健全	0.27～0.40
Ⅲ	有重度脏器病变,但其功能尚能代偿	1.82～4.30
Ⅳ	有危及生命的全身性疾病	7.80～23.0
Ⅴ	无论手术与否,生命难以维持 24 小时的濒死患者	9.40～50.7
Ⅵ	确认为脑死亡,其器官拟用于器官移植手术供体	

注:如是急症手术患者,在每级数字后标"急"或"E",如ⅠE、ⅡE 等。

一般认为,第Ⅰ、Ⅱ级患者对麻醉和手术的耐受性良好,风险性较小。第Ⅲ级患者对麻醉和手术的耐受能力减弱,风险性较大,但若术前准备充分,尚能耐受麻醉。第Ⅳ级患者因器官功能代偿不全,麻醉和手术的风险性很大,即使术前准备充分,围手术期的死亡率也很高。第Ⅴ级为濒临死亡的患者,麻醉和手术都异常危险,不宜行择期手术。

(二)麻醉前准备

1.患者准备

(1)心理准备:患者对麻醉和手术,常感到紧张、焦虑,甚至恐惧。这些心理反应对其生理功能有不同程度的干扰,并可能对整个围手术期产生不良影响。术前应有针对性地消除其思想顾虑和焦虑心理,耐心听取并解答其疑问。过度紧张者,可给予药物辅助治疗;有心理障碍者,应请心理专家协助处理。

(2)身体准备:麻醉前应尽量改善患者状况,纠正紊乱的生理功能和治疗潜在的内科疾病,使患者各脏器功能处于较好状态。特别注意做好胃肠道准备,以免手术期内发生胃内容物反流、呕吐或误吸而致窒息或吸入性肺炎。成人择期手术前应禁食8～12 小时,禁饮 4 小时,以保证胃排空;小儿术前应禁食(奶)4～8 小时,禁水 2～3 小时。急症手术患者也应充分考虑胃排空问题。

2.麻醉物品的准备

为确保麻醉和手术能安全顺利地进行,防止任何意外事件发生,麻醉前必须充分准备好麻醉所需物品。药品准备包括麻醉药和急救药,器械准备包括吸引器、面罩、喉镜、气管导管、供氧设备、麻醉机、监测仪等,并保证仪器设备的功能正常。

3.麻醉前用药

(1)用药目的:麻醉前用药是为了消除患者紧张、焦虑及恐惧心理,稳定患者情绪,确保麻醉顺利实施;减少麻醉药用量,减轻麻醉药的毒副作用;提高患者的痛阈、维持呼吸道通畅、抑制不良反射等。常用的麻醉前用药有以下几种,一般根据医嘱,多在术前 30～60 分钟应用。

(2)常用药物:

①镇静药和催眠药:具有镇静、催眠、抗焦虑及抗惊厥作用,对局麻药的毒性反应也有一定的预防作用。a.巴比妥类:苯巴比妥钠(鲁米那),成人肌内注射剂量为 0.1～0.2g;司可巴比妥钠(速可眠),肌内注射剂量为 0.1～0.2g。b.苯二氮䓬类:地西泮(安定),成人口服或静脉注射

剂量为 5～10mg;咪达唑仑(咪唑安定),成人口服剂量为 7.5mg,肌内注射剂量为 5～10mg。

②镇痛药:具有镇静及镇痛作用,与全麻药有协同作用,可以减少麻醉药用量。椎管内麻醉时作为辅助用药,能减轻内脏牵拉反应。常用药物:吗啡,成人肌内注射剂量为 10mg;哌替啶,成人肌内注射剂量为 25～50mg。

③抗胆碱能药:抑制腺体分泌,减少呼吸道和口腔分泌物,解除平滑肌痉挛及迷走神经兴奋对心脏的抑制作用,有利于保持呼吸道通畅。常用药物有阿托品,成人肌内注射剂量为 0.5mg;东莨菪碱,成人肌内注射剂量为 0.3mg。

④抗组胺药:可以拮抗或阻滞组胺释放。H_1 受体阻滞剂作用于平滑肌和血管,解除其痉挛。常用药物为异丙嗪,肌内注射剂量为 12.5～25mg。

三、局部麻醉

(一)概述

局部麻醉简称局麻,又称部位麻醉,是用局部麻醉药(简称局麻药)暂时阻断某些周围神经的冲动传导,使这些神经支配的区域产生麻醉作用。患者神志清醒,而身体某一部位的感觉神经传导功能被暂时可逆地阻断,但运动神经功能保持完好或同时有程度不等的被阻滞状态。广义的局麻包括椎管内麻醉。局部麻醉对重要脏器的干扰小,适用于较表浅、局限的小手术。

1.分类

根据麻醉药物作用部位不同,局部麻醉可分为以下几种类型:

(1)表面麻醉:作用于黏膜表面。

(2)局部浸润麻醉:作用于手术区组织神经末梢。

(3)区域阻滞:作用于支配手术区域的神经纤维。

(4)神经阻滞:阻滞神经冲动传导,包括臂丛神经和颈丛神经等。

2.常用局麻药

按化学结构不同,局麻药可分为两大类:脂类,如普鲁卡因、丁卡因等;酰胺类,如利多卡因、布比卡因和罗哌卡因等。按作用时效可分为短效局麻药、中效局麻药、长效局麻药。

(1)普鲁卡因:又称奴佛卡因,是一种弱效、短时效但比较安全的常用局麻药。其毒性小,适用于局部浸润麻醉。但其麻醉效能较弱、黏膜穿透力很差,故不用于表面麻醉和硬膜外麻醉。成人单次限量 1g。

(2)丁卡因:又称地卡因,是一种强效、长时效局麻药。此药黏膜穿透力很强,故可用于表面麻醉、神经阻滞、腰麻和硬膜外阻滞,但不适用于局部浸润麻醉。

(3)利多卡因:又名赛罗卡因,是一种中效、中时效局麻药。其组织弥散性能和黏膜穿透均很强,可用于各种局麻方法,但使用浓度各不相同。最适用于神经阻滞和硬膜外阻滞,反复用药可产生耐药性。

(4)布比卡因:又名丁哌卡因,是一种强效、长时效局麻药。常用于神经阻滞、腰麻及硬膜外阻滞,很少用于局部浸润麻醉。其与血浆蛋白结合率高,透过胎盘的量小,故适用于产科分娩镇痛。但该药有心脏毒性,成人一次限量 150mg。

（5）罗哌卡因：是一种新的酰胺类局麻药，具有强效、长时效的特点。心脏毒性较低，与血浆蛋白结合率高，故特别适用于分娩镇痛和硬膜外镇痛，也适用于神经阻滞和硬膜外阻滞。

3.局部麻醉方法

（1）表面麻醉：将穿透力强的局麻药施用（喷雾、滴敷等）于黏膜表面，使其透过黏膜而阻滞黏膜下的神经末梢，使黏膜产生麻醉现象的麻醉方法。常用于眼、鼻、咽喉、气管或尿道等部位的浅表手术和内镜检查。根据手术部位不同，选用不同的给药方法，如眼手术用滴入法；鼻手术用涂敷法，咽喉、气管手术用喷雾法；尿道手术用注入法。常用药物有丁卡因和利多卡因。

（2）局部浸润麻醉：将局麻药注入手术区的组织内，阻滞神经末梢而达到麻醉作用。基本方法为沿手术切口线，自浅入深进针，分层注射局麻药，逐层阻滞组织中的神经末梢。常用药物有普鲁卡因、利多卡因。麻醉过程中要注意，每次注药前要回抽，以防药液注入血管；药液内加用肾上腺素，可减缓药液吸收，延长作用时间。

（3）区域阻滞：指在手术区四周和底部注射局麻药，以阻滞支配手术区域的神经纤维而达到麻醉作用。适用于局部肿块切除，如乳房良性肿瘤切除术、头皮手术等。

（4）神经阻滞：指将局麻药注入神经干、丛、节周围，阻滞其冲动传导而使其支配区域产生麻醉作用。常用的神经阻滞有臂丛阻滞和颈丛阻滞等。臂丛阻滞适用于上肢手术和肩部手术；颈丛阻滞适用于颈部手术，如甲状腺手术、气管切开手术等。

（二）护理评估

1.健康史

麻醉期间和麻醉后应重点评估患者有无局麻药毒性反应和过敏反应；询问患者是否有局麻手术史、过敏史等；评估患者心、肝、肾功能。

2.身体状况

局麻药吸收入血以后，单位时间内血液中局麻药浓度超过机体耐受剂量可能发生毒性反应，严重者可致死。如出现过敏反应则可能导致过敏性休克而出现死亡。

（1）毒性反应：①兴奋型：较多见，大多见于普鲁卡因中毒。患者中枢神经和交感神经兴奋，表现主要有精神紧张、出冷汗、心率增快、呼吸急促。严重者表现为谵妄、狂躁、肌肉震颤、血压升高、意识丧失、惊厥、发绀、心律失常。②抑制型：较少见，但后果严重，主要见于丁卡因中毒。患者表现为嗜睡、脉搏徐缓、呼吸浅慢、血压下降。严重者出现昏迷、发绀、心律失常、休克甚至呼吸和心搏停止。

（2）过敏反应：酯类药物发生过敏反应较为多见，酰胺类罕见。过敏反应主要表现为荨麻疹、喉头水肿、支气管痉挛、低血压、血管神经性水肿等，严重者可发生过敏性休克而死亡。

（三）护理问题

（1）焦虑/恐惧：与担心麻醉安全和手术有关。

（2）潜在并发症——局麻药毒性反应、局麻药过敏反应。

（四）护理措施

1.缓解焦虑和恐惧

（1）心理护理：告知麻醉相关注意事项并签署麻醉同意书。日常护理工作中应关心患者。向患者及其家属介绍麻醉师情况、麻醉方法、术中可能出现的意外和不适、急救准备等，针对其顾虑问题做耐心解释。

(2)局麻术后一般护理:局麻药对机体影响小,一般不需特殊护理。术中用药量较大、手术时间长,嘱患者休息片刻,经观察无异常可离院。

2.并发症的观察、预防和护理

(1)毒性反应:局麻药吸收入血以后,当血药浓度超过一定阈值,会引起局麻药全身毒性反应。使用小剂量局麻药出现毒性反应者,称为高敏反应。导致毒性反应可能与局麻药过量、局麻药误注入血管、注药部位血供丰富、患者体质虚弱等因素有关。预防、观察和护理措施:①避免局麻药注入血管。注药前必须先回抽确定无回血。②控制药物用量。一次用药不超过限量或予以小剂量分次注射。对体质衰弱及血供丰富的注药部位予以减量。③加强观察和积极处理毒性反应。毒性反应一旦发生,立即停止注药,予以吸氧,轻者可予以地西泮 0.1mg/kg 静脉注射,以预防和控制抽搐。出现抽搐或惊厥,可静脉注射硫喷妥钠 1～2mg/kg;惊厥反复发作,可静脉注射琥珀胆碱 1mg/kg 后,行气管插管及人工呼吸。对出现低血压者,可按医嘱予以升压药及输血、输液等措施维持血压。

(2)过敏反应:即变态反应,临床罕见。多见于酯类局麻药过敏,酰胺类极其罕见。患者表现为在使用很少量局麻药后即出现荨麻疹、咽喉水肿、支气管痉挛、低血压和血管神经性水肿等。严重者可危及生命。预防、观察和护理措施:①选用不过敏的局麻药。对酯类局麻药有过敏史者宜选用酰胺类局麻药,对两类药物皆过敏者极其罕见。②加强观察。麻醉过程中注意观察患者呼吸、血压及皮肤改变等,注意有无呼吸困难、低血压和荨麻疹等过敏反应。③积极处理过敏反应。患者一旦发生过敏反应,应首先终止用药,保持呼吸道通畅并予以吸氧。低血压者应适当补充血容量,紧急情况下可应用血管活性药物、皮质激素和抗组胺药物治疗。

四、椎管内麻醉

(一)蛛网膜下隙阻滞

蛛网膜下隙阻滞,又称腰麻,是将局麻药注入蛛网膜下隙,作用于脊神经前根和后根,产生不同程度的阻滞。

1.适应证

适用于 2～3 小时以内的下腹部、盆腔、下肢及肛门会阴部手术。

2.禁忌证

①中枢神经系统疾病,如脊髓病变、颅内高压者;②败血症、穿刺部位或附近皮肤感染者;③休克、脊椎外伤或有严重腰背痛疾病史者,有凝血功能障碍或腹内压明显升高者;④高血压合并冠心病者;⑤精神病及不合作的小儿等。

3.常用药物

常用的麻醉药有丁卡因、普鲁卡因、利多卡因和布比卡因等,加入 10% 葡萄糖溶液可配制成重比重液;加入注射用水可配制成轻比重液。最常用的丁卡因重比重液常俗称为 1:1:1 液,即 1% 丁卡因、3% 麻黄碱及 10% 葡萄糖溶液各 1mL 混合成 3mL 溶液;将丁卡因 10mg 溶于 10mL 注射用水内,即配成 0.1% 轻比重液。

4.常见护理诊断/问题

潜在并发症——血压下降、心率减慢、恶心、呕吐、呼吸抑制、头痛、尿潴留等。

5.护理措施

(1)术中并发症的观察与护理:①血压下降或心率减慢:血压下降可因脊神经被阻滞后,麻醉区域血管扩张,回心血量减少,心排出量降低所致。若麻醉平面超过 T_4,心脏加速神经被阻滞,迷走神经相对亢进,引起心率过缓。血压下降者,先加快输液速度,增加血容量;必要时用麻黄碱 $15\sim20mg$ 静脉注射,以收缩血管,维持血压;心率过缓者可静脉注射阿托品。②恶心、呕吐:由低血压、迷走神经功能亢进、手术牵拉内脏等因素所致。针对原因进行处理,给氧、升高血压,暂停手术牵拉以减少迷走神经刺激,必要时用氟哌利多 $2.5mg$ 镇吐。③呼吸抑制:常见于胸段脊神经阻滞,表现为肋间肌麻痹、胸式呼吸减弱、潮气量减少、咳嗽无力、发绀。应谨慎用药,给氧。一旦呼吸停止立即行气管插管人工呼吸或机械通气。

(2)术后并发症的观察与护理:

①头痛:发生率为 $4\%\sim37\%$。主要因腰椎穿刺时刺破硬脊膜和蛛网膜,脑脊液漏出,导致颅内压下降和颅内血管扩张刺激所致。头痛多出现在麻醉作用消失后 $6\sim24$ 小时,$2\sim3$ 日最剧烈,$7\sim14$ 日消失,个别患者可持续 $1\sim5$ 个月甚至更长时间。

预防措施:a.麻醉时采用细穿刺针,提高穿刺技术,避免反复穿刺,缩小针刺裂孔;b.保证术中、术后输入足量液体;c.术后常规去枕平卧 $6\sim8$ 小时。

护理措施:a.平卧休息,每日补液或饮水 $2500\sim4000mL$;b.遵医嘱给予镇痛或安定类药物;c.严重者于硬膜外隙注入生理盐水或 5% 葡萄糖溶液,必要时采用硬膜外充填疗法。

②尿潴留:因支配膀胱的副交感神经恢复较晚,下腹部、肛门或会阴部手术后切口疼痛,手术刺激膀胱或患者不习惯床上排尿所致。预防和护理措施:a.术前指导:解释术后易出现尿潴留的原因,指导患者练习床上排尿,并嘱术后一旦有尿意,及时排尿。b.促进排尿:可针刺足三里、三阴交等穴位,或热敷、按摩下腹部、膀胱区。c.必要时留置导尿管。

(二)硬脊膜外阻滞

硬脊膜外阻滞,又称硬膜外麻醉,是将局麻药注入硬脊膜外间隙,阻滞脊神经根,使其支配区域产生暂时性麻痹。与腰麻不同,硬脊膜外阻滞通常采用连续给药法,根据病情、手术范围和时间分次给药,使麻醉时间按手术需要延长。

1.适应证

最常用于横膈以下各种腹部、腰部和下肢手术;颈部、上肢和胸壁手术也可应用,但在管理上较复杂。

2.禁忌证

与腰麻相似,严重贫血、高血压及心功能代偿功能不良者慎用;低血容量、进针部位感染、菌血症、凝血功能障碍或处于抗凝治疗期间者禁用。

3.分类

根据硬膜外阻滞部位的不同,可分为高位、中位、低位及骶管阻滞。①高位阻滞:穿刺部位在 $C_5\sim T_6$,适用于甲状腺、上肢或胸壁手术;②中位阻滞:穿刺部位在 $T_6\sim T_{12}$,适用于腹部手术;③低位阻滞:穿刺部位在腰部各棘突间隙,适用于下肢及盆腔手术;④骶管阻滞:经骶裂孔穿刺,适用于肛门、会阴部手术。

4.常用麻醉药

常用麻醉药物有利多卡因、丁卡因和布比卡因。利多卡因常用浓度为 $1.5\%\sim2\%$,$5\sim15$ 分钟起效,维持 $1\sim2$ 小时,反复用药后易出现快速耐药性;丁卡因常用浓度为 $0.2\%\sim0.3\%$,$15\sim20$ 分钟起效,维持 $1.5\sim3$ 小时;布比卡因常用浓度为 $0.5\%\sim0.75\%$,$10\sim20$ 分钟起效,维持 $2\sim4$ 小时。

5.影响麻醉平面的因素

(1)穿刺间隙:麻醉平面高低取决于穿刺间隙的高低。如果穿刺间隙选择不当,可使麻醉平面与手术部位不符而致麻醉失败,或因麻醉平面过高致呼吸循环功能抑制。

(2)局麻药容积和注药速度:注入局麻药容积越大、注射速度越快,扩散范围越广,阻滞平面也越宽。

(3)导管位置和方向:导管方向影响药物的扩散方向。导管向头端插入时,药液易向胸、颈段扩散;向足端插入时,则易向腰、骶段扩散。导管口偏向一侧,可出现单侧麻醉。

(4)其他:如药液浓度、注药方式、患者情况和体位等对麻醉平面也有影响。

6.常见护理诊断/问题

潜在并发症:全脊椎麻醉、局麻药毒性反应、血压下降、心率减慢、呼吸抑制、恶心、呕吐等。

7.护理措施

(1)术中并发症的观察与护理:

①全脊椎麻醉:是硬膜外麻醉最危险的并发症,是局麻药全部或大部分注入蛛网膜下隙而产生全脊神经阻滞的现象。主要表现为患者在注药后迅速出现呼吸困难、血压下降、意识模糊或消失,甚至呼吸、心搏停止。一旦发生,立即停药,行面罩正压通气,必要时行气管插管维持呼吸;加快输液速度,遵医嘱给予升压药,维持循环功能。

②局麻药毒性反应多因导管误入血管内或局麻药吸收过快所致。因此注药前必须回抽,检查硬膜外导管内回流情况。

③血压下降:因交感神经被阻滞,阻力血管和容量血管扩张所致。尤其是上腹部手术时,因胸腰段交感神经阻滞范围较广,并可阻滞心交感神经引起心动过缓,更易发生低血压。一旦发生,加快输液速度,必要时静脉注射麻黄碱 $10\sim15mg$,以提升血压。

④呼吸抑制:与肋间肌及膈肌运动抑制有关。为减轻对呼吸的抑制,采用小剂量、低浓度局麻药,以减轻运动神经阻滞。同时在麻醉期间,严密观察患者的呼吸,常规面罩给氧,并做好呼吸急救准备。

(2)术后并发症的观察与护理:

①脊神经根损伤:穿刺针可直接损伤或因导管质硬而损伤脊神经根或脊髓。表现为局部感觉或(和)运动的障碍,并与神经分布相关。在穿刺或置管时,如患者有电击样异感并向肢体放射,说明已触及神经,应立即停止进针,调整进针方向,以免加重损伤。异感持续时间长者,可能损伤严重,应放弃阻滞麻醉。脊神经根损伤者,予对症治疗,数周或数月即自愈。

②硬膜外血肿:若硬膜外穿刺或置管时损伤血管,可引起出血,血肿压迫脊髓可并发截瘫。患者表现为剧烈背痛,进行性脊髓压迫症状,伴肌无力、尿潴留、括约肌功能障碍,直至完全截

瘫。一旦发生,尽早行硬膜外穿刺抽除血液,必要时切开椎板,清除血肿。

③导管拔除困难或折断:因椎板、韧带及椎旁肌群强直致导管难以拔出,也见于置管技术不当、导管质地不良、拔管用力不当等情况。如遇到拔管困难,切忌使用暴力,可将患者置于原穿刺体位,热敷或在导管周围注射局麻药后再行拔出。若导管折断,无感染或无神经刺激症状者,可不取出,但应密切观察。

第四节　围手术期患者的护理

一、手术前

外科患者在手术前不仅应注意疾病本身,更要对患者的全身状况进行全方位的了解。评估是否存在增加手术危险性或使恢复不利的异常因素,包括可能影响整个病程的潜在因素,如心、肺、肝、肾、内分泌、血液、免疫系统的功能及营养、心理状态等。因此,需详细询问病史,进行全面的体格检查,了解各项辅助检查结果,以准确估计患者的手术耐受力,同时发现问题,在术前予以纠正,术后加以防治。

(一)护理评估

1.健康史

(1)现病史:询问本次发病的诱因、主诉、主要症状与体征。

(2)既往史:询问既往有无高血压、心脏病、糖尿病、肝肾疾病史;有无手术史;用药情况、有无药物过敏等。

(3)个人史:询问有无吸烟、饮酒习惯,吸烟、饮酒的量和次数;询问女性患者的月经、生育史等。

通过以上询问,评估患者对疾病的认识,了解患者对手术、麻醉、预后及对手术后康复知识的了解情况。

2.身体状况

(1)营养状态:测量身高、体重、肱三头肌皮肤皱褶厚度、上臂周径、血浆白蛋白等,全面评定患者的营养状态。

(2)体液平衡:有无体液失衡的原因,如摄入不足、发热、呕吐、腹泻、多尿、肠梗阻、急性胃扩张等,有无脱水及脱水程度、类型,有无电解质紊乱和酸碱失衡。

(3)有无感染:有无咳嗽、咽痛、体温升高等上呼吸道感染症状,观察皮肤,特别是手术区域的皮肤有无损伤和感染。

(4)重要器官的功能。①心血管功能:血压、脉搏、心率、心律、四肢末梢循环状况,有无高血压、冠心病、贫血等增加手术危险的因素。②呼吸系统功能:呼吸型态,有无哮喘、咳嗽、咳痰、胸痛;有无肺气肿、支气管扩张、哮喘等增加手术危险性的因素。③泌尿系统功能:排尿情况,有无尿频、尿急、排尿困难等症状;观察尿量和尿液颜色、性状,肾功能监测情况,有无肾功能不全、前列腺肥大等增加手术危险的因素。④肝功能:有无黄疸、腹水、肝掌、蜘蛛痣、呕血、黑便等,有无肝炎、肝硬化、血吸虫病史或长期饮酒史,了解肝功能情况。⑤血液功能:有无出血倾向,如牙龈、口腔黏膜有无出血,皮肤是否有出血点和瘀斑等增加手术危险性的因素。⑥内分泌功能:有无糖尿病病史。⑦神经系统功能:有无头晕、眩晕、耳鸣、步态不稳、抽搐和昏迷等增加手术危险性的因素。

3.心理-社会状况

(1)评估心理状态:无论何种手术,患者的心理矛盾突出,除表现为感情脆弱、情绪波动、自尊心和依赖性增加外,最常见的心理反应是焦虑。故手术前应全面评估患者的心理状态,正确引导和及时纠正不良的心理反应,以保证各项治疗护理措施顺利进行。

(2)评估社会支持系统:了解患者家属、单位对患者的疾病与手术的看法,以及对患者的支持、关心程度,家庭经济状况、医疗费用承受能力。

(二)护理诊断

(1)焦虑和恐惧:与罹患疾病、接受麻醉和手术、担心预后及住院费用高、医院环境陌生等有关。

(2)营养失调——低于机体需要量:与疾病消耗、营养摄入不足或机体分解代谢增强等有关。

(3)睡眠型态紊乱:与疾病导致的不适、环境改变和担忧有关。

(4)知识缺乏——缺乏手术、麻醉相关知识及术前准备知识。

(5)体液不足:与疾病所致体液丢失、液体摄入量不足或体液在体内分布转移等有关。

(三)护理措施

1.心理准备

(1)建立良好的护患关系:了解患者病情及需要,给予安慰。通过适当的沟通技巧,取得患者信任。

(2)认知干预:帮助患者正确认识病情,指导患者提高认知和应对能力,积极配合治疗和护理。

(3)心理支持和疏导:鼓励患者表达感受,倾听其诉说,帮助患者宣泄恐惧、焦虑等不良情绪;耐心解释手术必要性,介绍医院技术水平,增强治疗信心;动员患者的社会支持系统,使其感受到被关心和重视。

(4)制订健康教育计划:帮助患者认识疾病、手术的相关知识及术后用药的注意事项,向患者说明术前准备的必要性,逐步掌握术后配合技巧及康复知识,使患者对手术的风险及可能出现的并发症有足够的认识及心理准备。

2.一般准备与护理

(1)饮食和休息:加强饮食指导,鼓励摄入营养素丰富、易消化的食物。消除引起不良睡眠的诱因,创造安静舒适的环境,告知放松技巧,促进患者睡眠。病情允许者,适当增加白天活动,必要时遵医嘱予以镇静安眠药。

(2)适应性训练:①指导床上使用便盆的方法,以适应术后床上排尿和排便;②教会自行调整卧位和床上翻身的方法,以适应术后体位的变化;③部分患者还应指导其练习术中体位;④教会患者正确深呼吸、咳嗽、咳痰方法并进行练习。

（3）输血和补液：拟行大、中手术前，遵医嘱做好血型鉴定和交叉配血试验，备好一定数量的红细胞或血浆。凡有水、电解质及酸碱平衡失调和贫血者，在术前予以纠正。

（4）协助完成术前检查：遵医嘱完成术前各项心、肺、肝、肾功能及凝血时间、凝血酶原时间、血小板计数等检查，必要时监测有关凝血因子；协助医生最大限度地改善心、肺、肝、肾功能，提高患者手术耐受力。

（5）预防术后感染：及时处理已知感染灶，避免患者与其他感染者接触，遵医嘱合理应用抗生素。预防性抗生素适用于：①涉及感染灶或切口接近感染区域的手术；②开放性创伤、创面已污染、清创时间长、难以彻底清创者；③操作时间长、创面大的手术；④胃肠道手术；⑤癌肿手术；⑥涉及大血管的手术；⑦置入人工制品的手术；⑧器官移植术。

（6）胃肠道准备：①成人择期手术前禁食 8～12 小时，禁饮 4 小时，以防麻醉或术中呕吐引起窒息或吸入性肺炎；②术前一般不限制饮食种类，消化道手术者，术前 1～2 日进食流质饮食；③术前一般无须放置胃管，但消化道手术或某些特殊疾病（如急性弥散性腹膜炎、急性胰腺炎等），应放置胃管；④一般于术前一日晚行清洁灌肠，使术中肠腔处于空虚状态以减少并发感染的机会；⑤肠道手术前 3 日开始做肠道准备；⑥幽门梗阻者，术前洗胃。

（7）手术区皮肤准备。①洗浴：术前一日下午或晚上，清洗皮肤。细菌栖居密度较高的部位（如手、足），或不能接受强刺激消毒剂的部位（如面部、会阴部），术前可用氯己定（洗必泰）反复清洗。腹部及腹腔镜手术的患者应注意脐部清洁。若皮肤上有油脂或胶布粘贴的残迹，用松节油或 75％乙醇擦净。②备皮：手术区域若毛发细小，可不必剃毛；若毛发影响手术操作，手术前应予剃除。手术区皮肤准备范围包括切口周围至少 15cm 的区域，不同手术部位的皮肤准备范围可见表 3－6。

表 3－6　常用手术皮肤准备的范围

手术部位	备皮范围
颅脑手术	剃除全部头发及颈部毛发，保留眉毛
颈部手术	上自唇下，下至乳头水平线，两侧至斜方肌前缘
胸部手术	上自锁骨上及肩上，下至脐水平，包括患侧上臂和腋下，胸背均超过中线 5cm 以上
上腹部手术	上自乳头水平，下至耻骨联合，两侧至腋后线
下腹部手术	上自剑突，下至大腿上 1/3 前内侧及会阴部，两侧至腋后线，剃除阴毛
腹股沟手术	上自脐平线，下至大腿上 1/3 内侧，两侧至腋后线，包括会阴部，剃除阴毛
肾手术	上自乳头平线，下至耻骨联合，前后均过正中线
会阴部及肛门手术	上自髂前上棘，下至大腿上 1/3，包括会阴及臀部，剃除阴毛
四肢手术	以切口为中心包括上、下方各 20cm 以上，一般超过远、近端关节或为整个肢体

（8）术日晨的护理：①认真检查、确定各项准备工作的落实情况；②体温升高或女性患者月经来潮时，应延迟手术；③进入手术室前，指导患者排尽尿液；预计手术时间将持续 4 小时以上及接受下腹部或盆腔内手术者，留置导尿；④胃肠道及上腹部手术者，留置胃管；⑤遵医嘱予以术前用药；⑥拭去指甲油、口红等化妆品，取下活动性义齿、眼镜、发夹、手表、首饰和其他贵重物品；⑦备好手术需要的病历、X 线检查片、CT 片、特殊用药或物品等，随患者带入手术室；

⑧与手术室接诊人员仔细核对患者、手术部位及名称等，做好交接；⑨根据手术类型及麻醉方式准备麻醉床，备好床旁用物，如负压吸引装置、输液架、心电监护仪、吸氧装置等。

3.特殊准备与护理

(1)急症手术者：在最短时间内做好急救处理的同时进行必要的术前准备，如立即输液，改善患者水、电解质及酸碱平衡失调状况。若患者处于休克状态，立即建立2条以上静脉通道，迅速补充血容量；尽快处理伤口等。

(2)营养不良：生化检查血清蛋白在30～35g/L或以下、血清转铁蛋白低于1.5mg/L、体重1个月内下降5%者，存在营养不良。营养不良患者常伴低蛋白血症，可引起组织水肿，影响愈合；此外，营养不良者抵抗力低下，易并发感染。因此，术前尽可能改善其营养，择期手术最好在术前1周左右，经口服或静脉补充热量、蛋白质和维生素，以利术后组织的修复和创口愈合，提高机体抵抗力。

(3)高血压：患者血压在160/100mmHg以下时可不做特殊准备。高血压患者术前2周停用利血平等降压药，指导患者改用钙通道阻滞剂或β受体阻滞剂等合适的降压药以控制血压，但不要求血压降至正常水平才手术。

(4)心脏病：伴有心脏疾患的患者，其术前准备应注意：①长期低盐饮食和服用利尿剂物导致患者水、电解质平衡失调者，术前需纠正。②有心律失常者，偶发的室性期前收缩一般不需特殊处理；如有心房纤颤伴心室率≥100次/分以上者，遵医嘱用毛花苷C(西地兰)，或口服普萘洛尔(心得安)，尽可能将心率控制在正常范围；老年冠状动脉粥样硬化性心脏病(冠心病)患者，若出现心动过缓，心室率≤50次/分，术前遵医嘱用阿托品0.5～1.0mg，必要时放置临时心脏起搏器。③急性心肌梗死患者发病后6个月内不宜择期手术；6个月以上无心绞痛发作者，可在良好监护下施行手术。④心力衰竭患者，在心力衰竭控制3～4周后再施行手术。

(5)呼吸功能障碍：①术前2周停止吸烟。②伴有阻塞性肺功能不全的患者，遵医嘱行雾化吸入治疗，改善通气功能，增加肺活量。③哮喘患者，可口服地塞米松等药物，减轻支气管黏膜水肿。④痰液黏稠患者，可采用雾化吸入，或服用药物使痰液稀薄，利于咳出。经常咳浓痰的患者，术前3～5日使用抗生素，若病情允许，指导患者行体位引流，促使脓性分泌物排出。⑤急性呼吸系统感染患者，若为择期手术应推迟至治愈后1～2周再行手术；若为急症手术，需用抗生素并避免吸入麻醉。⑥重度肺功能不全及并发感染者，必须采取积极措施，改善其肺功能，待感染控制后再施行手术。

(6)肝疾病：手术创伤和麻醉都将加重肝负荷。术前做各项肝功能检查，了解患者术前肝功能情况。肝功能轻度损害者一般不影响手术耐受力；肝功能损害严重或濒于失代偿者，如有营养不良、腹水、黄疸等，或有急性肝炎患者，手术耐受力明显减弱，除急症抢救外，一般不宜手术。术前予高糖、高蛋白饮食改善营养状况。遵医嘱静脉滴注10%葡萄糖1000mL、胰岛素20U、10%氯化钾20mL的混合液增加肝糖原储备，必要时输注入血清蛋白、少量多次新鲜血液、维生素以纠正贫血、低蛋白血症，增加凝血因子等，改善全身情况。有胸、腹水者，限制钠盐，遵医嘱用利尿剂。

(7)肾疾病：麻醉、手术创伤、使用某些药物等都会加重肾负担。术前做各项肾功能检查，了解患者术前肾功能情况。依据24小时内肌酐清除率和血尿素氮测定值可将肾功能损害分为轻度、中度、重度三度(表3-7)。轻度、中度肾功能损害者,经过适当的内科处理多能较好地耐受手术;重度损害者需在有效透析治疗后才可耐受手术,但手术前应最大限度地改善肾功能。

表3-7 肾功能损害程度

测定法	肾功能损害		
	轻度	中度	重度
24小时肌酐清除率(mL/min)	51~80	21~50	<20
血尿素氮(mmol/L)	7.5~14.3	14.6~25.0	25.3~35.7

(8)糖尿病:糖尿病患者易发生感染,术前应积极控制血糖及相关并发症(如心血管和肾病变)。一般实施大手术前将血糖水平控制在正常或轻度升高状态(5.6~11.2mmol/L),尿糖为(+~++)为宜。如系应用长效胰岛素或口服降血糖药物者,术前均改为胰岛素皮下注射,每4~6小时1次,使血糖和尿糖控制于上述水平。为避免发生酮症酸中毒,尽量缩短术前禁食时间,静脉输液时胰岛素与葡萄糖的比例按1U:5g给予。禁食期间定时监测血糖。

(9)妊娠:妊娠患者患外科疾病需行手术治疗时,须将外科疾病对母体及胎儿的影响放在首位。如妊娠合并阑尾穿孔,胎儿病死率为8.7%;并发弥散性腹膜炎的妊娠晚期患者全部早产,胎儿病死率约为35.7%。如果手术时机可以选择,妊娠中期相对安全。如果时间允许,术前应尽可能全面检查各系统、器官功能,特别是心、肾、肝、肺等功能,若发现异常,术前尽量纠正。需禁食时,从静脉补充营养,尤其是氨基酸和糖类,以保证胎儿的正常发育。确有必要时,允许行放射线检查,但必须加强必要的保护性措施,尽量使辐射剂量低于0.05~0.1Gy。为治疗外科病而必须使用药物时,尽量选择对孕妇、胎儿安全性较高的药物,如镇痛药吗啡对胎儿呼吸有持久的抑制作用,可用哌替啶代替,但应控制剂量,且分娩前2~4小时内不用。

(10)使用影响凝血功能的药物:①监测凝血功能。②对于长期服用阿司匹林或非甾体类药物(如布洛芬)的患者,术前7日停药。③术前使用华法林抗凝的患者,只要国际标准化比值维持在接近正常的水平,小手术可安全施行;大手术前4~7日停用华法林,但是对血栓栓塞的高危患者在此期间应继续使用肝素。④择期大手术患者在手术前12小时内不使用大剂量低分子量肝素,4小时内不使用大剂量普通肝素;心脏外科患者手术24小时内不用低分子量肝素。⑤在抗凝治疗期间需急诊手术的患者,一般需停止抗凝治疗。用肝素抗凝者,可用鱼精蛋白拮抗;用华法林抗凝者,可用维生素K和(或)血浆或凝血因子制剂拮抗。

(四)健康教育

(1)告诉患者及其家属,要有稳定的情绪、充足的睡眠及合理的饮食。

(2)介绍术前处置的程序和意义,如饮食管理、戒烟、备皮、备血、灌肠等。

(3)讲解术后可能留置的引流管、氧气管、导尿管、胃肠减压管的目的和意义。

(4)简单介绍手术室环境、手术过程及术中配合。

(5)指导患者做适应手术后变化的锻炼,减少术后并发症的发生:如床上排便排尿的适应性训练,学习深呼吸、有效咳嗽、翻身、肢体活动的方法;对胸腹部手术患者,要指导其学会腹式呼吸、胸式呼吸及在咳嗽时如何保护切口;手术体位的适应性训练,如甲状腺手术者,术前要练习头颈部过伸位。

二、手术后

(一)护理评估

1.一般情况

了解麻醉种类、手术方式、术中出血量、补液输血量、尿量,用药情况,引流管安置的部位、名称及作用。

2.身体状况

(1)麻醉恢复情况:评估患者神志、呼吸和循环功能,肢体运动及感觉和皮肤色泽等,综合判断麻醉是否苏醒及苏醒程度。

(2)呼吸:观察呼吸频率、深浅度和节律性;注意呼吸道是否通畅,舌后坠堵住呼吸道时有鼾声,喉痉挛时可有吸气困难伴喘鸣音,呼气困难及呼气时相延长。

(3)循环:监测血压的变化,脉搏的频率、强弱及节律性;评估皮肤颜色及温度,观察患者肢端血液循环情况。

(4)体温:一般术后24小时内,每4小时测体温1次,以后根据病情延长测量间隔时间。由于机体对手术创伤的反应,术后患者体温可略升高,一般不超过38℃,1~2日后逐渐恢复至正常。

(5)疼痛:评估疼痛部位、性质、程度、持续时间,患者的面部表情、活动、睡眠及饮食情况,用国际常用的疼痛评估法对疼痛做出正确的评估。

(6)排便情况:评估患者有无尿潴留,观察尿量、性质、颜色和气味等有无异常。评估肠蠕动恢复情况,询问患者有无肛门排气,观察患者有无恶心、呕吐、腹胀、便秘等症状。

(7)切口状况:评估切口有无渗血、渗液、感染及愈合不良等情况。

(8)引流管与引流物:评估术后引流是否通畅,引流物的量、颜色、性质等。

3.心理-社会支持状况

手术后是患者心理反应比较集中、强烈的阶段,随原发病的解除和安全度过麻醉及手术,患者心理上会有一定程度的解脱感;但继之又会有新的心理变化如担忧疾病的病理性质、病变程度等;手术致正常生理结构和功能改变者,则担忧手术对今后生活、工作及社交带来的不利影响。此外,切口疼痛、不舒适的折磨或对并发症的担忧,可使患者再次出现焦虑,甚至将正常的术后反应视为手术不成功或并发症,加重对疾病预后不客观的猜疑,以致少数患者长期遗留心理障碍而不能恢复正常生活。

(二)常见护理诊断/问题

(1)疼痛:与手术创伤、特殊体位等因素有关。

(2)低效呼吸型态:与术后卧床、活动量少、切口疼痛、呼吸运动受限等有关。

(3)体液不足:与术中出血、失液或术后禁食、呕吐、引流等有关。

(4)舒适的改变:与术后疼痛、恶心、呕吐、腹胀、尿潴留、呃逆等有关。

(5)活动无耐力:与切口疼痛、疲乏、体质虚弱等有关。

(6)潜在并发症——术后出血、切口感染或裂开、肺部感染、泌尿系统感染及深静脉血栓形成等。

（三）护理目标

（1）患者主诉疼痛减轻或缓解。

（2）患者术后呼吸功能改善,血氧饱和度维持在正常范围。

（3）患者体液平衡得以维持,循环系统功能稳定。

（4）患者术后舒适感增加。

（5）患者活动耐力增加,逐步增加活动量。

（6）患者术后并发症得以预防或被及时发现和处理,术后恢复顺利。

（四）护理措施

1.体位

根据麻醉及患者的全身状况、术式、疾病的性质等选择卧式,使患者处于舒适和便于活动的体位。①全麻未清醒者:取平卧位,头偏向一侧,使口腔分泌物或呕吐物易于流出,避免误吸;②蛛网膜下隙麻醉者:取平卧或头低卧位6～8小时,防止脑脊液外漏而致头痛;③硬脊膜外阻滞者:平卧6小时后据手术部位安置体位;④颅脑手术者:如无休克或昏迷,可取15°～30°头高足低斜坡卧位;⑤颈、胸部手术者:取高半坐卧位,以利于呼吸和引流;⑥腹部手术者:取低半坐卧位或斜坡卧位,以减少腹壁张力,便于引流,并可使腹腔渗血、渗液流入盆腔,避免形成膈下脓肿;⑦脊柱或臀部手术者:取俯卧或仰卧位;⑧腹腔内有污染者:在病情许可的情况下,尽早改为半坐卧位或头高足低位。

2.维持呼吸与循环功能

（1）生命体征的观察:根据手术大小,定时监测体温、脉搏、呼吸、血压。病情不稳定或特殊手术者,应送入重症监护病房,随时监测生命体征,及时发现呼吸道梗阻、伤口、胸腹腔以及胃肠道出血和休克等的早期表现,并对症处理。

①血压:中、小手术后每小时测血压一次,直至平稳;大手术后或有内出血倾向者,必要时可每15～30分钟测血压一次,病情稳定后改为每1～2小时测血压一次,并做好记录。根据病情调整输液速度及量,患者坐起、站立时应缓慢,以免体位突然变动而引起体位性低血压。

②体温:体温变化是人体对各种物理、化学、生物刺激的防御反应。术后24小时内,每4小时测体温一次,随后每8小时一次,直至体温正常后改为每日2次。

③脉搏:失血、失液导致循环血量不足时,脉搏可增快、细弱,血压下降,脉压变小;但脉搏增快、呼吸急促,也可为心力衰竭的表现。

④呼吸:随体温升高而加快,有时可因胸、腹带包扎过紧而受影响。若术后患者出现呼吸困难或急促时,应先检查胸、腹带的松紧度,适当调整,但仍应警惕肺部感染和急性呼吸窘迫综合征的发生。

（2）保持呼吸道通畅:

①防止舌后坠:一般全麻术后,患者口腔内常留置口咽通气管,避免舌后坠,同时可用于抽吸清除分泌物。患者麻醉清醒,喉反射恢复后,应去除口咽通气管,以免刺激诱发呕吐及喉痉挛。舌后坠者将下颌部向前上托起,或用舌钳将舌拉出。

②促进排痰和肺扩张:a.麻醉清醒后,鼓励患者每小时深呼吸运动5～10次,每2小时有效咳嗽一次;b.根据病情协助患者每2～3小时翻身一次,同时叩击背部,促进痰液排出;c.使用

深呼吸运动器的患者,指导正确的使用方法,促进患者行最大的深吸气,使肺泡扩张,并能增加呼吸肌的力量;d.痰液黏稠的患者可用超声雾化吸入(生理盐水 20mL 加 α-糜蛋白酶 5mg),每日 2～3 次,每次 15～20 分钟,使痰液稀薄,易咳出;e.呼吸道分泌物较多,体弱不能有效咳嗽排痰者,给予导管吸痰,必要时可采用纤维支气管镜吸痰或气管切开吸痰;f.吸氧:根据病情适当给氧,以提高动脉血氧分压。

3.营养支持

补充患者禁食期间所需的液体和电解质,若禁食时间较长,需提供肠外营养支持,以促进合成代谢。

4.饮食护理

(1)非腹部手术:视手术大小、麻醉方法及患者的全身反应而定。体表或肢体的手术,全身反应较轻者,术后即可进食;手术范围较大,全身反应明显者,待反应消失后方可进食;局部麻醉者,若无任何不适,术后即可进食;椎管内麻醉者,若无恶心、呕吐,术后 3～6 小时可进食;全身麻醉者,应待麻醉清醒,无恶心、呕吐方可进食。一般先给予流质饮食,以后逐步过渡到半流质饮食或普食。

(2)腹部手术:尤其消化道手术后,一般需禁食 24～48 小时,待肠道蠕动恢复、肛门排气后开始进食少量流质饮食,逐步递增至全量流质饮食,至第 5～6 日进食半流质饮食,第 7～9 日可过渡到软食,第 10～12 日开始普食。术后留置有空肠营养管者,术后第 2 日自营养管滴入营养液。

5.休息与活动

(1)休息:保持室内安静,减少对患者的干扰,保证其安静休息,有充足的睡眠。

(2)活动:增加肺活量、减少肺部并发症、改善血液循环、促进切口愈合、预防深静脉血栓形成、促进肠蠕动恢复和减少尿潴留的发生。原则上,大部分患者术后 24～48 小时内可试行下床活动。有休克、心力衰竭、严重感染、出血、极度衰弱等情况,以及施行过有特殊固定、制动要求的手术患者,则不宜早期活动。根据患者的耐受程度,逐步增加活动范围及活动量。在患者已清醒、麻醉作用消失后,就应鼓励在床上活动,如深呼吸、肢体主动活动及间歇翻身等。足趾和踝关节伸屈活动,下肢肌肉松弛和收缩的交替运动,有利于促进静脉回流。痰多者,应定时咳痰,患者可坐在床缘上,做深呼吸和咳嗽。术后 2～3 日开始,如病情许可,鼓励并协助患者离床活动,逐渐增加离床活动次数、时间和范围。下床前应将各种引流管固定好,虚弱患者离床活动时,需有两人协助以保证安全。每次活动以不使患者过度疲劳为原则。

6.术后不适的护理

(1)切口疼痛:麻醉作用消失后可出现切口疼痛,一般术后 24 小时最为剧烈,2～3 日后逐渐缓解。咳嗽、翻身等动作可因切口张力增加而加剧疼痛。

护理要点:观察患者疼痛的时间、部位、性质和规律,明确疼痛的原因及程度。指导患者运用正确的非药物止痛方法,如在翻身、深呼吸、咳嗽时用手按压伤口部位缓解疼痛。无效时遵医嘱给予止痛药。

(2)发热:手术后患者若体温升高且大于 38.5℃或发热持续不退,以及术后 3～5 日后再次发热或发热持续不退。

护理要点:监测体位及伴随症状。手术后发热不超过 38.5℃ 可暂不做处理,若超过 39℃ 应给予物理降温,如冰袋降温、乙醇擦浴等,必要时可应用解热镇痛药物。

(3)恶心、呕吐:术后早期的恶心、呕吐常为麻醉反应所致,多为麻醉后的胃肠道功能紊乱的反应,一般于麻醉作用消失后,即可自然停止。

护理要点:呕吐时,协助患者取合适体位,头偏向一侧,防止发生误吸;及时清除呕吐物,清洁患者口腔及整理床单位;遵医嘱给予止吐、解痉药物,也可针刺内关、足三里以减轻症状。

(4)腹胀:术后早期腹胀是由于麻醉抑制肠胃道功能、肠腔内积气过多引起,多于术后 2～3 日,胃肠蠕动功能恢复、肛门排气后自然缓解。若术后数日仍未排气,伴严重腹胀,肠鸣音消失,应考虑腹腔内炎症或其他原因所致的肠麻痹;若腹胀伴阵发性绞痛,肠鸣音亢进,应警惕机械性肠梗阻。

护理要点:鼓励或协助患者多翻身,早期下床活动;采用持续性胃肠减压或肛管排气;遵医嘱使用促进肠蠕动的药物;已确诊为机械性肠梗阻、低血钾、肠瘘等患者应对症处理。

(5)呃逆:术后呃逆可能是神经中枢或膈肌直接受刺激所致,多为暂时性的。持续呃逆应首先考虑胃潴留、胃扩张或膈下感染。

护理要点:手术后早期发生暂时性呃逆者可压迫眶上缘,适量吸入二氧化碳,抽吸胃内积气和积液;遵医嘱给予镇静或解痉药物;若上腹部手术后出现顽固性呃逆,应警惕膈下积液或感染的可能,一旦明确诊断,协助医生及时治疗。

(6)尿潴留:发生在腹部和肛门会阴部,术后尿潴留较常见,尤其是老年人。主要是由于麻醉后排尿反射受抑制、膀胱和后尿道括约肌反射性痉挛及患者不适应床上排尿等引起。若患者术后 6～8 小时尚未排尿或虽有排尿但尿量少、次数频繁,应做耻骨上区叩诊。若叩诊呈浊音,说明有尿潴留。

护理要点:如病情允许,可协助其坐起或站立排尿;诱导排尿,如听流水声、下腹部热敷、按摩、女性患者用温水冲洗会阴;上述措施无效时在严格无菌操作下导尿。若导尿量超过 500mL 或有骶前神经损伤、前列腺增生者,应留置导尿,留置导尿期间应注意导尿管护理及膀胱功能训练。

7.手术后并发症的观察及护理

(1)术后出血:常发生于术后 24 小时内,可发生在手术切口、空腔器官及体腔内,若切口敷料被血液渗湿,引流液颜色加深或每小时血性引流液持续超过 100mL,疑为术后出血。应及时检查伤口,若血液持续性涌出,或在拆除部分缝线后看到出血点,可明确诊断。腹部手术后腹腔内出血,早期临床表现可不明显,尤其未放置引流管者。必要时行腹腔穿刺方可确诊。对切口出血患者应更换敷料,适当加压包扎;如一旦确诊为术后内出血,应迅速建立静脉通道,加快输液速度,及时通知医生,完善术前准备,必要时再次手术止血。

(2)切口感染:常发生与术后 3～4 日。清洁切口和可能污染切口易并发感染。患者多表现为切口疼痛加重或减轻后又加重,伴体温升高、脉搏加快、白细胞计数和中性粒细胞比例升高。切口有红、肿、热、痛或波动感等典型体征。应采取以下预防措施:

①术前准备要完善,如皮肤和肠道准备。

②手术操作要精细,严格止血,避免切口渗血、血肿。

③加强手术前、后处理,改善患者营养状况,增强抗感染能力。

④保持切口敷料的清洁、干燥、无污染;医务人员在接触患者前、后均应洗手。

⑤正确、合理应用抗生素。

⑥密切观察切口情况,发现早期感染症状时,应用有效措施加以控制,如勤换敷料、局部理疗、选用有效抗生素等;已形成脓肿者,应及时拆除部分缝线或放置引流条引流脓液,坚持换药,争取二期愈合。

(3)切口裂开:腹部切口裂开常发生于术后1周左右。多见于腹部及邻近关节处,患者突然腹内压增加如用力大小便、咳嗽、呕吐时,自觉切口剧痛或有松开感。年老体弱、营养不良、低蛋白血症患者易发生此并发症。应采取以下预防措施:

①手术前加强营养支持。

②手术时用减张缝线,术后延缓拆线时间。

③切口外适当用腹带或胸带包扎。

④及时处理引起腹内压增加的因素,如腹胀、便秘等。

⑤预防切口感染等。

⑥对切口完全裂开的患者,做好心理护理,使其保持镇静;立即用无菌生理盐水纱布覆盖切口,并用腹带包扎;通知医生,护送患者入手术室重新缝合处理。若有内脏脱出,切勿在床旁还纳内脏,以免造成腹腔内感染。

(4)肺不张:手术后可出现发热、呼吸和心率加快;若继发感染,体温升高会较明显,血液白细胞计数和中性粒细胞比例会升高;患侧的胸部叩诊呈浊音或实音;听诊有局限性湿啰音,呼吸音减弱、消失或为管样吸音,常位于后肺底部。血气分析多提示氧分压下降和二氧化碳分压升高。胸部X线检查见典型肺不张征象。应采取以下预防措施:

①术前教会患者深呼吸及有效咳嗽、咳痰;行体位排痰或给予药物化痰,以利于支气管内分泌物排出。

②有吸烟嗜好者,术前戒烟,以减少气道内分泌物。

③治疗原有的支气管炎或慢性肺部感染。

④全麻手术拔管前吸净支气管内分泌物,术后取平卧位头偏向一侧,以防止呕吐物和口腔分泌物的误吸。

⑤使用胸、腹带包扎时,应松紧适宜,避免限制呼吸。

⑥协助患者翻身、拍背及体位排痰,以解除支气管阻塞,使肺重新膨胀;鼓励患者自行咳嗽排痰,对咳嗽无力或不敢用力咳嗽者,可在胸骨切迹上方用手指按压刺激气管,促使咳嗽;对因切口局部疼痛而不愿咳嗽者,可用双手按住季肋部或切口两侧,以限制腹部(或胸部)活动幅度,再深吸气后用力咳痰,并做间断深呼吸;若痰液黏稠不易咳出,行雾化吸入,以利于痰液咳出;摄入足够的水分;局部或全身用抗生素治疗。

(5)尿路感染:尿路感染可分为上尿路感染和下尿路感染。前者主要为肾盂肾炎,后者为膀胱炎。急性膀胱炎主要表现为尿频、尿急、尿痛、排尿困难,一般无全身症状;急性肾盂肾炎以女性患者多见,主要表现为畏寒、发热、肾区疼痛,白细胞计数升高,中段尿镜检有大量白细胞和细菌,细菌培养可明确菌种。尿常规检查有较多红细胞和白细胞。应采取以下预防措施:

①术后指导患者尽量自主排尿。

②预防和及时处理尿潴留是预防尿路感染的主要措施。

③对尿路感染者,鼓励多饮水,保持 24 小时尿量在 1500mL 以上,保持排尿通畅;根据细菌药敏试验结果,选用有效抗生素;残余尿在 500mL 以上者,应在无菌操作下留置导尿。

(6)深静脉血栓形成:患者可出现小腿轻度疼痛或有紧束感、腹股沟区疼痛或压痛,体检提示患肢凹陷性水肿、腓肠肌挤压试验或趾背屈试验阳性。应采取以下预防措施:

①病情许可下,鼓励患者术后早期离床活动;卧床期间行肢体主动和被动运动,以促进静脉血回流,防止血栓形成。

②高危患者,下肢用弹性绷带或穿弹力袜以促进血液回流。

③使用高渗性或刺激性强的药物应稀释后输入,以减轻对血管壁的损伤。

④避免久坐,坐时避免跷脚,卧床时膝下垫小枕,以免妨碍血液循环。

⑤血液呈高凝状态的患者,可口服小剂量阿司匹林、复方丹参片或用小剂量肝素;也可用低分子右旋糖酐静脉滴注,以抑制血小板凝集。

⑥发生深静脉血栓时,应采取以下措施:a.抬高患肢、制动;b.禁止从患肢输入液体;c.禁止局部按摩,以防血栓脱落;d.发病 3 日以内者,遵医嘱行溶栓治疗,继之抗凝;e.发病 3 日以上者,遵医嘱先行肝素静脉滴注。抗凝、溶栓治疗期间均应加强出血、凝血时间和凝血酶原时间的监测。

8.心理护理

对于手术后仍有心理障碍的患者,应根据患者社会背景、个性以及手术类型的不同,对每个患者提供个体化的心理支持,包括及时反馈手术情况,正确处理术后疼痛,帮助患者克服消极情绪,帮助患者做好出院的心理准备等。

9.健康指导

(1)休息与活动:保证充足的睡眠,活动量从小到大,一般出院后 2~4 周可从事一般性工作和活动。

(2)康复锻炼:告知患者康复锻炼的知识,指导术后康复锻炼的具体方法。

(3)饮食与营养:恢复期患者合理摄入均衡饮食,避免辛辣刺激食物。

(4)服药和治疗:术后继续药物治疗常是手术治疗的延续过程,患者应遵医嘱按时、按量服用。

(5)切口护理:①闭合性切口:拆线后用无菌纱布覆盖 1~2 日。②开放性切口:遵医嘱定期到医院复查,更换敷料。

(6)就诊和随访:告知患者恢复期可能出现的症状,有异常立即返院检查,一般手术后 1~3 个月门诊随访一次,以评估和了解康复过程及切口愈合情况。

(五)护理评价

通过治疗和护理,患者是否:①疼痛减轻或缓解;②呼吸功能改善,血氧饱和度维持在正常范围;③体液维持平衡,生命体征平稳;④不舒适感减轻或消失;⑤活动耐力增加;⑥并发症得以预防或被及时发现和处理。

第五节　营养支持患者的护理

一、肠内营养

肠内营养即经口或喂养管提供维持人体代谢所需要的营养素的一种方法。与肠外营养相比,肠内营养的优点除体现在营养素的吸收、利用更符合生理、给药方便和费用低廉外,还有助于维持肠黏膜结构和屏障功能的完整性。因此,凡胃肠道功能正常,或存在部分功能者,应首选肠内营养。

(一)适应证

自然营养摄入不足,应首选肠内营养。实施肠内营养的必要条件是必须最少有 100cm 空肠或 150cm 回肠具备完整的消化吸收功能。凡有营养支持指征、有胃肠道功能并可利用的患者都可接受肠内营养支持。肠内营养的适应证包括:①吞咽和咀嚼困难。②意识障碍或昏迷、无进食能力者。③消化道疾病如消化道瘘、短肠综合征、炎性肠疾病和胰腺炎等稳定期。④高分解代谢状态,如严重感染、手术、创伤及大面积灼伤患者。⑤慢性消耗性疾病。

(二)禁忌证

肠梗阻、活动性消化道出血、严重肠道感染、腹泻及休克均系肠内营养的禁忌证;吸收不良者当慎用。

(三)肠内营养制剂

为适合机体代谢的需要,肠内营养制剂的成分均很完整,包括人体所需的全部营养素。制剂分粉剂及溶液两种,前者需加水。两种溶液的最终浓度为 24%,可供能量 4.18kJ(1kcal/mL)。

肠内营养制剂根据其组成可分为完全型肠内营养、不完全型肠内营养及特殊应用肠内营养三大类:

1.完全型肠内营养

(1)非要素肠内营养:①匀浆肠内营养:采用天然食物经捣碎器捣碎制成。匀浆肠内营养的残渣较高,适用于消化道功能正常的患者。②整蛋白为氮源基础的肠内营养:此种肠内营养的氮源为酪蛋白等整蛋白,适用于有部分肠道功能的患者。

(2)要素肠内营养:是以氨基酸混合物或蛋白质水解物为氮源,以不需消化或很易消化的糖类为能源,混以矿物质、维生素及少量提供必需脂肪酸的脂肪的完全肠内营养,适用于消化功能减弱的患者。

2.不完全型肠内营养

即组件式肠内营养,包括:①糖类组件。②蛋白质组件。③脂肪组件。④维生素及矿物质组件。不完全型肠内营养目前国内应用不多。

3.特殊应用肠内营养

用于特殊情况下以达到治疗与营养支持双重目的的肠内营养。分为两类:一类系根据遗传或代谢性疾病的特点设计,较少见。另一类系根据某些疾病,如肝、肾衰竭患者的代谢特点而设计,目的在于将衰竭脏器的代谢负荷减至最低或纠正脏器功能障碍所致的代谢异常。

(四)给予途径

肠内营养的输入途径主要取决于患者胃肠道解剖的连续性、功能的完整性、肠内营养实施预计时间、有无误吸可能等因素。常用的途径有口服、鼻胃管、鼻肠管、胃造口、空肠造口等多种途径。多数患者经口摄入受限或不足而采用管饲。

1.经鼻胃管或胃造瘘

鼻胃管通常用于仅需短期肠内营养支持、胃肠功能良好的患者。胃造瘘可在术时或经皮内镜放置,适用较长时期肠内营养支持的患者。

2.经鼻肠管或空肠造瘘

适用于胃功能不良、误吸危险性较大或消化道手术后必须胃肠减压,又需长期肠内营养支持者。鼻肠管有单腔和双腔之分,前者为临床常用,后者较少应用。双腔鼻肠管中的一个管腔开口于鼻肠管的中段,用作胃肠减压;另一管腔开口于鼻肠管的尖端,用作营养治疗。空肠造瘘,包括针刺置管空肠造瘘(NCJ)常在伴随腹部手术时实施。近年来,经皮内镜空肠造瘘(PEJ),因能在门诊患者中实施而使需长期肠内营养但无须手术的患者得益。

(五)给予方式

1.灌注法

常用于胃肠功能较好者,将混合奶用大注射器或合金注射器推入。每日 4～6 次,每次 200～350mL,总量 1500～2500mL。温度以 38～40℃较好,注入速率不宜太快,如漏斗式灌注,注入速率以每分钟 65～70mL 较合适。开始灌饲量要小,逐渐加量,待患者无不适感觉,适应后再增加至所需数量。灌注后,注入少量温水冲洗喂养管,以防蛋白质在管中凝固。此种方法类似正常饮食间隔时间,较为常用。

2.间歇重力滴注

将混合奶置于带盖吊瓶内经计滴室及输注管与喂养管相连,缓慢滴入(每分钟 30mL),每次持续 30～60 分钟,每次 250～500mL,每日 4～6 次,多数患者可耐受。此法优点是较连续输注有更多的活动时间。

3.连续滴注法

装置与间歇重力滴注相同,将混合奶装入输液瓶内,通过喂养管缓慢滴注每小时 150～250mL,每分钟 50 滴,持续 12～24 小时,每日总量可达 2000～2500mL。可配置蠕动泵辅助,使输注速率均匀,防止饲管被黏稠混合奶阻塞。此法适用于消化吸收功能差或十二指肠空肠近端造瘘的危重患者。

(六)并发症

因营养剂选择或配制不合理、营养液污染、耐受性差或护理不当等因素而产生肠内营养并发症,包括机械性并发症、感染性并发症、胃肠道并发症和代谢性并发症。

1.机械性并发症

主要与喂养管的放置、柔软度、位置和护理有关。

(1)鼻咽部和食管黏膜损伤:常因喂养管质硬、管径粗、置管时用力不当或放置时间较长,压迫损伤鼻咽部黏膜所致。

(2)喂养管阻塞:常见原因:①营养液未调匀。②药丸未经研碎即注入喂养管。③添加药物与营养液不相容,形成凝结块。④营养液较黏稠,输注时流速缓慢,黏附于管壁。⑤管径太细。

2.感染性并发症

(1)误吸致吸入性肺炎:多见于经鼻胃管喂养者。原因:①胃排空迟缓。②喂养管移位。③体位不当,营养液反流。④咳嗽和呕吐反射受损。⑤精神障碍。⑥应用镇静药及神经肌肉阻滞剂。

(2)腹膜炎:偶见因空肠造瘘管滑入游离腹腔及营养液流入而并发急性腹膜炎。

3.胃肠道并发症

是肠内营养治疗时最多见的并发症,包括恶心、呕吐、腹胀、腹痛、便秘和腹泻等,其中最常见的是腹泻。原因:①营养液的浓度、温度及输注速度不合适。②营养液的渗透压过高或营养液被污染。③低蛋白血症致肠黏膜水肿。④抗生素治疗致肠内菌群失调。

4.代谢性并发症

如高血糖或水、电解质代谢紊乱,但因胃肠道具有缓冲作用而较少发生。

(七)护理评估

1.健康史

(1)疾病和相关因素:评估患者近期的饮食情况,如饮食习惯和食欲有无改变,有无明显厌食,饮食种类和进食量;是否因检查或治疗而需禁食,禁食的天数;有无额外丢失;是否存在消化道梗阻、出血、严重腹泻或因腹部手术等而不能经胃肠道摄食的病症或因素。

(2)既往史:评估患者近期或既往有无消化系统手术史、较大的损伤、灼伤、严重感染或慢性消耗性疾病,如结核、癌症等。

2.身体状况

(1)局部:评估患者有无腹部胀痛、恶心呕吐、腹泻、压痛、反跳痛和肌紧张等腹膜炎体征。

(2)全身:评估患者生命体征是否平稳,有无腹部胀痛、休克、脱水或水肿征象。

3.心理-社会状况

评估患者及其家属对营养支持重要性和必要性的认知程度,以及其对营养支持的接受程度和对营养支持费用的承受能力。

(八)护理诊断

(1)有误吸的危险:与胃排空障碍、喂养管位置、患者意识和体位等有关。

(2)有胃肠动力失调的危险:与不能经口摄食、管饲、患者不耐受等有关。

(3)有皮肤完整性受损的危险:与留置喂养管有关。

(4)潜在并发症——感染。

(九)护理措施

1.明确肠内营养输入途径

经肠内营养支持的途径很多,外科手术后患者留置的各种引流管也很多,在肠内营养输注前一定要了解各管道的部位、目的和作用,注意各种管道进入体内的位点,而且还应知道其管端所在的部位。同样是鼻饲管,有的管端是位于胃内(鼻胃管),有的是位于十二指肠(鼻十二指肠管),有的则是位于空肠上段(鼻肠管),有的患者可以使用两根胃管或两根造口管,因导管末端所在位置不同,其作用也不同。严防将引流减压管误作肠内营养喂养管。

2.预防误吸

(1)选择合适的体位:根据喂养管位置及病情,置患者于合适的体位。伴有意识障碍、胃排空迟缓、经鼻胃管或胃造瘘输注营养液者应取半卧位,以防反流、误吸。经鼻肠管或空肠造瘘管滴注者可取随意卧位。

(2)估计胃内残留量:在每次输注肠内营养液前及期间,每间隔 4 小时抽吸并估计胃内残留量,若残留量大于 100～150mL,应延迟或暂停输注,必要时加用胃动力药物,以防胃潴留引起反流而致误吸。

(3)病情观察:若患者突然出现呛咳、呼吸急促或咳出类似营养液的痰,应疑有喂养管移位并致误吸的可能,应鼓励和刺激患者咳嗽,以利于排出吸入物和分泌物,必要时经气管镜清除误吸物。

3.减少胃肠道不适

(1)控制营养液的浓度和渗透压:营养液浓度和渗透压过高,可引起胃肠道不适、恶心、呕吐、肠痉挛和腹泻。因此,应从低浓度开始,再根据胃肠道适应程度逐步递增,如能量密度从 2.09kJ/mL(0.5kcal/mL),渐增至 4.18kJ/mL(1kcal/mL)或更高。

(2)控制输注量和速度:营养液宜从少量开始,250～500mL/d,5～7 日内逐渐到全量。容量和浓度的交错递增将更有益于患者对肠内营养的耐受。输注速度以 20mL/h 起,视适应程度逐步加速并维持滴速为 100～120mL/h。以输液泵控制滴速为佳。

(3)调节营养液的温度:营养液的温度以接近体温为宜,过烫可能灼伤胃肠道黏膜,过冷则刺激胃肠道,引起肠痉挛、腹痛或腹泻。可在喂养管近端自管外加热营养液,但需防止烫伤患者。

(4)避免营养液污染、变质:粉剂肠道内营养应避光、密闭,室温保存,有效期 24 个月。营养液应用洁净的容器配制,已冲调好的营养液应放在冰箱中,4℃条件下最多存放 24 小时。乳剂肠道内营养不得冷冻,应在 25℃以下,密闭保存,有效期 18 个月。开启后最多可在冰箱内(2～10℃)保存 24 小时。如每日连续输注营养液应每 24 小时更换输注管道一次。

(5)伴同药物的应用:某些药物,如含镁的抗酸药、电解质等可致肠痉挛和渗透性腹泻,须经稀释后再经喂养管注入。

4.保持喂养管通畅,位置准确

(1)妥善固定喂养管:如置鼻胃管或鼻肠管,应将其妥善固定于面颊部;做胃或空肠造瘘时,应用缝线将之固定于腹壁;在喂养管进入鼻腔或腹壁处应做好标记,每 4 小时检查 1 次,以识别喂养管有无移位。若患者突然出现腹痛、胃或空肠造瘘管周围有类似营养液渗出或腹腔引流管流出类似营养液的液体,应怀疑造瘘管移位、营养液进入游离腹腔。除立即停输营养液,尽可能清除或引流出渗漏的营养液外,应用抗生素以避免继发性感染。

(2)避免喂养管扭曲、折叠、受压:告知患者卧床、翻身时应避免挤压喂养管。

(3)定时冲洗喂养管:输注营养液前、后,连续管饲过程中每间隔 4 小时及特殊用药前后,都应用 20～30mL 温开水或生理盐水冲洗喂养管。药丸经研碎、溶解后直接注入喂养管,以免与营养液不相容而凝结成块黏附于管壁,从而堵塞管腔。

5.保护黏膜、皮肤

长期留置鼻胃(肠)管者,可因其压迫鼻咽部黏膜而产生溃疡,应每日用油膏涂拭润滑鼻腔黏膜。胃、空肠造瘘者应保持造瘘口周围皮肤干燥、清洁。

6.病情监测

严密观察病情,准确记录24小时出入水量,尤其是尿量及胃肠道丢失量;严密监测血、尿、电解质变化,及时发现、纠正水电解质平衡的紊乱;观察糖代谢状况,遵医嘱监测血糖、尿糖,发现异常及时处理。

7.心理护理

在开始实施肠内营养时可因出现腹胀、腹泻等并发症使患者不愿继续治疗,尤其是有些患者在开始进行肠内营养时需要反复尝试,容易产生厌烦心理。因此,在实施肠内营养时应先告诉患者营养支持的重要性,解释治疗过程中可能出现的并发症;在治疗过程中及时与患者交流,了解其感受和心理状况,出现并发症及时处理,针对不同情况因人施护,使患者积极配合,顺利完成肠内营养治疗。

（十）健康教育

(1)告知患者肠内营养的重要性和必要性,降低自行拔管的风险。

(2)告知患者术后恢复经口饮食是循序渐进的过程,指导患者及其家属饮食护理的内容,保持均衡饮食。

(3)指导携带喂养管出院的患者及其家属掌握居家喂养和自我护理方法。

二、肠外营养

肠外营养是通过静脉为无法经胃肠道摄取或摄取的营养物不能满足自身代谢需要的患者提供包括氨基酸、脂肪、碳水化合物、维生素及矿物质在内的营养素,以抑制分解代谢,促进合成代谢并维持结构蛋白的功能。所有营养素完全经肠外获得的营养支持方式称为全肠外营养(TPN)。

（一）适应证

凡是需要营养支持,但又不能或不宜接受肠内营养支持的患者。

(1)不能从胃肠道进食者,如高流量消化道瘘、食管胃肠道先天性畸形、短肠综合征、急性坏死性胰腺炎等。

(2)处于高分解代谢状态者,如严重感染、大面积烧伤、复杂手术特别是腹部大手术后。

(3)消化道需要休息或消化不良者,如肠道炎性疾病(溃疡性结肠炎和克罗恩病)、长期腹泻等。

(4)需要改善营养状况者,如营养不良者的术前应用、放射治疗和化学治疗期间胃肠道反应重者、肝肾衰竭者。

（二）禁忌证

严重水、电解质及酸碱平衡失调;凝血功能异常;休克。

（三）肠外营养的实施

1.肠外营养制剂

（1）葡萄糖:是 PN 的主要能源物质,成人常用量为 4～5g/(kg·d),供给机体非蛋白质热量需要的 50%～70%。常用浓度为 25%、50%。一般每日提供葡萄糖 200～250g,最多不超过 300g。由于溶液的渗透压很高,只能经中心静脉输入。

（2）脂肪乳剂:PN 的另一种重要能源,成人常用量为 1～2g/(kg·d),供给机体非蛋白质热量需要的 20%～30%。常用浓度为 10%、20%、30%。临床应用意义在于提供必需脂肪酸、维持细胞膜结构和人体脂肪组织的恒定。因其渗透压与血液相似,可经外周静脉输入。但注意输注速度不宜过快,先从 1mL/min 开始(不超过 0.2g/min)。

（3）复方氨基酸:PN 的唯一氮源,其营养价值在于供给机体合成蛋白质及其他生物活性物质的氮源。正常机体氨基酸需要量为 0.8～1.0g/(kg·d),应激、创伤时需要量增加,可按 1.2～1.5g/(kg·d)供给。

（4）电解质:肠外营养时需补充钾、钠、氯、钙、镁及磷。常用制剂有 10%氯化钾、10%氯化钠、10%葡萄糖酸钙、25%硫酸镁等,有机磷制剂为甘油磷酸钠,含磷 1mmol/mL。

（5）维生素:常用制剂有水溶性维生素及脂溶性维生素。前者在体内无储备,因此,PN 时应每日给予;后者在体内有一定储备,禁食时间超过 2～3 周才需补充。

（6）微量元素:复方微量元素静脉用制剂,含人体所需锌、铜、锰、铁、铬、钼、硒、氟、碘 9 种微量元素。短期禁食者可不予补充,TPN 超过 2 周时静脉给予。

2.肠外营养液的输注途径

可经周围静脉或中心静脉途径给予。临床上选择 PN 途径时,考虑营养液渗透压、预计输注时间、既往静脉置管史、拟定穿刺部位的血管条件、患者疾病及凝血功能等。

（1）经周围静脉肠外营养支持(PPN):技术操作较简单、并发症较少,适用于 PN 时间<2 周、部分补充营养素的患者。

（2）经中心静脉肠外营养支持(CPN):包括经锁骨下静脉或颈内静脉穿刺置管入上腔静脉途径,以及近年来发展的经外周置入中心静脉导管途径。CPN 需有严格的技术与物质条件。适用于 PN 时间>10 日、营养素需要量较多及营养液的渗透压较高(超过 900mOsm/L)的患者。

3.肠外营养液的输注方法

（1）全营养混合液(TNA):是将 PN 各营养素配制于 3L 输液袋中,又称全合一(AIO)营养液。即将每日所需的营养物质,在无菌环境中按次序混入 3L 输液袋内输注,其最大的优点是能减少氮的消耗。

（2）单瓶输注:不具备 TNA 输注条件时可采用单瓶输注。但由于各营养素非同步输入,不利于所供营养素的有效利用。

（四）常见护理诊断/问题

潜在并发症:气胸、血管损伤、胸导管损伤、空气栓塞、导管移位、感染、糖代谢紊乱、肝功能异常、血栓性静脉炎等。

(五)护理措施

1.合理输注

合理安排输液顺序和控制输注速度:①对已有缺水者,先补充部分平衡盐溶液;已有电解质紊乱者,先予纠正。②为适应人体代谢能力并充分利用输入的营养液,TNA输注不超过200mL/h,并保持连续性,不可突然大幅度改变输液速度。③根据患者24小时出入液量,合理补液,维持水、电解质及酸碱平衡。

2.定期监测和评价

PN最初3日每日监测血清电解质、血糖水平,3日后视稳定情况每周测1~2次。血清蛋白、转铁蛋白、前清蛋白、淋巴细胞计数等营养指标及肝肾功能测定每1~2周一次,每周称体重,有条件时进行氮平衡测定,以评价营养支持效果。

3.并发症的观察和护理

(1)置管相关并发症:与中心静脉插管或留置有关,包括气胸、血管损伤、胸导管损伤、空气栓塞、导管移位等。置管并发症重在预防:①掌握静脉导管留置技术,遵循静脉治疗临床实践指南规范;②妥善固定静脉导管,防止导管移位,每日查看体外导管长度,确保输注装置、接头紧密连接。

(2)感染:

①导管性脓毒症:与输入液污染、插管处皮肤感染或其他感染部位的病原菌经血行种植于导管有关。护理措施:a.导管护理:穿刺24小时后消毒置管口皮肤,更换透明敷贴并注明时间,以后每周更换2次,局部有异常时及时消毒和更换敷贴。每日更换输液管道,遵守无菌操作原则。b.严密观察:观察患者有无发热、寒战,局部穿刺部位有无红肿、渗出等。怀疑出现导管性脓毒症者,应做营养液细菌培养及血培养;更换输液袋及输液管;观察8小时后仍不退热者,拔除中心静脉导管,导管端送培养。24小时后仍不退热者,遵医嘱用抗生素。c.规范配制和使用TNA:配制过程由专人负责,在层流环境、按无菌操作技术要求进行;配制过程符合规定的程序,按医嘱将各种营养素均匀混合,添加电解质、微量元素等时注意配伍禁忌,保证混合液中营养素的理化性质保持在正常状态;营养液现配现用,不得加入抗生素、激素、升压药等;TNA液在24小时内输完,暂时不用者保存于4℃冰箱内,输注前0.5~1小时取出置室温下复温后再输注。d.防止管腔堵塞:中心静脉导管不可用于输注血制品、抽血及测压;保持滴注通畅,防止回血凝固致导管堵塞;采用正压封管技术,保持管腔通畅。

②肠源性感染:与长期TPN时肠道缺少食物刺激而影响胃肠激素分泌、体内谷氨酰胺缺乏等引起肠黏膜萎缩、肠屏障功能减退、肠内细菌和内毒素移位有关。因此,当患者胃肠功能恢复,尽早开始肠内营养。

(3)糖代谢紊乱:

①高血糖和高渗性非酮性昏迷:较常见。与外科应激患者对葡萄糖的耐受力及利用率降低和输入葡萄糖浓度过高、速度过快有关。当血糖浓度超过40mmol/L可致高渗性非酮性昏迷。因此,葡萄糖的输入速度应小于5mg/(kg·min)。一旦血糖异常升高,立即报告医生,停输葡萄糖溶液或含大量糖的营养液;输入低渗或等渗盐水以纠正高渗环境,加用适量胰岛素以降低血糖;但应避免血浆渗透压下降过快引发急性脑水肿。

②低血糖：外源性胰岛素用量过大或高浓度葡萄糖溶液输入时，促使机体持续释放胰岛素，若突然停输葡萄糖后可出现低血糖。因很少单独输注高浓度葡萄糖溶液，此类并发症已少见。患者主要表现为脉搏加速、面色苍白、四肢湿冷和低血糖性休克。一旦发生应协助医生处理，推注或输注葡萄糖溶液。

（4）肝功能异常：主要原因是葡萄糖超负荷引起肝脂肪变性，其他相关因素包括必需脂肪酸缺乏、长期 TPN 时肠道缺少食物刺激、体内谷氨酰胺大量消耗，以及肠黏膜屏障功能降低、内毒素移位等。表现为转氨酶升高、碱性磷酸酶升高、高胆红素血症等。目前尚无有效的预防措施。

（5）血栓性静脉炎：多发生于经周围静脉肠外营养支持时，引起的主要原因为化学性损伤及机械性损伤。一般经局部湿热敷、更换输液部位或外涂经皮吸收的抗凝消炎软膏后可逐步消退。

（六）健康教育

1.PN 相关知识

告知患者及其家属合理输注营养液及控制输注速度的重要性，不能自行调节速度；告知保护静脉导管的方法，避免翻身、活动、更衣时导管脱出。

2.尽早经口进食或肠内营养

当患者胃肠功能恢复或允许进食的情况下，鼓励患者经口进食或行肠内营养，以降低和防治 PN 相关并发症。

3.出院指导

制订饮食计划，指导均衡营养，定期到医院复诊。

第六节　外科感染患者的护理

一、常见浅表软组织化脓性感染

（一）疖

疖是指单个毛囊及其附属皮脂腺的急性化脓性感染，好发于毛囊及皮脂腺丰富的部位，如头、面、颈、背、腋窝、腹股沟等部位。致病菌多为金黄色葡萄球菌。多个疖同时或反复发生在身体各部位，称为疖病，常见于营养不良、免疫力低下的儿童或糖尿病患者。

1.病因

疖常与皮肤不洁或局部急、慢性损伤，免疫力低下等有关。也可由局部化脓性感染扩散或经淋巴血液传播而发生。

2.表现

疖初起时，局部皮肤常出现红肿、疼痛的硬结节，结节随之增大隆起呈锥形，触之疼痛且稍有波动感，数日后结节中心出现黄白色脓栓，脓栓破溃后皮肤结痂愈合。疖一般没有明显的全身症状,但若发生在面部三角区的疖被挤压或处理不当,可导致致病菌沿内眦静脉、眼静脉向颅内扩散,而引起颅内海绵状静脉窦炎。其表现为眼睛及其周围出现红肿、疼痛,并有寒战、高热、头痛甚至昏迷,病情严重时危及生命。

3.治疗与护理

疖是常见病,早期护理应注意促使炎症消退,未破溃的结节可进行局部理疗,也可外敷金黄散、鱼石脂软膏等。当脓头形成时可涂敷碘酊并去除脓头。如局部形成较大的脓肿,波动感明显,应及时切开引流。感染严重者,应及时给予抗菌药物并注意观察有无并发症。

(二)痈

痈是指多个相邻毛囊及其附属皮脂腺的急性化脓性感染,也可由多个疖融合而成。好发于颈、项、背等皮肤韧厚的部位。致病菌多为金黄色葡萄球菌。常见于糖尿病患者或免疫力低下的患者。

1.病因

痈的发病与皮肤不洁、局部皮肤擦伤、机体免疫能力低下有关。痈的急性感染浸润范围较大,可累及皮下深层结缔组织,导致局部血液循环障碍,发生坏死。

2.表现

痈初起时局部皮肤可见大片暗红色肿胀区,边界不清,随之中间出现多个脓栓,破溃后呈蜂窝状。但痈的自行破溃较慢,常伴有明显的全身症状,如寒战、高热、全身乏力、食欲减退等。感染严重者可导致脓毒症或感染性休克。唇痈亦可引起颅内海绵状静脉窦炎。

3.治疗与护理

痈的护理在早期与疖相同。化脓后应及时配合医生做切开引流,伤口内可用纱布填塞止血。术后加强换药护理,伤口内可使用生肌膏以促进肉芽组织生长。遵医嘱及时运用抗菌药物,并在加强支持治疗的同时做好病情观察和对症护理。面部"危险三角区"的痈严禁挤捏,以免感染扩散导致颅内海绵状静脉窦炎。糖尿病患者应根据病情做好相应治疗与护理。

(三)急性蜂窝织炎

急性蜂窝织炎是指皮下、筋膜下、肌间隙或深部疏松结缔组织的急性弥散性化脓性感染。致病菌以化脓性链球菌为主,其次是金黄色葡萄球菌,少数感染也可由厌氧菌及大肠杆菌引起。

1.病因

急性蜂窝织炎的发病常因皮肤、黏膜的损伤或皮下疏松结缔组织感染引起。由于受侵组织较疏松,致病菌又可释放毒性强的溶血素、透明质酸酶、链激酶等,病变通常不易局限,而是迅速扩散累及附近淋巴结,导致全身性感染。

2.表现

一般性皮下蜂窝织炎局部红、肿、热、痛明显,病灶向四周扩散不易局限,与周围正常皮肤边界不清,病变中央常因缺血而坏死;深部蜂窝织炎局部皮肤红肿不明显,但有水肿和深压痛,并伴有明显的全身中毒症状;发生在口底、颌下、颈部的急性蜂窝织炎可导致喉头水肿和气管受压,引起呼吸困难,甚至窒息;产气性皮下蜂窝织炎常发生在会阴部或下腹部,病情进展较快,局部可触及捻发音,皮下组织和筋膜出现坏死,并伴有皮肤进行性坏死,脓液恶臭,全身中毒症状明显。

3.治疗与护理

一般急性蜂窝织炎在早期可用50%的硫酸镁溶液湿敷,若形成脓肿则切开引流;口底、颌下、颈部的急性蜂窝织炎应尽早切开减压,防止喉头水肿,气管受压;产气性急性蜂窝织炎切开引流后,可用3%过氧化氢溶液冲洗和湿敷。注意观察病情,及早发现和处理脓毒症、感染性休克等并发症。

(四)急性淋巴管炎和淋巴结炎

急性淋巴管炎是指致病菌经皮肤破损处或其他感染病灶侵入淋巴管,引起淋巴管及其周围组织的急性炎症。急性淋巴管炎扩散到周围淋巴结时,即为急性淋巴结炎。致病菌多为化脓性链球菌、金黄色葡萄球菌。

1.表现

急性淋巴管炎分为网状淋巴管炎与管状淋巴管炎。网状淋巴管炎又称丹毒,发病急,患者有明显的发热、畏寒、头痛、全身乏力等全身中毒症状。皮肤出现大片鲜红色红疹,稍隆起,边界清楚,压之褪色,表面可伴有大、小水疱,有明显的灼痛感。丹毒可复发,如下肢丹毒反复发作会导致淋巴水肿,甚至引起"象皮肿"。管状淋巴管炎分为深、浅两种。浅层淋巴管炎表现为原发病灶近侧出现一条或多条"红线",质硬且有压痛。深层淋巴管炎无"红线"表现,但局部肿胀,常有条形压痛区。两种急性淋巴管炎均可引起全身症状。急性淋巴结炎常因淋巴管炎感染扩散而来,轻者仅有局部淋巴结肿大,压痛感;重者可发展成脓肿,表面皮肤红肿,并伴有全身症状。

2.治疗与护理

应有效控制原发病灶,并做好患者局部和全身性治疗的护理。合理应用抗菌药物,急性淋巴结炎形成脓肿时要及时切开引流。丹毒有接触传染性,在治疗护理过程中应注意隔离,防止交叉感染。

二、手部急性化脓性感染

临床常见的手部急性化脓性感染包括甲沟炎、指头炎、腱鞘炎、滑囊炎和掌深间隙感染。手部感染多由外伤引起,如轻微外伤(针刺、指甲修剪过深、逆剥皮刺等)。常见致病菌主要为金黄色葡萄球菌。一旦感染蔓延到深部,可引起肌腱和腱鞘狭窄或形成瘢痕,影响手部功能,严重者可致残。

(1)手掌皮肤厚韧,掌面皮下脓肿不易向掌侧蔓延反而向手背部蔓延,形成"哑铃状"脓肿。

(2)掌面真皮层有致密的垂直纤维束,纤维束与骨膜、腱鞘及掌深筋膜相连,将皮下组织分成若干密闭腔隙,脓肿难以向周围扩散,反而向深部蔓延导致腱鞘炎、滑囊炎、掌深间隙感染甚至骨髓炎。

(3)手部淋巴液均经手背淋巴管回流。因而掌部感染时手背肿胀更明显。

(4)掌面腱鞘、滑囊、掌深间隙及前臂间隙相互沟通。手部感染可蔓延全手,甚至前臂。

(5)手部尤其是手指神经末梢丰富,一旦感染局部张力大,疼痛剧烈。

(一)甲沟炎和指头炎

甲沟炎是指(趾)甲周围软组织的化脓感染,是细菌通过甲旁皮肤的微创破损袭至皮下并生长繁殖引起的。指头炎是末节手指掌面皮下组织化脓性感染。

1.病因与病理

甲沟炎多因甲沟及其附近组织刺伤、擦伤、嵌甲或拔"倒皮刺"后造成。甲下脓肿常由甲沟炎蔓延发生或甲下刺伤引起感染或指端挤压伤而致甲下血肿继发感染。指头炎可由甲沟炎蔓延、扩展导致,也可由指间或手指末节皮肤损伤导致。致病菌主要是金黄色葡萄球菌。

2.临床表现

(1)甲沟炎:初起时一侧甲沟发生红肿疼痛,一般无全身症状。如能及早治疗,炎症可能好转消退。否则病变成脓,红肿区内有波动感,出现白点,但不易破溃出脓。炎症还可发生于甲根处或扩展到另一侧甲沟,感染加重时就常有疼痛加剧和发热等全身症状。由于指甲阻碍脓性物排出,感染可向深层蔓延而形成指头炎。

(2)指头炎:发病初,指头轻度肿胀、发红、刺痛。继而指头肿胀加重,皮肤张力明显变大,患者常感剧烈搏动性跳痛,难以安眠。并有恶寒发热、全身不适等症状。脓肿期,微血管内血栓形成,局部组织趋于坏死,整个指腹可以高度肿胀,形同蛇头。脓肿形成后,指头疼痛反而减轻,皮色由红转白,但难查出波动感。皮肤破溃溢脓,逐渐愈合。

3.治疗原则

(1)非手术治疗:①甲沟炎:局部可采用热敷、理疗、外敷等措施,应用磺胺药或抗生素。②指头炎:前臂平置、制动,以减轻肿胀和疼痛,可给予热敷、高锰酸钾浸泡、3％碘酊涂擦、如意金黄散敷贴患指,积极抗感染治疗可使炎症消退。

(2)手术治疗:①甲沟炎:已有脓液的,可在甲沟处做纵行切开引流。感染已累及指甲基部皮下周围时,可在两侧甲沟各做纵行切口,将甲根上皮片翻起,切除指甲根部,置一小片凡士林纱布或乳胶片引流。如甲床下已积脓,应将指甲拔去,或将脓腔上的指甲剪去。拔甲时,应注意避免损伤甲床,以免日后新生指甲发生畸形。②指头炎:尽早切开引流,因局部波动感不明显,因此感染期间一旦出现跳痛即行切开引流,缓解症状,有利于控制炎症向纵深发展。

4.辅助检查

(1)实验室检查:血常规提示白细胞计数、中心粒细胞比例升高。指头炎可采集脓液检测致病菌。

(2)X线检查:X线摄片可明确有无指骨坏死。

(二)急性化脓性腱鞘炎、滑囊炎和掌深间隙感染

1.病因与病理

化脓性腱鞘炎、滑囊炎及掌深间隙感染均为手掌深部的化脓性感染,多由手指掌面的刺伤或邻近组织感染蔓延导致,主要致病菌为金黄色葡萄球菌。

2.临床表现

(1)化脓性腱鞘炎:为手指屈肌腱鞘的急性化脓性感染,病情发展快,多在24小时内出现明显的局部和全身症状。局部患指肿胀、疼痛,以中、近指节明显,皮肤肿胀、患指呈半屈状,被动伸直引起剧痛。若感染向掌深间隙蔓延,可引起肌腱坏死,手部功能障碍。

（2）化脓性滑囊炎：拇指和小指腱鞘分别与桡侧和尺侧滑囊相通,当此处腱鞘感染可向上蔓延到相应的滑囊引起滑囊炎。再向上又可引起前臂肌间隙感染。桡侧滑囊炎表现为拇指肿胀、微屈,不能外展和伸直;大鱼际和拇指腱鞘区肿胀、压痛。尺侧滑囊炎表现为小指和无名指呈半屈状;小鱼际和小指腱鞘区肿胀、压痛。常伴全身症状。

（3）掌深间隙感染：包括掌中间隙急性感染及鱼际间隙急性感染,感染严重时伴全身症状。

①掌中间隙感染：掌心凹消失或稍隆起,皮肤发白,疼痛及压痛明显;尺侧三指呈半屈曲状,被动伸指时疼痛加剧,手背部皮肤发红,肿胀明显,常易误为蜂窝组织炎。

②鱼际间隙急性感染：掌心凹存在,手背肿胀较轻;第一指蹼、大鱼际处明显肿胀,且有压痛;拇指呈外展状,对掌及内收动作受限;示指呈半屈曲状,被动伸指时疼痛加剧。

3.治疗原则

（1）非手术治疗：早期患肢前臂、手保持齐平,缓解肿胀疼痛,局部外敷如意金黄散、理疗。

（2）手术治疗：感染后期一旦化脓,尽早切开引流,并早期、联合、足量应用抗生素。

4.辅助检查

（1）实验室检查：白细胞计数及中性粒细胞比例升高。

（2）B超检查：手掌超声波检查可显示肿胀腱鞘和积液。

（三）手部急性化脓性感染患者的护理

1.护理评估

（1）术前评估：

①健康史通过收集资料,评估以下内容。a.基本资料。b.手部外伤史：特别是细微的外伤,如针刺、逆剥倒刺、修剪指甲过深等。c.了解既往病史、过敏史。

②身体状况。a.局部体征：评估手部疼痛的性质、程度;了解患侧手部是否存在功能障碍;掌心凹陷是否存在;有无指骨坏死或肌腱坏死并发症发生。b.全身表现：有无寒战、高热、脉搏增快等全身不适症状;触诊肘窝、腋窝有无淋巴结肿大。

③辅助检查：白细胞计数和中性粒细胞比例升高;影像学检查可发现有无指骨坏死。

④心理-社会支持状况。a.患者因手部疼痛、功能障碍影响日常工作、生活、学习而感到恐惧、焦虑和心理承受能力较大。b.亲属对患者的关心程度、支持力度,家庭对手术的经济承受能力。

（2）术后评估：①全身状况：患肢生命体征平稳。②切口情况：手术切口的恢复情况,无出血、感染。③引流管情况：引流通畅,密切观察引流状况。④预后判断：无功能障碍。

2.常见护理诊断/问题

（1）疼痛：与化脓感染导致的肿胀及手术切口排脓或拔甲有关。

（2）体温升高：与感染有关。

（3）皮肤完整性受损：与感染及手术切开有关。

（4）潜在并发症——指骨坏死、肌腱坏死、感染扩散等。

3.护理措施

（1）术前护理：

①缓解疼痛。a.患肢抬高制动：促进淋巴、静脉回流,减轻局部充血肿胀,缓解疼痛。b.镇

静止痛：对疼痛影响患者情绪及睡眠的可适当遵医嘱使用止痛剂。

②病情观察。a.监测生命体征：观察体温、脉搏的变化，必要时给予物理降温或遵医嘱使用退热药。b.及时发现并发症：密切观察手指疼痛性质，有无突然减轻，皮肤由红转白，警惕指骨坏死发生。

③控制感染。a.局部：未形成脓肿，可局部热敷、理疗、外敷药物，促进炎症的吸收和消退。b.全身：遵医嘱及时、合理使用抗生素。

④术前护理：一旦局部化脓，需做好术前准备切开引流。按术前常规进行。

（2）术后护理：

①保持有效引流：保持引流管通畅，密切观察引流液的颜色、性质、量。

②促进伤口愈合：观察伤口渗出情况，保持敷料清洁、干燥，创面换药动作轻柔，对内层敷料和创面粘连紧密者，可先用生理盐水湿润，避免损伤新生肉芽组织。

③功能锻炼：手部感染炎症开始消退时，指导患者活动患处附近关节；感染痊愈后，指导患者进行手部锻炼，以防功能障碍。

（3）健康教育：

①注意手卫生，避免手外伤：如指甲不宜剪得太短，一旦损伤应尽早到医院规范处理。

②加强功能锻炼：指导患者按阶段功能锻炼，防治功能障碍。

③增强抵抗力：加强营养，多参加体育锻炼，增强自身抵抗力。

4.护理评价

通过治疗与护理，患者是否：①疼痛得到缓解；②将感染灶控制并消除；③体温恢复正常；④保持了皮肤、组织的完整性；⑤发生并发症，或并发症被及时发现并处理。

三、全身性感染

全身性感染是指致病菌侵入人体血液循环，并在体内生长繁殖或产生毒素而引起严重的全身性症状，通常指脓毒血症和菌血症。脓毒血症是指有全身性炎症反应表现，如体温、循环、呼吸等明显改变的外科感染的统称。菌血症是脓毒血症的一种，在此基础上血培养检出致病菌者，称为败血症。

全身性感染多继发于严重创伤继发感染和各种化脓性感染，常见致病菌是金黄色葡萄球菌和革兰阴性杆菌。

全身性感染时的病原菌、病原菌产生的毒素及其介导的多种炎症介质都可对机体造成损害。感染如得不到控制，可引起全身脏器受损和功能障碍，甚至发生感染性休克、多器官功能不全综合征等。

（一）临床表现

全身性感染包括原发感染病灶、全身炎症反应和器官灌注不足三个方面。其临床表现是：

（1）骤起寒战，继之高热，体温可高达 40～41℃，老年人及衰弱患者可出现体温不升（低于 36℃）。

（2）头痛、头晕、恶心、呕吐、腹胀、腹泻、面色苍白或潮红、出冷汗、神志淡漠、谵妄甚至昏迷。

（3）心率加快、脉搏细数、呼吸急促或困难。

（4）肝脾可肿大，严重者出现黄疸或皮下出血瘀斑等。

如病情发展，感染未能控制，可出现感染性休克及发展为多器官功能不全乃至衰竭。

（二）辅助检查

1.血常规检查

白细胞计数明显升高或降低，中性粒细胞核左移、幼稚粒细胞增多，出现中毒颗粒。多数患者有贫血征象，且呈进行性加重趋势。

2.血生化检查

可有不同程度的酸中毒、代谢失衡和肝、肾受损征象，血脂和血糖水平也可发生异常。

3.细菌学检查

患者寒战、发热时采血进行细菌或真菌培养，较易发现致病菌。

4.尿常规检查

可见蛋白、血细胞、酮体和管型等。

5.影像学检查

X线、B超、CT等检查，有助于转移性脓肿的诊断，也有助于对原发感染灶的情况做出判断。

（三）治疗原则

采用综合治疗措施，重点是处理原发感染灶。

1.及时彻底处理原发感染灶

包括清除坏死组织和异物、消除无效腔、充分引流脓肿等。对暂时不明确原发感染灶者，全面检查。

2.应用抗菌药物

在未获得细菌培养结果之前，可先根据原发感染灶的性质，尽早、足量、联合应用两种以上的抗菌药物，以后再根据细菌培养及药物敏感试验结果予以调整。对真菌性脓毒症，应停用广谱抗菌药物，改用针对性强的抗菌药物，并全身应用抗真菌药物。

3.支持疗法

补充血容量、输注新鲜血、纠正低蛋白血症等。控制高热、纠正电解质紊乱和维持酸碱平衡等。治疗原有的全身性疾病，如糖尿病等。

（四）护理评估

1.健康史

了解患者发病的时间、经过及发展。

2.身体状况

（1）局部：了解原发感染灶的部位、性质及其脓液性状。

（2）全身：了解患者有无寒战、高热、头痛、头晕、恶心、呕吐、腹胀、酸碱失衡、感染性休克等，有无血压、脉搏、面色、神志等改变。

3.心理-社会状况

了解患者及其家属的心理状态，评估他们对疾病拟采取的治疗方案、预后的认识程度，对医院环境的适应情况等。

（五）护理诊断

（1）体温过高：与病菌感染有关。

（2）营养失调——低于机体需要量：与机体分解代谢升高有关。

（3）潜在并发症：感染性休克、水电解质代谢紊乱。

（六）护理措施

1.一般护理

关心体贴患者，给患者及其家属心理安慰和支持；严格执行无菌技术，注意避免并发其他感染；营养支持，通过肠内或肠外途径提供足够的营养；患者卧床休息，提供安静舒适的环境，保证患者充分休息和睡眠；氧气吸入，以提高组织器官氧浓度。

2.病情观察

（1）严密观察患者的面色、神志、生命体征等病情变化，如有异常及时通知医生。

（2）严密监测体温变化，高热患者给予物理或药物降温，鼓励患者多饮水，进食易消化高热量、高维生素饮食，以补充能量消耗。寒战、高热时做血液细菌或真菌培养，以确定致病菌。

3.用药护理

（1）在未获得细菌培养结果前，根据原发感染灶的性质及时有效地联合应用足够剂量的抗生素。

（2）根据细菌培养及药物敏感试验结果，调整使用有效抗生素。

（3）对于真菌性脓毒症，应尽量停用广谱抗生素，改用有效的针对性强的抗生素，并全身应用抗真菌药物。

4.并发症的观察与防治

（1）感染性休克：密切观察病情，若发现意识障碍、体温降低或升高、脉搏及心率加快、血压下降、呼吸急促、面色苍白或发绀、尿量减少、白细胞计数明显增多等感染性休克表现，及时报告医生，配合抢救，置患者于合适体位、建立输液通道、吸氧等。

（2）水电解质代谢紊乱：注意观察患者有无皮肤弹性降低、尿量减少或血细胞比容升高等缺水表现，定时监测血电解质变化，发现异常及时报告医生，配合处理。高热和大量出汗患者，若病情许可，鼓励其多饮水；遵医嘱及时补充液体和电解质。

（七）健康教育

（1）注意劳动保护，避免损伤。

（2）注意个人卫生，保持皮肤清洁。

（3）加强饮食卫生，避免肠源性感染。

（4）有感染病灶存在时应及时就医，防止感染进一步发展。应尽早查明并适当处理隐匿的病灶。

（5）加强营养、体育锻炼，增强机体抵抗力。

第七节 烧伤患者的护理

一、烧伤

烧伤在日常生活和战争时期均为常见病、多发病,严重烧伤可导致全身各个系统出现复杂的病理生理变化,抢救不及时可危及生命。

(一)病因

烧伤是由热力、化学物品、电流、放射线等作用于人体所引起的损伤。临床上以热力烧伤多见,如火焰、高温气体、液体、固体等,约占烧伤的80％。由电、化学物质所致的损伤,也属于烧伤范畴,但由于其有某些特性,故称为电烧伤或化学烧伤。

(二)病理生理

皮肤受热后出现的局部和全身病理变化,取决于热源的温度和受热的面积、深度及受热的时间。

1.局部变化

轻度烧伤局部组织毛细血管扩张充血,通透性增加,炎性渗出,局部出现水肿,表现为水疱或创面渗出。严重烧伤使表面皮肤组织蛋白凝固、炭化形成焦痂。

2.全身反应

当烧伤面积大,损伤深时,由于大量血浆成分渗出到组织间隙或经创面丢失,导致有效循环血量减少,引起低血容量性休克。大面积烧伤还易形成化脓性感染及脓毒血症,毒素及坏死组织吸收会引起肺、肾、心、肝、胃肠等系统发生功能障碍。

(三)护理评估

1.健康史

询问患者烧伤原因(如接触火焰、热水、蒸汽、电流、激光、放射线、强酸、强碱等);询问患者受热的时间;检查烧伤局部皮肤痛觉改变,有无水疱发生,有无焦痂;询问患者对何药物过敏。

2.身体状况

烧伤的面积和深度决定了烧伤的病情轻重,伤情的判断是评估烧伤病情的最基本的要求。

(1)烧伤面积的估算:人体体表面积按100％计算,烧伤面积的估算有两种方法。

①中国新九分法:为了方便记忆,将人体体表面积划分为11个9％的等份,另加1％,构成100％的体表面积(图3-1)。即头颈＝1×9％;双上肢2×9％;躯干3×9％;双下肢5×9％＋1％;共为11×9％＋1％。

②手掌法:患者五指并拢,其一只手掌面积约占体表面积的1％,应用于散在的小面积或面积不规则的烧伤。

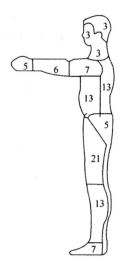

图 3-1　中国新九分法

(2)烧伤深度的估计:一般按国际通用的三度四分法分类,是依据热力损伤组织的层次,分为Ⅰ度、浅Ⅱ度(大水疱)、深Ⅱ度(小水疱)、Ⅲ度(焦痂)烧伤。Ⅰ度、浅Ⅱ度烧伤一般称为浅度烧伤;深Ⅱ度和Ⅲ度烧伤则属深度烧伤。

(3)烧伤程度分类:主要根据烧伤面积、深度,结合有无吸入性损伤及合并症情况进行如下分类:

轻度烧伤:Ⅱ度烧伤面积<10%。

中度烧伤:Ⅱ度烧伤面积11%～30%,或Ⅲ度烧伤面积<10%。

重度烧伤:总烧伤面积31%～50%,或Ⅲ度烧伤面积达11%～20%;或Ⅱ、Ⅲ度烧伤面积虽不足,但为呼吸道烧伤或伴复合伤及休克等并发症。

特重烧伤:烧伤总面积>50%或Ⅲ度烧伤面积>20%;或已有严重并发症。

(4)临床分期:小面积烧伤的全身反应多不明显,主要是局部表现。大面积深度烧伤局部和全身反应均很严重,其临床经过可分为三个阶段:

①急性体液渗出期(休克期):大面积烧伤后1～2小时内,由于剧烈疼痛和恐惧,常引起神经源性休克。接着大量血浆样液体从创面血管内渗出,形成水疱,或聚集在组织间隙。体液渗出多自烧伤后2～3小时开始,伤后6～8小时渗出速度最快,36～48小时渗出量达高峰,导致有效循环血量急剧下降,继而可发生低血容量性休克。因此,烧伤面积越大,体液丢失越多,则休克出现得越早,病情越严重。

②感染期:48小时后,烧伤创面开始重吸收,感染就成为主要矛盾,直至创面愈合。伤后3～5天,由于皮肤的屏障功能被破坏使细菌入侵,创面渗液及坏死组织又是细菌的良好培养基,而严重烧伤导致机体抵抗力下降,因此形成急性感染的高峰;至伤后2～3周,由于组织烧伤严重,创面经历凝固性坏死、广泛的组织溶解,会导致全身感染又进入一个高峰期,引起全身中毒反应的发生。表现为寒战、高热,体温突然异常甚至超过40℃或小于36℃,呼吸浅促或呼吸困难,脉搏快弱,食欲明显减退,严重时患者出现精神症状如烦躁、谵妄、幻觉、淡漠等,创面坏死、退缩、萎陷,脓多腥臭。严重的烧伤引起全身感染是烧伤患者死亡的主要原因。

③修复期:伤后5~8天起至创面愈合,随着炎症反应的发生,组织修复也已开始。浅度烧伤能自行愈合;深Ⅱ度创面靠残存的上皮岛融合修复;Ⅲ度烧伤创面依靠皮肤移植修复。

3.心理-社会状况

了解患者对伤情的认识程度,了解患者及其家属对治疗和康复知识的掌握程度,有无不良的心理状态,因严重烧伤患者起病急、病情危重,并发症较多,以及伤后毁容、残肢等影响,易使患者及其家属产生焦虑、恐惧心理。

4.辅助检查

了解患者是否存在红细胞、血红蛋白减少。是否有血红蛋白尿。白细胞总数及中性粒细胞比例增多常提示感染存在。大量坏死细胞可导致肾功能的损害,而引起血中尿素氮升高。

5.治疗要点

妥善处理烧伤创面,预防和清除外源性污染,促进创面愈合;对于中度以上的烧伤,应积极防治低血容量性休克,预防局部和全身性感染的发生;防治器官并发症的发生。

(四)护理问题

(1)体液不足:与烧伤体液丢失、循环血容量不足有关。

(2)皮肤完整性受损:与创面烧伤,皮肤失去屏障作用有关。

(3)有感染的危险:与皮肤组织破损,创面污染有关。

(4)疼痛:与烧伤创面、组织感染有关。

(5)营养失调——低于机体需要量:与机体能量消耗增加、摄入不足有关。

(6)自我形象紊乱:与烧伤毁容、肢体功能受损有关。

(7)潜在并发症——休克、窒息、全身继发感染、急性肾衰竭、瘢痕和畸形等。

(五)护理措施

1.现场急救护理

烧伤患者在现场如能得到及时救治,适时转运,能有效减轻损伤程度,为进一步治疗创造有利条件。急救措施包括以下几点:

(1)迅速消除致伤原因:尽快使伤者脱离险境,对于火焰烧伤者应尽快灭火,脱去燃烧衣物,就地翻滚或跳入水池来熄灭火焰。忌奔跑呼叫,以免风助火势,烧伤头面部及呼吸道。热液烫伤患者,应立即脱去或剪开浸湿的衣服,切勿强行拉扯,以免剥脱烫伤的皮肤。面积较小的四肢烧伤,可将肢体浸泡于凉水或冰水中,降低局部温度、减轻疼痛、减少后续热力的损害。对酸、碱等化学物质烧伤,立即脱去或剪开沾有酸、碱的衣服,以大量清水冲洗,而且要适当延长冲洗时间。如系生石灰烧伤,应先清除石灰粉粒,再用清水长时间地冲洗,以避免石灰遇水产热加重损伤。

(2)抢救生命:致伤原因去除后,配合医生先处理窒息、大出血、心搏骤停、开放性气胸等危及生命的病情。对头颈部烧伤或疑有呼吸道烧伤时,迅速备齐氧气及气管切开包等抢救用品,确保呼吸道通畅,必要时协助医生及时气管切开。

(3)预防休克:遵医嘱给予镇静镇痛药,减轻或缓解疼痛。但若有颅脑损伤、呼吸道烧伤和小儿患者忌用吗啡制剂,以免造成呼吸功能抑制。伤后应尽快补充液体,能口服者可口服烧伤饮料或淡盐水,中度以上烧伤需要远途转送者,要建立静脉输液通道,遵医嘱边持续输液边转运。

(4)保护创面:现场创面处理只求不再污染,不再损伤,衣裤不可强行脱去,可用剪刀剪开,用清洁的布单、衣服等覆盖或简易包扎,避免弄破水疱,应转送医院处理。创面忌用有碍观察或处理的有色物质如酱油、甲紫、动物油等涂抹,以免增加病情判断的困难。

(5)快速转送:有休克者,争取先抗休克,待病情平稳后再转送,大面积烧伤患者必须建立静脉输液通道,转送途中必须维持呼吸道通畅;转送前和转送中避免使用抑制呼吸药和冬眠药物。抬送患者上下楼时,头朝下方;用汽车、飞机转送时,患者应横卧或取头后足前位,以防脑缺血。详细记录处理过程,以便后续医生的诊治。

2.休克期护理

烧伤后2天内,因创面大量渗出而致体液丢失,可引起低血容量性休克。液体疗法是防止休克的首要措施,此阶段的护理重点是遵医嘱补充血容量,安排和调节好补液的量和速度,详细观察病情变化,协助医生及时修订和完成补液计划。伤后应迅速建立静脉输液通道,有时需要多路输液,必要时静脉切开置管。为做好输液工作,需要掌握补液量计算方法和液体种类及分配。

(1)补液量计算:我国常用的烧伤补液方案是按公式法估算,伤后第一个24小时补液量=烧伤失液量+每日基础水分。第一个24小时患者每千克体重每1%烧伤面积应补液:成人1.5mL,儿童1.8mL,婴幼儿2.0mL。其补液公式为:

烧伤补液量(mL)=烧伤面积百分比×体重×1.5(儿童1.8,婴幼儿2.0)+基础水分(成人为2000mL,儿童为70～100mL/kg,婴幼儿为100～150mL/kg)。

(2)液体种类及分配:晶体液与胶体液的比例一般为2∶1,特重度烧伤为1∶1,晶体液首选平衡盐溶液,其次为等渗盐水;胶体液首选血浆,也可用血浆代用品或全血,Ⅲ度烧伤多选用新鲜血;日需量都用5%的葡萄糖溶液补充。由于烧伤后第一个8小时渗出最快,故当日输入晶体液和胶体液总量的1/2要在第一个8小时输完,其余量在第二、三个8小时输入。基础水分应在24小时内均匀输入;第二个24小时的补液量,晶体液和胶体液是第一日的1/2,基础水分不变。第三日因创面渗液回吸收,静脉补液量可视情况减少或选择口服补液。补液的一般原则是先快后慢、先晶后胶、先盐后糖,晶、胶交替,特别注意不能在一段时间内集中输入单一种类液体,如大量输入水分,可引起水中毒。

举例:体重50kg,Ⅱ、Ⅲ度烧伤总面积为60%的成人烧伤患者,伤后第一个24小时补液量(mL)=60×50×1.5+2000=6500mL。因该患者是特重度烧伤,其中晶体液与胶体液各为2250mL,5%葡萄糖溶液为2000mL。伤后第二个24小时晶体液和胶体液的补液量均为1125mL,日需量不变仍为2000mL。

(3)调节输液量和速度的指标:①尿量:肾功能正常者,尿量是判断血容量是否充足的简便而可靠的指标,所以大面积烧伤患者应常规留置导尿管进行观察。成人尿量每小时应大于30mL,有血红蛋白尿时应大于50mL,若低于上述水平,表示补液量不足,应加快输液。但儿童、老年人及心血管疾病患者,输液应适当,不宜过快,只要求每小时尿量达20mL即可。②其他指标:患者安静,外周静脉充盈良好,肢端温暖,成人脉搏在120次/分(小儿在140次/分)以下,心音强而有力,收缩压在90mmHg以上,中心静脉压在正常范围。说明补液计划正确,血容量基本恢复正常。

3.创面护理

正确处理和护理创面,预防和处理局部感染,是烧伤患者治疗成败的关键。

(1)早期清创护理:

①小面积烧伤:在临床最常见,主要为局部处理。烧伤后立即用冷水冲洗或浸泡,可减轻组织损伤。Ⅰ度烧伤伤后在创面涂以京万红软膏、烧伤软膏等,保持创面清洁。浅Ⅱ度烧伤水疱未破者,可用无菌注射针头做多处刺破以利于引流,使表皮紧贴创面覆盖,以保护创面避免污染。水疱已破并有移位者应剪除表皮,涂以烧伤软膏,用无菌敷料覆盖。应用抗生素及酌情使用止痛药,常规使用破伤风抗毒素。

②大面积烧伤:应于休克控制后麻醉下清创。步骤如下:a.在良好的止痛及无菌条件下,先剃净创面周围毛发,剪短指(趾)甲,用大量无菌盐水或肥皂水清洗正常皮肤,去除油污。b.清创顺序一般按头部、四肢、胸腹部、背部和会阴部顺序进行。可用碘伏或1:1000苯扎溴铵溶液消毒皮肤和创面。c.对浅Ⅱ度水疱,小的不予处理,大的可在其低位剪开引流。如已破损、污染者应剪除,以防感染。d.深Ⅱ度水疱感染机会大,应全部剪除。Ⅲ度焦痂上面的坏死组织亦应剪除,然后根据情况,采用包扎或暴露疗法。e.清创时必须注意,大的创面上残留的小片正常皮肤或皮岛一定注意保护,不要清除。对大面积烧伤患者来说,这是修复期皮肤再生的重要来源。

(2)包扎疗法护理:适用于四肢、躯干和小面积烧伤的门诊患者,具有保护创面、减少污染、吸收渗液、减轻水肿,对病室环境要求较低等优点。缺点是在炎热季节患者不易耐受,消耗大量敷料,患者更换敷料时比较痛苦。具体方法:先用一层凡士林纱布或几层药液纱布覆盖创面作为内敷料,再加2~3cm干纱布或棉垫作为外敷料,敷料面应超过伤缘5cm,然后以绷带从伤肢远端开始,向上适当加压包扎(勿过紧)。指(趾)间用敷料隔开,避免形成并指(趾)畸形。关节置于功能位,肢体应抬高,注意观察肢体末端血液循环状况。随后,密切观察患者体温、白细胞变化,以及创面情况,若发现敷料浸湿、伤处疼痛加剧,有臭味,伴高热,血常规白细胞计数升高,表明创面有感染,应报告医生,及时检查创面;如脓液呈绿色,有霉腥味,表明是铜绿假单胞菌感染,可改为暴露疗法,更换下来的污染敷料应烧毁,防止医院内交叉感染。

(3)暴露疗法护理:是指患者经清创处理后,创面不覆盖任何物品,直接暴露于温暖而干燥的环境中,适用于特殊部位如头面部、颈部、会阴部烧伤;特殊感染如铜绿假单胞菌、真菌感染的创面。优点是便于创面观察,保持创面干燥,降低致病菌生长、繁殖,对深度烧伤能够抑制焦痂液化与糜烂。缺点是要求病房消毒隔离,寒冷季节尤其需要保暖,不利于转院。浅Ⅱ度烧伤外涂中药烧伤药物,深Ⅱ度和Ⅲ度烧伤创面可涂磺胺嘧啶银等药物,保持创面干燥。也可采用半暴露疗法,即应用单层的抗生素药液纱布或凡士林纱布敷于创面,使其自然干燥。采用暴露疗法时要注意病室消毒隔离,室内保暖(28~30℃)及保湿,严格无菌操作,接触患者创面的被服均需灭菌,严防交叉感染。创面切忌受压过久,定期更换体位及翻身。

翻身床是烧伤病房治疗大面积烧伤的重要设备,使用前应认真检查各部件是否牢靠,备齐所需物品,向患者说明使用翻身床的意义和方法,由两人共同协作完成。使用翻身床可使烧伤创面充分暴露,避免长时间受压发生压疮,减轻患者翻身带来的痛苦。患者可在翻身床上进食、大小便及进行手术,但病情危重者和休克、呼吸道烧伤、心力衰竭、昏迷者忌用。

(4)浸润疗法的护理:适用于大面积烧伤后期残余创面及部分感染创面。浸润疗法有全身浸润和局部浸润两种。可以清洁创面,促进坏死组织及焦痂的分离,有利于肉芽组织的生长,便于肢体的功能锻炼。具体方法是用温水加精盐配制,以高锰酸钾或苯扎溴铵消毒,水温38℃左右,时间约为30分钟,使患者感觉舒适为宜,浸润同时可进行创面处理,浴后保暖。

(5)焦痂的护理:深Ⅱ度和Ⅲ度烧伤创面有一层坚硬的凝固坏死组织,类似皮革,称为焦痂。焦痂早期可暂时保护创面,减少细菌侵入和创面渗出,但溶解脱落前,容易并发痂下感染。因此,焦痂宜暴露,每4小时涂碘酒或碘伏1次,保持干燥,不受压。根据病情应早期采取手术切痂、削痂和植皮,做好植皮手术前后的护理工作。

(6)感染创面的护理:及时清除脓液及坏死组织,根据局部感染特征或细菌培养和药物敏感试验选择外用药物,或采用湿敷、半暴露、浸润疗法清洁创面,待感染基本控制,肉芽组织生长良好后,及时植皮使创面愈合。

4.密切观察病情变化

密切观察患者意识、生命体征的变化,同时注意创面的局部情况,若创面水肿、渗出较多、肉芽组织颜色变暗、创缘红肿,或上皮停止生长,原来干燥的焦痂变得湿润、糜烂,创面有出血点等均为感染的表现,应及时报告医生。

5.生活护理

烧伤后患者丢失大量蛋白质,消耗增加,饮食上应加强营养素的摄入,补充高蛋白、高热量及多种维生素,提高免疫力;纠正不良的舒适体位,固定肢体于功能位,必要时使用烧伤专用翻身床或气垫床。

6.烧伤病房管理

烧伤病房应清洁、舒适,具备必要的消毒隔离条件,恒定的温度、湿度,一般情况下病室温度为28~32℃,相对湿度以40%为宜;同时还应具有必要的抢救设施,便于治疗和抢救工作。严重烧伤患者应住单间病房,要有专门的医护人员,严格执行消毒隔离措施,减少交叉感染。

7.特殊部位烧伤的护理

(1)呼吸道烧伤:保持呼吸道通畅,必要时气管切开;床旁备急救物品,及时吸氧,密切观察病情,做好气管造口的护理,积极预防肺部感染的发生。

(2)头面部烧伤:由于头面部血管和神经丰富,且组织疏松,故烧伤后水肿渗出明显,易合并眼、耳、鼻及上呼吸道等部位烧伤,表现为面部肿胀变形,眼睑外翻、呼吸困难等,多采用暴露疗法。患者除休克外应取半卧位,做好五官护理,及时用棉签拭去眼、鼻、耳分泌物,保持清洁,双眼应用抗生素眼药水或眼药膏,避免角膜干燥发生溃疡;耳郭保持干燥,避免受压;注意口腔护理,应定时用生理盐水棉球湿润口腔黏膜,防止口腔溃疡及感染发生。

(3)会阴部烧伤:应将大腿外展,使创面充分暴露,保持局部清洁干燥,避免大小便污染,每次便后清洗肛门、会阴部,创面附近用0.1%苯扎溴铵消毒,每晚会阴部清洁一次。

8.心理护理

根据不同患者的心理状态,采取相应的措施。对于恐惧、压抑反应者,应鼓励患者表达情感,帮助寻找消除恐惧及悲伤情绪的方法;对自制力缺乏者,加强安全措施,严防患者再受伤;在经济不宽裕的患者面前,避免谈论医药费问题,并及时给予安慰;对于伤残或容貌受损者,应以真诚的态度与患者沟通交流,避免无意中对患者自尊心造成伤害,使其精神放松,正确对待伤残,增强其自信心,不断提高自理能力,鼓起生活的勇气,早日回归社会。

(六)健康教育

(1)普及烧伤的预防和急救知识。

(2)指导患者注意创面愈合后的保护,保持清洁,避免应用刺激性大的肥皂或接触过热的水,可用润滑剂局部涂搽。

(3)与患者及其家属共同制订康复计划,指导患者进行正确的功能锻炼,争取最大限度地恢复躯体、肢体功能。

(4)鼓励患者参与社会活动,促进身心健康发展。

二、烧伤常见并发症

(一)应激性消化道溃疡

烧伤后并发应激性溃疡,以黏膜糜烂和急性溃疡为特征。常见部位为胃和十二指肠,也可发生于食管下端、小肠和结肠。其发病率与烧伤的程度及烧伤后液体复苏是否及时及有效密切相关。文献报道对于不同程度的烧伤,应激性溃疡的发生率为0.93%～83.5%。

1.病因及发病机制

(1)烧伤后延迟复苏导致胃肠道组织血液灌流不足,胃肠道黏膜屏障功能破坏。

(2)烧伤创伤应激反应导致炎性介质的释放,这些炎性介质可以直接或间接地破坏胃肠道黏膜的屏障功能。

(3)烧伤感染,细菌的内毒素可以直接降低肠黏膜的局部血流,直接作用于胃肠道黏膜上皮细胞,破坏肠道黏膜屏障功能。

(4)烧伤后低蛋白血症可引起胃肠道黏膜水肿;烧伤后放置胃管及胆汁反流等均可导致胃黏膜损伤,破坏胃黏膜屏障功能。

(5)对于内镜检查阴性而出血严重患者,可考虑进行腹腔动脉后选择性血管造影,明确出血部位及制订治疗方案。

2.临床表现

(1)上腹部的疼痛。

(2)其他胃肠道症状:如嗳气、反酸、烧心、恶心、呕吐等,呕吐和恶心多反映溃疡具有较高的活动程度。

(3)全身症状:患者可有失眠等神经官能症的表现,疼痛较剧而影响进食者可有消瘦及贫血。

(4)缓解期一般无明显体征。活动期胃溃疡压痛点常在中上腹或偏左腹;十二指肠球部溃疡者常在偏右腹;后壁穿透性溃疡在背部第11、12胸椎两旁。

3.实验室及其他检查

(1)血常规、大便常规检查:血红蛋白降低,活动性出血时可进行性下降;大便隐血试验为强阳性。

(2)纤维胃镜检查:在伤后 5 小时可观察到胃黏膜早期变化,出现红斑或淤血,与苍白的黏膜重叠,灶性黏膜出血及表浅糜烂。个别病例在 24 小时后出现盔甲图形黏膜病变。胃底和胃体黏膜普遍受累,而胃窦部有一半受累。十二指肠黏膜出现类似变化者达 72%。黏膜活体组织检查显示微血管充血、水肿、出血及上皮细胞坏死。一般在伤后 72 小时可见急性黏膜溃疡形成。

(3)腹部 X 线摄片检查:如发现腹腔内有游离气体,则表明有胃穿孔。

4.治疗

(1)预防:①及时而有效的液体复苏,避免休克的发生。②积极救治烧伤,避免严重感染,尽早覆盖创面。③应用制酸剂和胃黏膜保护药物。可用 H_2 受体阻滞剂及谷氨酰胺、维生素 A 等胃肠道黏膜保护剂。

(2)治疗:

①口服或静脉注射 H_2 受体阻滞剂:如西咪替丁 200～400mg 口服,每 6～8 小时一次;或法莫替丁 20mg 静脉注射,每 12 小时一次。

②保留胃管,持续胃肠减压:冰盐水(每次 60mL)或血管收缩剂(去甲肾上腺素 8mg 加入 100mL 冰盐水)胃灌洗。

③口服胃黏膜保护剂:如牛奶、铝镁合剂等。

④胃镜下止血:可采用胃镜下喷洒止血剂或高频电凝、激光止血等方法。

⑤上述治疗无效者,可以行腹腔动脉选择性造影,明确出血部位,进行选择性的血管栓塞。

⑥手术治疗:对于内科治疗无效患者,明确出血部位后,可选择单纯缝合结扎止血、选择性迷走神经切断术及胃大部切除术,如为肠道出血,可行部分肠段切除术。手术指征为:a.大量呕血或便血,迅速发生休克;b.内科治疗无效,血红蛋白无明显回升迹象;c.出血持续 48 小时,输血及抗休克反应不佳;d.伴有穿孔或动脉硬化不易止血者;e.患者近期内有反复消化道大出血病史者。

⑦积极治疗原发病:如抗休克、控制严重感染、纠正低蛋白及贫血、纠正负氮平衡等。

5.观察要点

严密观察生命体征及神志变化,遵医嘱按时测量血压、脉搏、呼吸,同时注意观察患者神志、面色;有无呕吐,呕吐物和排泄物的颜色、量,及时发现胃出血情况。如果胃管引流物为鲜红色黏稠液体或呕吐鲜红色胃液或血块,或出现鲜红色稀大便,血常规结果血红蛋白进行性地下降,均提示胃有活动性大出血。如果患者脉率快,脸色苍白,四肢冰凉,血压下降,警惕低血容量性休克的发生。上述情况必须立即报告医生,积极处理,如加快输液、输血,遵医嘱用止血药,并做好手术前的准备。

6.护理要点

(1)饮食护理:

①大出血患者:a.禁食,置保留胃管(三腔双囊管)。b.遵医嘱胃管内注药。c.注药后夹管 1 小时,以保证药效。d.禁高温(食物)或药物。

②少量出血患者:a.流质饮食,或根据情况禁食。b.病情好转后逐渐进食。

③未出血患者:a.流质饮食或软食。b.早期少量多次口服肠道营养,如牛奶或要素饮食等。

(2)护理常规:

①心理护理:a.有出血时,医护人员沉着冷静,积极正确处理。避免因医护人员的慌乱加重患者及其家属的紧张情绪,教会患者自我放松的方法。b.做好患者家属心理护理,避免家属情绪影响患者,进行适当的健康宣教,分散转移患者注意力。c.鼓励家属和朋友给予患者关心、支持和帮助。d.对需要手术的患者解释手术的必要性、手术和麻醉的方式、术中术后注意事项与配合要点,使患者及其家属以良好的心态接受手术。

②严密观察病情:a.测量生命体征,同时观察神志、面色的变化。b.观察患者有无呕吐,以及呕吐物和排泄物的颜色、量。

③药物护理:a.按医嘱使用止血药。b.胃管内注药宜冰或凉。c.严密观察止血药物的不良反应及止血效果。

④体位:取头低足高侧卧位,以保证头部血供及防止窒息。

⑤基础护理:a.做好口腔护理、尿管护理、皮肤清洁等工作。b.留置胃管者保持胃管通畅。c.定时翻身、雾化。

(3)健康宣教:①饮食:a.避免刺激性强及高温食物。b.进食有规律。c.不吸烟、饮酒。②休息:适当休息,避免过度劳累。③复诊:定期复查。

(4)并发症的处理及护理:

①窒息:a.持续 4~6L/分吸氧。b.加强呼吸道护理,及时清除分泌物、呕吐物,防止误吸。c.取头低足高侧卧位。d.密切观察病情变化。发现异常情况及时协助医生施行气管切开术或气管插管。e.头面颈部深度烧伤,宜行预防性气管切开术以防窒息。

②低血容量性休克:a.遵医嘱建立双路或多路静脉输液、输血通道,保持通畅。b.每 10~15 分钟测量一次生命体征。c.准确记录 24 小时液体出入量。d.准确记录每小时尿量和各种引流物的性状、颜色和量。

(二)脑水肿

烧伤后并发脑水肿较多见,尤其在头面部烧伤的患者。一般来说,烧伤越重,脑水肿的发生率越高,小儿特别容易发生。脑水肿可发生于烧伤的各个时期,但最常见于烧伤早期。

1.病因及发病机制

(1)头面部烧伤,局部炎性介质的释放引起颅内毛细血管扩张,产生脑水肿。

(2)烧伤的吸入性损伤及继发肺部病变导致缺氧,脑水肿。

(3)烧伤的代谢紊乱及严重感染可引发脑水肿。

(4)烧伤补液速度过快诱发"水中毒",导致脑水肿。

2.临床表现

(1)脑损害症状:局限性脑水肿多发生在局部脑挫裂伤灶或脑瘤等占位病变及血管病的周围。常见的症状为癫痫与瘫痪症状加重,或因水肿范围扩大,波及语言运动中枢引起运动性失语。脑损伤后,如症状逐渐恶化,应多考虑脑水肿所致。弥散性脑水肿,可因局限性脑水肿未能控制,继续扩展为全脑性,或一开始即为弥散性脑水肿,如弥散性轴索损伤。

（2）颅内压升高症状：表现为头痛、呕吐加重，躁动不安，嗜睡甚至昏迷。眼底检查可见视盘水肿。早期出现生命体征变化，脉搏与呼吸减慢，血压升高的代偿症状，如脑水肿与颅内压高继续恶化则可导致发生脑疝。

（3）其他症状：脑水肿影响额叶、颞叶、丘脑前部可以引起精神障碍，严重者神志不清、昏迷。颅内压升高也可引起精神症状。有时体温中度升高，脑水肿累及丘脑下部，可引起丘脑下部损伤症状。

3.实验室及其他检查

（1）颅内压监护：颅内压监护可以显示和记录颅内压的动态变化，如颅内压升高，从颅内压曲线结合临床过程分析，可以提示脑水肿的发展与消退。

（2）CT 或 MRI：CT 或 MRI 扫描是直接提示脑水肿的最可靠诊断方法，CT 图像所显示的征象，在病灶周围或白质区域，不同范围的低密度区，MRI 在 T_1 或 T_2 加权像上，水肿区为高信号，较之 CT 扫描结果更确切。

4.治疗

（1）重在预防：注意防治休克，纠正内环境紊乱，保持呼吸道通畅，预防感染。头面部烧伤患者，注意易发生脑水肿。

（2）脱水疗法：是防治脑水肿最常用的方法。多用甘露醇脱水，注意其利尿作用强。在合并低蛋白血症时，要及时纠正低血清蛋白状态，有利于减轻脑水肿。

（3）吸氧，改善通气功能。

（4）水中毒诱发脑水肿可限制输液量，用利尿剂、透析等方法脱水。

（5）应用肾上腺皮质激素可减轻脑水肿。常用地塞米松 5～10mg 静脉滴注，每日 4～6次，注意使用激素时加强预防感染。

5.观察要点

观察脑水肿患者的意识状态和生命体征。

6.护理要点

（1）常规护理：

①心理护理：a.神志清楚的患者进行语言交流，了解并满足患者要求，护理患者细致入微，提供安静、舒适的环境。b.加强沟通，减少患者躁动不安与紧张情绪，从而降低耗氧量。

②体位：采取半卧位，一般床头抬高 20°～30°。

③饮食：a.限制盐水摄入并补充蛋白质。b.昏迷患者禁食水。c.待意识清醒或好转后，给予营养丰富的清淡饮食。

④指标监测：肾功能、水电解质平衡监测，检查血清肌酐、尿素氮、尿比重、pH、蛋白定量等，并做好记录。

⑤基础护理：a.昏迷患者用油纱布覆盖眼球，定时滴眼药水，防止暴露性角膜炎。b.定时翻身，按摩骨突出部位。c.注意皮肤清洁，防止压疮形成。d.注意耳、鼻、口腔护理。e.保持管道通畅，妥善固定，安全放置。注意无菌操作，防止逆行感染。

（2）脑水肿观察及护理：

①脱水疗法护理：a.控制输液量和速度。b.既要保证脱水有效，又要防止液体总量过多。准确记录 24 小时出入量。

②低温疗法护理：a.头部用冰帽。b.遵医嘱使用冬眠药物。e.高热惊厥患者，使用镇静剂等。

③意识状态：a.使用脱水疗法，降低颅内压。b.合理使用保护用具，防止意外发生。

④呼吸道护理：a.及时吸出呼吸道分泌物。b.吸氧。c.呕吐时头偏向一侧防误吸。d.必要时气管切开。

（三）急性肾功能衰竭

烧伤后泌尿系并发症较为常见，如肾功能不全及泌尿系感染。其中急性肾功能衰竭是常见及严重的并发症。多见于大面积烧伤后延迟复苏及深度烧伤和电击伤。

1.病因及发病机理

（1）烧伤后延迟复苏导致低血容量性休克是烧伤早期引起急性肾功能不全的主要原因。

（2）烧伤后应激产生一系列炎性递质释放可引起肾血管收缩，诱发急性肾功能不全。

（3）严重深度烧伤、电击伤可引起红细胞破坏、肌肉坏死，释放大量的血红蛋白及肌红蛋白，导致肾小管堵塞，诱发急性肾功能衰竭。

（4）严重感染，细菌毒素大量释放可直接导致急性肾功能衰竭，这是烧伤后期肾功能衰竭的主要原因。

（5）民间部分烧伤外用药对创面的愈合有很好的疗效，但在创面大量应用的情况下，中药中含有的某些活血化瘀成分极易导致肾功能损害，诱发急性肾功能衰竭。另外，创面大量使用磺胺嘧啶银及静脉使用肾毒性较大的抗生素，也可诱发急性肾功能衰竭。

2.诊断要点

（1）少尿型急性肾功能衰竭：这类肾功能衰竭典型的临床症状可分为少尿期、多尿期和恢复期三个阶段。①少尿期主要的表现：虽然在延迟复苏后进行了有效的液体复苏，外周循环稳定，却持续出现少尿或无尿，使用利尿剂无明显疗效。实验室检查可发现血液中尿素氮及肌酐持续增加，尿比重低，尿常规中可见各种管型。临床上少尿期多持续数天，严重者可持续数周，极易死亡。②多尿期主要表现：尿量逐渐增多，每日可达数千毫升，但比重仍低。这一阶段常发生低钾及低钠。③恢复期的尿量逐步趋于正常，注意纠正电解质及酸碱失衡。

（2）非少尿型急性肾功能衰竭：严重感染常导致这类肾功能衰竭，由于早期尿量正常，常不易发现。患者出现肾小球滤过率逐步下降，氮质血症；且由于细菌毒素作用于多器官，常导致难以纠正的电解质及酸碱失衡等临床表现。这类肾功能衰竭预后较差，如及时行病灶清除术，切断感染及毒素来源，正确合理地使用抗生素有助于逆转病情。

3.预防及治疗

（1）预防：①及时液体复苏，防止休克发生。②预防严重烧伤感染，尽早处理烧伤创面，防止创面脓毒症的发生。③注意全身或局部使用药物对肾脏的毒性作用，尽量选择无毒性药物。④对有肌（血）红蛋白尿患者，补充适量的碳酸氢钠以碱化尿液，增加液体复苏的液体量，并使用利尿剂利尿，促使肌（血）红蛋白排出。

（2）治疗：①静脉补液遵循"量出为入"原则。每日输入量包括：500mL基础需要量、24小时尿量，体表不显性失水及额外丢失量（气管切开丢失约1000mL，呕吐物及粪便量等）。②纠正电解质紊乱。常见的是高钾血症，可给予葡萄糖及胰岛素促使钾向细胞内转移。高钾易引起心功能紊乱，是少尿型急性肾功能衰竭患者的主要死因。③透析疗法。患者可行腹膜透析或血液透析。目前已有床旁血液净化仪，不需搬动患者，可根据病情调整透析时间及次数，但反复透析易引起血小板大量丧失及凝血功能障碍。④给予全身支持，加强营养。⑤正确合理地使用抗生素，检查并去除可疑感染病灶。对创面脓毒症患者，在病情稳定情况下，及时的手术清除坏死组织及感染病灶可阻断细菌及毒素的来源，逆转病情。

4.主要护理问题

（1）体液过多——水肿：与肾小球滤过率低、水分潴留有关。

（2）营养失调——低于机体需要量：与氮质血症所致的口腔炎、恶心、呕吐、食欲减退有关。

（3）焦虑：与疾病有关。

（4）潜在并发症——感染、电解质紊乱（高血钾、低血钠、低血钙）、酸碱平衡失调。

5.护理目标

（1）水肿减轻，体液保持平衡，表现为血压、呼吸正常。

（2）患者营养状况改善，体重不再下降，甚至有所增加。

（3）生命体征平稳，无感染症状出现或感染得到控制。

（4）患者自诉焦虑感减轻，舒适感增加。

（5）未发生并发症或病情变化能被及时发现和处理。

6.护理措施

（1）护理常规：见表3-8。

表3-8 护理常规

心理护理	耐心倾听患者对疾病的反应，观察患者的心理变化
	针对患者个体情况进行不同的健康宣教
	鼓励患者保持良好心态接受治疗，树立战胜疾病的信心
病情观察处理	定时测量生命体征并做记录
	准确测量、记录24小时出入液体量，气管切开患者，呼吸道蒸发水分应计算在出量内
	非透析患者严格控制入液量，量出为入，避免水中毒
	合理输液，每天测量体重，以了解水分存留情况
	动态监测血钾变化，控制高血钾
	注意观察排尿颜色、性状、尿量并详细记录
营养护理	进食高效价蛋白质、含钾和含水量少的食物
	能进食的非透析患者的蛋白质摄入量为每日每千克体重0.55～0.6g
	适当摄入钠盐，食盐摄入为1～2克/天
	急性期应限制含钾高的食物，如蘑菇、橘子、香蕉等
	营养支持以口服为主
	必要时予静脉补充

(2)肾功能衰竭的护理:见表 3-9。

表 3-9　肾功能衰竭的护理

感染预防	有条件尽量住单人病房,限制探视人员
	做好病室清洁与空气净化
	做好各种管道护理,严格执行无菌技术操作
	定时协助患者翻身拍背咳痰,保持呼吸道通畅
	加强口腔护理和皮肤护理
血液透析护理	详细了解透析种类的优缺点、原理、方法和注意事项
	每次透析前应测定患者的生命体征及体重等
	透析中严格执行无菌技术操作,并根据不同病情采用不同的透析液处方
	加强营养管理,防止因透析出现低血压
	透析中脱水速率不宜过快,防止出现失衡综合征
	出现致热反应时,应立即更换新透析管道,遵医嘱静脉推注地塞米松,必要时暂停透析
健康宣教	积极治疗原发病,增加抵抗力,减少感染发生
	避免伤肾的食物、药物或毒物进入体内

7.并发症的处理

(1)合理安排输液种类,监测电解质紊乱及酸碱失衡的表现。

(2)遵医嘱及时、准确给药。

8.特别关注

(1)病情的观察与处理。

(2)透析患者的护理。

(四)急性呼吸窘迫综合征

急性呼吸窘迫综合征(ARDS)是烧伤早期的主要死亡原因之一。是大面积烧伤、严重感染、重度休克及吸入性损伤的常见并发症。临床特征是进行性呼吸困难及顽固性低氧血症。

1.病因及发病机理

(1)烧伤患者发生 ARDS 的常见原因有:①重度烧伤后全身炎性反应综合征致使大量炎性递质释放,可直接导致 ARDS。②烧伤后延迟复苏导致严重休克可引发 ARDS。③吸入性损伤有害物质及热力直接损害肺组织,导致 ARDS。④烧伤后并发严重全身性感染。⑤烧伤患者如并发肺部感染、肺水肿、肺不张、肺栓塞及误吸等情况下,易诱发 ARDS。

(2)发病机理:ARDS 的病因各异,但发病机理基本相同。各种炎性递质及有害物质引起肺毛细血管栓塞和痉挛,肺泡上皮细胞受损,表面活性物质分泌减少,导致肺通气-灌流比例失调,肺泡弥散障碍,引起进行性呼吸困难及顽固性低氧血症。

2.诊断要点

(1)有引起 ARDS 的原发病,如重度烧伤、吸入性损伤、严重感染等。

(2)呼吸窘迫,安静平卧时呼吸频率大于 30 次/分。

（3）低氧血症，$PaO_2 < 8kPa(60mmHg)$，鼻导管给氧不能使 PaO_2 回升到 $10.64kPa(80mmHg)$ 以上，氧合指数$(PaO_2/FiO_2) \leq 250$。

（4）肺动脉楔压（PAWP）$< 2.4kPa(18mmHg)$ 或临床排除左心力衰竭。

3.预防及治疗

（1）预防：①对于烧伤合并有肺部原发病的患者要积极救治烧伤和原发病。②预防严重烧伤感染。③对于重度烧伤患者及时复苏，避免休克发生。④避免长时间吸入高浓度氧，引起氧中毒。⑤对于明确有中重度吸入性损伤的患者，及早做预防性气管切开术。

（2）治疗：①保持呼吸道通畅。②给氧，应用机械通气。③控制输液量，输注白蛋白及血浆并辅以利尿剂改善肺水肿。④皮质激素的应用。可采用早期大剂量冲击疗法，以对抗全身炎性反应综合征，但不宜长时间用，以免加重感染。⑤应用血管扩张药物减轻肺血管痉挛及肺动脉压力。

4.主要护理问题

（1）气体交换受损：与肺毛细血管损伤、肺水肿、肺泡内透明膜形成所致换气功能障碍有关。

（2）低效性呼吸型态：与胸部损伤、感染有关。

（3）清理呼吸道无效：与咳嗽无力、呼吸道分泌物黏稠等因素有关。

（4）语言沟通障碍：与人工气道和持续机械通气有关。

（5）焦虑：与急性损伤或感染、恐惧死亡等因素有关。

（6）潜在并发症——肺部感染、MODS。

5.护理目标

（1）缺氧和二氧化碳潴留症状得到改善。

（2）能掌握有效的呼吸方式，配合有关治疗。

（3）痰液易于咳出或被吸出，呼吸道通畅。

（4）能以非语言方式表达自己的需要和进行情感交流。

（5）情绪稳定，配合治疗。

（6）未发生并发症或发生并发症的危险性减小。

6.护理措施

（1）常规护理：见表3-10。

表 3-10　护理常规

心理护理	给予患者心理支持，解除紧张心理
	做好机械通气患者及其家属的解释工作
	为患者提供安静舒适的环境，消除患者的恐惧情绪
	积极采用语言与非语言的沟通方式，满足患者的心理需求
饮食	提供高蛋白、高热量、易消化食物
	中、重度患者应给予流质或半流质饮食
	不能进食者，给予鼻饲或静脉高营养

病情的观察	监测生命体征和意识状态
	严密观察皮肤、黏膜、指甲颜色的变化
	观察痰液的颜色、性质、气味、量
	观察呼吸音的改变
	遵医嘱及时采集和送检血气分析和生化检测标本
低氧血症的护理	向患者讲明氧疗的重要性和必要性
	记录吸氧方式、吸氧浓度及时间
	观察氧疗的效果及不良反应
	在吸氧过程中应充分湿化,防止气道黏膜干燥受损
基础护理	定时协助翻身和按摩骨突处
	保持皮肤清洁,防止压疮发生
	加强口腔护理
	保持会阴部的清洁,防止泌尿系感染

（2）机械通气的护理：见表 3-11。

表 3-11　机械通气的护理

开机前准备	选择适合患者类型的呼吸机
	选择正确的通气模式,调节呼吸机参数
呼吸机与患者气道连接	面罩法:面罩盖住患者口鼻后与呼吸机相连
	气管插管法:气管内插管后与呼吸机相连
	气管切开法:气管切开连接专用接口后与呼吸机相连
观察病情及呼吸机运行	观察通气量是否合适
	观察胸部是否随机械呼吸而起伏
	观察胸廓运动是否对称
	观察双肺有无呼吸音
	观察呼吸机工作是否正常,有无漏气、人机对抗、呼吸道阻塞及管道连接脱落
	观察神志、脉搏、呼吸、血压、血气分析等变化
呼吸机参数调节	通气量不足:患者可出现烦躁不安、多汗、皮肤潮红、血压升高、脉搏加速
	通气过足:患者可出现昏迷、抽搐等碱中毒症状
	通气量适宜:患者安静,呼吸合拍,血压、脉搏正常
停机	神志清楚、呼吸困难的症状消失
	缺氧得到纠正
	血气分析基本正常心功能良好
	生命体征稳定

7.并发症的预防及护理

并发症的预防及护理见表 3-12。

表 3 – 12　并发症的预防及护理

常见并发症	预防及护理措施
肺水肿	控制液体入量,原则是保证血容量足够,血压稳定的前提下使总的出、入液量呈轻度负平衡
	遵医嘱使用利尿剂
	如有心力衰竭可给予快速小剂量强心剂
	加强心肺功能的监测
肺部感染	鼓励深呼吸和咳痰
	及时清理口鼻分泌物
	严格无菌技术操作
	定时清洗消毒各种管道
	有人工呼吸道者要加强湿化、雾化和灌洗
	遵医嘱使用抗菌药物

8.特别关注

(1)机械通气患者的护理。

(2)并发症的预防及护理。

第八节　颅内压升高患者的护理

颅内压升高指各种疾病如颅脑损伤、脑出血、脑肿瘤、脑积水等使颅腔内容物体积增加或颅腔容积减少超过颅腔可代偿的容量,导致颅内压持续在 1.96kPa(200mmH$_2$O)以上,并出现头痛、呕吐和视盘水肿等临床表现的综合征。持续颅内压升高可导致部分脑组织被挤嵌入颅腔裂隙或孔道,形成脑疝,是颅脑疾病致死的重要原因。

一、病因和分类

(一)病因

1.颅腔内容物体积或量增加

(1)脑体积增加:脑组织损伤、炎症、缺血缺氧、中毒导致脑水肿。

(2)脑脊液增多:脑脊液分泌增加、吸收障碍或脑脊液循环受阻导致脑积水。

(3)脑血流量增加:如恶性高血压、颅内动静脉畸形、体内二氧化碳潴留、高碳酸血症,脑血管扩张导致脑血流量增加。

2.颅内空间或颅腔容积缩小

(1)先天因素:如狭颅症、颅底凹陷症等先天性畸形使颅腔容积变小。

(2)后天因素:颅内占位性病变如颅内血肿、脑肿瘤、脑脓肿等,或大片凹陷性骨折,导致颅内空间相对变小。

（二）分类

1.根据病因分类

（1）弥散性颅内压升高：如颅腔狭窄或脑实质体积增大,颅腔内各部分及分腔内压力升高,无压力差,脑组织无明显移位。如弥散性脑水肿、弥漫脑膜炎等。

（2）局灶性颅内压升高：局部病变导致病变部位压力首先升高,周围脑组织受压移位,颅内各个腔隙出现压力差,导致脑组织移位,局部受压。局部受压过久导致该处血管的张力消失,血管壁肌群失去正常的舒缩力,当颅内压下降脑血管扩张,血管壁的通透性增加出现渗出,脑实质出现出血性水肿。

2.根据病情进展速度分类

（1）急性颅内压升高：病情进展快,生命体征变化明显,颅内压升高引起的症状和体征严重。如高血压性脑出血、急性硬膜下血肿等。

（2）亚急性颅内压升高：病情进展较快,颅内压升高反应较轻或不明显。如颅内恶性肿瘤、颅内炎症等。

（3）慢性颅内压升高：病情进展缓慢,时好时坏。如慢性硬膜下血肿、颅内良性肿瘤等。

二、病理生理

（一）颅内压的形成

颅内压(ICP)是指颅腔内容物对颅腔壁所产生的压力,颅腔是由颅骨组成的半封闭、成年后总体积固定不变的体腔。颅腔内容物包括脑组织、脑脊液及供应脑的血液,它们的总体积和颅腔容积是相适应的,通过生理调节来维持动态的平衡。通常以脑脊液的静水压代表颅内压力。成人正常值为 $0.69\sim1.96kPa(70\sim200mmH_2O)$,儿童为 $0.49\sim0.98kPa(50\sim100mmH_2O)$。

（二）颅内压的调节

正常颅内压有一定的波动范围,随心脏搏动、血压、呼吸有细微波动,咳嗽、喷嚏、憋气、用力等均可引起 ICP 明显的波动。颅内压调节主要依靠脑脊液量的增减来实现。当颅内压升高时,脑脊液被挤入蛛网膜下隙并被吸收,同时脑脊液的分泌减少,吸收增加;当颅内压降低时,脑脊液分泌增加,吸收减少,以维持颅内压。

（三）颅内压升高的后果

引发一系列中枢神经系统功能紊乱和病理生理改变。主要导致脑血流量减少,脑组织缺血、缺氧加剧颅内压的增高,导致脑灌注压下降,当脑灌注压低于 40mmHg,脑血流调节作用消失,当颅内压接近平均动脉压,脑灌注几乎停止。组织缺血、缺氧,加重脑水肿和颅内压升高,脑疝形成,导致脑组织移位,压迫脑干、抑制循环和呼吸中枢。

三、临床表现

头痛、呕吐、视盘水肿是 ICP 的"三主征",但出现的时间有所不同。

（一）头痛

常见症状,是脑膜、血管或神经受牵扯或挤压所致。初始较轻,呈持续性疼痛,进行性加重。头痛的部位及特性与颅内原发病变的部位和性质有一定关系,多在前额及双颞、后颅窝占位性病变的后枕部疼痛。常呈搏动性,改变体位时、咳嗽、喷嚏、用力、弯腰、低头、清晨或傍晚时分头痛程度加重。

(二)呕吐

常在头痛剧烈时出现,多呈喷射性呕吐,与进食无关,但常在饭后发生,因迷走神经受激惹所致,呕吐后头痛可有所缓解。

(三)视盘水肿

为颅内压升高的客观征象。因神经受压、眼底静脉回流受阻导致。出现视盘充血、边缘模糊、中央凹陷变浅或消失,视网膜静脉怒张、迂曲、搏动消失。严重可致视盘周围火焰状出血。早期无明显视力障碍,仅有视野缩小。持续视盘水肿,可致视神经萎缩,甚至失明。

(四)意识障碍及生命体征变化

慢性颅内压升高的患者会出现神志淡漠、反应迟钝;急性颅内压升高者常有进行性意识障碍甚至昏迷。患者可伴有典型的生命体征改变,出现库欣(Cushing)综合征,即血压升高、心搏和脉搏缓慢、呼吸减慢(两慢一高)。后期失代偿出现血压下降,脉搏细速,呼吸浅而不规则,甚至呼吸停止。

(五)脑疝

脑疝是颅内压升高的严重后果,当颅腔内某一分腔存在占位性病变,该分腔压力就高于邻近分腔,脑组织从高压区向低压区移位,其中部分脑组织被挤入颅内生理空间或裂隙,出现相应的受压症状和体征,称为脑疝。常见的有小脑幕切迹疝、枕骨大孔疝及大脑镰下疝。

1.小脑幕切迹疝

又称颞叶沟回疝,经小脑幕切迹缘颞叶的海马回和沟回疝入小脑幕裂孔下方。

①颅内压升高:进行性加剧的头疼,伴频繁呕吐。②进行性意识障碍:脑干内网的上行激活系统被阻断,随着脑疝的加重,患者出现进行性意识障碍。③瞳孔变化:初期患侧动眼神经受刺激出现患侧瞳孔缩小,随着脑疝加重,受压动眼神经麻痹,患侧瞳孔开始散大,直接及间接对光反射消失;晚期,对侧动眼神经受压,出现类似改变。④运动障碍:沟回压迫大脑脚,导致锥体束受累。出现病变对侧肢体肌力下降或麻痹,病理征阳性。⑤生命体征改变:如不及时解除脑疝,患者出现深昏迷,双侧瞳孔散大固定,去皮质强直,血压下降,脉搏细速,呼吸浅弱且不规则,相继出现呼吸、心搏停止而死亡。

2.枕骨大孔疝

又称小脑扁桃体疝,小脑扁桃体及延髓经枕骨大孔被挤入椎管内。脑脊液循环通路被堵塞,后颅窝体积较小,颅内压迅速升高,患者表现为后枕部剧烈头痛、频繁呕吐、颈项强直或强迫头位、肌张力减退、四肢呈弛缓性瘫痪。因脑干缺氧,瞳孔可忽大忽小。早期出现生命体征紊乱,意识障碍出现较晚。位于延髓的呼吸中枢严重受损,患者可早期突发呼吸骤停而死亡。

3.大脑镰下疝

又称扣带回疝,为一侧大脑半球扣带回经镰下孔被挤入对侧。出现对侧肢体轻瘫及排尿困难等。

（六）其他症状

如头晕、复视、耳鸣、猝倒。婴儿头皮静脉怒张、囟门饱满及骨缝分离。

四、辅助检查

1.头颅 X 线

可发现骨缝分离、颅骨局部破坏或增生、颅骨内板变薄、蝶鞍扩大等。

2.CT 和 MRI

颅内占位性病变首选检查方法是 CT，能显示病变的部位和范围。当 CT 不能确诊时采用 MRI，有助于确诊。

3.脑血管造影

主要用于动脉瘤和脑血管畸形的诊断。

4.腰椎穿刺

可测量颅内压和治疗颅内压升高，同时取脑脊液检查。但颅内压升高症状体征明显者应禁做腰穿，以免发生脑疝。

五、治疗

原则是首先处理原发病，抢救生命。若发生急性脑疝应该立即手术。

（一）非手术治疗

1.脱水治疗

适用于暂时原因不明的或明确病因但目前不能手术的患者。临床常用高渗性和利尿性脱水剂，通过渗透作用使脑组织水分进入血液循环经肾脏排出体外。首选的高渗性脱水剂为20％甘露醇，15～30 分钟快速静脉滴注，2～4 次/天。利尿剂有速尿（呋塞米）20～40mg，口服、肌内注射或静脉注射，2～4 次/天。目前临床对降颅压、减轻脑水肿还使用 20％白蛋白20～40mL 静脉注射。

2.糖皮质激素治疗

糖皮质激素可改善毛细血管通透性，缓解脑水肿。地塞米松 5～10mg 静脉或肌内注射；氢化可的松 100mg 静脉注射；泼尼松 5～10mg 口服。注意观察有无消化性溃疡出血。

3.抗感染

根据药敏试验选用合适的抗生素，伴颅内感染患者应早期使用抗生素控制感染。

4.冬眠低温治疗

通过药物和物理降温来降低机体的温度，从而降低脑组织的代谢率、耗氧量和血流量，增加脑组织对缺氧的耐受力，防治脑水肿，降低颅内压。

5.对症治疗

疼痛者可遵医嘱给予镇痛剂，但忌用吗啡和哌替啶等，防止呼吸中枢受抑制，导致患者死亡；抽搐患者，可给予抗癫痫药物；躁动患者可给予镇静剂。

（二）手术治疗

对于颅内占位性病变应尽早手术切除；对暂时不能确诊的患者可采用脑脊液分流术、脑室穿刺外引流、颞肌下减压术等手术方式降颅压争取时间,暂缓病情。

六、护理评估

(一)健康史

评估患者是否有颅脑外伤、颅内感染、脑肿瘤、高血压、脑动脉硬化、颅脑畸形等病史,初步判断颅内压升高的原因;有无呼吸道梗阻、咳嗽、便秘、癫痫等导致颅内压升高的诱因;询问症状出现的时间和病情进展情况,以及发病以来所做的检查和用药等情况。

(二)身体状况

1.颅内压升高"三主征"包括头痛、呕吐、视神经盘水肿

(1)头痛:是最常见的症状,以早晨和晚间较重,多位于前额和颞部,程度可随颅内压升高而加重,当患者低头、弯腰、咳嗽、用力时加重。

(2)呕吐:呈喷射状,可伴有恶心,与进食无关,呕吐后头痛可有缓解。

(3)视神经盘水肿:是颅内压升高的重要客观体征。因视神经受压,眼底静脉回流受阻所致。表现为视神经盘充血水肿、边缘模糊、中央凹陷消失,视网膜静脉怒张,严重时可伴视力减退,视野缩小。长期慢性颅内压升高可引起视神经萎缩而导致失明。

2.意识障碍

慢性颅内压升高的患者表现为神志淡漠、反应迟钝。急性颅内压升高时,常有进行性意识障碍甚至昏迷。

3.生命体征紊乱

血压升高,尤其是收缩压升高,脉压增大;脉搏慢而有力;呼吸深慢("二慢一高"),称为库欣反应。严重患者可因呼吸循环衰竭而死亡。

4.脑疝

(1)小脑幕切迹疝:为颞叶海马旁回、钩回通过小脑幕切迹向幕下移位所形成,常由一侧颞叶或大脑外侧的占位性病变引起。在颅内压升高的基础上出现进行性意识障碍、患侧瞳孔先缩小后逐渐散大、病变对侧肢体瘫痪、生命体征紊乱,最后因呼吸循环衰竭而死亡。

(2)枕骨大孔疝:是小脑幕下的小脑扁桃体经枕骨大孔向椎管内移位所形成,故又称小脑扁桃体疝。常因幕下占位性病变或做腰椎穿刺放出脑脊液过快、过多引起。病情变化快、头痛剧烈、呕吐频繁、颈项强直,生命体征改变出现较早,而意识障碍和瞳孔改变出现较晚。当延髓的呼吸中枢受压时,患者早期可突发呼吸骤停而死。

(三)心理-社会状况

了解颅内压升高的患者有无因头痛、呕吐等引起烦躁不安、焦虑等心理反应。还应了解患者家属对疾病的认知和适应程度。

(四)辅助检查

1.腰椎穿刺

可以直接测量颅内压,同时取脑脊液做检查,但当颅内压明显升高时应禁忌腰椎穿刺,以避免引发脑疝。

2.影像学检查

头部 X 线、CT、MRI、DSA 等检查有助于明确病因和病变部位。

（五）治疗

1.非手术治疗

包括限制液体入量,应用脱水药和糖皮质激素,亚低温冬眠疗法等治疗方法减轻脑水肿,降低颅内压。

2.手术治疗

对于颅内占位性病变,争取手术切除。有脑积水患者,先做侧脑室穿刺外引流术,暂时缓解颅内高压,待病因诊断明确后再手术治疗。一旦脑疝形成,立即应用高渗性脱水药、呋塞米、糖皮质激素等药物降低颅内压,争取时间尽快手术治疗。

七、常见护理诊断/问题

(1)头疼:与颅内压升高引起的脑膜、血管或神经受牵扯、挤压有关。

(2)脑组织灌注异常:与颅内高压有关。

(3)有体液不足的危险:与频繁呕吐有关。

(4)有受伤的危险:与意识障碍有关。

(5)潜在并发症——脑疝、误吸、感染等。

八、护理

（一）术前护理

1.一般护理

(1)体位:抬高床头 15°～30°,促进颅内静脉的回流,头颈不可过伸或过屈。昏迷患者取侧卧位,有利于呼吸道分泌物排出,防止呕吐物导致窒息。

(2)给氧:持续或间断给氧,改善脑缺氧,促进血管收缩,降低脑血流量。

(3)饮食与补液:神志清醒者可给予清淡、低盐普食;意识障碍频繁呕吐者可通过胃肠外营养补充,成人补液不超过 2000mL/d,尿量不少于 600mL/d,注意控制补液速度。

(4)安全防护:加强安全护理,防坠床、防跌伤、烦躁的患者应适当约束。

2.防止颅内压升高

(1)休息:患者绝对卧床休息,保持病室的安静,避免情绪激动。

(2)保持呼吸道通畅:呼吸道梗阻,患者用力呼吸,胸腔压力升高、$PaCO_2$ 升高诱发脑血管扩张、脑血流量增多、颅内压升高。应及时清除分泌物及呕吐物,防误吸。舌后坠者可放置口咽通气管,必要时协助医生做气管插管或气管切开。翻身拍背,协助痰液排出,痰液黏稠者定时雾化吸入。

(3)避免剧烈咳嗽和便秘:避免胸腹腔压力骤然升高导致脑疝。注意保暖、防止着凉感冒;鼓励患者多摄入粗纤维食物有利于排便,便秘者可给缓泻剂或小剂量低压灌肠,禁止高压灌肠。

(4)及时控制癫痫发作:癫痫发作可加重脑水肿,遵医嘱给予抗癫痫药物,发作时做好安全护理。

(5)躁动的护理:患者躁动要寻找原因,不可盲目使用镇静剂或强制约束,躁动患者突然变安静或由安静变得躁动都提示病情变化。

3.用药护理

(1)脱水剂治疗护理:20%～25%甘露醇125～250mL,15～30分钟滴完,注意输液的速度和脱水的效果。使用高渗液体后血容量突然增加,加重循环系统负担,可导致心力衰竭或肺水肿,特别注意儿童、老年人及心功能不良者。遵医嘱定时、反复使用,停药前逐步减量或延长给药间隔时间,防止颅内压反跳现象。

(2)激素治疗护理:遵医嘱给药,注意有无应激性溃疡、感染等不良反应。

(3)冬眠低温疗法护理:室温18～20℃,给予抢救药品,专人护理。①先冬眠后物理降温:冬眠药物可选用冬眠Ⅰ号(氯丙嗪、异丙嗪、哌替啶)或冬眠Ⅱ号(哌替啶、异丙嗪、双氢麦角碱)。待患者御寒反应消失进入昏睡状态后用物理降温,避免寒战影响。②预防寒战:寒战导致机体代谢率升高、耗氧量增加、颅内压升高。为增强冬眠效果、减轻寒战,可遵医嘱使用苯巴比妥或水合氯醛。③物理降温方式:可选择冰帽、冰敷大动脉、降低室温、减少被褥、温水浴或冰毯等。④降温速度:下降1℃/h为宜。⑤降温标准:体温过低诱发心律失常、低血压、凝血障碍等并发症,测量肛温32～34℃、腋温31～33℃停止降温。⑥缓慢复温:冬眠低温疗法一般3～5日,复温时先停物理温度后逐步减少冬眠药剂量至停用。应自然复温,复温速度不可过快,以免颅内压反跳。

(4)病情观察:①意识状态:可采用意识障碍传统分级法(表3-13),或格拉斯哥(Glasgow)昏迷评分法进行评估。Glasgow评分满分15分,最低3分,低于8分为昏迷(表3-14)。②瞳孔:观察瞳孔是否等大等圆、对光反射是否灵敏。③生命体征:观察体温、脉搏、呼吸、血压,观察有无库欣反应。

表3-13 意识障碍传统分级法

意识状态	语言反应	疼痛反应	生理反射	配合检查	大小便自理情况
清醒	灵敏	灵敏	正常	能	能
模糊	迟钝	不灵敏	正常	有时不能	有时不能
浅昏迷	无	迟钝	正常	不能	不能
昏迷	无	无防御	减弱	不能	不能
深昏迷	无	无	无	不能	不能

表3-14 格拉斯哥(Glasgow)昏迷评分法

睁眼反应(E)	计分	语言表现反应(V)	计分	运动反应(M)	计分
自动睁眼	4	回答正确	5	能按吩咐运动	6
呼唤睁眼	3	回答有误	4	疼痛定位	5
疼痛睁眼	2	用词错乱	3	疼痛躲避	4
不能睁眼	1	语义不明	2	肢体屈曲	3
		不能言语	1	肢体过伸	2
				无反应	1

(5)监测颅内压防治脑疝:①监测颅内压:利用颅内压检测仪,将导管或微型压力感受器置于颅腔内,ICP 检测仪屏幕会显示数值,观察颅内压的变化。检测仪使用前要调零,与外耳道齐平,监测过程中注意无菌操作,预防逆行感染,一般监测时间不超过 1 周。观察患者是否存在烦躁、头痛剧烈、呕吐频繁、意识障碍进行性加重、瞳孔是否等大等圆、对光反射是否灵敏。②脑疝急救:20%～25%甘露醇快速滴注,保持呼吸道通畅给氧,严密监测生命体征,做好急诊术前准备。

(6)对症护理:①高热:有效降温。②头痛:禁用吗啡、哌替啶。避免加重头痛的因素,如咳嗽、打喷嚏、低头弯腰及用力活动。③呕吐:及时清理防止误吸,观察记录呕吐物的颜色性质和量。④便秘:多吃蔬菜、水果,可给予缓泻剂但禁止高压灌肠。⑤尿潴留:先诱导排尿,无效可留置导尿,注意会阴部护理。

(二)术后护理

1.脑室引流护理

(1)引流管位置:高于侧脑室平面 10～15cm;搬动时应夹闭。

(2)控制引流速度及量:每日不超过 500mL;有颅内感染者,可适当增加引流量。

(3)保持引流通畅:正常时管内液面随呼吸、脉搏上下波动。如不通畅,可能原因有:颅内压低于 1.18～1.47kPa(120～150mmH_2O),可降低引流袋后观察;引流管过深过长、盘曲,可经造影证实后,抽出部分重新固定;引流管管口吸附于脑室壁,可轻轻旋转调整;小凝血块或脑组织阻塞,可于严格消毒后,用注射器向外抽吸,不可冲洗。处理无效,需更换引流管。

(4)观察记录:记录引流液的颜色、量、性状,术后 1～2 日脑脊液呈血性,以后逐渐转为淡黄色,若一直引流血性液提示颅内出血,若脑脊液呈毛玻璃样或絮状物提示感染,引流不宜超过 5～7 日。

(5)无菌原则:严格无菌操作,每日更换引流袋,更换前夹闭引流管。

(6)拔管护理:前一日试抬高引流袋或夹闭 24 小时,若无症状可拔管。拔管后若伤口处有脑脊液漏,应及时通知医生处理,防止颅内感染。

2.并发症护理

(1)肺部感染:保持呼吸道通畅,定时翻身拍背,雾化吸入。

(2)低血压:低温导致心排血量减少,周围血管阻力降低,可引起低血压,搬动患者或翻身时动作轻稳、缓慢,以防体位性低血压。

(3)冻伤:冰袋不可直接接触患者,注意观察肢端血运,定时按摩。

(4)其他:防止压疮、保护眼睛等。

3.心理护理

多和患者及其家属沟通,鼓励其表达出内心的感受。向患者及其家属介绍疾病的相关知识和治疗方案,指导患者及其家属参与到康复训练中来,尽早掌握康复训练的知识和技能。

(三)健康教育

(1)指导患者保持情绪稳定,避免便秘、咳嗽、搬重物等突然导致颅内压升高。

(2)指导患者掌握康复训练,如肌力锻炼,步态平衡练习等。

(3)告知患者出现不适及时复查。

九、护理评价

通过治疗与护理,患者是否:①头痛得到缓解;②体液维持在正常范围,或及时得到纠正;③脑组织灌注量恢复到正常,神志恢复;④未发生并发症,防治措施恰当及时,术后恢复顺利。

第九节　颅脑损伤患者的护理

颅脑损伤多见于交通、工矿作业等事故,以及自然灾害、爆炸、火器伤、坠落、跌倒、锐器、钝器对头部的伤害等。占全身损伤的15%~20%,仅次于四肢损伤,复合伤多见,其致残率及致死率均高于其他部位损伤。颅脑损伤可分为头皮损伤、颅骨骨折和脑损伤,三者可单独也可合并存在,其核心问题是脑损伤。

一、头皮损伤

(一)头皮血肿

1.分类

按血肿出现在头皮中的位置可分为以下三类:皮下血肿、帽状腱膜下血肿和骨膜下血肿。

2.病因

皮下血肿多见于撞击或产伤。帽状腱膜下血肿多因头部受斜向暴力,头皮产生剧烈滑动,导致血管撕裂所致。骨膜下血肿常由颅骨骨折导致。

3.临床表现

(1)皮下血肿:血肿在皮肤表层与帽状腱膜之间。位于损伤部位中央,中心硬,周围软,无波动感。因皮下组织连接紧密,血肿体积小,张力高,有明显压痛。

(2)帽状腱膜下血肿:该处组织疏松,血肿易扩展,严重者血肿边界可蔓延整个帽状腱膜下,覆盖整个穹窿部,仿佛戴一顶有波动的帽子。儿童或年老体弱者,可导致休克或贫血。

(3)骨膜下血肿:血肿位于骨膜和颅骨外板间。血肿局限于颅缝,张力高,可有波动感。

4.辅助检查

X线检查,了解有无颅骨骨折。

5.治疗要点

为减轻疼痛,24小时内进行冷敷,之后热敷。较小的头皮血肿伤后1~2周内可自行吸收,无须特殊处理;若血肿较大,应严格备皮和消毒,分次穿刺抽吸后加压包扎。骨膜下血肿,要注意是否并发颅内血肿。若血肿发生感染均需切开引流。

(二)头皮裂伤

1.病因

多由锐器或钝器伤所致。锐器伤伤口边缘整齐,钝器伤伤口边缘不规则,形态、大小、深浅不一。

2.临床表现

头皮血管丰富,头皮裂伤出血较多,不易止血,易导致休克。

3.辅助检查

X线检查是否合并颅骨骨折和脑损伤。

4.治疗要点

现场立即压迫止血,按开放性损伤原则处理,争取24小时内清创缝合,在合理使用抗生素前提下,延迟至48～72小时也可达到一期愈合。给予抗菌药药及破伤风抗毒素。头皮缺损者可进行减张缝合、皮下松解或植皮。

(三)头皮撕脱伤

1.病因

多因发辫卷入转动的机械中,使头皮部分或整块撕脱,往往自帽状腱膜下间隙全层撕脱,有时连同部分骨膜一并撕脱。

2.临床表现

受牵扯的发根面积大头皮撕脱的范围就大,有时可造成耳郭撕脱。患者剧烈疼痛及大量出血,可导致失血性或疼痛性休克。但较少合并颅骨骨折及脑损伤。

3.治疗原则

急救时加压包扎止血,抗休克。争取在伤后6～8小时内清创做头皮皮瓣复位再植或自体皮移植。对于骨膜已撕脱不可再植者,需清洁创面,在颅骨外板钻孔达板障,待骨孔内肉芽生长后再二期植皮。

条件允许,可在显微外科技术下行小血管吻合术,头皮原位缝合,有望头发重生。

4.主要护理问题

(1)疼痛:与头皮损伤有关。

(2)知识缺乏——缺乏疾病相关知识。

(3)潜在并发症——感染:与头皮开放性损伤有关。

(4)潜在并发症——出血性休克:与头皮损伤后引起大出血有关。

5.护理目标

(1)患者疼痛得到缓解。

(2)患者能掌握相关疾病知识以及相关注意事项。

(3)患者未发生感染、休克等相关并发症,或并发症发生后能得到及时治疗与处理。

6.护理措施

头皮损伤的护理见表3-15。

表3-15　头皮损伤的护理

项目	内容
心理护理	患者常因意外受伤、局部疼痛、出血较多而产生焦虑、恐惧心理
	应热情接待患者,给予及时妥善的治疗处理,以减轻患者恐惧
	耐心倾听患者的主观感受,解释其发生的原因,以消除患者的焦虑、紧张心理

项目	内容
饮食护理	予高蛋白、高热量、高维生素、易消化吸收的饮食
	限制烟酒、辛辣刺激性的食物
病情观察	观察患者有无面色苍白、皮肤湿冷、血压下降、脉搏细速等休克症状的发生,一旦发生,应立即通知医生,建立静脉通道,做好休克的相关护理
	评估患者疼痛程度,向患者解释疼痛发生的机制,伤后48小时内冷敷可减轻疼痛,必要时可适当给予止痛药物
	观察伤口有无渗血、渗液及红肿热痛等感染征象
	观察患者意识、瞳孔,生命体征。如患者出现意识加深、一侧瞳孔散大等,提示有硬膜外血肿发生,应立即通知医生,及时行CT检查确诊
健康宣教	注意休息,避免过度劳累
	头部挫伤患者卧位时切忌挫伤处持续受压,以免进一步加重缺血及局部组织坏死
	限制烟酒及辛辣刺激性食物
	如原有症状加重,不明原因发热应及时就诊
	避免挠抓伤口,待伤口痊愈后方可洗头
	形象受损者,可暂时戴帽、戴假发修饰,必要时可行整容、美容术

7.并发症的处理及护理

并发症的处理及护理见表3-16。

表3-16 头皮损伤并发症的处理及护理

常见并发症	临床表现	处理
感染	患者有发热	密切观察患者的感染征象,遵医嘱合理使用抗生素
	伤口有渗血、渗液及红肿热痛	枕上垫无菌巾,保持伤口敷料干燥、固定,如有渗出、污染及时更换
		动态监测体温
		鼓励患者进食营养丰富的食物,以增强机体的抵抗力
		指导患者避免挠抓伤口
休克	患者血压下降、脉搏加快、肢端湿冷、面色苍白等	密切观察生命体征,建立静脉通道,遵医嘱补液及应用血管活性药物,必要时补充血容量
		患者平卧,注意保暖,吸氧等

8.特别关注

(1)病情观察。

(2)预防感染。

(3)注意观察是否存在复合伤。

二、颅骨骨折

颅骨是类似球形的骨壳,容纳和保护颅腔内容物。颅骨骨折是指受暴力作用所致颅骨结构改变,在闭合性颅脑损伤中,颅骨骨折占30%~40%。

颅骨骨折的重要性不在于骨折本身,而在于颅腔内容物的并发损伤。骨折所造成的继发性损伤比骨折本身严重得多,由于骨折常同时并发脑、脑膜、颅内血管及脑神经的损伤,并可能导致脑脊液漏,因此必须予以及时处理。

(一)病因

颅骨骨折的发生是多为暴力作用于头颅所产生的反作用力的结果,当颅骨变形的作用力超出其承受力时即产生骨折。此外还有儿童生长性颅骨骨折(GSF),即婴幼儿时期颅骨线性骨折后,由于多种原因骨折不愈合,骨折区不断扩大,形成颅骨缺损所致,但较为少见。

(二)病理

颅骨骨折可按以下方法分类:

(1)按骨折与外界是否相通可分为闭合性骨折和开放性骨折。

(2)按骨折形态可分为:①线性骨折;②凹陷性骨折;③粉碎性骨折;④儿童生长性骨折。

(3)按骨折发生部位可分为颅盖骨折与颅底骨折。

(三)诊断

1.临床表现

(1)颅盖骨折:①线性骨折几乎均为颅骨全层骨折,骨折线多为单一,也可为多发,表面常出现头皮挫伤和头皮血肿。形状呈线条状,也有的呈放射状,触诊有时可发现颅骨骨折线。②凹陷骨折绝大多数为颅骨全层凹陷骨折,个别情况下亦有内板单独向颅内凹陷者。头部触诊可及局部凹陷,多伴有头皮损伤。③粉碎性骨折者头颅 X 片显示受伤处颅骨有多条骨折线,可纵横交错状,并分裂为数块。多同时合并头皮裂伤及局部脑挫裂伤。

(2)颅底骨折:①颅前窝骨折后,可见球结合膜下出血及迟发性眼睑皮下淤血,呈紫蓝色,俗称"熊猫眼"。出血因受眶筋膜限制,较少扩散到眶缘以外,且常为双侧性,可与眼眶部直接软组织挫伤相鉴别。常伴有嗅神经损伤,少数可发生视神经在视神经管部损伤。累及筛窦或筛板时,可致脑脊液鼻漏,早期多呈血性。②颅中窝外伤后有不同程度的外耳道出血,骨折可见耳后迟发性瘀斑,常伴听力障碍和周围性面神经麻痹,以及脑脊液耳漏。脑脊液常与血液相混,呈淡红色,滴在吸水纸或纱布上,可见在血迹外有黄色浸渍圈。被脑脊液浸湿的纱布或手帕,不像被鼻涕或组织渗出液浸湿干后会出现变硬的现象,可作为鉴别脑脊液鼻漏的一种简单方法。③颅后窝常有枕部直接承受外力的外伤史,枕部头皮可有挫裂伤。骨折可见乳突和枕下部皮下淤血,前者又称 Battle 征,有时可见咽喉壁黏膜下淤血,偶见舌咽神经、迷走神经、副神经和舌下神经损伤以及延髓损伤的表现。

2.辅助检查

(1)头颅 X 线片检查。

(2)CT。

(3)MRI。

(4)漏出液做葡萄糖定量检测。

(四)治疗

颅骨骨折的治疗见表 3-17。

表 3-17　颅骨骨折的治疗

类型		治疗
颅盖骨折	线性骨折	本身不需特殊治疗,应着重处理骨折可能引起的硬膜外血肿、脑脊液漏
	凹陷骨折	凹陷程度轻、陷入深度<1cm 又无临床症状者不需手术治疗
		凹陷 1cm 以上或出现压迫症状者,行骨折片复位术
		有颅内高压者应对症处理
	粉碎性骨折	行骨片摘除,必要时于 3~6 个月后行颅骨成形术
颅底骨折	颅前窝骨折	本身无须特殊处理,以防止感染为主
		若发生脑脊液漏,应按开放性损伤处理,不可堵塞,适当取头高位并予抗感染治疗
		经处理后,鼻漏多可在 2 周内自行封闭愈合,对经久不愈长期漏液长达 4 周以上,或反复引发脑膜炎及大量溢液的患者,则应实施手术
	颅中窝骨折	处理同上
		若伴海绵窦动静脉瘘,早期可采用 Matas 试验,即于颈部压迫患侧颈总动脉,每日 4~6 次,每次 15~30 分钟,对部分瘘孔较小者有一定效果。但对为时较久、症状有所加重或迟发的动静脉瘘,则应及早手术治疗
颅底骨折	颅后窝骨折	急性期主要是针对枕骨大孔区及高位颈椎的骨折或脱位
		若有呼吸功能紊乱或颈脊髓受压时,应及早行气管切开,颅骨牵引,必要时做辅助呼吸或人工呼吸,甚至施行颅后窝及颈椎椎板减压术

(五)主要护理问题

(1)潜在并发症——癫痫:与颅骨骨折致脑损伤有关。

(2)潜在并发症——颅内低压:与颅骨骨折致脑脊液漏出过多有关。

(3)潜在并发症——颅内高压:与颅骨骨折致继发性颅内出血或脑水肿有关。

(4)有受伤的危险:与脑损伤引起癫痫、意识障碍、视力障碍等有关。

(5)潜在并发症——感染:与颅骨骨折致颅底开放性损伤有关。

(6)知识缺乏——缺乏疾病相关知识。

(7)焦虑,恐惧:与患者对骨折的恐惧、担心预后有关。

(六)护理目标

(1)患者未发生癫痫、颅内压过低/过高、出血、感染等相关并发症,或并发症发生后能得到及时治疗与处理。

(2)患者的安全得到保障,未发生受伤。

(3)患者能掌握相关疾病知识以及相关注意事项。

(4)患者焦虑/恐惧程度减轻,配合治疗及护理。

(七)护理措施

1.非手术治疗护理措施

(1)病情观察:①严密观察生命体征,及时发现病情变化。②有癫痫发作的患者应注意观察发作前的先兆、持续时间及发作类型。③注意观察有无颅内低压症状。④早期发现继发性颅内出血和颅内高压,及时进行手术治疗。⑤早期发现继发性脑神经损害,及时处理。

(2)保护患者安全:①对于癫痫和躁动不安的患者,给予专人护理。②在癫痫发作时应注意保护患者。③烦躁患者床旁加床挡,在取得家属同意后,适当约束防止患者受伤,注意观察约束肢体的肢端循环。

(3)颅底骨折合并脑脊液漏患者的护理:

①绝对卧床休息,脑脊液鼻漏者应半坐卧位,脑脊液耳漏者应患侧卧位,避免漏出的脑脊液回流入颅内引起逆行性颅内感染,且有利于脑脊液漏口愈合。

②按无菌伤口处理,头部垫无菌小巾或无菌棉垫,并随时更换。

③禁止鼻饲、鼻内滴液和鼻腔吸痰等操作,以免引起颅内感染。鼻漏未停止,不能从鼻腔插各种管道。颅底骨折患者禁止做腰穿,已有颅内感染者例外。

④保持耳、鼻的局部清洁,每日用过氧化氢或盐水棉球清洁局部。

⑤注意观察有无颅内感染。a.密切观察体温变化,若体温在38℃以上持续不降,且有脑膜刺激征(头痛、呕吐、颈项强直),应及时通知医生处理。b.注意观察漏出液的颜色、性状、量等。

正常脑脊液应无色、无味、透明,否则视为异常。遇到此类情况应立即报告医生,同时以无菌试管直接接取滴出液送检;在患者床旁备无菌盘,盘内放置无菌干棉球,在鼻前庭或外耳道处放一干棉球,脑脊液浸透后及时更换,最后根据浸湿棉球数估算每日漏出液的量。

⑥遵医嘱予抗生素预防感染。

(4)心理护理:做好心理护理,稳定患者情绪。有脑神经损伤导致视力、听力、嗅觉损害,以及周围性面神经麻痹者,护理人员要关心、体贴患者,加强生活护理和健康指导。

(5)健康宣教:颅骨骨折的健康教育见表3-18。

表3-18 颅骨骨折的健康教育

项目	内容
脑脊液漏者	说服患者禁止手掏、堵塞鼻腔和耳道
	要尽量减少用力咳嗽、打喷嚏等动作,防止发生颅内感染和积气
癫痫的预防	颅脑外伤后发生癫痫极为常见,外伤后2年内,发生最多,以后逐减
和处理	遵医嘱服用抗癫痫药物,切勿漏服
	发作时要注意患者安全,注意保护头部及四肢,保持呼吸通畅,观察发作时有无意识障碍及肢体抽搐情况以及持续时间,以便就诊时为医生提供疾病信息
合并脑神经	视神经损伤:
损伤的指导	卧床休息,勿下地单独活动
	生活上细心照顾,予眼罩保护角膜
	定期到医院检查视力、视野情况
	家属平时用玩具、水果等训练患者,促进视力、视野改善
	嘱患者勿用手揉眼、按压眼球
	尽量不看书、不写字,使双眼得到充分休息
	面神经损伤:
	颜面神经麻痹时,患侧眼睛无法闭合或闭合不全,日间应戴太阳镜或眼罩保护,夜间睡觉时可用干净湿纱布覆盖
	不能用手揉擦、接触眼睛;眼睛感觉干燥时,可用眼药水
	进食要避免误吸,进食后注意清除口腔内食物,做好口腔护理

项目	内容
	嗅神经损伤:
	一般不会影响日常工作与学习,应积极进行原发疾病治疗和康复
	保持生活、工作环境的空气新鲜流通,远离有刺激性的化学气体
	保持口腔清洁,禁烟酒及一切辛辣、辛热食物
	听神经损伤:
	进行有目的有计划的听觉功能训练
语言交流训练	语言交流障碍患者,可采用渐进教学法
	根据失语不同类型及程度,给予正确指导
饮食指导	卧位患者进食时,头应偏向一侧,食物不宜过稀,也不宜过硬过稠
	指导患者吞咽动作和正确的咳嗽方法,以防误吸
心理指导	针对患者的性格特点帮助他们树立战胜疾病的信心,正确面对,积极配合康复训练,争取早日康复
出院宣教	根据体力,适当活动
	根据康复医生的指导,循序渐进地进行各种功能锻炼及康复,充分发挥患者主动性,锻炼日常生活能力
	术后 3 个月门诊随访

2.手术治疗护理措施

(1)术前护理措施:颅骨骨折术前常规内容见表 3-19。

表 3-19　颅骨骨折术前常规

项目	内容
心理护理	解释手术的必要性、手术方式、注意事项
	鼓励患者表达自身感受
	教会患者自我放松的方法
	针对个体情况进行针对性心理护理
	鼓励患者家属和朋友给予患者关心和支持
饮食护理	急诊手术者立即禁食禁饮,积极准备手术
术前检查	协助完善相关术前检查:血常规、尿常规、肝肾功能检查、心肺功能、磁共振、CT 等
术前准备	合血或自体采血,以备术中用血
	行抗生素皮试,以备术中、术后用药
	剃头、备皮、剪指甲、更换清洁病员服
	遵医嘱带入术中用药
	测生命体征,如有异常或患者发生其他情况,及时与医生联系
	遵医嘱予术前用药
	准备好病历、CT、MRI 片等以便带入手术室
	与手术室人员进行患者、药物核对后,送入手术室

（2）术后护理措施：

①神经外科术后护理常规见表3－20。

表3－20 神经外科术后护理常规

项目	常规护理内容
全麻术后护理常规	了解麻醉和手术方式、术中情况、切口和引流情况
	持续吸氧2～3L/min
	持续心电监护
	床挡保护防坠床，必要时行四肢约束
	严密监测生命体征
伤口观察及护理	观察伤口有无渗血渗液，若有，应及时通知医生并更换敷料
	观察头部体征，有无头痛、呕吐等
饮食护理	术后6小时内禁食禁饮，6小时后普食。
各管道观察及护理	输液管保持通畅，留置针妥善固定，注意观察穿刺部位皮肤
	尿管按照尿管护理常规进行，一般清醒患者术后第1日可拔除尿管，拔管后注意关注患者自行排尿情况
	气管插管，切开按气管插管/切开护理常规进行
疼痛护理	评估患者疼痛情况，注意头痛的部位、性质，结合生命体征等综合判断
	遵医嘱给予镇痛药物或非药物治疗
	提供安静舒适的环境
基础护理	做好口腔护理、尿管护理、定时翻身、雾化、患者清洁等工作

②体位与活动见表3－21。

表3－21 患者体位与活动

时间	体位与活动
全麻清醒前	去枕平卧位，头偏向一侧
全麻清醒后手术当日	低半卧位或斜坡卧位，床头抬高15°～30°
术后第1～3日	半卧位为主，适当增加床上运动
3日后	半卧位为主，可在搀扶下适当屋内活动

注意：①活动能力应当根据患者个体化情况，循序渐进，对于年老或体弱的患者，应当相应推后活动进度。②意识、运动、感觉、排泄等障碍者，按相应康复训练措施进行。

（八）并发症的处理及护理

并发症的处理及护理见表3－22。

表3－22 并发症的处理及护理

常见并发症	临床表现	处理
颅内感染	发热：体温高于38.5℃	合并脑脊液漏者按脑脊液护理措施
	脑脊液病原学检查显示有病原菌感染	根据药敏试验选用合适的抗生素

常见并发症	临床表现	处理
颅内低压	头部挤压性疼痛,可伴有头昏、恶心、呕吐、乏力、虚弱、厌食、脉搏细弱、血压偏低等,严重时有精神萎靡、脱水和电解质紊乱等表现 上述表现与体位有关,卧位或头低位时症状减轻或消失,坐位或立起时症状加重 临床表现与颅内高压相似,要注意鉴别	平卧或头低脚高位 鼓励患者多饮水,静脉补充平衡液或 5% 葡萄糖溶液 3500～4000mL/d 脑脊液漏经久不愈者,应予手术修补

(九)特别关注

(1)观察有无继发颅内出血和脑神经损伤。

(2)脑脊液漏的护理。

(3)预防感染。

三、脑损伤

脑损伤是指脑膜、脑组织、脑血管及脑神经在受到外力作用后发生的损伤。根据伤后脑组织与外界是否相通,将脑损伤分为开放性和闭合性两类。前者多由锐器和火器直接造成,伴有头皮损伤、颅骨骨折和硬脑膜破裂,有脑脊液漏;后者多由间接暴力或头部接触钝性物体所致,脑膜完整,无脑脊液外漏。根据脑损伤机制及病理改变,分为原发性和继发性两类。前者指暴力作用后立即发生的脑损伤,如脑震荡、脑挫裂伤;后者是指受伤一定时间后出现的脑损害,包括脑水肿和颅内血肿等。

(一)护理评估

1.健康史

详细了解患者的受伤经过,如暴力的性质、大小、方向及速度;了解其身体状况,有无意识障碍及其程度和持续时间,有无头痛、恶心、呕吐、抽搐、大小便失禁和肢体瘫痪等。了解现场急救情况,既往健康状况。

2.身体状况

(1)脑震荡:为一过性脑功能障碍,伤后立即出现短暂的意识障碍,一般不超过 30 分钟。同时伴有面色苍白、出冷汗、血压下降、脉搏缓慢、呼吸浅慢、肌张力降低、各种生理反射迟钝。清醒后,大多不能回忆受伤当时和伤前近期的情况,称逆行性遗忘。常伴有头痛、头晕、恶心、呕吐等症状。神经系统检查无阳性体征,脑脊液化验无异常,头部 CT 无阳性发现。

(2)脑挫裂伤:为脑实质的损伤,包括脑挫伤、脑裂伤,两者常并存。因受伤部位不同临床表现差异较大。

①意识障碍:为最突出的临床表现,伤后立即出现,其程度和持续时间与脑挫裂伤的程度、范围有关,多数在 30 分钟以上。严重者可长期昏迷。

②局灶症状和体征:受伤时立即出现与受伤部位相应的神经功能障碍和体征,如语言中枢受损出现失语,运动中枢受损出现对侧肢体瘫痪等。

③生命体征改变：由于脑水肿和颅内压升高，早期可出现血压升高、脉搏徐缓、呼吸深慢，严重者可致呼吸、循环功能衰竭。

④头痛、呕吐：颅内压升高或蛛网膜下隙出血时，患者可出现剧烈头痛、呕吐等症状。若患者出现颈项强直、病理反射阳性，脑脊液检查有红细胞，提示有脑膜刺激征发生。

（3）颅内血肿：是颅脑损伤中最常见、最危险的继发性病变。如不及时处理，其引起的颅内压升高及脑疝往往可危及患者的生命。根据血肿的来源和部位分为硬脑膜外血肿、硬脑膜下血肿和脑内血肿。根据血肿引起颅内压升高及出现症状的时间分为急性型（3日内）、亚急性型（3日至3周）、慢性型（3周以上）。

①硬脑膜外血肿：约占外伤性颅内血肿的30％，大多属于急性型。出血积聚于颅骨与硬脑膜之间，与颅骨损伤致脑膜中动脉及分支破裂出血有密切关系。其典型临床表现是在原发性意识障碍后有一段中间清醒期，然后再度意识障碍，并逐渐加重。如原发性脑损伤较重或血肿形成较迅速，也可能不出现中间清醒期而表现为伤后持续昏迷并进行性加重，少数患者也可无原发性昏迷，而在血肿形成后出现昏迷。病变发展可有颅内压升高及血肿压迫所致的神经局灶症状和体征，甚至有脑疝表现。

②硬脑膜下血肿：约占外伤性颅内血肿的40％，多属于急性型或亚急性型。出血积聚在硬脑膜下腔，多因对冲性脑挫裂伤导致脑皮质血管破裂所致。因多数与脑挫裂伤和脑水肿同时存在，故伤后持续性昏迷且进行性加重。较早出现颅内压升高和脑疝症状。

③脑内血肿：比较少见，发生在脑实质内，常与硬脑膜下血肿共存。临床表现与脑挫裂伤和急性硬脑膜下血肿类似，以进行性加重的意识障碍为主要表现，若血肿累及重要脑功能区，可出现偏瘫、失语、癫痫等症状。

3.心理-社会状况

因脑损伤多有不同程度的意识障碍和肢体功能障碍，故患者清醒后对脑损伤及其功能的恢复有较重的心理负担，常表现为焦虑、悲观、恐惧等；患者意识和智力的障碍也可使家属产生不良的心理反应。此外，家庭对患者的支持程度和经济能力也影响着患者的心理状态。

4.辅助检查

X线平片、CT、MRI能清楚显示颅脑骨折、脑挫裂伤、颅内血肿的部位、范围和程度。

5.处理原则

脑震荡无须特殊治疗，一般卧床休息1～2周，适当予以镇静、镇痛等对症处理，预后良好。脑挫裂伤的处理原则：卧床休息，保持呼吸道通畅，给予营养支持及维持水、电解质和酸碱平衡；防治脑水肿，对症处理等；重度脑挫裂伤在颅内压升高明显时应做脑减压术或局部病灶清除术。颅内血肿确诊后可采取钻孔置管引流术或开颅清除血肿。

（二）护理问题

（1）急性意识障碍：与脑损伤、颅内压升高有关。

（2）清理呼吸道无效：与意识障碍，不能有效排痰有关。

（3）营养失调——低于机体需要量：与伤后进食障碍及高代谢状态有关。

（4）潜在并发症——颅内压升高、脑疝、感染、外伤性癫痫、压疮及肌肉萎缩等。

（三）护理措施

1.急救护理

（1）妥善处理伤口：开放性颅脑损伤应剪短伤口周围头发，伤口局部不清洗、不用药，用无菌纱布保护外露的脑组织以避免受压。应遵医嘱尽早应用抗生素和破伤风抗毒素。

（2）防治休克：有休克征象者应积极补充血容量并查明有无其他部位的损伤和出血，如多发性骨折、内脏破裂等，及时做好手术前准备。

（3）做好护理记录：记录受伤经过、异常表现及处理经过；生命体征、意识、瞳孔及肢体活动等。

2.一般护理

（1）体位：抬高床头 $15°\sim30°$，以利于脑静脉回流，减轻脑水肿。昏迷患者应采取侧卧位或侧俯卧位，以利于口腔内分泌物的排出和防止呕吐物、分泌物误吸。

（2）保持呼吸道通畅：颅脑损伤患者有意识障碍，丧失了正常咳嗽反射和吞咽功能，呼吸道分泌物不能有效排出可引起严重的呼吸道梗阻。因此，必须及时有效地清除口咽部的血块、呕吐物和分泌物；患者取侧卧位，定时吸痰，痰液黏稠时要给予雾化吸入以稀释痰液；必要时置口咽通气管，或行气管切开术和人工辅助呼吸。

（3）营养支持：无法进食的患者应及早采用胃肠外营养，从静脉补充葡萄糖、氨基酸、脂肪乳剂、维生素等。待肠蠕动恢复后，可采用鼻胃管补充营养。要定期评估患者的营养状况，如体重、氮平衡、血浆蛋白、血糖和电解质，以及时调整营养供给量和配方。

（4）做好基础护理：加强皮肤护理，定时翻身，预防压疮；保持四肢关节功能位，每日做四肢活动及肌肉按摩；留置导尿时，要定时消毒尿道口；防止便秘可给予缓泻剂，禁忌高压灌肠，以免诱发颅内压升高。

3.病情观察

观察患者意识、生命体征、瞳孔和肢体活动的变化。病情观察是颅脑损伤患者护理的重要内容，目的是观察病情变化及治疗效果，及时发现和处理继发性病变。

4.治疗配合

（1）遵医嘱应用脱水药、糖皮质激素、亚低温冬眠疗法等措施降低颅内压。

（2）应用抗生素防治颅内感染。

（3）对癫痫患者应掌握其发作先兆，做好预防措施，如采用护栏、床头放枕头、遵医嘱按时给予抗癫痫药物以预防癫痫发生；发作时应专人护理，用牙垫防止舌咬伤，及时吸出气管内分泌物，保持呼吸道通畅。

（4）昏迷者按昏迷常规护理，眼睑不能闭合者涂眼膏，预防角膜炎或角膜溃疡。

（5）高热患者，注意降温，常用方法有物理降温，如头部冰帽、大血管处置冰袋等；如物理降温无效，可遵医嘱给予亚低温冬眠疗法。

（6）做好手术患者术前常规准备，术后脑室引流者，注意妥善固定、无菌操作，保持通畅，定时观察记录。

5.心理护理

对于在疾病恢复过程中产生的症状，给予适当的解释和安慰；鼓励患者树立战胜疾病的信心和勇气。

（四）健康教育

脑损伤后遗留的语言、智力或运动功能障碍,通过康复训练在伤后 1～2 年内有部分恢复的可能。协助制订康复计划,鼓励患者尽早开始康复训练,如语言、运动等方面的功能锻炼;耐心指导,以改善生活自理的能力和社会适应能力。

第十节　颅内和椎管内肿瘤患者的护理

一、颅内肿瘤

颅内肿瘤可分为原发性和继发性两大类。原发性颅内肿瘤有起源于颅内各组织(如脑组织、脑膜、脑神经、垂体、脑血管及残余胚胎组织等部位)的肿瘤。继发性颅内肿瘤是身体其他部位的恶性肿瘤转移性病变。任何年龄都可发生颅内肿瘤,多见于 20～50 岁的人群,40 岁左右是发病高峰。大脑半球多见,其次为鞍区、小脑脑桥角、小脑、脑室及脑干。

（一）病因及分类

目前关于颅内肿瘤的病因尚不明确,可能与遗传、理化、生物等因素有关。常见的颅内肿瘤分为以下六种:

1.神经胶质瘤

来源于神经上皮,多为恶性,占颅内肿瘤的 40%～50%。

(1)多形性胶质母细胞瘤:恶性程度最高,病情发展快,对放、化疗不敏感。

(2)髓母细胞瘤:高度恶性,好发于 2～10 岁儿童,位于后颅窝中线,常占据第四脑室、阻塞水管导致脑积水,对放疗敏感。

(3)少突胶质细胞瘤:生长缓慢,分界清晰,可进行手术切除,但术后易复发,需要放、化疗。

(4)室管膜瘤:约占 12%,术后需放、化疗。

(5)心形细胞瘤:是胶质瘤中最常见的一类,约占 40%,恶性程度较低,生长缓慢,呈实质性者与周围组织分界不清,常不能彻底切除,术后易复发,囊性者分界清楚,若切除彻底可根治。

2.脑膜瘤

约占颅内肿瘤的 20%,良性居多,生长缓慢,多位于大脑半球矢状窦旁,邻近的颅骨有增生或被侵蚀的迹象。早期发现,彻底切除可预防复发。

3.垂体腺瘤

此瘤起源于垂体,良性肿瘤。

(1)泌乳素瘤(PRL 瘤):表现为女性闭经、泌乳、不孕;男性性功能下降、毛发稀少等。

(2)生长激素瘤(GH 瘤):在青春期患者表现为巨人症,成年后发病表现为肢端肥大症。

(3)促肾上腺皮质激素腺瘤(ACTH 瘤):表现为库欣综合征,如满月脸、水牛背、皮下紫斑等。

4.听神经瘤

约占颅内肿瘤的 10%,良性。发生于第Ⅷ神经前庭支,位于小脑脑桥角内。患者可出现患侧神经性耳聋、耳鸣、前庭功能障碍、三叉神经及面神经受累和小脑症状。

5.颅咽管瘤

属于先天性颅咽管内良性肿瘤,大多为囊性。多位于鞍上区,约占颅内肿瘤的 5%,多见于儿童及青少年,男性多于女性。表现为视力障碍、视野缺损、尿崩症、肥胖、发育迟缓等。

6.转移性肿瘤

肿瘤多来自肺、乳腺、消化道等部位的恶性肿瘤。部分以脑部症状先出现,原发病灶症状发现较晚。

(二)临床表现

1.颅内压升高

90%以上的患者可出现颅内压升高的症状和体征。通常表现为头痛、呕吐、视神经盘水肿,视力减退、复视、头晕、意识障碍等,且呈慢性、进行性加重。严重者可导致脑疝。

2.局灶症状和体征

不同部位的肿瘤对脑组织的压迫、刺激和破坏不同。压迫和破坏症状有偏瘫、失语、感觉障碍及脑神经功能障碍、小脑症状等,刺激症状有癫痫、肌肉抽搐、疼痛等。脑组织最先受损的地方对应出现首发症状和体征,有定位诊断意义。

3.内分泌功能紊乱

垂体瘤早期出现内分泌功能紊乱现象,如女性闭经、泌乳、不孕,男性性功能障碍,巨人症、肢端肥大症、库欣综合征等。

(三)辅助检查

(1)X线:脑室脑池造影、头颅平片、脑血管造影等,可发生骨质变化、异物存在。

(2)CT、MRI:颅内肿瘤诊断的主要依据,可判断肿瘤大小及脑室受压情况。

(3)脑电图及脑电地形图:对大脑半球凸面肿瘤及病灶有较高定位价值。

(4)内分泌激素检测:如垂体瘤导致机体内分泌紊乱。

(5)其他:颅脑超声、脑脊液等。

(四)治疗

1.降低颅内压

通过降低颅内压可缓解症状,争取治疗时间。常用方法有脱水治疗、激素治疗、冬眠低温疗法及脑脊液外引流等。

2.手术切除

治疗颅内肿瘤最直接、最有效的方法。包括肿瘤切除、内减压或外减压术、脑脊液分流术、伽马刀治疗、显微镜手术等。

3.放疗

对于位于重要功能区或位置较深不适宜手术的肿瘤、患者全身情况较差不耐受手术、肿瘤对放疗敏感可采用放疗。分为内照射和外照射。

4.化疗

正逐渐成为重要的中和治疗手法之一。选择易通过血脑屏障、无中枢神经毒性的药物。化疗过程中注意防止颅内压升高、肿瘤坏死出血和骨髓抑制等不良反应的发生。

5.其他治疗

如免疫疗法、中医治疗、基因技术等。

(五)常见护理诊断/问题

(1)疼痛:与颅内压升高和手术切口有关。

(2)清理呼吸道无效:与肿瘤导致意识障碍、肿瘤手术有关。

(3)营养失调——低于机体需要量:与肿瘤的消耗、呕吐、放化疗有关。

(4)恐惧/焦虑:与担心肿瘤的疗效有关。

(5)潜在并发症——颅内压升高、脑疝、感染、脑脊液漏、癫痫、尿崩症。

(六)护理措施

1.术前护理

(1)一般护理:①体位:术后头部抬高15°～30°,以利于静脉回流减轻脑水肿。②加强生活护理:术前要修剪鼻毛,加强口腔和鼻腔的护理;保证充足的睡眠;加强安全护理,防跌倒;对于视力、听力、语言障碍的患者要多与其沟通,了解患者的需求。③加强营养:通过胃肠外或胃肠内营养的方式保证患者摄入足够的营养,确保水、电解质、酸碱平衡。

(2)保持呼吸道通畅:及时清理口鼻腔分泌物,给氧,必要时放入口咽通气管或协助医生进行气管插管或气管切口。定时协助患者翻身拍背、定时雾化吸入,防止肺炎。

(3)术前准备:协助患者做好各项检查工作;遵医嘱进行降颅压治疗;备皮;术前用药;留置导尿管;和患者及其家属说明手术的过程及可能出现的情况,并签署手术知情同意书。

(4)心理护理:给予患者心理支持,鼓励患者表达自己内心的感受。

2.术后护理

(1)一般护理:

①体位:术后全麻未清醒的患者取去枕平卧位,头偏向一侧;意识清醒,血压平稳的患者采取头高足低位;幕上开颅术,术后采取健侧体位;垂体瘤经口鼻蝶窦路入者术后采取半坐卧位,以利于伤口引流;体积较大的肿瘤切除术后24小时内手术区域保持高位,避免突然翻动导致脑组织和脑干移位。

②疼痛护理:评估患者头疼的原因、性质及程度。手术切口疼痛多发于术后24小时内,可遵医嘱给止痛药。颅内压升高性头疼多发于术后2～4日脑水肿高峰期,可遵医嘱给脱水剂或糖皮质激素等降颅压从而缓解头疼。头疼的患者应保持安静,避免情绪紧张加重颅内压升高,可遵医嘱适当给予氯丙嗪、异丙嗪等镇静剂。

③加强营养:术后24小时内可进流质饮食,2～3日后过渡到半流质饮食,以后逐步过渡到软食、普食。颅后窝或听神经术后早期患者应禁食、禁饮,采用鼻饲供给营养,吞咽功能恢复后逐渐练习进食。较大颅脑手术或全麻术后伴恶心、呕吐或消化功能紊乱患者需禁食1～2日。昏迷患者可经鼻饲供给营养,必要时应全胃肠外营养。

④控制补液量:颅脑术后患者均有脑水肿现象,可用脱水剂、糖皮质激素疗法、冬眠低温疗法缓解脑水肿。为避免水肿加重应限制补液量,以1500～2000mL/d为宜。检测电解质、血气分析结果,记录24小时出入量,维持水、电解质和酸碱平衡。

(2)病情观察:观察意识状况、生命体征、瞳孔、肢体活动状况,尤其注意颅内压升高,保持呼吸道通畅。

(3)引流管的护理:术后放置引流管引流手术残腔内的血性液体、气体,减少局部积液以及假性囊肿形成的机会。妥善固定引流管,防止引流管扭曲、折叠、受压,观察引流液的颜色、性质和量,每日更换引流袋。术后48小时内引流管与手术切口保持一致或稍偏高,确保颅腔内有一定压力,防止脑组织移位。48小时后引流管可放低,有利于脑组织膨出,减少局部残腔。待3~4日后血性液转变成透明清亮脑脊液时,可考虑拔管。预防逆行感染。

(4)并发症的护理:

①颅内压升高、脑疝:颅内出血是术后最危险的并发症,高发于术后1~2日,术后3~4日是脑水肿高发期。两者导致颅内压升高诱发脑疝。术后应该加强意识观察,以及生命体征、瞳孔、肢体功能等,及时发现脑疝并做好处理。

②脑脊液漏:垂体瘤经蝶鞍区路入术后避免用力咳嗽、打喷嚏,防止脑脊液漏。注意观察耳、鼻、口处有无脑脊液,若发现漏液及时通知医生处理。

③尿崩症:多见于鞍上手术,如颅咽管瘤、垂体瘤等涉及下丘脑影响血管升压素的分泌,患者出现多尿、多饮、口渴,尿量大于4000mL/d,注意记录每小时尿量及24小时出入量,多尿期注意补钾。

④感染:手术切口感染高发于术后3~5日,局部伤口红、肿、热、痛,早期勤换药,遵医嘱使用抗菌药物;若形成脓肿要切口引流。肺部感染高发于术后1周左右。防治措施包括加强营养、增强抵抗力,遵医嘱使用抗菌药物,严格执行无菌操作。

⑤中枢性高热:体温高于40℃,一般物理降温效果差,可用冬眠低温疗法。

二、椎管内肿瘤

椎管内肿瘤也称脊髓肿瘤,是指脊髓、神经根、脊膜和椎管壁组织的原发性和继发性肿瘤。肿瘤发生于胸段者最多,约占半数,颈段约占1/4;其次为腰骶段及马尾。椎管肿瘤根据发生部位可分为髓内肿瘤、髓外硬膜内肿瘤、髓外硬膜外肿瘤。髓内肿瘤约占椎管肿瘤的15%,常见有星形细胞瘤、室管膜瘤。髓外硬膜内肿瘤占椎管肿瘤的60%,常见有神经纤维瘤、神经鞘瘤、脊膜瘤等。髓外硬膜外肿瘤占椎管肿瘤25%,多数是转移瘤、淋巴瘤。

(一)病因

椎管内肿瘤可发生于任何年龄,发病高峰年龄为20~50岁之间。除脊膜瘤外,椎管内肿瘤男性较女性发病率略高。椎管内肿瘤来源有:

(1)可由椎管周围组织直接侵入椎管,如淋巴肉瘤。

(2)可源于脊髓外胚叶的室管膜和胶质细胞如神经胶质瘤、神经纤维瘤。

(3)可原发于脊髓的中胚叶间质,如脊膜瘤。

(4)也可以来自身体其他部位恶性肿瘤的转移,如肺癌、鼻咽癌、乳腺癌、甲状腺癌等。

(二)病理

根据病理可将椎管内肿瘤分为:脊膜瘤、神经鞘瘤、星形细胞瘤、节细胞性神经瘤、浆细胞瘤、单纯性囊肿、血管瘤、脂肪瘤、错构瘤、硬脊膜囊肿、间叶瘤、肠源性囊肿、恶性神经鞘瘤和恶性血管内皮细胞瘤。

神经纤维瘤、脊膜瘤和胶质细胞瘤（包括星形细胞瘤和室管膜瘤）为最常见的病理类型。神经纤维瘤约占40%左右,脊膜瘤占9%～12%,胶质细胞瘤占8%～12%。

（三）诊断

1.临床表现

髓内肿瘤多发生于20～50岁,以疼痛为最常见的首发症状,夜间痛和平卧痛是特殊症状,逐渐出现肿瘤节段以下的运动障碍和感觉异常,表现为肢体无力、肌肉萎缩和截瘫,肌张力和腱反射异常。

髓外硬膜内肿瘤多发生于20～60岁,病程较长,典型症状为神经根疼痛,以后出现肢体麻木、酸胀感或感觉减退。随着症状的进展可出现瘫痪及膀胱、直肠功能障碍。

髓外硬膜外肿瘤,如转移瘤多见于老年人,病程进展较快,疼痛是最常见的首发症状,很快出现严重的脊髓压迫症。淋巴瘤常累及胸腰椎,主要表现为脊髓和神经根受压症状,以局部疼痛最为多见,逐渐出现下肢运动、感觉障碍和括约肌功能紊乱。

脊髓各节段肿瘤的临床表现见表3-23。

表3-23　脊髓各节段肿瘤的临床表现

节段	临床表现
颈1～颈4	枕颈区放射性痛,四肢痉挛性瘫痪,躯干、四肢感觉障碍,膈神经受损者可有呼吸困难。肿瘤在颈2以上可有枕骨大孔区症状
颈5～胸1	肩部和上肢放射性痛,上肢弛缓性瘫痪,下肢痉挛性瘫痪,病灶以下感觉障碍,伴Horner征,部分患者可出现括约肌功能障碍
胸2～胸12	胸腹部放射性痛和束带感,下肢痉挛性瘫痪伴感觉障碍,括约肌功能障碍多见
腰1～骶2	下肢放射痛,弛缓性瘫痪及感觉障碍,会阴部感觉障碍,括约肌功能障碍明显
圆锥	神经根痛不明显,感觉障碍明显,可有感觉分离,自主神经功能障碍发生较早
马尾	神经根痛剧烈、明显肌肉萎缩,单侧下肢受累,各种感觉障碍,反射消失,自主神经功能障碍发生晚

2.辅助检查

①脊柱X线平片;②CT;③MRI。

（四）治疗

1.手术治疗

椎管内肿瘤尤其是髓外硬膜内肿瘤属良性,一旦定位诊断明确,应尽早手术切除,多能恢复健康。

2.放射治疗

凡属恶性肿瘤在术后均可进行放疗,多能提高治疗效果。

3.化学治疗

胶质细胞瘤用脂溶性烷化剂如卡莫司汀(BCNU)治疗有一定的疗效。转移癌(腺癌、上皮癌)应用环磷酰胺、甲氨蝶呤等。

4.预后

脊髓瘤的预后取决于以下诸因素:①肿瘤的性质和部位。②治疗时间迟早和方法的选择。③患者的全身状况。④术后护理及功能锻炼,术后并发症的防治对康复十分重要。

(五)主要护理问题

(1)低效性呼吸型态:与脊髓损伤造成呼吸肌麻痹有关。

(2)清理呼吸道低效:与呼吸肌无力及气管切开有关。

(3)有失用综合征的危险:与肢体瘫痪神经功能障碍有关。

(4)躯体移动障碍:与肌无力、肢体瘫痪有关。

(5)有皮肤完整性受损的危险:与长期卧床、神经功能障碍有关。

(6)潜在并发症——感染。

(7)有外伤的危险:与肢体瘫痪神经功能障碍有关。

(8)体温过高:与手术创伤有关。

(9)疼痛:与手术创伤有关。

(10)语言沟通障碍:与气管切开有关。

(11)自理能力缺陷/部分缺陷:与肢体瘫痪有关。

(12)腹胀:与脊髓损伤有关。

(13)有营养失调、低于机体需要量的危险:与长期卧床、鼻饲有关。

(14)焦虑:与担心疾病预后有关。

(15)知识缺乏——缺乏手术前后相关的知识。

(六)护理目标

(1)患者不发生组织缺氧或二氧化碳潴留。

(2)及时清除呼吸道分泌物,保持呼吸道通畅。

(3)患者不发生关节僵直,肌肉萎缩。

(4)患者家属能认识翻身及活动关节的意义,不发生关节僵直及失用性肌萎缩。

(5)保持患者皮肤的完整性。

(6)患者住院期间不发生感染/感染得到控制。

(7)患者不发生意外受伤。

(8)患者不发生高热导致的并发症。

(9)患者疼痛时得到及时处理。

(10)与患者建立有效的沟通方式。

(11)患者卧床期间生活需要能够得到满足。

(12)患者腹胀时得到及时妥善处理。

(13)患者的营养状况良好。

(14)患者能对疾病有所了解,焦虑减至最低。

(15)患者能配合完成各项术前检查,对疾病和手术有所了解。

(七)术前护理措施

1.心理护理

(1)评估患者心理问题的来源及程度,鼓励患者正确面对疾病,以取得患者的理解和信任。

(2)以理解和宽容的态度和患者交谈,解释手术的必要性、手术方式、注意事项,使患者增强战胜疾病的信心。

2.术前宣教

(1)以通俗易懂的语言向患者及其家属讲解疾病病因、征象,术前有关检查项目及注意事项,麻醉知识,术后并发症的预防等,如神经根痛、感觉障碍、运动障碍、自主神经功能障碍是此类疾病的主要特征。

(2)告诉患者临床上有的患者疼痛难忍;有的感觉下肢麻木,有蚁走感;还有的感觉下肢冰冷,这些征象都是肿瘤压迫脊神经根所致。

(3)除做好患者生活护理外,还要注意预防意外伤或并发症,如烫伤、冻伤、压疮等。

3.安全管理

偏瘫、感觉障碍患者,及时行压疮、跌倒/坠床风险评估,常规予以床挡保护。

4.有关项目训练:见表3-24

表3-24 椎管内肿瘤术前训练

训练项目	训练方法
咳嗽训练	指导患者做深呼吸,吸气时间长于呼气时间,要自然、缓慢,闭声门,然后胸部自下而上,缓缓用力咳嗽,避免用力过猛,使术后切口震动过大引起疼痛 有效咳嗽,增加肺通气量,预防术后坠积性肺炎发生
排尿训练	让患者放松腹部及会阴部,用温热毛巾敷下腹部或听流水声,温开水清洗会阴等,反复多次练习,直至能躺在床上自然排尿,避免术后发生尿潴留及排便困难
翻身训练	教会患者轴线翻身的方法,让患者平卧,护士站于患者所需卧位一侧,俯身,一手放于患者颈下,另一手放于患者外侧肩部,让患者双手分别放于护士颈后和一侧腋后,另一位护士站在患者背后,双手分别托着患者臀部及大腿,两人一起缓慢沿脊柱轴线用力,将患者缓缓放于侧卧位,再帮患者按摩受压处

5.术前准备

(1)按神经外科术前护理常规。

(2)皮肤准备:术前2日氯己定消毒术区皮肤。范围见表3-25。

表3-25 椎管内肿瘤术前皮肤准备范围

手术类型	备皮范围
高位颈段手术	枕骨粗隆至双肩水平的皮肤
胸腰段脊髓手术	以病变为中心上下5个椎体的皮肤
腰骶段手术	病变腰椎以上5个锥体至坐骨结节处

（3）术前 8 小时开始禁食禁水,哺乳期婴儿术前 4 小时禁食。

（4）术前有留置尿管者,应用艾利克消毒,更换无菌集尿袋。

（5）手术前晚 21 时入睡困难者,遵医嘱给予镇静剂。

（6）术晨遵医嘱带入术中用药,测生命体征,更换清洁患者服,准备好病历、CT、MRI 等带入手术室,准确填写手术前评估单并与手术室人员进行患者、药物核对后进入手术室。

（八）术后护理措施

1.体位护理

（1）术后全麻清醒给予去枕平卧位,以利于压迫止血,搬动患者时要保持脊柱水平位,尤其是高颈段手术应颈部制动、颈托固定,应注意颈部不能过伸过屈,以免加重脊髓损伤。硬脊膜打开修补者取俯卧位。

（2）应 1～2 小时翻身一次,翻身时注意保持头与身体的水平位,护士以稳妥轻柔的动作按照术前训练方法,协助患者翻身,因疼痛不必过多移动患者,要注意头、颈、躯干及下肢应保持在同一轴线位,不可强拖硬拉。

2.生命体征监测

（1）密切观察患者生命体征。

（2）保持呼吸道通畅,观察呼吸频率、节律及血氧饱和度的变化,观察患者是否出现呼吸困难、烦躁不安等呼吸道梗阻症状。

3.脊髓神经功能的观察

见表 3-26。

表 3-26　脊髓神经功能的观察

手术类型	观察要点
颈椎手术	注意呼吸情况,应特别注意观察伤口周围有无肿胀、胸闷气紧、呼吸困难,以防发生血肿压迫颈部而影响呼吸功能 麻醉清醒后严密观察四肢感觉、运动、肌力等,并与术前对比,以便及时发现并发症 术后可能会出现颈交感神经节损伤症,患侧瞳孔缩小,眼睑下垂,眼球凹陷,一般不需处理
胸椎手术	一般上肢不受影响。术后观察下肢活动情况,术后常会出现腹胀者可加用通便润肠药物或肛管排气
腰骶部手术	观察下肢肌力活动度及肛周皮肤感觉,如发现感觉障碍平面上升或四肢活动度有减退,应考虑脊髓出血或水肿,应立即通知医生采取紧急措施

4.伤口及引流管护理

（1）注意观察伤口有无渗血渗液,有无感染征象,保持伤口敷料干燥固定,尤其是骶尾部,污染衣裤及时更换。

（2）伤口感染常在术后 3～7 天出现,表现为局部搏动性疼痛,皮肤潮红、肿胀,压痛明显,并伴有体温升高,及时通知医生,检查伤口情况并及时处理。

（3）引流管护理按神经外科引流管护理常规。

（4）一般引流管在 2～3 天拔除。

5.饮食护理

麻醉清醒前应禁食,清醒6小时后可进流质饮食,出现呕吐时暂不进食,头偏向一侧。术后第一天进食高蛋白、高营养、易消化的食物,以增强机体的抵抗力,多食蔬菜及水果,多饮水,保持大便通畅。

6.截瘫患者皮肤护理

截瘫患者皮肤失去感觉,神经调节功能不良,血循环差,容易发生压疮。间歇解除压迫,按摩和温热敷是解除压疮的关键,早期每2小时翻身叩背一次,并帮助患者按摩受压处和被动活动肢体关节,保持关节功能位置。

7.疼痛的护理

评估患者疼痛的程度及是否需要药物辅助止痛。另外可适当变换体位,让患者舒适以便缓解疼痛。咳嗽、打喷嚏、便秘常常可使腹压增加,诱发或加重疼痛,因此,应注意预防感冒及便秘。寒冷常使腰部以下肌肉收缩,加重疼痛,因此,腰部及下肢注意保暖,给予患者足浴和温水擦浴,水温保持41~43℃。

8.预防肺部感染

指导患者进行咳嗽训练。随着切口愈合,疼痛逐渐减轻或消失,鼓励患者用力咳嗽,勤翻身叩背,以利于肺的膨胀和引流。必要时做雾化吸入。

9.健康指导

见表3-27。

表 3 - 27　椎管肿瘤术后健康指导

项目	内容
心理支持	了解患者心理反应,给予鼓励,增强疾病恢复的信心,并说明功能的恢复会有各种可能性,如痊愈、好转、部分好转,并也有恶化的可能,使患者及其家属思想上有所准备
压疮护理	预防压疮,按时翻身,保持皮肤及床单的清洁平整。动态行压疮风险评估,对已产生的压疮应积极治疗,对症处理
神经功能障碍肢体的护理	感觉麻木或感觉消失的肢体应当心烫伤 瘫痪肢体要保持功能位,预防关节畸形、足下垂等 教会患者使用轮椅,帮助其树立生活的信心,尽早参加社会活动
排便护理	保持大小便通畅,一般清醒患者术后第1日可拔除尿管,拔管后应关注患者自行排尿情况。长期安置尿管的患者定期更换尿袋,定期夹闭尿管帮助患者建立膀胱功能,待小便功能恢复后方能拔除尿管。便秘时可用开塞露纳肛或口服轻泻剂
功能锻炼	指导患者肢体功能锻炼,做到自动运动与被动运动相结合。用健侧的肢体带动瘫痪肢体做被动活动,或由家属帮助运动,完成关节活动,促进肢体功能恢复,并教育患者自我护理的方法。患者起床前根据手术部位不同先给予颈托、胸托、腰围保护,以免影响脊柱稳定性
饮食指导	养成良好的生活习惯,加强营养,进高蛋白(鸡、鱼、蛋、奶等)、高维生素、高热量、高纤维素(韭菜、芹菜等)、易消化的饮食,多食水果、蔬菜 忌浓茶、咖啡、辛辣食物等

（九）并发症的观察及护理

并发症的护理见表 3-28。

表 3-28　椎管内肿瘤术后并发症的护理

并发症	护理
腹胀	是椎管肿瘤术后常见的并发症
	指导患者进食含蛋白质和维生素较多的食物,多进咸或偏酸性食物,少进或不进甜食,还可食一些助消化的山楂片、胃蛋白酶合剂和助胃肠排气的薄荷水
	必要时肌内注射新斯的明,行胃肠减压、中药灌肠或肛管排气
	如果是便秘引起的腹胀,可按摩腹部,必要时用缓泻剂及粪便软化剂
呼吸功能障碍	是颈段椎管内肿瘤术后严重的并发症,主要是颈髓受压引起的肋间肌、膈肌麻痹,导致呼吸幅度减弱,继发缺氧及呼吸道分泌物无力咳出;也可因患者伤口疼痛不敢咳嗽和深呼吸以致排痰不畅或无力咳嗽引起
	护理中应加强观察呼吸的频率、幅度、血氧饱和度的变化
	痰液不易排出者,可行雾化吸入 2 次/天,以促进痰液排出,对严重呼吸困难者,可行气管切开术或给予呼吸机辅助呼吸
椎管内血肿	若患者出现四肢疼痛进行性加重,感觉平面上升,双下肢瘫痪加重,应考虑椎管内血肿形成压迫脊髓,应及时报告医生处理
泌尿系统感染	保持会阴部清洁,每日行尿管护理 2 次
	应鼓励患者多饮水,增加尿量,稀释尿液,借助排尿冲洗膀胱尿道,减少细菌滋生,预防泌尿系统感染
	定时夹放导尿管,使膀胱保持节律性充盈和排空,防止膀胱痉挛和缩小,促进功能恢复。待病情好转,尽早拔除尿管
呼吸系统感染	保持室内空气清新,定时开窗通风
	对于高位截瘫者要按时翻身、拍背。每次拍背时用空掌从患者背部肺底部由下向上、由外向内,拍击到肺尖部,帮助患者咳嗽排痰,增强后背部血液循环
	指导患者做深呼吸及扩胸运动,有利于肺复张
压疮	卧床患者避免软组织长期受压,按时翻身、拍背,使用气垫床
	每天用温水擦浴,保持皮肤清洁
	保持床单平整、干燥
	保证全身营养摄入
关节挛缩	注意卧位姿势,不得压迫患肢
	下肢瘫痪者防止关节畸形
	足下垂者,应穿"丁"字鞋,保持双足功能位
下肢静脉血栓	协助进行下肢肢体功能锻炼,保持肌肉柔韧性,防止血栓形成
	必要时适当抬高患肢

（十）特别关注

(1)高位颈髓术后呼吸的观察。

(2)术前术后肢体活动及感觉的观察。

(3)括约肌功能的观察。

第十一节 甲状腺疾病患者的护理

一、甲状腺功能亢进症

甲状腺功能亢进(简称甲亢),是指由于多种原因导致正常甲状腺激素分泌的反馈控制机制功能丧失,引起循环中甲状腺激素分泌过多而出现的以全身代谢亢进为主要特征的疾病。

按引起甲亢的原因可分为三类:①原发性甲亢:最常见,主要指毒性弥漫性甲状腺肿(Gvaves 病),患者在甲状腺肿大的同时出现功能亢进症状。以 20~40 岁女性多见,腺体多呈弥漫性肿大,两侧对称,常伴有眼球突出,故又称"突眼性甲状腺肿"。②继发性甲亢:较少见,常在结节性甲状腺肿基础上发生甲亢。年龄多在 40 岁以上,腺体呈结节状肿大,两侧不对称,无眼球突出,容易发生心肌损害。③高功能腺瘤:少见,甲状腺内有单个的自主性高功能结节,结节周围的甲状腺组织呈萎缩改变,无眼球突出。放射性碘扫描显示结节的聚碘量增加,呈现"热结节"。

甲亢的病因迄今未明。目前公认本病的发生与遗传和自身免疫有关,属于器官特异性自身免疫病。其淋巴细胞产生的两类 G 类免疫球蛋白,即"长效甲状腺激素"和"甲状腺刺激性免疫球蛋白",都能抑制腺垂体分泌促甲状腺激素(TSH),并与 TSH 受体结合,导致甲状腺素的大量分泌。继发性甲亢和高功能腺瘤的病因尚未明确,可能与结节本身自主性分泌紊乱有关。

(一)护理评估

1.健康史

患者是否有家族遗传史、是否有自身免疫性疾病。另外,精神刺激、病毒感染、严重应激和过度劳累等原因对本病的发病也有重要影响。

2.身体状况

(1)高代谢综合征:由于三碘甲状腺原氨酸(T_3)、四碘甲状腺原氨酸(T_4)分泌增多,导致交感神经兴奋性增强和新陈代谢加速,常有心悸、乏力、怕热、多汗、消瘦、食欲亢进、体重下降等。

①神经系统:神经过敏,多言好动,紧张焦虑,焦躁易怒,失眠不安,注意力不集中,记忆力减退,手、眼睑震颤,腱反射亢进等。

②心血管系统:心悸、胸闷、气短、第一心音亢进。心搏出量增加可致收缩压升高,外周血管扩张,血管阻力下降,可致舒张压下降,导致脉压增大。心律失常以房性期前收缩最常见。合并甲状腺毒症心脏病时,可出现心脏增大和心力衰竭,心律失常则以心房颤动多见。

③消化系统:胃蠕动增快,食欲亢进,消瘦,排便频繁。重者可有肝大、肝功能异常,偶有黄疸。

④肌肉与骨骼系统:可伴发周期性瘫痪和近端肌肉进行性无力、萎缩。也可伴发重症肌无力及骨质疏松。

⑤生殖系统:女性常有月经减少或闭经。男性有勃起功能障碍,偶有乳腺发育。

⑥造血系统:淋巴细胞、单核细胞升高,但白细胞总数降低。伴发血小板减少性紫癜。

(2)甲状腺肿:程度不等的甲状腺肿大,呈弥散性、对称性、质地中等,无压痛。甲状腺上下极可触及震颤,闻及血管杂音,为本病重要的体征。

(3)眼征:可分为单纯性突眼和浸润性突眼两类。①单纯性突眼:与甲状腺毒症导致的交感神经兴奋性增强有关。②浸润性突眼:称为 Graves 眼病,与眶周组织的自身免疫炎症反应有关。表现为眼内异物感、胀痛、畏光、流泪、视力下降。检查见突眼,眼睑肿胀,结膜充血水肿,眼球活动受限。严重者可形成角膜溃疡,全眼炎,甚至失明。

3.辅助检查

(1)基础代谢率(BMR)测定:应在禁食 12 小时,睡眠 8 小时以上,静卧空腹状态下进行。常用 BMR 简易计算公式:BMR%=脉压+脉率-111。正常成人 BMR 为-10%~+10%;高至 20%~30%为轻度甲亢,30%~60%为中度甲亢;60%以上为重度甲亢。

(2)FT_3、FT_4:甲亢时血清 FT_3、FT_4 升高,作为筛选检查。

(3)促甲状腺激素(TSH):血清 TSH 浓度的变化是反映甲状腺功能最敏感的指标,甲亢时 TSH 浓度降低。

(4)三碘甲状腺原氨酸(T_3)抑制试验:用于鉴别单纯性甲状腺肿和甲亢。

(5)TSH 受体抗体(TRAb):早期有诊断意义,可作为判断病情活动、复发和停药的指标。

(6)甲状腺摄^{131}I率:总摄碘率升高。

(7)促甲状腺激素释放激素(TRH)兴奋试验:甲亢时 T_3、T_4 升高,反馈抑制 TSH,故 TSH 不受 TRH 兴奋;TRH 给药后 TSH 升高可排除甲亢。本试验安全,可用于老年人及心脏病患者。

4.治疗要点

针对甲亢有三种疗法,即抗甲状腺药物(ATD)、^{131}I 和手术治疗。

(1)抗甲状腺药物:是治疗甲亢的基础治疗,抗甲状腺药物也用于手术和^{131}I治疗前的准备阶段。常用的抗甲状腺药物分为硫脲类和咪唑类,硫脲类包括丙硫氧嘧啶(PTU)和甲硫氧嘧啶等,咪唑类包括甲巯咪唑(MMI)和卡比马唑等。

(2)^{131}I治疗:^{131}I 被甲状腺摄取后释放出 β 射线,破坏甲状腺组织细胞,从而减少甲状腺激素的合成与释放。

(3)手术治疗:适应证包括:①中、重度甲亢,长期服用药物无效,或停药复发,或不能坚持服药者;②甲状腺肿大显著,有压迫症状;③胸骨后甲状腺肿;④多结节性甲状腺肿伴有甲亢。手术治愈率 95%左右,复发率为 0.6%~9.8%。

(4)碘剂:小剂量碘剂是合成甲状腺激素的原料,可预防单纯性甲状腺肿;但大剂量碘剂可产生抗甲状腺作用,主要抑制甲状腺激素的释放,且作用迅速,还可以抑制其合成。碘剂还可以减少甲状腺的血流量,使腺体充血减少,因而缩小变硬。常用药物有复方碘化钾或复方碘化钠。

(5)β受体阻滞剂:改善甲亢所致心率增快、心肌收缩力增加等交感神经激活症状,还可以抑制外周 T_4 转化为 T_3。常用药物为普萘洛尔。

（二）护理问题

(1)焦虑或恐惧：与精神过敏，对手术有顾虑有关。

(2)营养失调——低于机体需要量：与甲亢高代谢状况有关。

(3)疼痛：与手术切口、不当的体位改变、吞咽有关。

(4)潜在并发症——呼吸困难或窒息等。

（三）护理措施

1.一般护理

(1)给予高热量、高蛋白、高维生素饮食，限制含纤维素高的食物，应食用无碘盐，避免进食含碘丰富的食物，如海带、紫菜等。禁用对中枢神经有兴奋作用的浓茶、咖啡等刺激性饮料，戒烟、酒，注意补充水分。

(2)室温保持在20℃左右，避免强光和噪声刺激。

(3)避免提供刺激、兴奋的消息，以减少患者激动、易怒的精神症状。

(4)让患者及其家属了解其情绪、性格改变是暂时的，可因治疗而改善。

(5)活动以不感到疲劳为度，以免病情加重。有心力衰竭或严重感染者应严格卧床休息。

2.症状护理

有突眼者，须经常点眼药，外出戴茶色眼镜，以避免强光与灰尘的刺激，睡前涂眼药膏，戴眼罩，并抬高头部，低盐饮食，以减轻眼球后软组织水肿。

3.药物护理

抗甲状腺药物的常见不良反应：①粒细胞减少，严重者可致粒细胞缺乏症，主要发生在治疗后2~3个月，需要定期复查血常规，当白细胞低于$3×10^9/L$或中性粒细胞低于$1.5×10^9/L$时应停药；②皮疹；③中毒性肝病，用药前、后要检查肝功能。

4.甲状腺术前、术后护理

(1)完善术前检查：①颈部透视或摄片，了解气管有无受压或移位；②检查心脏有无扩大、杂音或心律失常等，并做心电图检查；③喉镜检查，确定声带功能；④测定基础代谢率，了解甲亢程度，选择手术时机；⑤检查神经肌肉的应激反应是否增高，测定血钙、血磷含量，了解甲状旁腺功能状态。

(2)术前药物准备：术前通过药物降低基础代谢率是甲亢患者手术准备的重要环节。有以下几种方法。

①单服碘剂：常用碘剂为复方碘化钾溶液，每日3次口服，第1日每次3滴，第2日每次4滴，依此逐日每次增加1滴至每次16滴为止，然后维持此剂量。碘剂具有刺激性，可在饭后经凉开水稀释服用，或把碘剂滴在饼干、面包片上吞服，以减少对口腔和胃黏膜的刺激。服用碘剂2~3周后患者情绪稳定，睡眠良好，体重增加，脉率每分钟90次以下，脉压恢复正常，BMR在20％以下，便可进行手术。需要注意的是由于碘剂不能抑制T_4的合成，一旦停服，储存于甲状腺滤泡内的甲状腺球蛋白大量分解，将使甲亢症状重新出现甚至加重，因此，碘剂应仅在手术前和甲状腺危象时使用，凡不准备手术的患者不宜服用。

②硫脲类药物加用碘剂：先用硫脲类药物，待甲亢症状得到基本控制后停药，改服2周碘剂，再行手术。由于硫脲类药物能使甲状腺肿大充血，手术时极易发生出血，增加手术困难和

危险,因此服用硫脲类药物后必须加用碘剂。

③普萘洛尔单用或合用碘剂:对于不能耐受碘剂或合并应用硫脲类药物,或对此两类药物无反应的患者,主张与碘剂合用或单用普萘洛尔做术前准备。由于普萘洛尔在体内的有效半衰期不到 8 小时,故最后一次服用须在术前 1~2 小时,术后继续口服 4~7 日。另外,术前不用阿托品,以免引起心动过速。

(3)术后护理:①体位和引流:患者血压平稳或全麻后取半坐卧位,以利于呼吸和引流切口内积血。手术野常规放置橡皮片或引流管引流 24~48 小时,引流积血可预防术后气管受压。②活动:变换体位时用手置于颈后以支撑头部,避免颈部弯曲、过伸或快速的头部运动。③饮食:先给予患者少量温水或凉水,若无呛咳、误咽等不适,可给予微温流质饮食,饮食过热可使手术部位血管扩张,加重渗血。以后逐步过渡到半流质饮食和软食。④药物:患者术后继续服用复方碘化钾溶液,逐日减少,直至病情平稳。

5.主要并发症的预防与护理

(1)术后呼吸困难和窒息:最常见原因为切口内出血压迫气管,其次是喉头水肿、气管塌陷、双侧喉返神经损伤。多发生于术后 48 小时内,是最危急的并发症。表现为进行性呼吸困难、发绀,甚至窒息,可有切口渗血。术后床旁应常规放置气管切开包。如发现患者呼吸困难、切口局部张力较大时须立即进行床旁抢救,及时剪开缝线,迅速除去血肿。对喉头水肿者立即用大剂量激素,呼吸困难无好转时行环甲膜穿刺或气管切开。

(2)喉上神经、喉返神经损伤。①喉返神经损伤:一侧喉返神经损伤,大多引起声音嘶哑;双侧喉返神经损伤,可出现失声或呼吸困难,甚至窒息,需立即行气管切开。②喉上神经损伤:外支损伤(运动神经),引起环甲肌瘫痪,声带松弛、音调低钝。内支损伤(感觉神经),可使喉部黏膜感觉丧失,在进食特别是饮水时容易发生误咽、呛咳。

锉夹、牵拉、血肿压迫而致损伤者多为暂时性,经理疗等处理后,一般在 3~6 个月内可逐渐恢复。

(3)手足抽搐:手术时甲状旁腺被误伤,患者血钙浓度下降,神经肌肉的应激性提高。多在术后 1~3 天出现。抽搐发作时,立即静脉注射 10% 葡萄糖酸钙或氯化钙 10~20mL。发生手足抽搐后,应适当限制患者肉类、乳品和蛋类等食品的摄入。

(4)甲状腺危象:诱因可能为应激、感染、治疗反应、手术准备不充分等。临床表现为体温≥39℃、心率≥140 次/分、恶心、厌食、呕吐、腹泻、大汗、休克、神情焦虑、烦躁、嗜睡或谵妄、昏迷,可合并心力衰竭、肺水肿。

治疗:①抑制甲状腺素(TH)合成:首选口服 PTU。②抑制 TH 释放:给予复方碘溶液。③静脉滴注氢化可的松或地塞米松:可加强应激反应能力。④血液透析:可以降低血浆 TH 浓度。⑤对症治疗:吸氧;物理降温;补足液体;抗感染;烦躁时加用镇静药或使用异丙嗪进行人工冬眠。禁用阿司匹林。

预防:预防甲状腺危象最关键的是充分的术前准备,术后继续服用碘剂,逐渐减量。

(四)健康教育

(1)服用抗甲状腺药物的开始 3 个月,每周查血常规 1 次,每隔 1~2 个月做甲状腺功能测定,定期测量体重。脉搏减慢、体重增加是治疗有效的标志。若出现高热、恶心、呕吐、腹泻、突眼加重等,应警惕甲状腺危象的可能,及时就诊。

(2)对妊娠期甲亢患者,药物首选 PTU,禁用放射碘治疗,慎用普萘洛尔,产后如需继续服药,则不宜哺乳。

二、单纯甲状腺肿

单纯性甲状腺肿是由于缺碘、甲状腺素需要量增加及甲状腺素合成和分泌障碍等原因引起的甲状腺持续性肿大,不伴有明显的功能异常。根据发病原因,可分为地方性甲状腺肿、散发性甲状腺肿。

单纯性甲状腺肿一般女性多见,如不及时治疗,晚期可形成结节性甲状腺肿,而结节性甲状腺肿有可能发生恶变。

(一)临床表现

单纯性甲状腺肿多发于女性,一般发生在青春期,流行地区常发生于入学年龄。甲状腺肿大小不等,形状不同。弥散性肿大仍显示正常甲状腺形状,两侧常对称。结节性肿大常一侧较显著;囊肿样变结节若并发囊内出血,结节可在短期内增大。腺体表面较平坦、光滑,质软;吞咽时,腺体随喉和气管上下移动。甲状腺不同程度的肿大和肿大结节有时可对周围器官引起压迫症状。

(1)压迫气管比较常见。自一侧压迫,气管向对侧移位或变弯曲;自两侧压迫,气管变为扁平。由于气管内腔变窄,呼吸发生困难,尤其在胸骨后甲状腺肿时更严重。受压过久还可使气管软骨变形、软化,引起窒息。

(2)压迫食管少见。仅胸骨后甲状腺肿可能压迫食管,引起吞咽时不适感,但不会引起梗阻症状。

(3)压迫颈深部大静脉可引起头颈部的血液回流困难。此种情况多见于位在胸廓上口、大的甲状腺肿,尤其是胸骨后甲状腺肿。患者面部呈青紫色水肿,同时出现颈部和胸前表浅静脉的明显扩张。

(4)压迫喉返神经可引起声带麻痹(多为一侧),患者声音嘶哑。压迫颈部交感神经节链,可引起霍纳综合征,极为少见。

甲状腺功能和基础代谢率除了结节性甲状腺肿继发甲状腺功能亢进症外,大多正常。此外,结节性甲状腺肿可继发甲状腺功能亢进症,也可发生恶变。

(二)辅助检查

1.甲状腺摄^{131}I率测定

缺碘性甲状腺肿可出现摄碘量增高,但吸碘高峰一般正常。

2.B 超

为首选检查。可确定有无结节和扫查出 1cm 以下的结节,确定结节的大小、结节为单发还是多发,还可明确结节是囊性、实性还是混合性。此外,对于 B 超提示有沙砾样钙化改变的甲状腺结节应警惕甲状腺癌的可能。

3.CT 检查

可显示甲状腺结节的情况,还有助于了解甲状腺肿大的范围、气管压迫的情况以及有无胸骨后甲状腺肿等。另外,对于怀疑甲状腺恶性肿瘤伴有淋巴结转移的时候,甲状腺 CT 检查有助于发现其转移灶。

4.X 线检查

本身不能发现甲状腺肿的原发灶和转移灶,但颈部 X 线检查有助于发现不规则的胸骨后甲状腺肿及钙化的结节,还能确定气管受压、移位及狭窄的有无。

5.细针穿刺细胞学检查

病变性质可疑时,可行细针穿刺细胞学检查以确诊。

(三)治疗原则

1.青春期、妊娠期生理性甲状腺肿

无须治疗,可多吃含碘丰富的食物,如海带、紫菜等。

2.单纯性甲状腺肿

压迫气管、食管、血管或神经引起临床症状时,应尽早手术治疗,可行甲状腺大部切除术。

3.巨大的单纯性甲状腺肿

虽没有引起压迫症状,但影响生活和工作,也应予手术。

4.结节性单纯性甲状腺肿

继发功能亢进的综合征,或怀疑有恶变的可能,应尽早手术治疗。

(四)护理评估

1.健康史

评估时应询问患者的年龄、月经生育史、创伤感染情况和居住史,如是否居住于远离海的山区,以及饮食习惯。如是否不吃海带、紫菜等海产品,或者有海产品过敏或禁忌。据报道,卷心菜、花生、菠菜、大豆、豌豆、萝卜等食物可抑制甲状腺素的合成,经常大量进食,也能导致甲状腺肿大。

2.身体状况

监测患者的基础代谢率(BMR),了解其甲状腺功能是否正常。

3.心理-社会状况

通过沟通感受患者对所患疾病的认识程度和求医的态度。

(五)护理诊断

(1)焦虑:与疾病、担心手术预后等因素有关。

(2)知识缺乏——缺乏进食加碘食盐或含碘丰富的食品的有关知识。

(3)疼痛:与手术引起的组织损伤有关。

(六)护理措施

1.非手术治疗及术前护理

(1)心理护理:针对患者生理、心理的异常变化,如脖子增粗,既影响生活、工作,又有失美观,一旦决定手术,又担心手术效果能否如意,对预后缺乏足够的信心,进而导致心理障碍。因此,对其进行耐心、细致的心理辅导,告知手术治疗的必要性及安全性,以解除患者的思想顾虑,消除其不良情绪,争取其积极、主动地配合医护人员做好各项工作。

(2)用药护理:遵医嘱使用甲状腺制剂及复方碘剂。常用复发碘化钾溶液,使用方法为:每日3次,第1日每次3滴,第2日每次4滴,以后逐日每次增加1滴,至每次16滴为止,然后维持此剂量至手术前。

(3)饮食护理:对非手术治疗者告知使用加碘食盐,并经常进食含碘丰富的食物,如海带、海藻、紫菜等。

(4)体位要求:巨大甲状腺肿伴有压迫症状的患者,嘱其取半坐卧位,保持呼吸道通畅。一旦确认手术则指导患者进行甲状腺手术体位训练,即去枕仰卧,肩下垫一软枕,使颈呈过伸卧位,目的是锻炼其耐受性,以便手术时手术野暴露充分,使手术得以顺利进行。

(5)术前准备:按常规做好术前准备如备皮、抗生素皮肤敏感试验、交叉配血及卫生处置等。手术日备气管切开包于床旁;如为巨大甲状腺肿疑有可能发生手术后气管塌陷者,术前即行气管插管或气管切开术,预防术后窒息的发生。

2.术后护理

(1)饮食护理:手术后6小时麻醉药药效基本消退,此时嘱患者试喝冷开水,在无呛咳的情况下,进食流质、半流质,再过渡到普通饮食。冷开水既可湿润咽喉部黏膜,又能使局部血管收缩,从而使局部水肿消退,疼痛减轻。同时喝水不呛咳,说明喉上神经未受损,可正常进食。选择食物应避免过热、辛辣、刺激性大的食物,以免食用后加剧咽喉部黏膜充血,使疼痛加剧;并防止咽喉部受刺激而发生剧咳,导致切口出血或切口裂开。

(2)体位要求:术后取半坐卧位,利于呼吸顺畅,使切口引流更彻底,能减轻切口的张力,促进切口愈合。

(3)活动指导:手术后6小时或全身麻醉完全清醒后,一般情况,患者可自由活动,但须注意颈部活动动作不要过于剧烈,幅度不要过大;说话时音调不要过高,时间不能过长,否则,不利于术后切口及声音的恢复。

(4)切口和管道护理:保持切口敷料的清洁、干燥和固定。如有引流管,必须将其妥善固定,确保有效引流,观察并记录其引流的量和性质。发现异常,如敷料渗血严重或短时间内引流出大量血性液体,应及时通知医生处理。

(5)呼吸困难和窒息的护理:床旁常规备气管切开包。患者一旦发生呼吸困难或窒息,立即行气管插管,必要时行气管切开术,一旦实施则按气管切开术护理常规护理。

(6)病情观察及护理:遵医嘱监测生命体征及观察病情变化,确保呼吸道通畅,警惕并发症的发生。如脉搏增快,由>100次/分短时间内进展为>120次/分,患者自诉呼吸困难,颈部有压迫感。体格检查见患者面色潮红、颈部肿胀,呼吸增快,切口周围皮肤张力增高,切口敷料渗血可不明显,但仍提示有切口内出血的可能。如进行性呼吸困难,即呼吸由快转为费力、变慢,则提示呼吸道梗阻,窒息可随时发生,相关因素有气管塌陷,或切口出血、血肿形成、压迫气管,或痰液黏稠而阻塞气管,或喉头水肿等。麻醉清醒后,喝水呛咳,提示喉上神经受损;术后说话声音嘶哑,提示喉返神经受损;术后出现口唇麻木,或手足抽搐,提示甲状旁腺有受损或血供不足的可能。因此,要求术后严密观察,一旦发现异常情况,如实记录,及时通知医生处理。

(七)健康教育

(1)拆线后,循序渐进地练习颈部动作,如左右摇头、抬头点头等动作,防止瘢痕挛缩。

(2)结节性甲状腺肿遵医嘱服用甲状腺制剂等药物。

（3）术后第 1 个月、第 3 个月、半年来院复查,如有异常情况随时就诊。

（4）饮食指导:①术后宜多吃含碘量高的食物,如海带、紫菜、发菜、干贝、带鱼、蛤、甲鱼等。②术后宜多吃具有消结散肿作用的食物,包括菱角、芋艿、油菜、芥菜、猕猴桃等。③术后宜多吃具有增强免疫力作用的食物:香菇、蘑菇、木耳、核桃、薏苡仁、红枣、山药。④忌烟、酒。忌辛辣刺激性食物,如葱、蒜、花椒、辣椒、桂皮、姜等。忌肥腻、油煎食物。

第十二节　乳腺疾病患者的护理

一、急性乳腺炎

急性乳腺炎是发生在乳房的急性化脓性炎症。多发生在产后 3～4 周哺乳期,初产妇更多见。

（一）病因

1.乳汁淤积

患者乳头发育不良,乳管引流不通畅;初产妇哺乳经验不足不能将乳汁充分排出,都会导致乳汁淤积。乳汁淤积有利于入侵的细菌生长繁殖。

2.细菌入侵

致病菌多为金黄色葡萄球菌,少数为溶血性链球菌。细菌多因乳头破损或皲裂侵入乳房。个别经乳头开口侵入。

（二）病理生理

乳汁淤积有利于入侵的细菌生长繁殖,妇女产后哺乳期抵抗力下降,细菌可从乳头入侵,迅速生长繁殖,沿淋巴管到乳腺及其结缔组织,侵入乳腺小叶,引起急性化脓感染,早期为蜂窝织炎,数日后出现炎性脓肿。表浅脓肿可向乳房表面破溃或破入乳管由乳头流出。深部脓肿可波及乳房与胸肌间的疏松组织中,形成乳房内脓肿、乳晕下脓肿、乳房后脓肿。严重感染者,可发生脓毒血症。

（三）护理评估

1.健康史

了解乳头情况,有无乳头发育不良,如过小或内陷。了解哺乳情况,哺乳是否正常,乳汁能否完全排空,即有无乳汁淤积的情况。了解患者有无乳头破损或皲裂的情况。

2.身心状况

（1）局部表现:患侧乳房首先出现胀痛,局部红、肿、热、痛,触诊肿块有压痛。脓肿形成时肿块可有波动感,深部脓肿的波动感不明显,但乳房肿胀明显,有局部深压痛。脓肿破溃时,可见脓肿液自皮肤或乳头排出;常伴患侧腋窝淋巴结肿大和触痛。

（2）全身表现:患者可出现寒战、高热和脉搏加快、食欲减退等症状。

3.辅助检查

（1）实验室检查:血常规可见白细胞计数升高,中性粒细胞比例升高。

（2）诊断性穿刺：深部脓肿可在乳房压痛明显处穿刺，抽出脓液即确诊。

4.治疗要点

（1）局部治疗：①非手术治疗：炎症早期停止患乳哺乳，排空乳汁。采取局部热敷、理疗或外敷药物等措施促进炎症的吸收。②手术治疗：一旦脓肿形成应及时切开引流。定时换药，保持伤口清洁，保持引流通畅，促进伤口愈合。

（2）全身治疗：①抗生素药物治疗：应用足量有效的抗生素，首选青霉素。由于药物可以分泌到乳汁，因此要避免使用对婴儿有不良影响的抗生素，如氨基糖苷类、磺胺类和甲硝唑等药物。②中药治疗：服用清热解毒类药物。③回乳：感染严重出现乳瘘者应采取措施终止乳汁分泌。常用方法为己烯雌酚 $1\sim2mg$ ，口服，3 次／日，共 $2\sim3$ 日。还可以用炒麦芽 $60g$ ，每日一剂水煎，分两次服，共 $2\sim3$ 日。

（四）护理问题

（1）体温过高：与乳腺急性化脓性感染有关。

（2）疼痛：与炎症致乳房肿胀、乳汁淤积有关。

（3）知识缺乏——缺乏哺乳和急性乳腺炎预防知识。

（五）护理措施

1.局部治疗的护理

指导患者停止患乳哺乳，可用吸奶器吸空乳房。用宽松的乳罩托起两侧乳房，以减轻疼痛。局部使用 50% 硫酸镁湿热敷或外敷鱼石脂软膏，观察局部炎症发展的情况。脓肿切开后按时换药，保持引流通畅。

2.全身治疗的护理

（1）休息与营养：注意休息，适当活动。多饮水，进食易消化、富含蛋白质和维生素的饮食。进食少者，可静脉补充液体。

（2）遵医嘱按时用药：注意观察药物的疗效和不良反应。

（3）对症护理：高热患者给予物理降温或药物降温。疼痛严重者给予镇静止痛药。

（六）健康教育

1.预防乳头破损

妊娠后期每日用温水擦洗并按摩乳头，然后用 75% 乙醇擦拭乳头。

2.矫正乳头内陷

在分娩前 $3\sim4$ 个月开始矫正，可用手指在乳晕处向下按压乳房组织同时将乳头向外牵拉，每日做 $4\sim5$ 次。乳头稍突出后，改用手指捏住乳头根部轻轻向外牵拉并揉捏数分钟，也可用吸奶器吸引，每日 $1\sim2$ 次。

3.防止乳汁淤积

指导产妇按时哺乳，每次哺乳尽量排空乳房。

4.防止细菌侵入

哺乳前后清洁乳头，注意婴儿口腔卫生，乳头破损时暂停哺乳，局部涂抗生素软膏。

二、乳腺囊性增生病

乳腺囊性增生病是女性常见病、多发病,也称慢性囊性乳腺病。常见于中年妇女,其病因多与内分泌失调以及雌、孕激素水平波动有关。病理形态上可表现为不同程度的乳管囊性扩张、乳头状增生、腺泡上皮增生等。患者可伴有疼痛、乳房结节、乳头溢液等症状。

(一)临床表现

1.症状

乳腺周期性肿胀、疼痛,常于月经前期出现或加重,月经后减轻或消失。轻者往往不被注意,重者影响生活和工作。但有的患者没有明显周期性变化。有的可表现为一侧或两侧乳房胀痛或针刺样,可累及肩部、上肢或胸背部。少数患者(约 15%)可有乳头溢液,可为黄绿色、棕色浆液性或血性液体。病程有时很长,但停经后症状自动消失或减轻。

2.体征

一侧或两侧乳房内可触及结节样的肿块,大小不等,质韧而不硬,有时有触痛感。肿块与周围乳腺组织的界线不清,但与皮肤或胸肌无粘连,有时表现为边界不清的增厚区。病灶位于乳房外上方较多,也可影响到整个乳房。肿块常在经前及经期胀大,经后期缩小。

(二)辅助检查

1.超声显像

增生的乳腺呈不均匀低回声区,若有囊肿形成则显示为无回声区。

2.乳腺钼靶 X 线摄影

表现为毛玻璃状或棉絮状阴影。

(三)治疗原则

1.非手术治疗

主要是观察和药物治疗。观察期间可用中医中药调理,如口服中药逍遥散 3~9g,每日3 次。也可选用激素类和维生素类药物联合治疗。若肿块变软、缩小或消退,则可予以观察并继续中药治疗;若肿块无明显消退,或观察过程中对局部病灶有恶变可疑者,应切除并做快速病理检查。

2.手术治疗

病理检查证实有不典型上皮增生,则可结合其他因素决定手术范围。

(四)护理评估

1.健康史

了解疾病的发生、发展、经过等。

2.身体状况

评估患者有无乳房肿块、胀痛及疼痛的性质与程度等。

3.心理-社会状况

了解患者对所患疾病的认知程度和心理承受能力。

(五)护理诊断

(1)慢性疼痛:与内分泌失调导致乳腺实质过度增生有关。

(2)潜在并发症——局部血肿。

(3)知识缺乏——缺乏乳腺疾病相关知识。

(六)护理措施

1.一般护理

注意休息,适当运动,劳逸结合。

2.饮食护理

给予高热量、高蛋白质、高维生素饮食。

3.疼痛护理

(1)心理护理:解释疼痛发生的原因,消除患者的顾虑,保持心情舒畅。

(2)局部托起:用宽松的乳罩托起乳房。

(3)用药护理:遵医嘱服用中药调理或其他对症药物治疗。

4.术后护理

(1)保持伤口敷料干燥,如有渗湿及时更换。

(2)检查和调节局部伤口绷带包扎的松紧度,必要时使用砂袋压迫。

(七)健康教育

1.乳房自我检查

由于本病的临床表现可能与乳腺癌有所混淆,且可能与其并存。因此,应嘱患者经常进行乳房自我检查。

2.用药护理

指导内分泌用药,如他莫昔芬,每次 20mg,每日 1 次;或每次 10mg,每日 2 次(避开月经期)。

3.注意伤口恢复情况

术后 10～12 日拆线,一般术后 2 周可做适当运动。

4.定期复查

一般术后 3～6 个月复查,不适随诊。局限性增生者在月经开始后 1 周至 10 日内复查,每隔 2～3 个月到医院复诊,有对侧乳腺癌或有乳腺癌家族史者密切随访,以便及时发现恶性病变。

第十三节 胸部疾病患者的护理

一、气胸

气胸即指胸膜腔内积气。多由于肺组织、气管、支气管、食管破裂,空气逸入胸膜腔,或因胸壁伤口穿破胸膜,外界空气进入胸膜腔所致。在胸部损伤中气胸的发生率仅次于肋骨骨折。

(一)分类

根据胸膜腔压力情况,一般分为闭合性气胸、开放性气胸和张力性气胸三类:

1.闭合性气胸

多并发于肋骨骨折,由于肋骨断端刺破肺,空气进入胸膜腔所致。

2.开放性气胸

多并发于因刀刃、锐器、弹片或火器等导致的胸部穿透伤。胸膜腔通过胸壁伤口与外界大气相通,外界空气可随呼吸自由出入胸膜腔。

3.张力性气胸

主要原因是较大的肺泡破裂、较深较大的肺裂伤或支气管破裂。

(二)病理生理

1.闭合性气胸

空气通过胸壁或肺的伤道进入胸膜腔后,伤道立即闭合,气体不再进入胸膜腔,胸腔内负压被抵消,但胸膜腔内压仍低于大气压,使患侧肺部分萎陷、有效气体交换面积减少,影响肺的通气和换气功能。

2.开放性气胸

患侧胸膜腔与大气直接相通后负压消失,胸膜腔内压几乎等于大气压,伤侧肺被压缩而萎陷致呼吸功能障碍;若双侧胸膜腔内压力不平衡,患侧显著高于健侧时可致纵隔向健侧移位,使健侧肺受压、扩张受限。表现为:吸气时,健侧负压增大,与患侧的压力差增加,纵隔进一步向健侧移位;呼气时,两侧胸腔内压力差减少,纵隔又移回患侧,导致其位置随呼吸而左右摆动,称为纵隔扑动,可影响静脉血回流,造成严重的循环功能障碍。同时,此类患者在吸气时健侧肺扩张,不仅吸入从气管进入的空气,而且吸入由患侧肺排出的含氧量低的气体;而呼气时健侧肺气体不仅排出体外,同时亦排至患侧支气管和肺内,使低氧气体在双侧肺内重复交换而致患者严重缺氧。

3.张力性气胸

气管、支气管或肺损伤裂口与胸膜腔相通,且形成活瓣,气体随每次吸气时从裂口进入胸腔,而呼气时活瓣关闭,气体只能入不能出,致使胸膜腔内积气不断增多,压力不断升高,导致胸膜腔压力高于大气压,又称为高压性气胸。胸腔内高压使患侧肺严重萎陷,纵隔显著向健侧移位,并挤压健侧肺组织,影响腔静脉回流,导致严重的呼吸和循环障碍。有些患者,由于高于大气压的胸膜腔内压,驱使气体经支气管、气管周围疏松结缔组织或壁层胸膜裂伤处进入纵隔或胸壁软组织,并向皮下扩散,导致纵隔气肿或颈、面、胸部等处的皮下气肿。

(三)临床表现

1.闭合性气胸

(1)症状:胸闷、胸痛、气促和呼吸困难,其程度随胸膜腔积气量和肺萎陷程度而不同。肺萎陷在30%以下者为小量气胸,患者可无明显呼吸和循环功能紊乱的症状;肺萎陷在30%~50%者为中量气胸;肺萎陷在50%以上者为大量气胸。后两者均可出现明显的低氧血症的症状。

(2)体征:可见气管向健侧移位,患侧胸部饱满,叩诊呈鼓音,听诊呼吸音减弱甚至消失。

2.开放性气胸

(1)症状:表现为气促、明显呼吸困难、鼻翼翕动、口唇发绀,重者伴有休克症状。

(2)体征:可见患侧胸壁的伤道,呼吸时可闻及空气进出胸腔伤口的吸吮样音;颈静脉怒张;患侧胸部叩诊呈鼓音,听诊呼吸音减弱甚至消失;气管向健侧移位。

3.张力性气胸

(1)症状:患者表现为严重或极度呼吸困难、发绀、烦躁、意识障碍、大汗淋漓、昏迷、休克,甚至窒息。

(2)体征:气管明显向健侧偏移,颈静脉怒张,患侧胸部饱满,肋间隙增宽,呼吸幅度减低,多有皮下气肿;叩诊呈鼓音;听诊呼吸音消失。

(四)辅助检查

1.影像学检查

主要通过胸部X线检查显示肺压缩和胸膜腔积气及纵隔移位情况,并可反映伴随的肋骨骨折、血胸等情况。

2.诊断性胸腔穿刺

既能明确有无气胸的存在,又能抽出气体降低胸膜腔内压力,缓解症状。

(五)处理原则

以抢救生命为首要原则。处理包括封闭胸壁开放性伤口,通过胸膜腔闭式引流排除胸腔内积气和防治感染。

1.不同类型气胸的处理

(1)闭合性气胸:①小量气胸者的积气一般可在1～2周内自行吸收,无须处理;②中量或大量气胸者,可先行胸腔穿刺抽尽积气减轻肺萎陷,必要时行胸腔闭式引流术,排出积气,促使肺尽早膨胀;③应用抗菌药物防治感染。

(2)开放性气胸:①紧急封闭伤口:使开放性气胸立即转变为闭合性气胸,赢得抢救生命的时间。可用无菌敷料如凡士林纱布、棉垫或其他清洁器材封盖伤口,再用胶布或绷带包扎固定,然后迅速转送至医院。②行胸膜腔穿刺抽气减压,暂时解除呼吸困难。③清创、缝合胸壁伤口,并做胸膜腔闭式引流。④开胸探查:对疑有胸腔内器官损伤或进行性出血者,经手术止血、修复损伤或清除异物。⑤预防和处理并发症:吸氧,补充血容量,纠正休克,应用抗菌药物预防感染。

(3)张力性气胸:是可迅速致死的危急重症,需紧急抢救处理。①迅速排气减压:危急者可在患侧锁骨中线第2肋间,用粗针头穿刺胸膜腔排气减压,并外接单向活瓣装置。②胸膜腔闭式引流:目的是排出气体,促使肺膨胀。放置胸腔引流管的位置是在积气最高部位(通常于锁骨中线第2肋间)。③开胸探查:若胸腔引流管内持续不断逸出大量气体,呼吸困难未改善,提示可能有肺和支气管的严重损伤,应手术探查并修补裂口。④应用抗菌药物防治感染。

2.胸膜腔闭式引流的目的

引流胸腔内积气、积血和积液,重建负压,保持纵隔的正常位置;促进肺膨胀。

(1)适应证:外伤性或自发性气胸、血胸、脓胸或心胸外科手术后引流。

(2)置管和置管位置:通常在手术室置管,紧急情况下可在急诊室或患者床旁进行。可根据体征和胸部X线检查结果决定置管位置:①积气:由于积气多向上聚集,宜在前胸膜腔上部引流,因此常选锁骨中线第2肋间置管引流。②低位积液:一般于腋中线和腋后线之间第6～7肋间插管引流。③脓胸:常选择脓液积聚的最低位置置管。

（3）胸管种类：①用于排气：引流管应选择质地较软，既能引流又可减少局部刺激和疼痛的管径为 1cm 的塑胶管。②用于排液：引流管应选择质地较硬、不易折叠和堵塞且利于通畅引流的管径为 1.5～2cm 的橡皮管。

（4）胸膜腔引流的装置：传统的胸膜腔闭式引流装置有单瓶、双瓶和三瓶三种，目前临床广泛应用的是各种一次性使用的胸膜腔引流装置。

①单瓶水封闭式引流：集液瓶的橡胶瓶塞上有两个孔，分别插入长、短塑料管。瓶中盛有无菌生理盐水约 500mL，长管的下口插至液面下 3～4cm，短管下口则远离液面，使瓶内空气与外界大气相通。使用时，将长管上的橡皮管与患者的胸膜腔引流管相连接，接通后即可见长管内水柱升高，高出液平面 8～10cm，并随着患者呼吸上下波动；若无波动，则提示引流管道不通畅，有阻塞。

②双瓶水封闭式引流：包括上述收集瓶和一个水封瓶，在引流胸膜腔内液体时，水封下的密闭系统不会受到引流量的影响。

③三瓶水封闭式引流：在双瓶式基础上增加一个施加抽吸力的测压瓶。抽吸力通常取决于通气管没入液面的深度。若没入液面的深度是 15～20cm，则对该患者所施加的负压抽吸力为 1.47～1.96kPa（15～20cmH_2O）。若抽吸力超过没入液面的通气管的高度时，就会将外界空气吸入此引流系统中，所以压力控制瓶中必须始终有水泡产生方表示其具有功能并处于工作状态。

（六）护理评估

1.术前评估

（1）健康史和相关因素：①一般情况：患者的年龄、性别、婚姻、职业、经济状况、社会、文化背景等。②受伤史：受伤时间和经过、暴力大小、受伤部位，有无昏迷、恶心、呕吐等；接受过何种处理。③有无胸部手术史、服药史和过敏史等。

（2）身体状况

①局部：a.受伤部位及性质、有无肋骨骨折；是否有开放性伤口，伤口是否肿胀，有无活动性出血。b.有无反常呼吸运动，气管位置有否偏移。c.有无颈静脉怒张或皮下气肿。d.有无肢体活动障碍。

②全身：a.生命体征是否平稳，是否有呼吸困难或发绀，为何种呼吸型态，有无休克或意识障碍。b.是否有咳嗽、咳痰，痰量和性质；有无咯血、咯血次数和量等。

③辅助检查：根据胸部 X 线等检查结果，评估气胸的程度、性质以及有无胸内器官损伤等。

（3）心理-社会支持状况：患者有无恐惧或焦虑，程度如何。患者及其家属对损伤及其预后的认知、心理承受程度及期望。

2.术后评估

（1）术中情况：了解手术、麻醉方式和效果、术中出血、补液、输血情况和术后诊断。

（2）生命体征：生命体征是否平稳，麻醉是否清醒，末梢循环和呼吸状态，有无胸闷、呼吸浅快和发绀。

（3）心理状态与认知程度：有无紧张，能否配合进行术后早期活动和康复锻炼，对出院后的继续治疗是否清楚。

（七）常见护理诊断/问题

（1）气体交换受损：与疼痛、胸部损伤、胸廓活动受限或肺萎陷有关。

（2）疼痛：与组织损伤有关。

（3）潜在并发症——肺或胸腔感染。

（八）护理措施

1.维持有效气体交换

（1）现场急救：胸部损伤患者若出现危及生命的征象时，护士应协同医生施以急救。

（2）维持呼吸功能：①对开放性气胸者，立即用敷料（最好是凡士林纱布）封闭胸壁伤口，使之成为闭合性气胸，阻止气体继续进入胸腔。②闭合性或张力性气胸积气量多者，应立即行胸膜腔穿刺抽气或闭式引流。③供氧：及时给予气促、呼吸困难和发绀患者吸氧。④体位：病情稳定者取半坐卧位，以使膈肌下降，有利于呼吸。⑤人工呼吸机辅助呼吸：密切观察呼吸机工作状态和各项参数，根据病情及时调整参数。

（3）加强观察：密切观察，记录生命体征。观察患者有无气促、呼吸困难、发绀和缺氧等症状；呼吸的频率、节律和幅度等；气管移位或皮下气肿有无改善。

2.减轻疼痛与不适

（1）当患者咳嗽咳痰时，协助或指导患者及其家属用双手按压患侧胸壁，以减轻咳嗽时疼痛。

（2）遵医嘱给予止痛剂。

3.预防肺部和胸腔感染

（1）密切监测体温：每4小时测量一次，若有异常，及时通知医生并配合处理。

（2）严格无菌操作：①及时更换引流瓶，避免胸腔引流管受压、扭曲，保持胸腔闭式引流通畅；②及时更换和保持胸壁伤口敷料清洁、干燥。

（3）协助患者咳嗽咳痰：帮助患者翻身，坐起、拍背、咳嗽，指导其做深呼吸运动，以促进肺扩张，减少肺不张或肺部感染等并发症。

（4）遵医嘱合理使用抗菌药物。

（5）加强对气管插管或切开的护理：对于做气管插管或气管切开、人工呼吸机辅助呼吸的患者做好呼吸道护理，包括清洁、湿化和保持通畅，以维持有效气体交换。

4.做好胸膜腔闭式引流的护理

（1）保持管道密闭：①随时检查引流装置是否密闭、引流管有无脱落；②保持水封瓶长管没入水中3～4cm并直立；③用油纱布严密包盖胸膜腔引流管周围；④搬动患者或更换引流瓶时，应双重夹闭引流管，防止空气进入；⑤若引流管连接处脱落或引流瓶损坏，应立即用双钳夹闭胸壁引流导管，并更换引流装置；⑥若引流管从胸腔滑脱，应立即用手捏闭伤口处皮肤，消毒处理后，用凡士林纱布封闭伤口，并协助医生进一步处理。

（2）严格无菌技术操作，防止逆行感染：①保持引流装置无菌；②保持胸壁引流口处敷料清洁、干燥，一旦渗湿应及时更换；③引流瓶应低于胸壁引流口平面60～100cm，防止瓶内液体逆入胸膜腔；④按时更换引流瓶，更换时严格遵守无菌技术操作规程。

（3）保持引流通畅：①体位：患者取半坐卧位和经常改变体位，依靠重力引流。②定时挤压胸膜腔引流管,防止其阻塞、扭曲和受压。③鼓励患者咳嗽和深呼吸,以便胸腔内气体和液体排出,促进肺扩张。

(4)观察和记录:①密切观察长管中水柱随呼吸上下波动的情况,有无波动是提示引流管是否通畅的重要标志。水柱波动幅度反映无效腔的大小和胸膜腔内负压的情况。一般情况下,水柱上下波动的范围为4~6cm。若水柱波动过大,提示可能存在肺不张;若无波动,提示引流管不通畅或肺已经完全扩张;若患者表现为气促、胸闷、气管向健侧偏移等肺受压症状,则提示血块阻塞引流管,应积极采取措施,捏挤或用负压间断抽吸引流瓶中的短管,促使其通畅,并及时通知医生处理。②观察并准确记录引流液的颜色、性质和量。

(5)拔管。①拔管指征:置管引流48~72小时后,临床观察引流瓶中无气体逸出且颜色变浅、24小时引流液量少于50mL、脓液少于10mL、胸部X线摄片显示肺膨胀良好无漏气、患者无呼吸困难或气促时,即可终止引流,考虑拔管。②协助医生拔管:嘱患者先深吸一口气,在其吸气末迅速拔管,并立即用凡士林纱布和厚敷料封闭胸壁伤口并包扎固定。③拔管后观察:拔管后24小时内应密切观察患者是否有胸闷、呼吸困难、发绀、切口漏气、渗液、出血和皮下气肿等,若发现异常及时通知医生处理。

5.健康教育

(1)急救知识:①变开放性气胸为闭合性气胸:即在发生胸腔开放性损伤的危急情况下,立即用无菌或清洁的敷料或棉织物加压包扎,阻止外界空气通过伤口不断进入胸腔内而压迫心肺和大血管以危及生命。②采取合适体位:当胸部损伤患者合并昏迷或休克时取平卧位。

(2)出院指导:①注意安全,防止发生意外事故。②肋骨骨折患者在3个月后应复查胸部X检查,以了解骨折愈合情况。③合理休息,加强营养的摄入。

(九)护理评价

(1)患者呼吸功能是否恢复正常,有无气促、呼吸困难或发绀等。

(2)患者疼痛是否减轻或消失。

(3)患者的病情变化是否被及时发现和处理,并发症是否得到有效预防或控制。

二、脓胸

脓胸是指胸膜腔内的化脓性感染。常见的致病菌为金黄色葡萄球菌、肺炎双球菌等。根据炎症波及的范围,脓胸可分为局限性脓胸和全脓胸;根据病理发展过程可分为急性脓胸和慢性脓胸。

(一)护理评估

1.健康史

(1)急性脓胸:多继发于肺部感染,如肺炎、肺脓肿。询问胸内其他器官感染病史,如化脓性心包炎、纵隔脓肿;患者近期有无身体其他部位的化脓性感染病史,尤其是全身化脓性感染,如脓毒血症;近期有无胸部外伤史或胸部手术史。

(2)慢性脓胸:多有急性脓胸病史,急性脓胸病程一般不超过3个月,否则转变为慢性脓胸。此外,结核菌、放线菌感染属慢性感染性疾病,也可致慢性脓胸。

2.身体状况

(1)急性脓胸。①症状:患者常有高热、脉搏增快、呼吸急促、胸痛、食欲减退、全身乏力等表现,胸腔积液较多者有胸闷、咳嗽、咳痰。②体征:患侧呼吸运动减弱,肋间隙饱满,气管向健侧移位,触诊语颤减弱,叩诊呈浊音,听诊呼吸音减弱或消失。

(2)慢性脓胸。①症状:患者有长期低热、消瘦、食欲减退、贫血、低蛋白血症等慢性全身中毒症状。可伴有气促、咳嗽、咳脓痰。②体征:呼吸运动减弱或消失,肋间隙变窄,支气管向患侧移位,听诊呼吸音减弱,可有杵状指(趾),严重者形成脊柱侧凸。

3.心理-社会状况

急性脓胸患者发病急、病情重,常有焦虑、恐惧的心理;慢性脓胸患者,因长期受病痛折磨,情绪低落,情感脆弱、敏感多疑,可产生悲观厌世的情绪。

4.辅助检查

(1)实验室检查:急性脓胸患者血液检查可见白细胞计数及中性粒细胞升高;慢性脓胸患者红细胞计数、血细胞比容和血清蛋白水平降低。

(2)胸部 X 线检查:急性脓胸 X 线显示胸腔积液;慢性脓胸显示胸壁及肺脏表面有增厚或钙化影。

(3)胸腔穿刺:穿刺抽出脓液即可确诊。

(4)细菌培养和药物敏感试验:对抽出的脓液进行细菌培养和药敏试验,是选择抗生素的主要依据。

5.治疗要点

(1)急性脓胸:去除病因,选用有效抗生素控制感染,行胸腔穿刺术或胸膜腔闭式引流术,尽早排净脓液。

(2)慢性脓胸:去除病因,改善全身营养状况,增强机体抵抗力。必要时行胸膜纤维板剥除术,尽量使受压的肺复张和恢复肺功能。

(二)护理问题

(1)焦虑:与疾病反复发作、长期用药、疼痛、手术有关。

(2)营养失调——低于机体需要量:与营养素摄入不足、消耗增加有关。

(3)低效性呼吸型态:与脓液压迫肺组织、胸廓运动受限有关。

(4)体温过高:与感染有关。

(三)护理措施

1.非手术治疗护理及术前护理

(1)心理护理:为患者提供好的治疗环境,给患者以宽松、愉快的感觉。与患者进行良好的沟通,关心体贴患者,动员其家属及亲友给患者心理、情感、经济上的支持,使患者能积极主动配合治疗,早日康复。

(2)改善呼吸功能:①取半卧位,有利于呼吸和引流。②指导训练患者有效咳嗽排痰,必要时行雾化吸入,保证呼吸道通畅,预防窒息。③鼓励患者深呼吸、吹气球,促使肺膨胀,增加通气量。④适当予以持续或间断吸氧。

(3)维持正常的体温:高热的给予冷敷、乙醇擦浴等物理降温,鼓励患者多饮水,必要时遵医嘱进行药物降温。

(4)加强营养:脓胸患者因长期感染和消耗,常有不同程度的营养不良。鼓励患者进食高蛋白、高热量、富含维生素的食物。根据口味与需要制定食谱,合理调配饮食,保证营养素的供给。必要时可给予少量多次输血、肠内或肠外营养支持。

2.术后护理

(1)胸膜纤维板剥脱术:术后易发生大量渗血,应严密观察患者的生命体征及引流液的量、颜色及性状。若血压下降、脉搏增快、尿量减少、烦躁不安且出现贫血貌,或胸膜腔闭式引流2～3小时内,每小时引流量大于200mL且呈鲜红色,应立即通知医生,遵医嘱及时输血输液,酌情使用止血药,必要时做好再次手术止血的准备。

(2)胸廓成形术:患者术后用厚棉垫、胸带加压包扎,在胸廓下垫硬枕或加沙袋1～3kg压迫,以控制反常呼吸。经常检查,随时调整包扎的松紧度。

(3)做好胸腔引流的护理:保持引流通畅,彻底排出胸膜腔的积液以减轻患者的中毒症状。急性脓胸患者如能及时彻底排除脓液,使肺膨胀,脓腔闭合,一般可治愈。急性脓胸可每日或隔日一次行胸腔穿刺抽脓,脓液过多者,应分次抽吸,每次抽脓量不超过1000mL。若脓液稠厚不易抽出或抽出后脓液不见减少,患者症状无明显改善,宜及早行胸膜腔闭式引流术。

(四)健康教育

(1)为保证有效的引流,采取半卧位。

(2)指导患者进食高蛋白、高热量、富含维生素的食物,增强机体抵抗力。

(3)指导患者进行正确的康复训练。胸廓成形术后,由于手术破坏胸背部肌群及肋间肌,易导致脊柱侧弯及手术侧肩关节运动障碍。手术后第一天开始指导患者上肢的屈伸、抬高上举、旋转等运动。坚持练习头部前后左右回旋运动、上半身的前屈及左右弯曲运动,使之尽快恢复到健康时的水平。

第十四节　胃肠疾病患者的护理

一、慢性阑尾炎

大多数慢性阑尾炎由急性阑尾炎转变而来,少数病变也可能开始即呈慢性过程。

慢性阑尾炎的阑尾壁一般有纤维化增生肥厚,阑尾粗短坚韧,表面灰白色,可以自行蜷曲,四周可有大量纤维粘连,管腔内存有粪石或其他异物;阑尾系膜也可增厚、缩短和变硬;有时由于阑尾壁纤维化而致管腔狭窄,甚至闭塞。远端管腔内可充盈黏液,形成黏液囊肿。

(一)临床表现

1.症状

(1)腹痛:常为慢性右下腹痛,腹痛可为间歇性发作或持续性隐痛或不适。间歇性腹痛多见且常有典型的急性阑尾炎发作史,以后有多次右下腹痛发作。剧烈活动、饮食不洁可诱发腹痛。

(2)胃肠道功能障碍:表现为上腹部不适、食欲减退、腹痛、便秘、大便次数增加等。

2.体征

主要体征表现为右下腹局限性固定压痛,且压痛常持续存在。部分患者左侧卧位时触诊右下腹可扪及条索样阑尾。

(二)辅助检查

X线钡餐:具有意义的表现为透视下显示阑尾有明显压痛;或阑尾未显示,但在盲肠一方有局限性压痛,且压痛点随盲肠位置的改变而移动。

(三)治疗原则

慢性阑尾炎诊断明确者,仍以手术切除阑尾为宜。手术既作为治疗手段,也可作为最后明确诊断的措施。

如手术发现阑尾增生变厚、系膜缩短变硬,阑尾扭曲,四周严重粘连,则可证实术前慢性阑尾炎的诊断。若阑尾外观正常,应尽可能检查邻近器官(盲肠、末段回肠、小肠系膜、右侧输卵管等),必要时还可以另做一右旁正中切口,以探查胃、十二指肠和胆囊、胆道等有无其他疾病,并做相应的处理。因此,对术前诊断不明确者,以右侧旁正中切口为佳,以便发现异常时做进一步探查。

(四)护理评估

1.健康史

询问患者的一般情况,如女性患者有无停经,月经期,妊娠;了解有无不洁饮食史,有无经常进食高脂肪、高糖、少纤维食物。

2.身体状况

(1)评估患者腹痛开始时间、持续时间,疼痛性质。

(2)评估患者有无胃肠道反应,如厌食、恶心、呕吐、腹泻、便秘、腹胀、排便排气减少。

(3)评估患者有无早期乏力、低热;炎症加重出现全身中毒症状:寒战,高热,脉速,烦躁不安或反应迟钝的症状。

(4)评估患者及其家属对有关阑尾炎知识的掌握情况。

(5)评估患者术前准备是否完善。

3.心理-社会状况

了解患者及其家属对急性腹痛及阑尾炎的认识,心理承受程度和对手术的认识。了解妊娠期患者及其家属对胎儿风险的认知,心理承受能力及应对方式。

解释阑尾炎的可治性,消除患者及其家属的悲观焦虑情绪,使其积极配合治疗和护理。

(五)护理诊断

(1)疼痛:术前与阑尾炎症有关;术后与手术创伤有关。

(2)恶心、呕吐:与神经反射有关。

(3)体温过高:与阑尾发生化脓性感染有关。

(4)潜在并发症——术前可出现急性腹膜炎、感染性休克、腹腔脓肿、门静脉炎等;术后可出现切口感染、腹腔出血、肠梗阻、肠瘘等。

(六)护理措施

1.手术前护理

(1)一般护理:患者应卧床休息,禁食或给予流质饮食、输液;化脓性坏疽性阑尾炎或阑尾穿孔者,应选用有效的抗生素治疗。

(2)药物护理:在明确诊断之前不宜用吗啡等镇痛剂以免影响诊断、延误病情,同时禁服泻药及灌肠,以免肠蠕动、肠内压升高,导致阑尾穿孔或炎症扩散。

(3)病情观察:①生命体征:体温升高,脉搏、呼吸增快,提示炎症较重,或炎症已有扩散。②观察腹痛和腹部体征:若腹痛加剧,范围扩大,腹膜刺激征更明显,说明病情加重;若腹痛突然减轻,但体征和全身中毒症状迅速加重,常见于阑尾穿孔引起的弥散性腹膜炎。③阑尾周围脓肿时,若右下腹肿块逐渐增大,体温持续升高,压痛范围扩大,应考虑有脓肿穿破的可能。

(4)心理护理:术前先对患者及其家属做术前谈话,对患者要重视心理护理,给予安慰和解释,以减少患者不必要的忧虑。

2.手术后护理

(1)体位护理:手术后回病房,应根据不同的麻醉给予适当卧位。腰麻患者应去枕平卧6小时,防止脑脊液外漏引起头痛。如全身麻醉,清醒后可取半卧位。

(2)饮食护理:轻症患者术后当日禁食;禁食期间静脉补液,并应用抗生素控制感染。术后1日进流食,术后第2天半流食,术后3~4天可进普食。重症患者须禁食,待肛门排气,肠蠕动恢复后,进流食,禁止食用胀气食物如牛奶、蚕豆、黄豆等。

(3)早期活动:阑尾炎术后鼓励患者早期活动,以防肠粘连,轻症患者手术后24小时即可下床活动,重症患者也要在床上多做翻身运动,待病情稳定后,及早下床活动。同时增进血液循环加速伤口愈合。出院后仍强调活动以预防肠粘连发生。手术后3个月避免重体力劳动特别是增加腹压的活动,防止切口疝的发生。

(4)术后并发症的观察及护理:①切口感染:是术后最常见的并发症,阑尾穿孔者,切口感染发生率要高于未穿孔者。多因手术时污染切口、存留血肿和异物所致。表现为术后2~3天体温升高,切口局部胀痛或跳痛,局部有红、肿、热、痛或波动感,可局部热敷、理疗,形成脓肿者,应剪去缝线,充分引流。②腹腔内出血:因阑尾系膜结扎线脱落所致。常发生在术后24小时内,表现为腹痛、腹胀、面色苍白、血压下降、脉搏细数;放置引流管者,可有血性液体自引流管流出。③腹腔脓肿:常见部位有盆腔、膈下、肠间隙等处。常发生于术后5~7天,临床表现为体温升高或下降后再度升高,伴有腹痛、腹胀、腹部包块及直肠膀胱刺激症状。以化脓性或坏疽性阑尾炎术后者为多见。④肠瘘:原因较多,如结扎线脱落,术中误伤盲肠等。一般经非手术治疗后瘘可以闭合自愈。经久不愈时,可考虑手术。⑤粘连性肠梗阻:因手术损伤、阑尾浆膜炎症影响等因素。多数患者经非手术治疗可以治愈。

(5)阑尾切除术术后护理:阑尾切除术是外科最古老和最常见的手术之一。现在有开腹切除阑尾和腹腔镜根除阑尾两种术式。①开腹做阑尾根除术,术后保养重恢复体力,阑尾手术虽然是一个常见手术,但它对人体的损伤是存在的,所以可以用食补的方式,但不要太油腻。术后初期饮食选择易消化的食物,两周后基本可以正常饮食。恢复期要注意保持适量的身体活动,减少肠粘连的可能。②腹腔镜做阑尾手术,手术本身创伤会小一些,同样采取食补的方式,只是身体活动可以进行得再早一些。

(七)健康教育

(1)术后若无病情变化,一般一周左右可拆线出院。

(2)保持良好的饮食、卫生习惯,餐后不做剧烈运动,饮食上选择清淡易消化、富含粗纤维的食物,多吃新鲜蔬菜与水果。

(3)自我监测,出院后如有腹痛腹胀、里急后重感,以及恶心、呕吐、停止排便、停止排气等,应及时就诊。

(4)注意休息,避免劳累,两周内避免重体力劳动。

二、胃癌

胃癌是消化道最常见的恶性肿瘤,发病年龄以 40～60 岁多见,男女之比约为 3∶1。胃癌起病隐匿,临床表现缺乏特异性,故早期诊断较困难。

(一)病因

胃癌的病因虽未完全清楚,但一般认为与下列因素有关。

1.环境、饮食

从胃癌患者的区域分布看,环境和饮食因素与胃癌的发生有明显的相关性。例如,中国、日本和北欧一些国家胃癌发病率高,而美国、马来西亚的胃癌发病率低。在我国西北、东北一些胃癌高发区,都有冬季长期食用腌制菜的习惯,而烟熏、盐腌的食品经胃内转化为亚硝酸盐以后,可能导致胃癌的发生。

2.遗传因素

调查发现 A 型血的人,其胃癌发病率较其他血型者高;胃癌还常见于近亲者中,说明遗传因素在胃癌的发生过程中起了一定作用。

3.癌前病变

慢性萎缩性胃炎、胃息肉、胃溃疡、胃部分切除术后的残胃等。

4.幽门螺杆菌

近年来的研究表明,幽门螺杆菌(Hp)是发生胃癌的重要因素之一。Hp 感染的人群中,胃癌的发生率是 Hp 感染阴性者的 3～6 倍。

(二)病理

胃癌好发于胃窦部,其次为贲门部,发生在胃体部较少见。胃癌按病期及大体形态分为早期胃癌与进展期胃癌。早期胃癌指病变局限于黏膜或黏膜下层的胃癌;进展期胃癌指癌变已达肌层或浆肌层的胃癌。胃癌的转移途径包括直接蔓延、淋巴转移、血行转移、腹腔种植。其中淋巴转移为最主要的转移方式。

(三)护理评估

1.健康史

询问患者的年龄、性别、饮食习惯、烟酒嗜好等一般情况;有无慢性萎缩性胃炎、胃溃疡等慢性胃部疾病史;有无胃癌或其他肿瘤家族史。

2.身体状况

(1)症状:早期胃癌临床症状多不明显,缺乏典型特征,可出现上腹不适或隐痛、嗳气、反酸、食欲减退、轻度贫血等类似于胃、十二指肠溃疡或慢性胃炎的症状。随着病程进展症状逐渐加重,可出现上腹疼痛、食欲减退、消瘦、体重降低等症状。胃窦部癌引起幽门梗阻时发生呕吐,呕吐物多为宿食和胃液。

(2)体征:早期常不明显。进展期可有上腹部质硬、固定的肿块,体重进行性下降、贫血、营养不良甚至恶病质等。癌肿转移时可有锁骨上淋巴结肿大、肝大、腹水等。

3.心理-社会状况

评估患者对疾病的心理反应,是否存在焦虑、恐惧及其程度;了解患者及其家属的心理承受能力,家庭经济状况,对疾病治疗及预后的了解程度。

4.辅助检查

(1)内镜检查:可直接观察病变部位和范围,并可取病变组织做病理学检查,是诊断早期胃癌的有效方法。

(2)影像学检查:X线钡餐检查可见充盈性缺损或腔内壁龛影。

(3)实验室检查:粪便隐血试验常呈持续阳性。

5.治疗要点

早期发现、早期诊断和早期治疗是提高胃癌疗效的关键。目前胃癌的治疗仍采取以手术治疗为主的综合治疗方法。

(1)手术治疗:①根治性手术:如果患者全身情况允许又无明显远处转移时,可根据术中探查结果,决定手术方式。根治切除术按癌肿位置完整地切除全胃或胃的大部,全部大、小网膜和局部淋巴结,并重建胃肠道,是胃癌特别是早期胃癌的有效治疗方法。近年来胃癌的微创手术已渐趋成熟,包括胃镜下的胃黏膜病灶切除和腹腔镜下的胃楔形切除、胃部分切除甚至全胃切除。②姑息性切除:适用于癌肿远处转移,无根治可能,但原发肿瘤尚可切除者,可行包括原发肿瘤在内的胃远端部分切除。③捷径吻合术:如肿瘤导致幽门梗阻又难以切除时,可行胃空肠吻合术,以解决梗阻问题。

(2)化疗:是最主要的辅助治疗方法,以联合用药为主。常用药物有氟尿嘧啶、丝裂霉素、多柔比星(阿霉素)、替加氟(呋喃氟尿嘧啶)等。

(3)其他治疗:包括放疗、免疫治疗、中医中药治疗。

(四)护理问题

(1)焦虑/恐惧:与对疾病的发展及预后缺乏了解、对治疗缺乏信心等因素有关。

(2)营养失调——低于机体需要量:与营养摄入不足、肿瘤消耗过多等因素有关。

(3)疼痛:与疾病和手术有关。

(4)潜在并发症——出血、穿孔、梗阻等。

(五)护理措施

胃癌患者的手术护理与胃溃疡胃大部切除术的护理基本相同。此外,应注意如下问题:

1.非手术治疗护理及手术前护理

(1)心理护理:护理人员应关注患者的情绪变化,根据患者的需要程度和接受能力做针对性的解释工作,消除患者的顾虑和消极心理,增强其对治疗的信心,使患者能积极配合治疗和护理。

(2)营养护理:加强患者的营养护理,纠正负氮平衡,提高手术耐受力和术后恢复的效果。能进食者给予高热量、高蛋白、高维生素饮食。对不能进食或禁食患者,应静脉补充高营养及水、电解质、维生素,必要时可实施全胃肠外营养(TPN)。对化疗患者应适当减少脂肪及蛋白质摄入,多食蔬菜、水果,以利于消化和吸收。

2.术后护理

(1)全胃切除者除按胃大部切除术后护理措施外,应注意肺部并发症的预防及营养支持。对于做经胸部全胃切除者,要做好胸腔闭式引流的护理。

(2)观察术后化疗期间出现的不良反应,如恶心、呕吐等消化道症状;有的患者可能出现脱发、口腔溃疡等毒性反应,应给予对症处理;同时还应注意患者的血常规变化,如果白细胞总数低于 $3\times10^9/L$,血小板计数低于 $80\times10^9/L$ 时,应酌情停药,并给予相应的处理;有的患者可能出现腹泻、便血,如果患者出现持续腹泻、便血时,则应高度重视,并及时处理。

3.心理护理

及时做好患者及其家属的解释和安慰工作,讲解手术的必要性、术前准备和术后注意事项的相关知识,减轻患者的焦虑,使患者及其家属积极配合治疗及护理。

(六)健康教育

(1)让患者及其家属了解胃癌发生的相关因素,讲解术后饮食方法及应注意的问题;同时讲解术后并发症的表现及预防措施。

(2)定期门诊随访,发现问题,及早诊治。

第十五节　骨关节脱位患者的护理

构成关节的关节面失去正常的对合关系称为关节脱位。脱位的主要表现是疼痛、肿胀和功能障碍,并有特殊的畸形、弹性固定和关节盂空虚等特征。脱位的治疗原则是在麻醉下尽早手法复位,适当固定,以利于软组织修复;及时活动,以恢复关节功能。

一、护理评估

(一)健康史

评估患者的外伤史。脱位按原因可分为外伤性脱位、病理性脱位、先天性脱位及习惯性脱位;按脱位程度可分为全脱位及半脱位;按远侧骨端的移位方向可分为前脱位、后脱位、侧方脱位和中央脱位等;按脱位时间可分为急性脱位(脱位在 3 周以内)、陈旧性脱位(脱位 3 周以上未复位者)等;按脱位是否有伤口与外界相通可分为闭合性脱位与开放性脱位。

(二)身心状况

1.躯体表现

外伤性关节脱位只有当关节囊、韧带和肌腱等软组织撕裂或伴有骨折时方能发生脱位。具有一般损伤的症状和脱位的特殊表现。

(1)一般表现:①疼痛:活动患肢时加重。②肿胀:因出血、水肿使关节明显肿胀。③功能障碍:关节脱位后结构失常,关节正常活动功能障碍。

(2)特殊表现:①畸形:关节脱位后肢体出现旋转、内收或外展和外观变长或缩短等畸形,与健侧不对称。关节的正常骨性标志发生改变。②弹性固定:关节脱位后,未撕裂的肌肉和韧带可将脱位的肢体保持在特殊的位置,被动活动时有种抵抗和弹性的感觉。③关节盂空虚:最初的关节盂空虚较易被触知,但肿胀严重时则难以触知。

2.心理状态

脱位患者,特别是习惯性脱位的患者,因脱位的反复发生,易对治疗效果产生怀疑,担心留下后遗症,出现疑虑和紧张情绪。

3.辅助检查

X线检查关节正、侧位片可确定有无脱位、脱位的类型和有无合并骨折,防止漏诊和误诊。

4.治疗原则

复位、固定、功能锻炼。

二、护理问题

(1)焦虑或恐惧:与学习、工作中断或顾虑肢体伤残等因素有关。

(2)疼痛:与关节脱位有关。

(3)躯体移动障碍:与疼痛、肢体固定及卧床有关。

(4)自理残缺:与外固定和肢体制动等因素有关。

(5)有失用综合征的危险——肌肉萎缩、关节僵硬:与肢体制动等因素有关。

(6)潜在并发症——压疮、创伤性关节炎、血管损伤、神经损伤等。

三、一般护理

(一)生活起居护理

由于骨关节受伤脱位后使用绷带、石膏、牵引固定,局部活动受限,有些患者在治疗期间甚至不能起床活动,因此,要热情地做好基础护理。病室宜安静、清洁、温度、湿度适宜。每天定期开窗通风换气1~2次,为患者创造一个舒适的养病环境。

(二)心理护理

患者多因突然受伤脱位,思想上及各方面没有准备,加上对疾病认识不足,易产生焦虑、紧张、恐惧不安的不良心理状态。护士要掌握患者的心理活动,针对性地给予安慰,与患者亲切交谈,讲明固定、制动的作用和目的,引起患者的重视并自觉保护。让患者保持最佳精神状态,以利于早日康复。

(三)饮食护理

要注意饮食结构,均衡营养,鼓励患者多进高热量、高蛋白、高维生素饮食,多食用黑大豆、贝类、油菜、木耳、山楂等食品,可散瘀止血;待脾胃健运后,补以养气血的禽、畜、蛋、牛奶等血肉之品,还可饮少量药酒以活血通络;多食粗纤维食物,以保持大便通畅。

(四)病情观察

(1)对急诊关节脱位患者,观察有否合并骨折及神经损伤。对疼痛剧烈出现休克者,应协助医生进行抢救。对强大暴力或高处坠下等因素所致脱位者,应密切观察患者全身情况,如出现疼痛性休克,应立即通知医生处理,遵医嘱给予止痛剂对症处理。

(2)属新鲜脱位者,护士需配合医生使患者复位时采取最佳卧位,及进行术中器材及固定用物的准备。

(3)关节脱位后多伴有不同程度的肿胀,应以枕垫或悬吊法使患肢抬高。颞颌关节、寰椎关节、肘关节可用绷带或三角巾悬吊。髋关节需用皮牵引,以利静脉血回流,减轻肿胀及疼痛。如见局部血肿,早期(3天以内)用湿毛巾冷敷,以减少出血,减轻疼痛,消肿;血肿后期(3～20天)待疼痛减轻,皮下出血停止后,可做湿热敷,以促进血肿吸收,减少关节囊粘连机会。做冷热敷时,要注意温度及时间,防止局部冻伤或烫伤。

(4)注意复位后将关节固定于功能位或稳定的位置,不得随意改变。固定时间一般为3周,不宜过长,否则致软组织粘连而发生关节僵硬,影响功能。

(5)牵引时患肢需保暖,并观察患肢血液循环及有无神经受压症状。

(6)患者卧床期间,做好翻身、拍背及按摩,鼓励患者做深呼吸及咳嗽,多饮水以冲洗泌尿道,防止压疮、坠积性肺炎及尿路感染的发生。

(五)功能锻炼

功能锻炼可避免发生肌肉萎缩、骨质疏松和关节僵硬等并发症,并且可增强血液循环,促进损伤组织的修复,还可防止关节粘连,尽快地恢复关节的最大活动范围。功能锻炼既要不失时机,又要循序渐进、量力而行,切勿过分被动活动。锻炼方法可分早期和后期两种,具体方法如下:

1.早期功能锻炼

(1)手指复位3周内,由于外伤反应明显,因而不做伤肢关节活动,可指导患者做肌肉自主的充分收缩和舒张,促进深静脉回流,减轻肿胀。

(2)上肢肩肘关节脱位者,指导其用力做握拳和充分伸展手掌及手指屈伸等动作。

(3)下肢膝髋关节脱位者,指导其行股四头肌舒缩和踝关节屈伸活动。同时,鼓励患者做未固定的关节活动。

2.后期功能锻炼

(1)手指复位3周以上,此时患者已解除固定。可指导患者进行受伤关节的主动活动,逐渐加大活动量和活动范围。

(2)肘关节练习主动伸屈及前臂旋转活动。

(3)肩关节练习环转、上攀、外展及内旋等。

(4)膝关节练习屈伸活动。

(5)髋关节做屈髋、屈膝、外展、内收及内外旋转活动,逐渐扶拐下地行走,3个月内不负重。经X线摄片证实股骨头血供良好,方能逐渐负重步行。

四、健康教育

注意伤肢的功能锻炼,脱位关节固定后,按功能锻炼原则指导患者进行患肢功能锻炼,以利于功能恢复。

第四章　妇产科护理

第一节　女性生殖系统炎症患者的护理

一、外阴部炎症

（一）外阴炎

外阴炎是指外阴皮肤与黏膜的炎症。由于外阴暴露于体外，与尿道口、肛门等部位邻近，因而易发生炎症。

1.护理评估

（1）健康史：询问患者有无阴道炎性分泌物刺激，尿液、粪便浸渍，穿化纤内裤，外阴不洁和局部使用化学药物过敏等诱因。

（2）①临床表现：外阴皮肤瘙痒、疼痛、有灼热感，在性交、排尿、活动时加重。检查局部可发现充血、肿胀、糜烂、溃疡或湿疹等。②心理-社会状况：患者因外阴部不适而影响工作、睡眠，因而产生情绪低落、焦虑。

2.护理诊断/合作性问题

（1）组织完整性受损：与炎症刺激、搔抓或用药不当有关。

（2）焦虑：与治疗效果不佳有关。

3.护理措施

（1）①皮肤护理：外阴皮肤出现皮疹破溃的患者，密切观察皮损大小、严重程度及消退情况，保持皮肤清洁，床单位平整。告知患者内裤应柔软洁净，需每日更换，污染的内裤单独清洗，避免交叉、重复感染。②饮食：禁酒；优化膳食结构，避免进食油腻、辛辣刺激性食物。③生活护理：如患者因局部皮肤破溃，活动受到限制时，协助患者大小便，将呼叫器置于患者易触及处，并采取预防跌倒、坠床护理措施；保持会阴部清洁，遵医嘱给予会阴擦洗、冲洗、烤灯等；及时更换清洁病号服、床单位及中单等。

（2）病情观察：关注患者主诉；密切观察外阴皮肤有无皮疹、破溃、局部充血、肿胀（包括皮损大小、严重程度及消退情况）；观察患者外阴皮损及阴道分泌物的性质、气味、量，警惕异常情况，预防感染。

（3）应用高锰酸钾的护理：

①药理作用：本品为强氧化剂，对各种细菌、真菌等病原体有杀灭作用。

②用法:取高锰酸钾加温水配成 1:5000 约 40℃ 溶液,肉眼看上去为淡玫瑰红色。进行坐浴,每次坐浴 15～30 分钟,每天 2 次。

③适应证:用于急性皮炎或急性湿疹,特别是伴继发感染时的湿敷及清洗小面积溃疡。

④禁忌证:月经期禁用、禁口服。

⑤注意事项:a.本品仅供外用,因其腐蚀口腔和消化道,可出现口内烧灼感、上腹痛、恶心、呕吐、口咽肿胀等。b.本品为水溶液易变质,故应临用前用温水配制,并立即使用。c.配制时不可用手直接接触本品,以免被腐蚀或染色,切勿将本品误入眼中。d.应严格在医生指导下使用,长期使用高锰酸钾,会引起阴道菌群紊乱。如浓度过高会刺激皮肤及黏膜。e.用药部位如有灼烧感、红肿等情况,应停药,并将用药部位洗净,必要时向医生咨询。f.不可与碘化物、有机物接触或并用。尤其是晶体,否则易发生爆炸。

⑥不良反应:高浓度反复多次使用可引起腐蚀性灼伤。

(4)心理护理:倾听患者主诉,耐心解答患者的疑问,消除患者顾虑,使其积极配合治疗。许多患有非特异性外阴炎的患者普遍觉得羞于启齿,患者在医生为其检查、治疗等过程中易产生复杂的心理反应。为了尽快使患者适应陌生的环境,护士应有针对性地实施有效的心理护理。对患者的尊重与关爱是建立良好医患关系的关键,护士应给予患者安全感和信任感,在态度上应该和蔼可亲。通过身心护理使患者得到人性化的服务,提高医疗和护理服务的质量。

(5)健康教育:

①饮食:a.禁烟酒。b.优化膳食结构,避免进食辛辣刺激性食物(辣椒、姜、葱、蒜等)。应多食新鲜蔬菜和水果,以保持大便通畅。c.多饮水,防止合并泌尿系感染。

②休息与活动:急性期应卧床休息。养成劳逸结合的生活习惯。避免骑自行车等骑跨类运动,减少摩擦。

③高锰酸钾坐浴指导:注意配制的浓度不宜过高,以免灼伤皮肤,每次坐浴 15～30 分钟,每天 2 次。坐浴时要使会阴部浸没于溶液中,月经期禁止坐浴。

④出院指导:指导患者注意个人卫生,勤换内裤,保持外阴清洁干燥。局部严禁搔抓,勿用刺激性药物或肥皂擦洗。做好经期、孕期、分娩期及产褥期卫生,不穿化纤类及过紧内裤。

⑤感染防控:外阴破溃者要预防继发感染,使用柔软无菌会阴垫,减少摩擦和混合感染的机会。外阴溃疡或有烧灼感时,建议硼酸粉坐浴、维生素 E 霜外用。

(二)前庭大腺炎

前庭大腺炎包括前庭大腺脓肿和前庭大腺囊肿。前庭大腺开口于小阴唇与处女膜间沟内,因性交、分娩或因外阴卫生不良,病原体易侵入前庭大腺引起炎症。

1.护理评估

初期外阴局部肿胀、发热、压痛明显,如脓肿形成时直径可达 5～6cm,有波动感。慢性期则形成前庭大腺囊肿,外阴有坠胀感或性交不适。

2.护理诊断/合作性问题

(1)疼痛:与前庭大腺脓肿形成有关。

(2)焦虑:与治疗效果不佳有关。

3.护理措施

(1)一般护理:急性期患者应卧床休息,保持外阴清洁。

(2)治疗配合:局部热敷或坐浴可减轻疼痛、促进炎症吸收。前庭大腺囊肿、脓肿形成者,可行切开引流或造口术。

(3)健康指导:注意个人卫生,积极治疗原发病。术后按时擦洗、坐浴,促进伤口愈合。

二、滴虫性阴道炎

(一)病因及发病机制

滴虫性阴道炎由阴道毛滴虫引起的阴道炎症。传播途径包括经性交直接传播及经使用公共浴池、浴盆、浴巾、游泳池、坐式便器、污染的器械及敷料等间接传播。

(二)临床表现

潜伏期 4～28 天。典型症状是稀薄的泡沫状白带增多及外阴瘙痒。若合并其他细菌感染,分泌物则呈脓性,可有臭味。

(三)辅助检查

1.悬滴法

玻璃片上加一滴生理盐水,取阴道后穹窿处分泌物少许,滴入玻璃片上的盐水中混匀,即刻在低倍显微镜下找滴虫。

2.涂片染色法

将分泌物涂在玻璃片上,待自然干燥后,用不同染液染色,不仅能看到滴虫,还能看到并存的细菌、念珠菌和癌细胞,借以排除其他病因。

3.培养法

阴道分泌物涂片可见大量白细胞而未能从镜下检出滴虫者,可采用培养法。

(四)诊断

从阴道分泌物中,采用悬滴法找到滴虫,诊断即可成立。近来开始运用荧光标记单克隆抗体检测、酶联免疫吸附法和多克隆抗体乳胶凝集法诊断,敏感度为 76％～95％。

(五)治疗

1.全身用药

初次治疗推荐甲硝唑 2g,单次口服;或替硝唑 2g,单次口服;或甲硝唑 400mg,每日 2 次,连服 7 日。孕早期及哺乳期妇女慎用。

2.局部用药

将甲硝唑阴道泡腾片 200mg 塞入阴道,每晚 1 次,7 天为一个疗程。

3.性伴侣的治疗

滴虫性阴道炎主要由性行为传播,性伴侣应同时进行治疗,治疗期间禁止性交。

(六)护理评估

1.病史评估

评估患者本次发病的诱因,有无高危因素(不洁性生活史;与他人共用浴池、浴盆、浴巾等),有无合并症状如尿频、尿痛等,目前的治疗及用药;评估既往病史、家族史、过敏史、手术史、输血史。

2.身体评估

评估患者的意识状态、神志与精神状况、生命体征、营养及饮食情况、BMI、排泄形态、睡眠形态;评估有无大小便困难,是否采取强迫体位,外阴皮肤情况,有无因抓挠造成的皮损及破溃等。

3.风险评估

患者入院 2 小时内进行各项风险评估,包括患者压疮危险因素评估、患者跌倒/坠床危险因素评估、日常生活能力评定。

4.心理-社会评估

了解患者的文化程度、工作性质、患者家庭状况以及其家属对患者的理解和支持情况。

5.评估患者

评估患者的卫生习惯、生活习惯、性格特征,有无烟酒嗜好,了解其对疾病认知以及自我保健知识掌握程度等。

(七)护理措施

1.一般护理

(1)皮肤护理:避免搔抓,保持皮肤清洁、床单位平整,内裤柔软洁净、每日更换,污染的内裤单独清洗。

(2)饮食:禁酒,忌辛辣食物。

(3)休息与活动:劳逸结合,避免过度劳累。

(4)生活护理:阴道上药前后,协助患者摆放舒适体位,注意保护患者隐私。阴道上药后嘱患者短暂卧床,将呼叫器置于患者手边可触及处。及时更换清洁病号服、床单位及中单等。

2.病情观察

(1)皮肤、黏膜:关注患者主诉,如瘙痒、灼热感有无加重,观察外阴皮肤情况,观察阴道黏膜充血、散在红色点状皮损情况。

(2)分泌物:观察阴道后穹窿分泌物性状、颜色、量、气味。

(3)其他症状:观察有无尿频、尿痛、血尿等泌尿系感染症状。

3.专科指导

指导患者自我护理,注意个人卫生,勤换内裤,保持外阴清洁干燥,尽量避免搔抓外阴部,避免性生活。内裤、坐浴及洗涤用物应煮沸 5～10 分钟以消灭病原体,避免交叉感染、重复感染。教育患者养成良好的卫生习惯,避免无保护性交,减少疾病的发生。

4.甲硝唑的用药护理

(1)药理作用:本品为硝基咪唑衍生物,可抑制阿米巴原虫的氧化还原反应,使原虫氮链发生断裂。本品有强大的杀灭滴虫的作用,其机制未明。甲硝唑对厌氧微生物有杀灭作用,它在人体中还原时生成的代谢物也具有抗厌氧菌作用,抑制细菌的脱氧核糖核酸的合成,从而干扰细菌的生长、繁殖,最终致细菌死亡。

（2）用法：①全身用药：初次治疗推荐甲硝唑 2g，单次口服；或替硝唑 2g，单次口服；或甲硝唑 400mg，每日 2 次，连服 7 日。孕早期及哺乳期妇女慎用。②局部用药：将甲硝唑阴道片 200mg 塞入阴道，每晚 1 次，7 天为一个疗程。

（3）适应证：用于治疗肠道和肠外阿米巴病（如阿米巴肝脓肿、胸膜阿米巴病等）。还可用于治疗阴道滴虫病、小袋虫病和皮肤利什曼病、麦地那龙线虫感染等。目前还广泛用于厌氧菌感染的治疗。

（4）禁忌证：对本品过敏者禁用；有活动性中枢神经系统疾患和血液病者禁用。

（5）不良反应：以消化道反应最为常见，包括恶心、呕吐、食欲减退、腹部绞痛，一般不影响治疗；神经系统症状有头痛、眩晕，偶有感觉异常、肢体麻木、共济失调、多发性神经炎等，大剂量可致抽搐。少数病例发生荨麻疹，皮肤潮红、瘙痒，膀胱炎，排尿困难，口中有金属味及白细胞减少等，均属可逆性，停药后自行恢复。

（6）注意事项：①本品的代谢产物可使尿液呈深红色，对诊断有干扰性。②原有肝脏疾病患者剂量应减少。出现运动失调或其他中枢神经系统症状时应停药。重复一个疗程之前，应做白细胞计数检查。厌氧菌感染合并肾衰竭者，给药间隔时间应由 8 小时延长至 12 小时。③本品可抑制酒精代谢，用药期间应戒酒，饮酒后可能出现腹痛、呕吐、头痛等症状。

5.心理护理

大多滴虫性阴道炎患者有较大的心理负担，担心疾病治不好，影响夫妻关系，应热情接待每一位患者，通过亲切的交谈告诉患者滴虫阴道炎是可以治愈的，但一定要在医生指导下进行治疗，治疗必须规范且持之以恒，必须夫妻同治。

6.健康教育

（1）饮食：忌辛辣食品，避免加重症状。忌进补。忌海鲜食物，以免使外阴瘙痒加重，不利于炎症的消退。忌甜、腻食物。油腻食物如猪油、奶油、牛油等，高糖食物如巧克力、甜点心等，这些食物有助湿增热的作用，会增加白带的分泌量，并影响治疗效果。②宜食清淡食物，多饮水，多食蔬菜，多食用含维生素 B 丰富的食物，如小麦、高粱、芡实、蜂蜜、豆腐、鸡肉、韭菜、牛奶等。③忌烟、酒，烟草中的尼古丁可使动脉血与氧的结合力减弱。

（2）休息活动：劳逸结合，避免过度劳累。

（3）用药指导：指导患者及其配偶同时进行治疗；告知患者服用甲硝唑期间及停药 24 小时内、服用替硝唑期间及停药 72 小时内禁止饮酒；妊娠期是否用甲硝唑治疗目前尚有争议，用药前应取得患者知情同意。②指导阴道用药的患者采取下蹲位将药片送入阴道后穹窿部。

（4）疾病相关知识宣教：指导患者配合检查，讲解滴虫的特性，提高滴虫检出率。告知患者治愈的标准及随访要求；每次月经干净后复查，连续 3 次滴虫检查阴性者为治愈。告知患者妊娠期滴虫性阴道炎可导致胎膜早破、早产及低出生体重儿，应及时治疗。

三、盆腔炎性疾病

盆腔炎性疾病（PID）是指女性上生殖道及其周围组织的一组感染性疾病，主要包括子宫内膜炎、输卵管炎、输卵管卵巢脓肿（TOA）、盆腔腹膜炎。炎症可局限于一个部位，也可同时累及几个部位,最常见的是输卵管炎。PID 大多发生在性活跃期、有月经的妇女,初潮前、绝经后或未婚者很少发生 PID。若发生 PID 也往往是邻近器官炎症的扩散。

(一)病因及发病机制

1.急性盆腔炎

产后或流产后感染、宫腔内手术操作后感染、性生活不洁或过频、经期卫生不良、邻近器官炎症蔓延等。

2.慢性盆腔炎

常为急性盆腔炎未经彻底治疗,或患者体质较差病程迁延所致,但亦可无急性盆腔炎病史。

(二)临床表现

1.急性盆腔炎

(1)症状:下腹痛伴发热,严重者可出现高热、寒战。

(2)体征:患者体温升高,心率加快,下腹有压痛、反跳痛,宫颈充血有举痛,双侧附件压痛明显,呈急性病容。

2.慢性盆腔炎

(1)症状:全身症状多不明显,有时出现低热、乏力。有些患者可有神经衰弱症状,如精神不振、周身不适、失眠等。局部组织主要是下腹部坠痛、腰骶部酸痛,且在月经前后加重;月经量增多,可伴有不孕。

(2)体征:子宫及双侧附件有轻度压痛,子宫一侧或双侧有增厚。

(三)辅助检查

B 超检查;X 线检查;分泌物涂片检查;心电图检查等。

(四)诊断

1.急性盆腔炎

有急性感染病史;下腹隐痛、肌肉紧张,有压痛、反跳痛,阴道出现大量脓性分泌物,伴心率加快、低热,病情严重时可有高热、头痛、寒战、食欲减退,大量的黄色白带、有味,小腹胀痛、压痛,腰部酸痛等;有腹膜炎时出现恶心、呕吐、腹胀、腹泻等;有脓肿形成时,可有下腹包块及局部压迫刺激症状,包块位于前方可有排尿困难、尿频、尿痛等,包块位于后方可致腹泻。

2.慢性盆腔炎

全身症状为有时低热、易疲劳,部分患者由于病程长而出现神经衰弱症状,如失眠、精神不振、周身不适等,下腹部坠胀、疼痛及腰骶部酸痛,常在劳累、性交后、月经前后加剧。由于慢性炎症而导致盆腔淤血,月经往往过多,卵巢功能损害时会出现月经失调,输卵管粘连会导致不孕症。

(五)治疗

于 PID 发作 48 小时内开始联合应用广谱抗生素,一次性彻底治愈。

1.门诊治疗

若患者一般状况好,症状轻,能耐受口服抗生素,并有随访条件,可在门诊给予口服或肌内注射抗生素治疗。

2.住院治疗

若患者一般情况差,病情严重,伴有发热、恶心、呕吐;或伴有盆腔腹膜炎、输卵管卵巢囊肿;或经门诊治疗无效;或不能耐受口服抗生素;或诊断不清者均应住院给予抗生素药物治疗为主的综合治疗。

3.中药治疗

主要为活血化瘀、清热解毒药物,如银翘解毒汤、安宫牛黄丸或紫血丹等。

4.其他治疗

合并盆腔脓性包块,且抗生素治疗无效者,可行超声引导下包块穿刺引流术。

(六)护理评估

1.病史评估

评估患者本次发病的诱因,有无急性感染病史,有无发热,有无尿频、尿痛、腹泻等;评估病程长短,月经情况,有无不孕等情况;了解目前的治疗及用药;评估既往病史、家族史、过敏史、手术史、输血史等。

2.身体评估

评估意识状态、神志、精神状况、生命体征、营养及饮食情况、BMI、排泄形态、睡眠形态,有无大小便困难,是否采取强迫体位。

3.风险评估

患者入院 2 小时内进行各项风险评估,包括患者压疮危险因素评估、患者跌倒/坠床危险因素评估、日常生活能力评定。

4.心理社会评估

了解患者的文化程度、工作性质、患者家庭状况以及其家属对患者的理解和支持情况。评估个人卫生、生活习惯,有无烟酒嗜好,对疾病认知以及自我保健知识掌握程度。

(七)护理措施

1.一般护理

(1)皮肤、黏膜护理:高热患者,皮肤长期处于潮湿状态,全身抵抗力也下降,易发生压疮、感染,应及时更换潮湿的衣裤、床单,保持床单位平整,定时翻身;高热患者的唾液分泌减少,口腔黏膜干燥,口腔内食物残渣易发酵,细菌易生长繁殖,应嘱患者多饮水,多漱口,必要时给予口腔护理;行冰袋降温时,选择合理部位(如腋下、额头、腹股沟等),禁忌用于枕后、耳郭、心前区、腹部、足底等处,并定时更换冷敷部位,避免冻伤,酒精擦浴浓度不宜过高,以 25%～35% 为宜,注意酒精过敏者禁用,避免对皮肤造成损伤。盆腔炎症患者有时会伴阴道大量脓性分泌物,长期刺激外阴皮肤会出现皮疹、破溃,应密切观察会阴部皮肤情况,告知患者保持清洁,每日更换内裤,污染的内裤单独清洗,避免交叉、重复感染。

(2)饮食:高热期间应选择高营养易消化的流食,如豆浆、藕粉、果泥、菜汤等;体温下降或病情好转时,可进食半流食或普食,如面条、粥,配以易消化的高蛋白、高热量、高维生素菜肴,如精瘦肉、豆制品、蛋黄及各种新鲜蔬菜等。

(3)生活护理:保持室内清洁舒适、通风良好,合理降低室温,有利于降低患者体温;高热、大汗时注意保暖;必要时遵医嘱给予口腔护理,预防口腔疾病;长期高热者,机体处于高代谢状态,食欲不佳,活动耐力下降,更应加强生活护理,如协助患者起床如厕等;将呼叫器置于患者手边,实施预防跌倒、坠床护理措施;保持会阴部清洁,遵医嘱给予会阴擦(冲)洗,及时更换清洁、干燥的病号服、床单位及中单等。

2.病情观察

(1)生命体征:密切观察体温的变化,有预见性地给予护理干预,体温过高时给予物理降温;监测患者的出入量,预防脱水。

(2)疼痛:观察患者疼痛的性质、程度,及早发现病情变化给予积极处理。

(3)皮肤、黏膜:观察口腔黏膜情况,预防口腔炎症;观察高危部位皮肤情况,预防压疮。

(4)并发症:警惕因长期高热导致严重脱水、高热惊厥甚至循环衰竭、酸中毒等情况的发生;预防感染控制不佳造成的全身感染,如菌血症、败血症等。

3.用药护理

(1)头霉素类或头孢菌素类药物:①头霉素类,如头孢西丁钠 2g,静脉滴注,每 6 小时 1 次;或头孢替坦二钠 2g,静脉滴注,每 12 小时 1 次。常加用多西环素 100mg,每 12 小时 1 次,静脉或口服。②头孢菌素类,如头孢呋辛钠、头孢唑肟钠、头孢曲松钠,头孢噻肟钠也可选用。临床症状改善至少 24 小时后转为口服药物治疗,多西环素 100mg,每 12 小时 1 次,连用 14日。对不能耐受多西环素者,可用阿奇霉素替代,每次 500mg,每日 1 次,连用 3 日。对输卵管卵巢脓肿的患者,可加用克林霉素或甲硝唑,从而更有效地对抗厌氧菌。

(2)克林霉素与氨基糖苷类药物联合方案:克林霉素 900mg,每 8 小时 1 次,静脉滴注;庆大霉素先给予负荷量(2mg/kg),然后给予维持量(1.5mg/kg),每 8 小时 1 次,静脉滴注。临床症状、体征改善后继续静脉应用 24~48 小时,克林霉素改为口服,每次 450mg,每日 4 次,连用14 日;或多西环素 100mg,口服,每 12 小时 1 次,连服 14 日。

4.专科指导

预防炎症扩散,禁止阴道冲洗,尽量避免阴道检查。严格执行无菌操作,防止医源性感染。

5.心理护理

盆腔炎患者一般病程较长,患者心理较为复杂,多有焦虑,应做好心理疏导,减轻患者心理压力。注意倾听患者主诉,耐心解答患者疑问,消除患者顾虑,有针对性地实施有效的心理护理,使其积极配合治疗。患者多会担心发生盆腔炎性疾病后遗症,影响家庭生活和夫妻感情,护士应获取患者的信任,告知患者疾病及预防知识,使患者树立治疗疾病的信心,保持乐观情绪。

6.健康教育

(1)饮食:健康合理的饮食调理有利于患者免疫力以及体质的增强。患者应加强营养,多饮水,避免进食生冷、辛辣等刺激性食物,定时定量进食。发热时选择高营养易消化的流食,如豆浆、藕粉、果泥、菜汤等;体温下降或病情好转时,可进半流食或普食,如面条、粥,配以高蛋白、高热量、高维生素易消化的菜肴,如精瘦肉、豆制品、蛋黄及各种新鲜蔬菜等。

(2)休息活动:急性期采取半卧位卧床休息使感染局限。得到控制后应加强锻炼,增强机体抵抗力,预防慢性盆腔炎急性发作。

(3)用药指导:指导患者连续彻底用药,及时治疗盆腔炎性疾病,防止后遗症发生。

(4)宣讲疾病相关知识：

①讲解盆腔炎发病原因及预防复发的相关知识。

②急性期应避免性生活及阴道操作；指导患者保持外阴清洁、养成良好的经期及性生活卫生习惯。

③对沙眼衣原体感染高危妇女进行筛查和治疗，可降低盆腔炎性疾病的发病率。虽然细菌性阴道炎与盆腔炎性疾病相关，但检测和治疗细菌性阴道炎能否降低盆腔炎性疾病发病率，至今尚不清楚。

④及时治疗下生殖道感染。

第二节　生殖内分泌疾病患者的护理

一、功能失调性子宫出血

功能失调性子宫出血是指由于调节生殖的神经内分泌机制失常引起的子宫异常出血，无明显器质性病变存在，简称功血。功血为妇科常见疾病，分为无排卵性功血和排卵性功血，其中，无排卵性功血约占 85%。

（一）病因

月经是子宫内膜在下丘脑-腺垂体-卵巢轴的调节下发生的周期性剥脱、出血。机体内、外因素均可影响该轴的调节功能而使月经量、持续时间和周期发生紊乱。常见的因素有精神紧张、营养不良、环境及气候改变、过度疲劳等。

（二）临床类型

1.无排卵性功血

无排卵性功血好发于青春期和绝经过渡期妇女。青春期功血患者因下丘脑-腺垂体-卵巢轴间的反馈调节尚未成熟，绝经过渡期功血患者因卵巢功能衰退，致卵泡只发育而无排卵。

2.排卵性功血

排卵性功血多见于育龄期女性。患者卵巢虽有卵泡发育及排卵，但黄体功能异常，常表现为黄体功能不足和子宫内膜不规则脱落两种类型。

（三）治疗

无排卵性功血：治疗青春期功血以止血、调整周期和促进排卵为原则；治疗绝经过渡期功血以止血、调整周期、减少经量为原则。排卵性功血：以恢复黄体功能为治愈目标。

（四）护理评估

1.健康史

询问患者的年龄、月经史、婚孕史及既往健康状况，排除全身性疾病和生殖器官器质性病变。了解发病前有无精神创伤、过度劳累、环境改变、服药等因素；本次发病的经过、诊治经历及效果；有无继发感染及贫血的征象。

2.身体评估

(1)临床表现:①无排卵性功血:最常见的症状是子宫不规则出血,表现为月经周期紊乱,经期长短不一,经量多少不定。出血量多或时间长者,可继发贫血。出血期间一般无腹痛及其他不适。②排卵性功血:黄体功能不全者,月经周期缩短,经期、经量可无变化,易引起不孕或流产。子宫内膜不规则脱落者,月经周期多正常,但经期淋漓不净可长达十余日,经量明显增加。

(2)心理-社会评估:青春期功血患者常因害羞不能及时就诊而延误病情,引发感染或大出血,出血多时,患者常感不适、惊慌。绝经过渡期功血患者因月经不规律来潮,因影响到生活、工作而焦虑,担心疾病严重、怀疑肿瘤的可能而坐立不安。

3.辅助检查

(1)诊断性刮宫:诊断性刮宫简称诊刮,主要适用于已婚患者。通过诊刮达到止血及明确病理诊断的目的。

(2)基础体温检查:无排卵性功血者基础体温呈单相型;有排卵性功血者基础体温呈双相型。

(3)B超检查:了解子宫内膜的厚度,排除生殖器官器质性病变。

(4)子宫腔镜检查:直接观察子宫内膜情况,选择病变区进行活检。

(5)子宫颈黏液结晶检查:经前出现羊齿植物叶状结晶者,提示无排卵。

(五)护理诊断/合作性问题

(1)活动无耐力:与月经过多及经期延长引起的贫血有关。

(2)焦虑:与治疗效果不佳或担心疾病性质有关。

(3)有感染的危险:与出血多、持续不净及继发贫血有关。

(六)护理措施

1.一般护理

嘱患者卧床休息,保证充足睡眠,避免劳累;加强营养,摄入高蛋白、高维生素、含铁高的食物,如猪肝、蛋黄、红枣、胡萝卜、绿叶蔬菜等;保持外阴清洁,禁止盆浴和性生活。

2.病情观察

观察并记录患者的生命体征、液体出入量。出血多时,严密观察血压、脉搏,做好配血、输血及输液的抢救准备和配合工作。有发热、子宫体压痛等感染征象者,遵医嘱给予抗生素治疗。

3.治疗配合

(1)无排卵性功血:

①止血:大出血时,采用性激素止血要求 8 小时内见效;24～48 小时后出血基本停止;96 小时以上仍不止者,应考虑器质性病变。a.孕激素:适用于体内有一定雌激素水平的患者,尤其是淋漓不净的绝经过渡期功血患者。孕激素使持续受雌激素刺激的增生期子宫内膜转为分泌期,达到止血效果,停药后子宫内膜脱落,起到药物性刮宫的作用。常用醋酸甲羟孕酮、甲地孕酮和炔诺酮(妇康片)。b.雌激素:大剂量使用雌激素可促使子宫内膜生长,有修复创面止血的作用。常用妊马雌酮、己烯雌酚或苯甲酸雌二醇。c.雄激素:主要用于绝经过渡期功血患者。d.其他止血药物:肾上腺色腙(安络血)、酚磺乙胺(止血敏)。

②调整月经周期:a.雌激素、孕激素序贯疗法:模拟自然月经周期中性激素的变化,补充雌激素、孕激素,促使子宫内膜发育和周期性脱落,形成人工周期,适用于青春期功血。于撤药性出血第 5 天开始,每日口服结合雌激素或戊酸雌二醇,连服 21 天,于服雌激素 11 天起加用黄体酮或醋酸甲羟孕酮,连用 10 天,停药后 7 天内可再出现撤药性出血。在下一次出血第 5 天重复用药,连续使用 3 个周期。b.雌激素、孕激素联合法:适用于内源性雌激素水平较高的育龄妇女和绝经过渡期功血患者。从撤药性出血第 5 天起口服避孕药,每日 1 片,连服 21 天,连续 3 个周期为一个疗程。c.后半周期疗法:适用于青春期或活检为增殖期内膜功血患者。自撤药性出血第 16 天起口服甲羟孕酮,每日 10mg,共 10 天。

③促排卵:该法用于育龄妇女功血有生育要求者。促排卵药物有克罗米芬(CC)、尿促性腺激素(HMG)等。

(2)排卵性功血:①黄体功能不全:自排卵后开始每日肌内注射黄体酮,共 10 天,进行黄体功能替代治疗。可使用克罗米芬促进卵泡发育,绒毛膜促性腺激素(HCG)可延长黄体期。②子宫内膜不规则脱落:自预期下次月经前第 10~14 天开始,每日口服甲羟孕酮 10mg,连续 10 天。绒毛膜促性腺激素也可促进黄体功能。

4.心理护理

主动热情地与患者沟通、交谈,鼓励其说出内心的不良感受,及时提供必要的信息,帮助患者克服心理障碍,解除思想负担,摆脱焦虑。

5.健康教育

讲解用药的治疗原理和注意事项,强调性激素治疗时,必须严格按照医嘱,准时按量给药,不得随意停服、减量或漏服。采用雄激素治疗时每月总量不能超过 300mg,以防女性男性化。服用促排卵药物者,可测量其基础体温,以便监测排卵情况。治疗期间如发生不规则阴道出血,应及时就诊处理。

二、围绝经期综合征

围绝经期是妇女自生殖年龄过渡到无生殖能力年龄的生命阶段,包括从出现与卵巢功能下降有关的内分泌、生物学和临床特征起,至最后一次月经后 1 年。围绝经期综合征指妇女绝经前后出现性激素波动或减少所致的一系列身体及精神、心理症状。围绝经期妇女约 1/3 能通过神经内分泌的自我调节,达到新的平衡而无自觉症状,2/3 妇女则可出现一系列性激素减少所致的症状。多发生在 45~55 岁,有人可持续至绝经后 2~3 年,少数人可持续到绝经后5~10 年症状才有所减轻或消失。

(一)病因及发病机制

1.内分泌因素

卵巢功能减退,血中雌、孕激素水平降低,使正常的下丘脑-垂体-卵巢轴之间平衡失调,影响了自主神经中枢及其支配下的各脏器功能,从而出现一系列自主神经功能失调的症状。

2.神经递质

下丘脑神经递质阿片肽(EOP)、肾上腺素(NE)、多巴胺(DA)等与潮热的发生有明显的相关性。5-羟色胺(5-HT)对内分泌、心血管、情感和性生活等均有调节功能。

3.种族、遗传因素

孪生姐妹围绝经期综合征开始时间完全相同,症状和持续时间也极相近。个体人格特征、神经类型、文化水平、职业、社会人际、家庭背景等与围绝经期综合征发病及症状严重程度有关,提示本病的发生可能与高级神经活动有关。

(二)临床表现

(1)月经改变:最早出现,表现为月经频发、月经稀发、不规则子宫出血、闭经。

(2)泌尿、生殖道症状:主要表现为泌尿生殖道萎缩症状,外阴、阴道发干,性交痛,尿频、尿失禁等反复发生的尿路感染。

(3)心血管症状:血压升高或血压波动、假性心绞痛等。

(4)骨质疏松:腰背痛、易骨折。

(5)皮肤和毛发变化:皱纹增多加深,皮肤变薄、干燥、色素沉着等。

(6)性欲下降。

(7)全身症状:①阵发性潮热、出汗,伴头痛、头晕、心悸、胸闷、恶心等。②思想不集中、易激动、失眠、多虑、抑郁等精神神经症状。

(三)辅助检查

(1)激素测定:选择性激素测定有助于判断卵巢功能状态以及其他相关内分泌腺功能。

(2)骨密度测定:确定有无骨质疏松。

(3)实验室检查:了解贫血程度及有无出血倾向、有无血脂升高,排除泌尿系病变。

(4)心电图检查。

(5)B型超声检查。

(6)宫颈刮片:进行防癌涂片检查。

(四)诊断

(1)血清 FSH 值及 E_2 值测定:绝经过渡期血清 FSH＞10U/L,提示卵巢储血功能下降。闭经、FSH＞40U/L 且 E_2＜10～20pg/mL,提示卵巢功能衰竭。

(2)氯米芬兴奋试验:月经第 5 日起口服氯米芬,每日 50mg,共 5 日。停药第 1 日测血清 FSH＞12U/L,提示卵巢储备功能降低。

(3)典型的潮热症状是围绝经期及绝经后的特征性症状,是诊断的重要根据。

(五)治疗

(1)一般治疗:①心理治疗。②注意休息与锻炼,增加日晒时间,注意摄取足量蛋白质及含钙丰富食物。

(2)激素替代治疗。

(六)护理评估

1.病史评估

对＞40 岁的妇女,若月经增多或不规则阴道流血,必须详细询问并记录病史,包括月经史、生育史、肝病、高血压及内分泌腺疾病史等。

2.身体评估

(1)评估有无卵巢功能减退及雌激素不足引起的症状。

(2)评估因家庭和社会环境因素变化而诱发的一系列症状。

(3)评估个性特点与精神因素引起的症状:妇女在绝经期以前曾有过精神状态不稳定,绝经后则往往较易发生失眠、多虑、抑郁、易激动等。

(4)评估检查结果。

3.心理-社会状况评估

评估患者及其家属对疾病的认知程度,对围绝经期相关知识的掌握情况,对检查及治疗的配合情况;评估社会及其家属庭支持系统是否建立完善等。

(七)护理措施

1.一般护理

(1)起居护理:合理安排好日常生活及工作,做到生活有规律,劳逸结合。经常进行适当的体育锻炼,尤其是活动少、工作时间多坐者,更要进行适当的户外活动,防止发胖。要有充分的休息和睡眠,居住环境做到整洁、安静、舒适,保持空气流通。

(2)生活护理:注意个人卫生,经常沐浴,注意清洁外阴,尤其在大便后,肛门周围要用温水清洗,避免尿路感染和阴道炎的发生。

2.病情观察

(1)观察患者阵发性潮热、出汗、头痛、头晕、心悸、胸闷、恶心等症状的程度。可根据天气变化增减衣物,避免衣物潮湿。

(2)观察患者情绪变化的程度,如是否易激动、多虑、抑郁,有无失眠等精神神经症状,做好心理调节和疏导,必要时可就诊于心理门诊。

(3)观察患者有无尿频、尿失禁等症状,关注患者阴道发干、性交痛的自觉症状。可进行盆底肌训练,锻炼盆底功能,必要时遵医嘱使用激素类药物缓解症状。

(4)关注患者血压变化,是否出现血压波动、假性心绞痛等症状。必要时遵医嘱口服控制血压的药物。

(5)观察患者是否出现骨质疏松症、腰酸背痛、腿抽筋、肌肉关节疼痛等。注意活动适度和钙剂的补充。

3.用药护理

(1)性激素治疗:帮助患者了解用药目的及药物用法、适应证、禁忌证、用药时可能出现的反应等,长期使用性激素的患者需定期随访。

①雌激素补充治疗:效果最好,补充雌激素的剂量和时间依据个体情况而定,要取得患者的良好配合。主要应用尼尔雌醇,每次1~2mg,每2周1次,口服;也可应用雌激素贴剂。雌激素的疗效与剂量相关,大剂量使用雌激素时,可引起阴道流血、乳房胀痛及阴道分泌物增多等不良反应。长期使用雌激素时,应与孕激素合用,可降低子宫内膜癌的发生率。

②孕激素治疗:适用于围绝经期妇女,以及不能或不愿应用雌激素的围绝经期妇女。主要应用安宫黄体酮,每日2~6mg,口服。其不良反应有子宫不规律性出血、乳胀、绝经样症状及性欲降低,因此用量应尽可能地减少。

③雄激素治疗:补充雄激素可改善患者长期失眠、抑郁致使身体虚弱的状况,常与雌激素联合应用。大量应用雄激素时可出现体重增加、多毛及痤疮,口服用药时可能影响肝功能。

(2)非激素类药物治疗:①镇静剂:适用于失眠较重的患者,可改善精神及体力状态。可选用地西泮片 2.5~10mg,艾司唑仑片 1~2mg,苯巴比妥片 30~60mg 等。但不宜长期服用,以免产生药物依赖性。②α-肾上腺素受体激动剂:可有效缓解患者潮热、出汗症状。常用的有:a.盐酸可乐定:0.1~0.2mg,每日 2 次,口服。其不良反应有头晕、口干。b.甲基多巴:每次 250mg,每日 2 次,口服。主要有恶心、呕吐等胃肠道不良反应。

4.专科指导

对于围绝经期妇女可到更年期门诊进行咨询,接受指导和护理。

(1)帮助患者了解围绝经期是正常生理过程。

(2)消除患者无谓的恐惧和焦虑,帮助其解决各种心理矛盾、情绪障碍、心理冲突、思维方法等问题,使其以乐观积极的态度对待老年的到来。

(3)耐心解答患者提出的问题,使护患合作、相互信任,共同发挥防治作用。

(4)主要针对女性生殖道、乳腺肿瘤进行防癌检查。

(5)对围绝经期妇女的性要求和性生活等方面给予关心和指导。

(6)积极防治围绝经期妇女常见病、多发病,如糖尿病、高血压、冠心病、肿瘤和骨质疏松症。

(7)防治围绝经期妇女常见、多发的妇科病,如阴道炎症、绝经后出血、子宫脱垂、尿失禁等。

(8)宣传雌激素补充疗法的有关知识。

5.心理护理

告知患者围绝经期是一种生理现象,可出现如精神心理、神经内分泌、生物节律、生理代谢、性功能、认知、思维、感觉、运动、应激和智能等方面的某些变化;同时也要让患者知道,围绝经期也会出现以雌激素缺乏和衰老为特征的某些病理性变化,如心理障碍、糖尿病、肥胖、高血压、心血管疾病、肿瘤、骨质疏松症、阿尔茨海默病等。嘱患者保持心情舒畅,注意控制情绪;生活要有规律,遇事不要着急、紧张,不要胡思乱想;对人生要抱着积极态度,不沮丧、不消极。家人也要了解围绝经期妇女可能出现的症状,给予同情、安慰和鼓励,全社会均应关心和爱护围绝经妇女,帮助她们顺利度过围绝经期。

6.健康教育

(1)饮食:一般不做严格限制,根据食欲情况和消化功能而定,但要保证充分的营养,尤其是蛋白质,如鱼、瘦肉、豆制品、禽类等;避免油腻、高脂肪、高糖食物,如肥肉、猪油、甜点心、糖果等;高胆固醇食物宜控制,如蛋黄、动物内脏、鳗鱼、肉皮、猪蹄等;宜多食新鲜蔬菜及含糖较少的水果,多食香菇、蘑菇、黑木耳、海带等;忌服烈性酒及刺激性调味品。

(2)活动:鼓励患者参加活动锻炼,以持之以恒、循序渐进、动静结合为运动原则。规律的运动,如散步、骑自行车等可以促进血液循环,维持肌肉良好的张力,延缓老化的速度。饭后应休息 1~2 小时后活动;运动前应做好充分的准备活动,防止突然剧烈活动造成的心慌、气促、晕倒等现象;运动后,应进行整理活动,使身体逐渐恢复到正常状态,有利于全身脏器的调整,也可预防对身体不利的因素发生。

（3）用药指导：适当摄取钙质和维生素 D,可减轻因雌激素降低所致的骨质疏松;积极防治围绝经期妇女常见病,如糖尿病、高血压、冠心病、肿瘤和骨质疏松症等;指导患者遵医嘱服药,不得自行停药或变更剂量;长期使用性激素类药物的患者应定期复查,以观察用药效果和症状缓解程度。

（4）疾病相关知识宣教：围绝经期妇女应定期做健康检查,以防治雌激素缺乏和衰老性疾病,如围绝经期综合征、心血管疾病、骨质疏松症、肿瘤、阿尔茨海默病。在全面体检的基础上,遵照个体化原则制订适当的激素替代治疗方案以保证治疗的全面性。除一般性体检外,还应进行妇科相关疾病筛查包括外阴、阴道及子宫颈炎症和肿瘤,子宫和卵巢肿瘤,盆腔炎症,乳腺良性疾病和肿瘤等。

第三节　盆底功能障碍性疾病患者的护理

一、盆腔器官脱垂

盆腔器官脱垂是指盆腔器官脱出于阴道内或阴道外。阴道前壁脱垂即阴道前壁膨出,阴道内 2/3 膀胱区域脱出称为膀胱膨出。若支持尿道的膀胱宫颈筋膜受损严重,尿道紧连的阴道前壁下 1/3 以尿道口为支点向下膨出,称尿道膨出。阴道后壁膨出又称直肠膨出,阴道后壁膨出常伴随子宫直肠陷凹疝,如内容为肠管,称之为肠疝。子宫从正常位置沿阴道下降,宫颈外口达坐骨棘水平以下,甚至子宫全部脱出阴道口以外,称为子宫脱垂。

（一）临床表现

1.症状

轻症患者一般无不适,重度脱垂韧带筋膜有牵拉,盆腔充血,患者有不同程度的症状,腰骶部酸痛或下坠感;阴道前壁膨出患者可出现尿频、排尿困难等,易并发尿路感染;阴道后壁膨出患者常表现为便秘,甚至需要手助压迫阴道后壁帮助排便;肿物自阴道脱出。轻者经休息后可自行还纳,重者则不能还纳。

2.子宫脱垂分度

目前有两种分度方法,其中一种方法将子宫脱垂分为如下三度。

（1）Ⅰ度：轻型为宫颈外口,距处女膜缘<4cm,未达处女膜缘;重型为宫颈已达处女膜缘,阴道口可见宫颈。

（2）Ⅱ度：轻型为子宫颈及部分阴道前壁脱出阴道口外,宫体仍在阴道内;重型为宫颈与部分宫体脱出阴道口外。

（3）Ⅲ度：为宫颈与宫体全部脱出阴道口外。

3.阴道前壁膨出分度

临床上传统分为三度。以屏气下膨出最大限度来判定。

（1）Ⅰ度：阴道前壁形成球状物，向下突出，达处女膜缘，但仍在阴道内。

（2）Ⅱ度：阴道壁展平或消失，部分阴道前壁突出于阴道口外。

（3）Ⅲ度：阴道前壁全部突出于阴道口外。

4.阴道后壁膨出分度

临床上传统分为三度。以屏气下膨出最大限度来判定。

（1）Ⅰ度：阴道后壁达处女膜缘，但仍在阴道内。

（2）Ⅱ度：阴道后壁部分脱出阴道口。

（3）Ⅲ度：阴道后壁全部脱出阴道口外。

（二）评估和观察要点

1.评估要点

（1）健康史：询问患者年龄、婚育史及性生活情况。如患者生育过，注意询问患者有无产程过长、难产、阴道助产及盆底组织撕裂伤等病史。

（2）评估盆腔器官脱垂发生时间和程度。

（3）评估患者营养情况，产后恢复体力劳动的情况及有无慢性咳嗽、便秘等情况，以及对日常生活的影响程度。

（4）心理-社会状况：评估患者有无焦虑、情绪低落，评估其社会、家庭支持程度，以及对疾病的认知程度、对手术治疗的接受程度等。

2.观察要点

（1）询问患者有无下腹部坠胀、腰痛、排尿和排便困难，观察阴道肿物脱出等情况。

（2）观察阴道有无黏膜糜烂、溃疡、出血和感染等。

（3）观察患者在腹压增加时上述症状有无加重，卧床休息后症状有无好转。

（三）护理措施

1.术前护理

（1）一般护理：按照妇科阴式手术护理常规进行护理。

（2）病情观察：①观察患者内外科慢性疾病的症状，积极有效治疗和控制原发性慢性疾病，如高血压、糖尿病等。对于有慢性咳嗽的患者，遵医嘱给予镇咳药物，避免因咳嗽而影响手术效果。②术前保持患者排便通畅，多吃粗纤维食物，必要时遵医嘱给予缓泻剂软化大便。③给予患者用药指导，对于子宫脱垂患者尤其是有溃疡的患者，遵医嘱局部要涂抹雌激素软膏于阴道内，促进局部溃疡愈合。

2.术后护理

（1）一般护理：按照妇科阴式手术护理常规进行护理。

（2）病情观察：①监测患者生命体征。观察意识情况、切口有无渗血、阴道出血的量和颜色、引流液的量和颜色、麻醉不良反应、肠蠕动恢复情况。②注意阴道分泌物。观察阴道分泌物的量、性状、颜色及有无异味，如有异常及时通知医生并予以处理。③止血：阴道内放置的止血纱布，术后12～24小时取出，观察排尿及阴道出血情况。④镇痛：如有疼痛遵医嘱使用镇痛药。

（3）饮食护理：排气前进流食，排气后进半流食，逐渐过渡至普食。保持排便通畅，鼓励患者进食粗纤维食物。

（4）管路护理：导尿管留置 2～5 天，保留导尿管期间，每日更换引流袋，会阴擦洗，2 次/日，术后 24 小时内准确记录尿量，并告知患者携带尿管期间活动的注意事项，防止管路滑脱。

（5）排尿指导：告知患者拔除尿管后有尿意及时如厕，不要憋尿，出现排尿困难时，不要过度饮水，以免膀胱过度膨胀，影响功能恢复。患者排尿后，通知医生测残余尿量，若残余尿＞200mL 时，给予患者听水声诱导排尿或遵医嘱给予新斯的明 1mg 肌内注射；若残余尿持续＞300mL，遵医嘱导尿。

（6）合并症的观察：①高血压患者。观察血压、脉搏变化，每日测量 1～2 次，倾听患者主诉，注意有无头痛、头晕、视物模糊等不适。②糖尿病患者。监测患者血糖变化，在患者禁食期间，遵医嘱补充液体，避免低血糖的发生。在过渡饮食时，遵医嘱调整降糖药的剂量。

（7）预防感染：密切监测体温变化，一级护理期间测量体温、脉搏、呼吸，4 次/日。保持外阴清洁干燥、勤换内衣裤。遵医嘱应用抗生素。

（8）血栓的预防：进行深静脉血栓的风险评估，按照评分等级采取不同的预防措施。观察生命体征的变化，注意有无胸闷、憋气、下肢疼痛等症状，警惕肺栓塞及下肢深静脉血栓的发生。遵医嘱给予抗凝药或气压式血液循环驱动，观察下肢血供情况及周径变化。

（四）健康教育

1.疾病知识指导

指导患者学会自我观察阴道出血量，术后出现血性分泌物或少量出血为正常现象，若出血量多如月经量，应及时到医院就诊。

2.生活指导

指导患者保持心情舒畅，生活规律；术后 3 个月禁盆浴、禁止性生活，保持外阴清洁，每日清洗外阴，术后 2 周可淋浴；预防呼吸道疾病的发生，避免咳嗽导致腹压增加。

3.活动指导

术后 3 个月内避免腹压增加的活动，如重体力劳动、负重、长期站立、蹲位等，术后 1 个月可恢复一般活动，如进行简单的家务劳动。

4.饮食指导

饮食宜选择清淡、易消化、富含粗纤维的食物，保持排便通畅，养成每天排便习惯，避免便秘，必要时遵医嘱使用缓泻药。

5.用药指导

绝经后的患者遵医嘱局部涂抹雌激素软膏，促进阴道切口愈合。

6.术后锻炼

遵医嘱指导患者进行盆底肌和肛提肌训练；做提肛运动，3 次/日，每次 10～15 分钟，或行生物反馈治疗。

二、压力性尿失禁

压力性尿失禁（SUI）是指在咳嗽、打喷嚏、用力活动等腹压增加时尿液不自主地从尿道口漏出的现象。压力性尿失禁主要发生于女性，调查发现美国女性压力性尿失禁的患病率高达

36.6%；有报道称 18 岁以上女性尿失禁的发生率为 46.5%，其中约 60% 为压力性尿失禁。尽管女性压力性尿失禁为良性病变，但对生活质量的影响是极大的，患者也常常对尿失禁缺乏正确认识而造成恐惧感。此外，由于很多患者认为这种疾病难以启齿而延误治疗。

（一）病因及发病机制

压力性尿失禁，90% 以上为解剖性压力性尿失禁，为盆底组织松弛引起。

1.妊娠与阴道分娩

为压力性尿失禁的主要病因。

2.尿道、阴道手术

手术可破坏尿道、膀胱的正常解剖支持。

3.功能障碍

先天性膀胱、尿道周围组织支持不足或神经支配不健全，为青年女性及未产妇的发病原因。

4.盆腔肿物

当盆腔内有巨大肿物时导致腹压增加，膀胱尿道交接处位置降低而发生尿失禁。

5.肥胖

肥胖是女性压力性尿失禁的独立危险因素，许多文献报道压力性尿失禁的发生与患者体重指数的升高有关。

（二）临床表现

1.症状

腹压增加下的不自主溢尿是最典型的症状。尿急、尿频，急迫尿失禁和排尿后胀满感亦是常见的症状。

2.体征

80% 压力性尿失禁患者合并有膀胱膨出。

3.临床分度

临床常用主观分度，分为三级：

（1）Ⅰ级尿失禁：只发生于剧烈压力下，如咳嗽、打喷嚏或慢跑等。

（2）Ⅱ级尿失禁：发生于中度压力下，如快速运动或上下楼梯等。

（3）Ⅲ级尿失禁：发生于轻度压力下，如站立时。患者在仰卧位时可控制尿液。

（三）辅助检查

压力性尿失禁除常规查体、妇科检查以外还需要下列辅助检查。

1.压力试验

患者膀胱充盈时，取截石位进行检查。嘱患者咳嗽时，观察尿道口。如果每次咳嗽时尿液不自主溢出，则可提示压力性尿失禁。

2.指压试验

检查者把中、示指放入阴道前壁的尿道两侧，指尖位于膀胱与尿道交接处，向前上抬高膀胱颈之后行诱发压力试验。若压力性尿失禁现象消失，则为阳性。

3.棉签试验

患者取仰卧位,将涂有利多卡因凝胶的棉签置入尿道,使棉签头处于尿道膀胱交界处,分别测量患者在静息时及 Valsalva 动作(紧闭声门的屏气)时棉签棒与地面之间形成的角度。

4.尿动力学检查

包括膀胱内压测定和尿流率测定,主要观察逼尿肌的反射及患者控制或抑制这种反射的能力,以了解膀胱排尿速度和排空能力。

(四)治疗

1.非手术治疗

轻中度压力性尿失禁患者可考虑非手术治疗。

(1)盆底肌肉锻炼:又称凯格尔(Kegel)运动。通过反复收缩耻骨尾骨肌可以增强盆底肌肉组织的张力,减轻或防止尿失禁。

(2)生物反馈:借助位于阴道或直肠内的电子生物反馈治疗仪,对盆底肌肉的肌电活动进行监视,指导患者正确的、自主的盆底肌肉训练,并形成条件反射。

(3)盆底电刺激:电刺激治疗是采用低压电流对盆底神经及肌肉进行刺激,从而增加盆底肌的收缩力,反馈抑制交感神经反射,降低膀胱活动度。

(4)膀胱训练:指导患者有意识地延长排尿间隔,使患者学会通过抑制尿急,延迟排尿。

(5)药物治疗:①α-肾上腺素受体激动剂:通过刺激尿道和膀胱颈部的平滑肌收缩,提高尿道出口阻力,改善控尿能力。②雌激素替代药物。

2.手术治疗

压力性尿失禁的手术方法有 100 余种。目前较为常用的术式为耻骨后膀胱尿道悬吊术和阴道无张力尿道中段悬吊带术。

(五)护理评估

1.病史评估

注意询问患者有无产程过长、难产、阴道助产及盆底组织撕裂伤等病史。评估患者产后恢复体力劳动的情况。评估患者有无慢性咳嗽、便秘及盆腹腔肿瘤史等。

2.全身症状评估

评估患者腹压增加下不自主溢尿程度以及尿频、尿急等症状。

3.风险评估

患者入院 2 小时内进行各项风险评估,包括患者压疮危险因素评估、患者跌倒/坠床危险因素评估、日常生活能力评定、入院护理评估。

4.心理状态评估

评估患者焦虑、抑郁程度,社会、家庭支持程度,以及对疾病的认知程度、对手术治疗的接受程度等。

(六)护理措施

1.术前护理

(1)病情观察:

①观察患者原发性慢性疾病的症状,积极治疗和控制原发性慢性疾病。a.便秘:术前保持

排便通畅,可多吃蔬菜、水果等,必要时可给予缓泻剂软化大便。b.慢性咳嗽:遵医嘱可给予止咳药物,缓解因咳嗽引起漏尿的情况。

②观察患者漏尿程度,如需要长期使用会阴垫的患者,应嘱患者勤换会阴垫,保持外阴的清洁干燥。每日更换内裤,内裤宜选用纯棉制品。

(2)用药护理:由于尿液长期刺激导致会阴部皮肤变红、瘙痒、湿疹或糜烂,应每日用1:5000的高锰酸钾溶液进行会阴部坐浴,以缓解不适。用1g高锰酸钾配5000mL水,同时要搅拌均匀,肉眼观察为粉红色即可使用。每次坐浴20分钟,每天2次。坐浴时要使会阴部浸没于溶液中,月经期停止坐浴。

(3)心理护理:压力性尿失禁患者由于长期受疾病折磨,生活质量下降,在心理、生理及性功能方面均表现异常。患者感到与社会隔离,心情忧郁消沉,食欲减退,有冷漠和不安全感。因此既渴望手术成功,又担心手术失败,非常忧虑。护士应主动和患者交谈,了解患者的想法,进行行为、心理的健康指导,帮助患者克服自卑心理,讲解此手术方法的先进性和手术成功的病例,使其积极配合治疗,增强治愈疾病的信心。

(4)健康教育:

①饮食:制订合理的饮食计划,避免对膀胱有刺激的食物,避免含咖啡因和碳酸类饮料。适量饮水(饮水过多会加重尿失禁,饮水过少会产生便秘),保持大便通畅。

②活动:在打喷嚏、咳嗽、提重物或弹跳时,应事先紧缩括约肌,以免尿液外漏。有尿失禁的迹象时,应首先放松心情再缓步走向厕所。勿憋尿,一有尿意,应立刻去排尿,最好在饭前、饭后及睡前,将尿液排尽。

③用药指导:教会患者高锰酸钾坐浴的方法,告知高锰酸钾坐浴的注意事项:长期使用高锰酸钾,会引起阴道菌群紊乱,应严格在医生指导下使用;配制的溶液浓度不宜过浓,以免灼伤皮肤;高锰酸钾液要现用现配;配制时不可用手直接接触本品,以免被腐蚀或染色,切勿将本品误入眼中;用药部位如有灼烧感、红肿等情况,应停药,并将局部药物洗净,必要时向医生咨询。

④化验检查护理指导(尿动力学检查):a.检查前嘱患者饮水500mL,待膀胱憋胀至尿急时,进行检查才能达到满意的效果。b.由于检查时需在尿道插一细管进行测量,因此检查后,患者会感觉尿道不适,或出现短暂的排尿疼痛、轻微的血尿等。应嘱患者检查后多饮水,减轻不适症状,预防感染。

2.术后护理

(1)一般护理:按妇科手术护理常规进行护理。

(2)病情观察:①严密心电监护,观察血压、脉搏、呼吸情况。②严密观察会阴部穿刺点渗血、渗液情况。

(3)用药护理:对雌激素低下妇女用雌激素替代治疗,即术后2周内每周2次,将雌激素乳膏涂抹于阴道内,但已知、怀疑或既往有乳腺癌者,已知或怀疑有雌激素依赖性恶性肿瘤(如子宫内膜癌)者及未经明确诊断的阴道流血者应禁用。

(4)专科指导:

①排尿指导:指导患者尽快排尿,以免膀胱过度充盈,导致膀胱麻痹,影响排尿功能;停留置尿管后嘱患者多饮水,促进尿液生成,刺激排尿反射,进一步加快膀胱功能的恢复。

②盆底肌肉锻炼(Kegel 运动):是轻、中度尿失禁,轻度子宫、膀胱、直肠脱垂术前及术后的辅助治疗。a.训练前排空膀胱。b.患者可取站、坐位或卧位,双膝并拢,臀部肌肉用力,有意识地收缩肛门、会阴及尿道肌肉,使盆底肌上提,大腿和腹部肌肉保持放松。c.持续收缩盆底肌不少于 3 秒,松弛休息 2～6 秒,连续 15～30 分钟,每天 3 次,或每天做 150～200 次,持续 8 周以上或更长。d.指导患者时,详细说明盆底肌的正确位置和收缩要点,以免患者夹紧大腿,而没有收缩盆底肌或收缩盆底肌的同时错误地收缩了腹肌。

(5)并发症的护理观察:

①出血:术后密切观察会阴穿刺点渗血和阴道出血情况,仔细观察会阴部皮肤的情况,是否出现血肿或里急后重等症状,发现异常及时通知医生。密切观察生命体征变化。

②膀胱损伤:是术中可能出现的并发症,与患者解剖位置的改变和局部粘连有关。根据损伤程度遵医嘱延长保留尿管时间。

③感染:术后短期内出现尿频、尿急症状与手术和导尿管刺激有关,应做好导尿管、会阴护理,每日 2 次。如分泌物多,应增加会阴护理次数。停留置尿管后鼓励患者多排尿、多饮水,并保持会阴部清洁干燥。

(6)健康教育:

①饮食:根据排气情况逐渐进食流食、半流食、普食。注意在卧床期间不能饮牛奶、豆浆、萝卜汤及含糖的饮料,不能进食产气性食物,以防止腹胀。进普食后,应多食高蛋白、高维生素尤其是富含粗纤维的食物,同时要多饮水。

②活动:腰麻术后 6 小时可以侧卧位休息,双下肢做主动的屈伸活动。全麻术后患者返回病房 2 小时后无不适症状可翻身活动。术后鼓励患者早期活动,有利于增加肺活量、减少肺部并发症、改善血液循环、促进伤口愈合、预防深静脉血栓、预防肠粘连、减少尿潴留的发生。

③用药指导:应用雌三醇乳膏时,应在医生指导下使用。如忘记用药,如果不是在下次用药的那天,则应立即补上。反之,则应停止本次用药,继续后续用药,在同一天绝对不能用药两次。

④化验检查护理指导:患者拔除导尿管后,鼓励患者排尿,通常 1～2 小时一次,共 3 次,并测量膀胱残余尿量,若少于 100mL 为正常;如在 100m 以上,应嘱患者继续排尿后重新测量或遵医嘱重新留置导尿管。

⑤疾病相关知识:a.针对病因,做好妇女的"五期"保健,即青春期、月经期、孕期、产褥期和哺乳期。b.提倡晚婚晚育,防止过多生育。c.加强产后体操锻炼,促进盆底组织恢复,避免产后过早参加重体力劳动。d.积极预防、治疗使腹压增加的疾病。e.减轻体重有助于预防压力性尿失禁的发生。

⑥出院指导:a.调整情绪,保持乐观开朗的心态。b.注意保暖,避免感冒着凉。c.术后休息 3 个月,禁止性生活及盆浴,避免提重物或久站久坐,避免用力下蹲、咳嗽、大笑、跑跳等增加腹压的行为。定期门诊复查,经医生门诊检查术后恢复情况,确认伤口完全愈合后方可有性生活。d.进食高蛋白、高维生素等营养丰富的食物,多吃蔬菜、水果,预防便秘。e.会阴部伤口局部愈合较慢,嘱患者回家后保持外阴清洁干燥,每日清洗会阴部及更换内裤。f.加强排尿的训练,多饮水,可以在排尿时有意识中断排尿,使尿道括约肌收缩。

（7）延续护理：

①盆底肌训练的患者于训练后 2～6 个月内进行随访。手术治疗的患者于术后 6 周内至少随访一次，以后每 3～6 个月随访一次。有病情变化应随时就诊。

②做好电话及门诊的随访，以便全面评估患者的治疗效果。

第四节　女性生殖器肿瘤患者的护理

一、子宫肌瘤

子宫肌瘤是女性生殖系统最常见的良性肿瘤，主要由子宫平滑肌增生形成，其间有少量纤维结缔组织，好发于 30～50 岁女性，20 岁以下者少见。

（一）病因

子宫肌瘤的确切病因尚不清楚，由于其好发于生育期妇女，患病后子宫肌瘤继续生长和发展，绝经后子宫肌瘤停止生长，甚至萎缩或消失等特点，提示子宫肌瘤的发生、发展过程可能与女性激素有关。研究表明，25％～50％的子宫肌瘤存在遗传学异常。

（二）病理

1.巨检

子宫肌瘤表面光滑，为球形实质结节，大小不一，质地较子宫肌层硬，外表有被压迫的肌纤维束和结缔组织构成的假包膜，故与周围肌组织分界清楚，子宫肌瘤与假包膜之间有一层疏松网状间隙，手术时易剥出。一般子宫肌瘤呈灰白色，切面呈旋涡状结构。

2.镜检

子宫肌瘤由平滑肌纤维和不等量的纤维结缔组织构成，肌细胞大小均匀，排列成旋涡状，细胞核呈杆状，染色较深。

（三）分类

1.按子宫肌瘤部位分类

按子宫肌瘤部位分为子宫体肌瘤（90％）和子宫颈肌瘤（10％）。

2.根据子宫肌瘤与子宫肌壁的关系分类

根据子宫肌瘤与子宫肌壁的关系分为肌壁间肌瘤、浆膜下肌瘤、黏膜下肌瘤三种类型。子宫肌瘤可单发，也可多发。各种类型的子宫肌瘤发生在同一子宫上，称为多发性子宫肌瘤。

（四）子宫肌瘤变性

当子宫肌瘤失去原来的典型结构时，称为子宫肌瘤变性。常见的变性有玻璃样变、囊性变、肉瘤变、红色变及钙化。

（五）临床表现

典型症状为经量增多、经期延长及白带增多，多见于大的肌壁间肌瘤及黏膜下肌瘤，伴有下腹部包块及相应的压迫症状。

（六）治疗

根据患者年龄、症状、肌瘤大小及生育功能的要求等情况进行全面分析后，可采取随访观察、药物治疗或手术治疗方案。

（七）护理评估

1.健康史

注意了解有无子宫肌瘤好发因素存在、有无子宫肌瘤家族史等。注意既往月经史、生育史，是否有不孕、流产史；询问有无长期使用雌激素类药物、病后月经变化情况、曾接受的治疗经过和疗效。

2.身体状况

（1）症状：大多数患者无明显症状，仅于妇科检查时发现。有无临床表现及症状的轻重与子宫肌瘤发生部位、生长速度及子宫肌瘤有无变性有关。

①月经量增多、经期延长：最常见的症状，多见于黏膜下肌瘤及肌壁间肌瘤。黏膜下肌瘤伴感染时，可有不规则阴道流血或血样脓性排液。如长期多量出血，可导致继发性贫血。

②白带增多：子宫肌瘤使子宫腔面积增大，内膜腺体分泌增多，导致白带增多。

③下腹包块：当子宫肌瘤逐渐增大使子宫超过3个月妊娠大小时，下腹部可扪及包块。

④腰酸、下腹坠及腹痛：常感腰酸或下腹坠胀，当子宫肌瘤发生蒂扭转出现缺血坏死时，可出现急性腹痛，红色变性时腹痛剧烈并伴发热、恶心。

⑤压迫症状：子宫肌瘤生长部位大小不同，可产生不同的压迫症状，压迫膀胱时可出现尿频或尿潴留，如压迫直肠可出现里急后重、便秘等症状。

（2）体征：其体征与子宫肌瘤的大小、数目、位置及有无变性有关，子宫肌瘤较大者可在下腹部扪及质硬、不规则、结节状硬块物；妇科检查时子宫呈不规则形或均匀增大，质硬，表面可有数个结节状突起。黏膜下肌瘤的子宫多为均匀性增大，当肌瘤脱出于子宫颈口或阴道时，可见红色、表面光滑的实质性肿块；如伴有感染，表面可见溃疡，排液有臭味。

（3）心理-社会评估：患者对子宫肌瘤的性质缺乏了解，不知该选择何种治疗方案，或因需要手术治疗而感到害怕与焦虑。

3.辅助检查

采用B超检查、内镜检查、子宫输卵管造影等协助诊断。

（八）护理诊断合作性问题

（1）知识缺乏——缺乏子宫切除术后保健知识。

（2）疲乏：与长时间月经量大而致贫血有关。

（3）个人应对无效：与对子宫肌瘤治疗方案的选择无能为力有关。

（九）护理措施

1.一般护理

（1）提供相关知识，鼓励患者参与诊治过程：建立良好的护患关系，在评估患者及其家属对子宫肌瘤认知的情况下，提供治疗信息及治疗方案。对症状重、需手术切除子宫者，应让患者及其家属了解手术的必要性，告知切除子宫后不会影响性生活、失去女性特征，增强治疗康复信心。

（2）指导患者加强营养：对贫血者，给予补充铁剂。注意休息，保持局部的清洁卫生，以防感染。

2.观察病情

（1）对症护理：积极配合医生，缓解患者不适，应严密注意生命体征变化，对贫血严重者应遵医嘱给予输血。黏膜下肌瘤脱出者，应观察阴道分泌物的量、性状及颜色，嘱患者清洗外阴，每日1～2次；对浆膜下肌瘤应注意观察患者有无腹痛，了解腹痛的部位、性质及程度，如出现剧烈腹痛，应考虑蒂扭转，应马上告知医生，并做好急诊手术准备。除协助完成各项检查外，还要做好检测血型、交叉配血以备急用。

（2）做好术后护理和出院指导：经阴道行黏膜下肌瘤摘除术的患者，若蒂部留置止血钳，通常于术后24～48小时取出；子宫全切或子宫肌瘤摘除的患者，术后应特别注意观察有无阴道流血、出血量及其性质。

3.治疗配合

（1）保守治疗：

①随访观察：适用于子宫肌瘤小、无症状或症状较轻者，特别是近绝经期妇女，应每3～6个月定期随访一次。

②药物治疗：适用于子宫肌瘤小于2个月妊娠子宫大小、症状不明显或较轻者，近绝经期或全身情况不能手术者。采用：a.雄激素制剂，常用甲基睾丸素、丙酸睾酮等；青春期少女慎用，每月累计剂量不宜超过300mg，否则导致女性男性化。b.抗雌激素制剂，常用他昔莫芬。c.促性腺激素释放激素类似物，用药后月经量减少，子宫肌瘤也能缩小，但停药后又可逐渐增大，不良反应为潮热、急躁、出汗、阴道干燥等围绝经期综合征症状。

（2）手术治疗：手术治疗适用于子宫肌瘤超过2个月妊娠子宫大小、症状明显导致继发性贫血者，以及子宫肌瘤生长快，有恶变可能者。按手术切除范围分为子宫肌瘤切除术、全子宫切除术、次子宫切除术。手术可经腹、经阴道或在宫腔镜及腹腔镜下进行，对40岁以下未生育，需保留子宫者，一般采用子宫肌瘤切除术，对子宫肌瘤较大、症状重、药物治疗无效，无须保留生育功能或疑有恶变者，行次子宫切除术或全子宫切除术。

4.心理护理

耐心细致地解释有关子宫肌瘤的知识，通过连续性护理活动与患者建立良好的关系，减轻患者的无助感，解除其内心的顾虑、恐惧，树立康复的信心。

5.健康教育

保守治疗的患者明确随访的时间、目的及联系方式，按时接受随访者指导，以便随时修正治疗方案。向接受药物治疗者讲明药物的名称、作用、剂量、方法、可能出现的不良反应及应对措施，不能擅自停药或用药过多。手术治疗者应术后1个月返院复查，3个月内禁止性生活。子宫肌瘤切除术者应避孕2年。

二、宫颈癌

宫颈癌是女性生殖器官最常见的恶性肿瘤，也是最容易预防和早期发现的肿瘤。我国每年新增宫颈癌病例约 13.5 万,占全球发病数量的 1/3。原位癌的高发年龄为 30～35 岁,浸润癌为 50～55 岁。据美国国立综合癌症网络(NCCN)2015 年指出,宫颈癌是世界范围内女性最常见的第四大肿瘤。在全球范围内,每年有超过 27 万人死于宫颈癌,其中高达 85% 的死亡病例发生在发展中国家,在这些地区宫颈癌是女性肿瘤致死的首要原因。近 40 年由于宫颈细胞学筛查的普遍应用,使宫颈癌和癌前病变得以早期发现和治疗,宫颈癌的发病率和死亡率已有明显下降。但是,近年来宫颈癌发病有年轻化的趋势,严重威胁妇女的生命健康。

(一)病因及发病机制

目前认为人乳头瘤病毒(HPV)感染,特别是高危型的持续性感染,是引起子宫颈癌前病变和宫颈癌的基本原因。其他相关因素有:

(1)性行为及婚育史:性行为过早、早孕、早产、性行为不洁、多个性伴侣、多产等。

(2)不注意个人卫生,特别是月经期、分娩期及产褥期卫生不良。

(3)吸烟。

(4)口服避孕药。

(5)免疫过度:移植术后。

(6)生殖道肿瘤史。

(7)社会经济状况低下及不良工作环境。

(二)临床表现

早期宫颈癌常无症状和明显体征,随着病情发展后期可出现。

1.症状

(1)阴道流血:出血量多少根据病灶大小、侵及间质内血管情况不同而变化。早期多为接触性出血,后期则为不规则阴道流血,晚期如侵蚀大血管可引起大出血导致出血性休克。年轻患者也可表现为经期延长,经量增多;老年患者常主诉绝经后不规则阴道流血。

(2)阴道排液:多发生在阴道流血之后,患者可出现白色或血性、稀薄如水样或米泔样阴道排液,或伴有腥臭味。晚期继发感染时可出现大量脓性或米汤样恶臭白带。

(3)疼痛:一般出现在晚期患者,多表现为严重持续性腰骶部或坐骨神经痛。表示宫颈旁已有明显浸润。

(4)晚期症状:根据癌灶累及的不同范围出现不同的继发性症状。如尿频、尿急、便秘、下肢肿痛等。癌肿压迫或累及输尿管时,可引起输尿管梗阻、肾盂积水及尿毒症;晚期可有贫血、恶病质等全身衰竭症状。

2.体征

微小浸润癌可无明显病灶,子宫颈光滑或呈糜烂样改变。随病情发展,可出现不同体征。外生型宫颈癌可见息肉状、菜花状赘生物,常伴感染,质脆易出血;内生型表现为宫颈肥大、质硬、宫颈管肥大;宫颈组织受累时,双合诊、三合诊检查可扪及宫颈旁组织增厚、结节状、质硬或形成冰冻骨盆状。

3.临床分期

采用国际妇产科联盟(FIGO)2018 年的分期标准(表 4-1)。

表 4 - 1　子宫颈癌临床分期(FIGO,2018)

Ⅰ期	癌局限于宫颈(不考虑扩散至宫体)
Ⅰ A	镜下浸润癌,浸润深度<5.0mm
Ⅰ A1	间质浸润深度<3.0mm
Ⅰ A2	间质浸润深度≥3.0mm,<5.0mm
Ⅰ B	肿瘤局限在子宫颈,镜下最大浸润深度≥5.0mm
Ⅰ B1	浸润深度>5mm,最大径<2cm
Ⅰ B2	最大径≥2cm,<4cm
Ⅰ B3	最大径≥4cm
Ⅱ期	肿瘤超越子宫,但未达到阴道下 1/3 或未达骨盆壁
Ⅱ A	侵犯上 2/3 阴道,无宫旁浸润
Ⅱ A1	最大径<4cm
Ⅱ A2	最大径≥4cm
Ⅱ B	有宫旁浸润,未达盆壁
Ⅲ期	肿瘤累及阴道下 1/3 和(或)扩散到骨盆壁和(或)引起肾盂积水或肾无功能和(或)累及盆腔和(或)累及主动脉旁淋巴结
Ⅲ A 期	肿瘤累及阴道下 1/3,没有扩展到骨盆壁
Ⅲ B 期	肿瘤扩展到骨盆壁和(或)引起肾盂积水或肾无功能
Ⅲ C 期	不论肿瘤大小和扩散程度,累及盆腔和(或)主动脉旁淋巴结
Ⅲ C1 期	仅累及盆腔淋巴结
Ⅲ C2 期	主动脉旁淋巴结转移
Ⅳ期	肿瘤侵犯膀胱粘膜或直肠粘膜(活检证实)和/或超出真骨盆(泡状水肿不分为Ⅳ期)
Ⅳ A	侵犯盆腔邻近器官
Ⅳ B	远处转移

(三)辅助检查

1.HPV 分型检查及液基薄层细胞检测(TCT)

HPV 主要检查患者是否存在人类乳头状瘤病毒感染,高危型 HPV 与宫颈癌发病有关,低危型 HPV 与生殖道良性病变有关。TCT 是用于宫颈癌筛查的主要方法,是目前国际领先的一种子宫颈细胞学检查技术,同时还能发现部分癌前病变,微生物感染如真菌、滴虫、病毒、衣原体等。

2.阴道镜检查

凡子宫颈刮片细胞学检查Ⅲ级或以上者,应在阴道镜检查下,选择有病变部位进行子宫颈活组织检查,以提高诊断正确率。

3.子宫颈和子宫颈管活体组织检查

是确诊宫颈癌前病变和宫颈癌的最可靠且不可缺少的方法。选择子宫颈鳞柱状细胞交界部 3、6、9 和 12 点处四点活体组织送检。

(四)治疗

宫颈癌的治疗应根据患者年龄、全身情况、临床分期等,综合考虑制订适合的治疗方案。主要治疗方法为手术、放疗及化疗,也可根据实际情况配合应用。

1.手术治疗

主要用于 I A~ II A 的早期患者,主要优点是年轻患者可保留卵巢及阴道功能。可根据病情不同选择不同的手术方式,如全子宫切除术、广泛子宫切除术及盆腔淋巴结清扫术等,对要求保留生育功能的年轻患者, I A1 期可行子宫颈锥形切除术。

2.放射治疗

适用于 I B2 期和 II A2 期和 II B 期以上的患者。对于局部病灶较大者,可先放疗,癌灶缩小后再手术。手术治疗后如有盆腔淋巴结转移、宫旁转移或阴道有残留癌灶者,可术后放疗消灭残存癌灶减少复发。包括腔内照射及体外照射,腔内照射用以控制局部原发病灶,体外照射则用以治疗子宫颈旁及盆腔淋巴结转移灶。放疗期间给予铂类化疗进行增敏治疗。

3.化学药物治疗

适用于晚期或复发转移的患者。近年来,术前或放疗前的新辅助化疗逐渐受到重视。新辅助化疗是指对宫颈癌患者先行数个疗程化疗后再行手术治疗或放疗,以期提高疗效。手术前化疗可使肿瘤缩小,便于抓紧时机进行手术,以达到清除病灶,减少复发,保留功能的目的。采用静脉或动脉介入治疗均可,有研究表明,动脉介入化疗能使化疗药物聚集于靶器官,可长时间、高浓度作用于癌组织,且不良反应小。

(五)护理评估

1.病史评估

评估婚育史、性生活史,特别是与高危男子有性接触的病史;评估有无未治的慢性宫颈炎、遗传等诱发因素;了解既往妇科检查、宫颈细胞学检查结果及处理经过。

2.身心状况评估

评估患者及其家属对疾病的认知程度,对检查及治疗的配合情况。评估患者自觉症状,是否有阴道流血、阴道排液等症状。评估患者是否出现震惊、恐惧、否认、愤怒、妥协、忧郁等心理反应。评估患者患病前后的应激反应,面对压力时的解决方法,处理问题过程中遇到的困难等。

3.专科评估

评估有无接触性阴道流血、不规则阴道流血、阴道排液、腰骶部疼痛、尿频及肛门坠胀等症状,年轻患者是否有月经期及经量异常,老年患者是否有绝经后不规则阴道流血。

4.营养评估

评估患者对摄入足够营养的认知水平、目前的营养状况及摄入营养物的习惯。

5.疼痛评估

评估患者疼痛部位、性质、程度、持续时间、诱因、缓解方式等,疼痛程度采用数字评分法进行评估。

6.社会状况评估

评估患者的宗教信仰、价值观、工作状况、生活方式、家庭状况、经济状况等。评估患者家属对本病及其治疗方法、预后是否了解及焦虑程度。

(六)护理措施

1.术前护理

(1)一般护理:①按妇科手术护理常规进行护理。②开腹手术的患者,术前为患者准备沙袋、腹带。

(2)病情观察:

①观察阴道流血:宫颈癌早期多为接触性出血,后期则为不规则阴道流血。责任护士应对有阴道流血的患者进行阴道出血的颜色、性状、量进行评估。对于出血量多或出血时间延长的患者,要注意观察有无贫血。

收集患者使用过的护理垫,称重后减去干净护理垫的重量,根据公式算出阴道出血量。血的密度为 1.05～1.06,阴道出血量＝(使用过的护理垫总重量－干净护理垫重量)×使用个数÷1.05。

②观察阴道排液:阴道排液多发生在阴道流血之后,患者可出现白色或血性、稀薄如水样或米泔样阴道排液,或伴有腥臭味。责任护士要评估患者阴道排液的颜色、气味、性状、量。

(3)专科指导:随着新辅助化疗的不断发展,手术前进行化疗虽然不能根治宫颈癌,但可以缩小或控制肿瘤,能够争取手术机会。目前,动脉灌注治疗应用广泛,可以通过动脉灌注将药物聚集于靶器官,使其临床效果达到最佳。

①动脉介入化疗前:a.为患者讲解化疗的作用、不良反应等相关知识。b.讲解动脉灌注的方法和作用。c.术前一日备皮,上下范围是脐部至大腿上 1/3,两侧至腋中线,以腹股沟处最为重要。d.术前 4 小时禁食、禁水。e.术前测空腹体重、身高,以准确计算化疗药物的剂量。f.由于患者术后制动,应指导患者练习床上排尿、排便。

②动脉介入化疗后:a.动脉介入手术后不能自行排尿,遵医嘱给予导尿。b.子宫动脉栓塞术后需注意双下肢皮肤温度、色泽及足背动脉搏动是否一致。c.用沙袋压迫穿刺点 6 小时,密切观察穿刺点有无渗血及皮下淤血或大出血,如有渗血、血肿或大出血立即通知医生给予处理。d.穿刺侧肢体制动 8 小时,卧床休息 24 小时。e.协助患者床上翻身,预防压疮。f.术后若疼痛遵医嘱给予镇痛药,并评估药物的镇痛效果及观察药物不良反应。g.严密观察阴道流血量和伤口出血量。h.患者首次下床时应在身边陪伴,预防跌倒。i.术后观察体温变化,如出现体温升高,遵医嘱给予抗感染治疗。j.讲解化疗药的不良反应及应对措施,并遵医嘱给药以减轻药物的毒不良反应。

(4)心理护理:护士通过耐心细致的观察,及时与患者进行沟通,使患者消除焦虑、恐惧等不良情绪反应,并积极配合治疗。向患者及其家属讲解疾病的治疗及手术注意事项等,以减轻患者心理压力,增强患者治愈疾病的信心。

(5)健康教育:

①饮食:纠正患者不良饮食习惯,兼顾患者的嗜好,必要时与营养师进行沟通,制定多样化食谱满足患者的需求。对于宫颈癌有阴道流血者,可进食高蛋白质、高热量、高维生素、易消

化、含铁丰富的饮食,如鸡蛋、瘦肉、猪血、大枣等。

②卫生指导:指导患者保持床单位清洁,注意室内空气流通。指导患者自我护理,注意个人卫生,勤换会阴垫,每天冲洗会阴 2 次,便后及时冲洗外阴并更换会阴垫,保持外阴部清洁干燥,避免感染。

③疾病相关知识:癌症患者的身心不适会对其配偶造成直接影响,使性生活质量明显下降,但是影响癌症患者生活质量的重要因素之一是社会、家庭的支持,因此要向患者及其家属讲解疾病相关知识,解除家属顾虑,纠正其错误的认知。

2.术后护理

(1)一般护理:按妇科手术护理常规。

(2)病情观察:

①严密心电监护,观察血压、脉搏、呼吸及伤口渗血情况。

②子宫全切术后的患者阴道残端有伤口,应注意观察阴道分泌物的性质、颜色、量,以便判断阴道残端伤口的愈合情况。

(3)用药护理:

①补血药:

a.蔗糖铁注射液:(a)目的:纠正缺铁性贫血。(b)方法:遵医嘱静脉输液。(c)注意事项:谨防静脉外渗。如果遇到静脉外渗,涂抹黏多糖软膏或油膏,禁止按摩以避免铁的进一步扩散。(d)不良反应:金属味、头痛、恶心、呕吐、腹泻、低血压、痉挛、胸痛、嗜睡、呼吸困难、咳嗽、瘙痒等。

b.琥珀酸亚铁:(a)目的:缺铁性贫血的预防及治疗。(b)方法:0.1~0.2g,口服,每日 3 次。(c)注意事项:与维生素 C 同服,可增加本品吸收;与磷酸盐、四环素类及鞣酸等同服,可妨碍铁的吸收。勿与浓茶同服,宜饭后服用,可减轻胃肠道局部刺激。(d)不良反应:胃肠道不良反应,如恶心、呕吐、上腹疼痛、便秘等。

②化疗药:宫颈癌的化疗常见一线抗癌药物有顺铂、卡铂、紫杉醇、吉西他滨等。

a.顺铂:(a)目的:作用类似烷化剂,干扰 DNA 复制或与核蛋白及胞质蛋白结合。(b)用法:由静脉、动脉或腔内给药,通常采用静脉滴注方式给药。剂量视化疗效果和个人反应而定。(c)注意事项:给药前后必须进行水化治疗;为减轻毒副作用,用药期间多饮水;用药前应用各类止吐药;同时备用肾上腺素、皮质激素、抗组织胺药,以便急救时使用。(d)不良反应:骨髓抑制,主要表现为白细胞减少;胃肠道反应,食欲减退、恶心、呕吐、腹泻等,停药后可消失;肾脏毒性,单次中、大剂量用药后,偶会出现轻微、可逆的肾功能障碍,可出现微量血尿;神经毒性,一些患者表现的头晕、耳鸣、耳聋、高频听力丧失,少数人表现为球后神经炎、感觉异常、味觉丧失;过敏反应,出现颜面水肿、气喘、心动过速、低血压、非特异性丘疹类麻疹。

b.紫杉醇:(a)目的:抑制细胞分裂和增生,发挥抗肿瘤作用。(b)方法:静脉滴注。剂量视化疗效果和个人反应而定。(c)注意事项:治疗前,应先采用地塞米松、苯海拉明及 H_2 受体拮抗剂治疗。出现轻微症状如面色潮红、皮肤反应、心率略快、血压稍降可不必停药,滴速减慢即可。但如出现严重反应如血压低、血管神经性水肿、呼吸困难、全身荨麻疹,应停药给予适当处理。有严重过敏的患者下次不宜再次应用紫杉醇治疗。(d)不良反应:变态反应,多数为Ⅰ型变态反应,表现为支气管痉挛性呼吸困难、荨麻疹和低血压,几乎所有的反应发生在用药后最初的 10 分钟;骨髓抑制,贫血较常见;神经毒性,表现为轻度麻木和感觉异常;胃肠道反应,恶心,呕吐,腹泻和黏膜炎。

c.卡铂:(a)目的:干扰 DNA 合成,而产生细胞毒作用。(b)注意事项:鼓励患者多饮水,排尿量保持在每日 2000mL 左右;溶解后,应在 8 小时内用完,并避光;应避免与铝化物接触,也不宜与其他药物混合滴注;用药前及用药期内应定期检查血象、肝肾功能等。(c)不良反应:骨髓抑制,长期大剂量给药时,血小板、血红蛋白、白细胞减少,可于停药后 3~4 周恢复;胃肠道反应,食欲减退、恶心、呕吐;神经毒性,指或趾麻木或麻刺感,有蓄积作用;耳毒性首先发生高频率的听觉丧失,耳鸣偶见;过敏反应(皮疹或瘙痒,偶见喘鸣),发生于使用后几分钟之内。

(4)专科指导:

①尿管护理:a.宫颈癌根治术后遵医嘱保留尿管 2 周,并观察尿的颜色、性质和量及患者尿道口的情况。b.保留尿管期间每天会阴擦洗 2 次,每周更换抗反流引流袋。保持尿管通畅并使尿袋低于尿道口水平,防止逆行感染。c.拔除尿管时应动作轻柔,避免损伤尿道黏膜,停留置尿管后鼓励患者多饮水、多排尿,3 次正常排尿后测膀胱内残余尿量,低于 100mL 者为合格,高于 100mL 或患者不能自主排尿的情况下需遵医嘱重新留置尿管。

②性生活指导:术后性生活要根据疾病恢复情况而定,在医生指导下逐渐恢复。在恢复性生活初期,有的患者会感觉疼痛,或因阴道上皮抵抗力下降,易发生损伤和感染,出现阴道分泌物增多、阴道流血等,出现类似情况应及时就医,以便得到治疗和指导。

通过有效医治手段可提高宫颈癌患者术后性生活质量。手术后、药物治疗或放疗后患者可能出现阴道分泌物减少、性交痛等症状,必要时为患者提供相关咨询服务,可指导患者如何使用阴道扩张器、润滑剂,以促进性生活舒适度,注意保护患者隐私。年轻患者在行宫颈癌根治术的同时也可行阴道延长术;卵巢功能丧失者可以采用激素替代疗法等。

(5)并发症的护理观察:

①尿潴留:术后尿潴留在《Smith's General Urology》被定义为膀胱充满尿液而不能排出。对于尿潴留患者,护士必须全面评估患者的排尿功能,采取适当的护理措施,促进排尿功能的恢复,预防泌尿系感染。

a.发生潴留原因:(a)手术因素:手术中根治性切除宫旁和阴道旁组织,不可避免地损伤支配膀胱和尿道的交感神经和副交感神经,导致膀胱逼尿肌功能减弱,排尿困难;切除子宫、阴道上段时,造成膀胱后壁大面积剥离面,膀胱失去原有支撑,使膀胱位置后移,致尿液排泄不畅。(b)长时间留置尿管:宫颈癌患者术后一般要留置尿管 2 周,长期留置尿管可致尿道括约肌充血、水肿、痉挛,增加膀胱逼尿肌阻力。(c)心理因素:术后长时间留置尿管及反复测残余尿量造成的痛苦和思想负担。

b.护理措施:(a)饮水训练:嘱患者适量饮水,锻炼自主排尿。日间给予饮水,每小时 100~150mL,每日摄入量 1500~2000mL,对于心、肾功能不全的患者不宜进行饮水训练。入睡前应限制饮水,以减少夜间尿量。(b)盆底肌肉训练:视患者实际情况取坐位或卧位,试做排尿或排便动作,先慢慢收紧肛门,再收紧阴道、尿道,使盆底肌上提,大腿和腹部肌肉保持放松,每次收缩不少于 3 秒,放松时间 10 秒,连续 10 次,每日 5~10 次,训练过程中,注意观察患者的情况。(c)诱导排尿:停留置尿管后的患者,能离床者则协助其到洗手间坐在马桶上,打开水龙头听流水声,利用条件反射缓和排尿抑制,使患者产生尿意,切忌用力按压膀胱区,以免造成膀胱破裂;给患者饮热饮料,并用温热的毛巾外敷膀胱区,利用热力使松弛的腹肌收缩、腹压升高而促进排尿;用温水冲洗会阴部,边冲洗边轻轻按摩膀胱的膨隆处,以缓解尿道括约肌痉挛,增强膀胱逼尿肌功能,尽量使患者自行排尿;为患者提供一个不受他人影响的排尿环境;使用开塞露塞肛,在排大便的同时伴随排尿。在诱导的过程中,随时关注患者的感受及症状,如出现面色苍白、出冷汗、眩晕等不适时,应立即处理。

②淋巴囊肿:对于宫颈癌术后患者,责任护士密切观察患者一般状况及主诉,如患者主诉下肢肿胀,应注意有无发生淋巴囊肿可能性。

处理方法:a.外阴水肿者可用硫酸镁湿敷。b.盆腔积液引流不畅形成囊肿时,可使用芒硝外敷。c.囊肿较大,患者出现右下腹不适、同侧下肢水肿及腰腿疼痛、体温升高时,应通知医生进行穿刺引流,以预防继发性感染及深静脉血栓、脓肿等。

(6)心理护理:指导患者正确认识疾病,保证营养摄入,鼓励患者逐步恢复自理能力,动员家庭成员关心和爱护患者,让患者体会到家庭温暖,使其增强战胜疾病的信心,最终回归社会。

(7)健康教育:

①饮食:根据患者的不同情况,指导和鼓励患者进食,以保证营养的摄入,增强抵抗力。

②活动:指导卧床患者进行床上肢体活动,以预防长期卧床并发症的发生。告知患者应尽早下床活动,并注意渐进性增加活动量,有利于增加肺活量、减少肺部并发症、改善血液循环、促进伤口愈合、预防深静脉血栓、促进肠蠕动恢复、预防肠粘连、减少尿潴留发生。

③疾病相关知识宣教:a.积极宣传与宫颈癌发病相关的高危因素,开展性卫生教育。积极治疗宫颈炎、宫颈上皮内瘤变,阻断宫颈癌的发生。b.已婚妇女应定期行防癌普查,做到早检查、早诊断、早治疗。30岁以上妇女到妇科门诊就诊时,应常规接受子宫颈刮片检查,一般妇女每1~2年普查一次,有异常者应及时处理。

④出院指导:a.指导患者定期复查,复查内容包括肿瘤标志物、TCT、HPV、磁共振等检查。治疗后2年内应每3~4个月复查一次;3~5年内6个月复查一次;第6年开始每年复查一次。b.让患者了解肿瘤随访的目的和重要性,并积极配合随访,留下真实的通信地址和联系方式。c.鼓励患者适当参加社交活动,调整心理状态,保持乐观态度,提高生活质量。d.性生活的恢复需要依术后复查结果而定。

(8)延续护理。①电话访视:出院1周内进行电话访视,访视内容包括出院后遇到的一些问题,向患者耐心讲解所遇问题的解决方法,及时反馈。②随访:提醒患者复诊,对患者提出的疑虑与问题,及时提供有针对性的帮助。③微信平台:告知患者妇科肿瘤携手俱乐部微信平台,随时与患者联系,同时发布健康宣教相关内容,传播温暖与正能量。

三、卵巢恶性肿瘤

卵巢肿瘤是妇科常见的肿瘤,可发生于任何年龄。其中恶性肿瘤早期病变不易发现,晚期病例缺乏有效的治疗手段,病死率居妇科恶性肿瘤首位。

（一）临床表现

恶性肿瘤早期常无症状。晚期主要症状为腹胀、腹部肿块，腹水及其他消化道症状；部分患者可有消瘦、贫血等恶病质表现；功能性肿瘤可出现不规则阴道出血或绝经后出血。

（二）评估和观察要点

1.评估要点

（1）健康史：评估婚育史、月经情况、家族史。

（2）身体评估：评估患者疼痛情况；是否有腹围增加、腹部膨隆、腹部包块、腹水；是否有尿频、排尿困难、便秘、下肢水肿等压迫症状；是否有异常阴道出血、绝经后出血、青春期前幼女性早熟、育龄妇女继发闭经与男性化等内分泌相关症状；是否有恶病质表现。

（3）心理-社会状况：评估患者疾病诊断和治疗所产生的心理压力；评估患者是否因化疗不良反应而产生不良的心理反应。

2.观察要点

（1）观察患者疼痛情况，观察排尿和排便次数、有无排尿困难和便秘等压迫症状。

（2）观察患者是否腹围增加、腹部膨隆，是否出现呼吸困难及下肢水肿的程度。

（3）术后监测和观察患者的生命体征、疼痛、切口情况、各种引流管情况，是否有发生下肢深静脉血栓的症状；观察放疗、化疗患者的不良反应。

（三）护理措施

1.心理护理

为患者提供表达情感的机会和环境。评估患者的焦虑程度及应对压力的技巧，耐心向患者讲解病情，解答患者的问题，给予信息支持，缓解焦虑情绪；鼓励家属多与患者沟通，关注患者心理变化。

2.术后护理

（1）一般护理：遵医嘱给予患者心电监护，监测生命体征变化。术后患者回室当即测量体温、呼吸、心率、血氧饱和度、血压；之后 30 分钟、1 小时、2 小时、3 小时再次测量呼吸、心率、血氧饱和度、血压。停心电监护后，小夜班、大夜班、次日白班各测量体温、呼吸、脉搏、血压一次。

（2）疼痛护理：做好患者的疼痛评估，遵医嘱使用镇痛药物，评价镇痛效果。教会患者咳嗽时双手放于腹部切口两侧，向中间切口方向挤压以减轻咳嗽引起的切口疼痛。

（3）管路护理：术后留置胃管者，遵医嘱给予冲洗胃管。保持胃管、引流管及导尿管通畅，妥善固定，准确记录胃液、引流液和尿量。护士告诉患者活动时注意不要牵拉导管，防止管路滑脱。

（4）营养支持：手术范围累及消化道，术后留置胃管的患者，遵医嘱禁食禁水，给予静脉营养支持治疗。未留置胃管患者可根据胃肠道恢复情况，由流食逐渐过渡至普通饮食。

（5）活动与休息：手术当日卧床休息，麻醉恢复后可采取半卧位，缓解疼痛，利于引流，鼓励患者床上翻身与活动。术后第 1 天鼓励患者尽早下地活动，促进排气，避免肠粘连和血栓的发生。术后患者第 1 次下床时注意预防跌倒，逐渐增加活动量。

（6）预防感染：患者保留导尿管期间，给予会阴擦洗每日 2 次；保持切口敷料清洁干燥，如有渗血、渗液及时通知医生处理；体温≥38.5℃通知医生，遵医嘱应用抗生素；保持床单位清洁;避免交叉感染的发生。

(7)预防血栓:鼓励患者活动;指导其穿弹力袜;做好下肢血栓的评估,如出现卜肢疼痛、压痛、肿胀等症状及时通知医生,遵医嘱使用抗凝药物。

3.并发症护理

(1)肠梗阻:主要症状恶心、呕吐、腹胀、腹痛、停止排气排便。遵医嘱禁食、禁水,给予胃肠减压,保持胃管引流通畅,记录胃管引流液的量、颜色和性状。

(2)腹水:观察患者血压、脉搏、呼吸的变化,出现压迫症状,如心悸、气促、不能平卧者,可取半坐卧位。呼吸困难者,遵医嘱给予鼻导管给氧。一次放腹水 3000mL 左右,不宜过多,以免腹压骤降,发生虚脱。放腹水后记录患者腹水性质和量,监测血压一次。

(四)健康教育

(1)为患者讲解术后复查的意义及重要性,告知复查、放疗、化疗的时间、地点、联系人等。

(2)指导患者少食多餐、进食易消化吸收的食物,避免油腻、辛辣刺激的饮食。逐步、适量地增加活动,增强免疫力。

第五节　妊娠滋养细胞疾病患者的护理

一、葡萄胎

葡萄胎也称水泡状胎块,是因妊娠后胎盘绒毛滋养细胞增生、间质水肿,而形成大小不一的水泡,水泡间借蒂相连成串,形如葡萄状,故名葡萄胎。葡萄胎分为完全性葡萄胎和部分性葡萄胎两类,大多数为完全性葡萄胎。流行病学调查表明,完全性葡萄胎在亚洲和拉丁美洲国家的发生率较高,而北美和欧洲国家发生率较低。在我国完全性葡萄胎平均每 1000 次妊娠有 0.78 次,其中浙江省最高,为 1.39 次;山西省最低,为 0.29 次。部分性葡萄胎的发生率远低于完全性葡萄胎。

(一)病因及发病机制

1.完全性葡萄胎

(1)营养状况与社会经济因素:是可能的高危因素之一,饮食中缺乏维生素 A 及其前体胡萝卜素和动物脂肪者发生葡萄胎的概率显著升高。

(2)年龄:大于 35 岁的妇女妊娠时葡萄胎的发生率是年轻妇女的 2 倍,大于 40 岁的妇女妊娠时葡萄胎的发生率是年轻妇女的 7.5 倍,大于 50 岁的妇女妊娠时约 1/3 可能发生葡萄胎。小于 20 岁的妇女发生葡萄胎概率也显著升高。

(3)既往葡萄胎史:也是高危因素,有过 1 次葡萄胎妊娠者,再次妊娠葡萄胎的发生率为 1%;有过 2 次葡萄胎妊娠者,再次妊娠葡萄胎的发生率为 15%～20%。

(4)流产和不孕史:可能是高危因素。

2.部分性葡萄胎

部分性葡萄胎高危因素的流行病学调查资料较少。其发生可能与口服避孕药和不规则月经有关,与饮食因素无关。

(二)临床表现

1.完全性葡萄胎

(1)停经后阴道流血:为最常见的症状。停经8～12周开始有不规则阴道流血,量多少不定,时出时停,反复发作,逐渐增多。

(2)子宫异常增大、变软:约半数以上葡萄胎患者的子宫大于停经月份,质地变软,并伴有血清HCG水平异常升高。

(3)腹痛:为阵发性下腹痛,疼痛可忍受,常发生于阴道流血之前。若发生卵巢黄素囊肿扭转或破裂,可出现急腹痛。

(4)妊娠呕吐:多发生于子宫异常增大和HCG水平异常升高者,一般出现时间较正常妊娠早,且症状严重、持续时间长。

(5)妊娠期高血压疾病征象:多发生于子宫异常增大者,出现时间较正常妊娠早,在妊娠24周前可出现高血压、水肿和蛋白尿,且症状严重,容易发展为子痫前期。

(6)卵巢黄素化囊肿:一般无症状,常在水泡状胎块清除后2～4个月自行消退。

(7)甲状腺功能亢进征象:约7%的患者可出现轻度甲状腺功能亢进症状,如心动过速、皮肤潮湿和震颤,但突眼少见。

2.部分性葡萄胎

没有完全性葡萄胎的典型症状,程度也常较轻。阴道流血常见,一般无腹痛,不伴卵巢黄素化囊肿。在临床上也可表现不全流产或过期流产。

(三)辅助检查

1.产科检查

子宫可大于停经月份、质地较软,腹部检查扪不到胎体。

2.超声检查

B型超声检查是诊断葡萄胎的一项重要辅助检查。最好采用经阴道彩色多普勒超声检查。

3.多普勒胎心测定

听不到胎心音,只能听到子宫血流杂音。

4.绒毛膜促性腺激素(HCG)测定

HCG测定是诊断葡萄胎的重要辅助检查。HCG处于高值范围且持续不降或超出正常妊娠水平。

5.流式细胞测定

完全性葡萄胎的染色体核型为二倍体,部分性葡萄胎为三倍体。

(四)治疗

1.清宫

葡萄胎一经临床诊断,应及时清宫。

2.卵巢黄素化囊肿的处理

卵巢黄素化囊肿一般不需处理,但若黄素化囊肿蒂扭转且卵巢血运发生障碍应行手术,切除患侧卵巢。

3.预防性化疗

存在争议,一般认为预防性化疗仅适用于有高危因素和随访困难的葡萄胎患者。

4.自然转归

一般情况下,葡萄胎清宫后,血清 HCG 稳定下降,降至正常的时间为 9～14 周。若葡萄胎清宫后 HCG 持续异常则需考虑妊娠滋养细胞肿瘤。完全性葡萄胎发生子宫局部侵犯和(或)远处转移的概率分别约为 15% 和 4%。部分性葡萄胎发生子宫局部侵犯的概率约为 4%,一般不发生转移。

(五)护理评估

1.病史评估

评估患者既往病史,包括滋养细胞疾病史。评估患者的月经史、生育史、本次妊娠反应时间及程度、阴道流血情况等。有阴道流血者,应询问阴道流血的量、质、时间及有无水泡状物质排出。

2.全身症状评估

评估患者有无水肿、蛋白尿、高血压等妊娠高血压综合征症状,有无贫血、腹部隐痛或急腹痛症状。

3.风险评估

患者入院 2 小时内进行各项风险评估,包括患者压疮危险因素评估、患者跌倒/坠床危险因素评估、日常生活能力评定、入院护理评估。

4.心理状态评估

评估患者情绪反应、对疾病的认知程度、生育要求及对手术治疗的接受程度等。

(六)护理措施

1.术前护理

(1)一般护理:①按早孕人工流产术、清宫术、宫内节育器取出术护理常规进行护理。②术前检查:协助患者做好血、尿常规,肝、肾功能,血 HCG、出凝血时间、血型、配血、妇科彩超、心电图、X 线检查等各项检查。③术前准备:按早孕人工流产术、清宫术、宫内节育器取出术护理常规进行护理。

(2)病情观察:严密观察患者腹痛及阴道流血情况,流血过多时,监测血压、脉搏、呼吸等生命体征。观察每次阴道排出物,一旦发现有水泡状组织要送病理检查。

(3)专科指导:

①阴道流血:a.记录阴道流血量,严密观察阴道流血的颜色、性质,若有水泡状组织排出物,应收集标本,送病理科检查。b.若阴道大量流血,应嘱患者卧床休息,必要时遵医嘱予以处理,做好输血及抢救准备。c.预防感染:帮助患者更换会阴垫,在床单上铺垫一次性检查单,必要时随时更换,保持会阴部清洁,避免逆行感染。d.大量阴道流血患者会出现精神紧张,应安慰患者,解除患者思想顾虑。e.严重贫血患者,应注意保护患者安全,防止跌倒的发生。

②妊娠呕吐:a.指导患者进食清淡、富有营养、适合口味的食物,并少食多餐。b.必要时遵医嘱静脉补液,保证患者摄入所需营养及液体。c.注意观察呕吐物性质,并告知患者保持口腔卫生,每次呕吐后要漱口。d.保持病房内清洁、空气清新,消除可能引起呕吐的因素,必要时遵

医嘱给予镇静药。

（4）心理护理：护士通过耐心细致的观察和沟通，使患者消除焦虑、恐惧等不良情绪，使其积极配合治疗。向患者及其家属讲解尽快清宫手术的必要性及注意事项等，消除患者顾虑，增强患者治愈疾病的信心。

（5）健康教育：①饮食：术前进食高蛋白、高维生素、易消化的食物。②休息：适当运动，保证充足的睡眠。保持病房内清洁、空气清新。

2.术后护理

（1）病情观察：①观察患者术后生命体征。②观察阴道流血量，如果出现突然性的大出血（超过月经量）及时通知医生，注意保留会阴垫。

（2）用药护理：遵医嘱术后给予抗生素治疗，预防感染，并做好药物护理。①注意事项：输液时如有不适，如胸闷、恶心、皮疹等，及时告知医护人员。②不良反应：少数情况下发生过敏反应、毒性反应。

（3）并发症护理观察：主要并发症是子宫穿孔。应严密观察患者是否有持续性剧烈腹痛或恶心、呕吐、面色苍白、四肢发冷等症状，出现上述症状时及时通知医生。

（4）心理护理：详细评估患者对疾病的心理承受能力，鼓励患者表达因不能得到良好妊娠结局而产生的悲伤，评估患者对疾病、治疗手段的认识，确定其主要的心理问题，给予有针对性的疏导。

（5）健康教育：

①饮食：指导患者进食高蛋白、富含维生素 A、易消化的饮食。

②活动：适当活动，保证睡眠时间及质量，改善机体免疫功能。

③用药指导：告知患者用药的目的，并嘱患者严格遵医嘱用药。

④出院指导：

a.注意调整情绪，保持乐观心态。

b.注意保暖，避免感冒着凉。

c.随访时间及内容：葡萄胎的恶变率为 $10\% \sim 25\%$，故葡萄胎患者的随访意义重大。（a）HCG 定量测定：葡萄胎清宫后每周检测一次，直至连续 3 次阴性；然后每月一次，共 6 个月；此后再每 2 月一次，共 6 个月。（b）在随访 HCG 的同时，还应随访患者的月经是否规律，有无阴道异常流血，有无咳嗽、咯血及其他转移灶症状。有病情变化应随时就诊。（c）定期做妇科检查、盆腔 B 型超声及 X 线胸片检查。

d.保持室内空气清新；保持外阴清洁，勤换洗内裤。

e.每次清宫术后禁止性生活及盆浴 1 个月以防感染。

f.患者随访期间，必须严格避孕 1 年。避孕首选避孕套或口服避孕药，一般不用宫内节育器。

g.若打算再次怀孕，应遵医嘱确定再次妊娠时间。妊娠后应在妊娠早期行 B 型超声检查及 HCG 测定，以明确是否正常妊娠，产后也需 HCG 随访至正常。

（6）延续护理：做好电话及门诊的随访，以便全面评估患者的治疗效果。

二、侵蚀性葡萄胎和绒毛膜癌

侵蚀性葡萄胎是指葡萄胎组织侵入子宫肌层或转移至子宫以外引起组织破坏。常继发于葡萄胎清宫手术后 6 个月内,恶性程度一般不高,其预后较好。

绒毛膜癌是指一种高度恶性的妊娠滋养细胞肿瘤,简称绒癌。半数来源于葡萄胎,多发生在葡萄胎排空后 1 年以上;其余继发于足月产、流产及异位妊娠后。早期即可沿血液发生远处转移,过去死亡率很高,自化学治疗(简称化疗)药物问世以来,绒毛膜癌患者预后明显改善。

(一)病理

1.侵蚀性葡萄胎

大体观可见子宫肌壁内有大小不等、深浅不一的水泡样组织。侵蚀病灶接近子宫浆膜层时,子宫表面形成紫蓝色结节,侵蚀较深时还可穿透子宫浆膜层或阔韧带。镜下可见分化不良的滋养细胞增生成团,伴有出血、坏死,组织中可见变性或完好的绒毛结构。

2.绒毛膜癌

多数原发于子宫,少数原发于输卵管、子宫颈或阔韧带等部位。肿瘤常出现在子宫肌层,一个或多个,形态不固定,与周围组织分界清楚,呈暗红色,海绵样,质软、脆,常伴有出血和坏死。镜下可见滋养细胞极度不规则增生,周围大片出血、坏死,绒毛结构消失。

(二)临床表现

临床特点为阴道不规则流血及转移灶症状,如咳嗽、血痰、咯血、头痛、呕吐、抽搐、阴道大出血等。

(三)治疗

治疗以化学治疗为主,手术及放射治疗为辅。

(四)护理评估

1.健康史

询问患者既往史、生育史及其家属族史,尤其是滋养细胞疾病史。既往患有葡萄胎者,应详细了解清宫的时间、次数,吸出组织物的量,水泡的大小,术后发生阴道出血的时间、量、性质,以及随访中人绒毛膜促性腺激素的监测、X 线胸片检查、妇科检查等结果。评估原发灶和肺、肝、脑等转移灶症状的发生过程。

2.身体评估

(1)临床表现:①原发灶症状:葡萄胎清宫后,阴道持续或间断流血是主要症状。妇科检查子宫不能如期复旧或呈不均匀增大、黄素囊肿持续存在。肿瘤穿破子宫时,可引起急性腹痛和腹腔内出血症状。长时间的阴道流血常致贫血和感染。②转移灶症状:以血行转移为主,最常见部位是肺,出现咯血;其次是转移至阴道黏膜形成紫蓝色结节,破溃后发生阴道大出血及感染;转移至脑引起脑出血症状,预后凶险,为主要的致死因素。破坏血管是滋养细胞的生长特点之一,因而转移灶症状的共同特点是局部出血。

(2)心理-社会评估:阴道不规则流血引起患者的不适、恐慌。诊断的确定使患者及其家属对预后及未来的妊娠担心。频繁的检查和即将要接受的化学治疗,使患者焦虑不安,情绪低落。化学治疗的不良反应损害女性的形象、自尊;多次的化学治疗使患者经济发生困难,增加了患者的思想负担。

3.辅助检查

(1)血、尿人绒毛膜促性腺激素值检测:葡萄胎清宫9周后,流产、足月产、异位妊娠4周后,人绒毛膜促性腺激素值处于持续高水平或一度阴性后又转阳性者,可考虑侵蚀性葡萄胎或绒毛膜癌。

(2)X线胸片检查:肺转移可疑者应进行X线胸片检查,典型表现为棉絮状或团块状阴影。

(3)B超检查:子宫为正常大小或不均匀增大,肌层内可见边界清、无包膜的高回声团块。

(4)其他:脑转移灶可行CT检查,如无发现可进一步检查脑脊液,当脑脊液人绒毛膜促性腺激素值与血人绒毛膜促性腺激素值之比大于20:1时,提示脑有转移灶。组织学诊断:在子宫肌层内或子宫以外转移灶中找到绒毛,则可诊断为侵蚀性葡萄胎;如未见绒毛,仅见大片滋养细胞浸润和坏死出血,可诊断为绒毛膜癌。

(五)护理诊断/合作性问题

(1)恐惧与焦虑:与恶性疾病的诊断、预后及担心未来的妊娠有关。

(2)活动无耐力:与化学治疗不良反应有关。

(3)潜在并发症——肺转移、阴道转移、脑转移。

(4)有体液不足的危险:与化学治疗所致恶心、呕吐、液体丢失有关。

(六)护理措施

1.一般护理

鼓励进食,加强营养,保证摄入量;注意休息,减少消耗;保持外阴干燥清洁,预防感染;监测体温、脉搏、血压及心率;遵医嘱及时采集标本送检。

2.观察病情

严密观察腹痛和阴道流血情况,记录出血量。出血多者监测生命体征,并做好抢救患者的准备工作。有转移灶者认真观察转移灶症状,发现异常,及时报告医生进行处理。

3.治疗配合

接受化学治疗者按化学治疗患者护理。需要手术者做好手术前、后患者的护理。

4.转移灶的护理

(1)肺转移:嘱患者卧床休息,有呼吸困难者取半卧位,并给予吸氧。大量咯血时,立即让患者取头低患侧卧位,保持呼吸道通畅,轻叩背部,排出积血,防止发生窒息、休克,甚至死亡。

(2)阴道转移:减少局部刺激,禁止不必要的阴道检查。嘱患者尽量卧床休息,密切观察阴道有无破溃出血,配血备用,并做好及时抢救的准备。如发生破溃大出血,立即通知医生,并用长纱布条填塞阴道,同时观察阴道出血量和生命体征,警惕发生休克。24～48小时后取出纱布。遵医嘱给予抗生素预防感染。

(3)脑转移:嘱患者尽量卧床休息,防止"一过性症状"造成损伤。注意颅内压升高的症状,记录液体出入量,严格控制输液的量和速度,防止颅内压升高。遵医嘱给予止血剂、脱水剂、吸氧,注意电解质紊乱的症状。做好昏迷、偏瘫患者的护理,避免发生跌倒、吸入性肺炎、压疮等并发症。需进行脑脊液、血人绒毛膜促性腺激素检查者,做好医生的配合工作。

5.心理护理

评估患者对妊娠滋养细胞肿瘤的应激反应及应对方式,提供必要的信息,说明妊娠滋养细胞肿瘤是对化学治疗效果最好的一种肿瘤,树立患者治疗和生活的信心。强调随访的意义和重要性,鼓励患者坚持化学治疗。通过知识宣教消除患者对化学治疗不良反应的顾虑,积极配合治疗。

6.健康教育

节制性生活,采取合适的避孕措施。出院后随访,第 1 次随访在出院后 3 个月,以后每 6 个月一次直至 3 年,此后每年一次直至 5 年,以后可每 2 年一次。随访内容同葡萄胎。

第六节　不孕症与辅助生殖技术并发症的护理

一、不孕症

有正常性生活,未经避孕 1 年未妊娠者,称为不孕症。

按曾是否受孕,不孕症可分为原发性不孕和继发性不孕。原发性不孕即未避孕而从未妊娠者;继发性不孕即曾有过妊娠而后未避孕连续 1 年不孕者。

按不孕是否可以纠正,不孕症可分为绝对不孕和相对不孕。绝对不孕即不孕因素无法纠正而不能妊娠者;相对不孕即不孕因素暂时阻碍受孕,一旦得到纠正仍能受孕者。

(一)病因及发病机制

受孕是一个极其复杂的生理过程,必须具备以下条件:卵巢排出正常的卵子;精液含有正常的精子;卵子与精子能在输卵管内相遇并结合成受精卵,受精卵能被顺利地送入子宫腔;子宫内膜适合受精卵着床。以上任何一环节受阻均可导致不孕。

1.女性不孕因素

女性不孕因素约占 40%,以排卵障碍和输卵管因素居多。

(1)输卵管因素:不孕症最常见的原因,如慢性输卵管炎引起伞端闭锁或输卵管黏膜破坏时输卵管闭塞导致不孕;子宫内膜异位症;输卵管发育不良。

(2)下丘脑-腺垂体-卵巢轴功能紊乱或卵巢病变(如先天性卵巢发育不全、多囊卵巢综合征、卵巢功能早衰等)导致排卵障碍;全身性因素(如营养不良、压力、肥胖、甲状腺功能亢进、肾上腺功能异常、药物不良反应等)影响卵巢功能导致不排卵。

(3)子宫发育异常或子宫内膜病变:影响受精卵着床或发育,子宫颈病变影响精子通过。

(4)阴道损伤后形成粘连瘢痕性狭窄;先天性无阴道、阴道横隔、处女膜无孔影响性交并阻碍精子进入;严重阴道炎症降低了精子活力而影响受孕。

2.男性不育因素

男性不育因素占 30%~40%,主要包括生精障碍与输精障碍。

3.男女双方因素

男女双方因素占 10％～20％,如缺乏性生活基本知识、精神紧张、免疫因素等。

（二）治疗

针对不孕症的病因进行治疗;根据具体情况选择辅助生殖技术(医学助孕)。

（三）护理评估

1.健康史

详细询问病史,包括男女双方结婚年龄、婚育史、有无两地分居、性生活情况、烟酒嗜好情况等;了解个人发育史,是否曾患结核病、腮腺炎、内分泌疾病等;了解家族中有无精神病、遗传病史;了解女方的月经情况。

2.身体评估

不孕是患者就诊的主要原因;进行全身检查了解男女双方有无全身性疾病,注意第二性征发育情况;男方应重点检查外生殖器有无畸形或病变;妇科检查注意生殖器官有无发育异常、炎症、肿瘤等病变。

3.辅助检查

(1)男方精液检查:正常男性精液量为 2～6mL,pH 值为 7.0～7.8;在室温中放置 30 分钟内液化;精子密度为 $(20～200)×10^9/L$;精子存活率大于 50％;正常形态的精子占总量的 66％～88％。

(2)女方检查:①B 超检查:监测卵泡发育及生殖器官有无异常。②卵巢功能检查:判断卵巢有无排卵,包括基础体温测定、子宫颈黏液检查、黄体期子宫内膜活组织检查、阴道脱落细胞涂片、女性激素测定等。③输卵管通畅检查:包括输卵管通液术及子宫输卵管碘油造影术。④其他检查:子宫腔镜、腹腔镜检查,核磁共振成像,性交后精子穿透力试验,免疫检查。

4.心理-社会评估

由于受传统思想的影响,把不孕的责任更多地归结为女性因素,有些人甚至认为,婚姻的目的就在于传宗接代,不孕可能直接影响家庭和社会的稳定。不孕症的诊治过程漫长而复杂,即使不孕的原因在于男性,但大多数的介入性治疗方案(比如试管婴儿)仍由女性承担,女性不断经历着检查、服药、手术等费时而痛苦的过程,经济方面也造成很大的压力。一旦女性患者被确认患有不孕症之后,立即出现震惊、否认、愤怒、内疚、孤独、悲伤和解脱的心理反应。

（四）护理诊断/合作性问题

(1)知识缺乏——缺乏人体解剖知识和性生殖常识。

(2)自尊紊乱:与不孕症诊治过程中繁杂的检查、无效的治疗效果有关。

(3)社交孤立:与缺乏家人的支持、不愿与其他人沟通有关。

（五）护理措施

1.心理护理

护理人员必须能够倾听并了解患者的感受,扮演倡导者、提供信息者等角色。解除其焦虑、自卑感,与患者及其家属一起讨论人生价值,使他们能正确对待生育问题。讨论通过收养子女、辅助生殖技术的方式拥有子女。帮助患者获得家人的关心。

2.向妇女解释诊断性检查可能引起的不适

子宫输卵管碘油造影术可能引起腹部痉挛感,在术后持续1～2小时,可在当日或第2天转好。腹腔镜检查后1～2小时可能感到一侧或双侧肩部疼痛,可遵医嘱给予可待因或可待因类药物以止痛。子宫内膜活组织检查后可能引起下腹部的不适感,如痉挛、阴道流血。

3.指导服药

教会妇女在月经周期的正确时间服药;详细说明药物的使用方法、注意事项及用药后反应,及时监测激素水平及排卵情况。

4.健康教育

讲解性生殖常识,告诉患者提高妊娠率的技巧,如在排卵前2～3天至排卵后1～2天性交;在性交前、中、后勿使用阴道润滑剂或进行阴道灌洗;不要在性交后立即如厕,而应该卧床,并抬高臀部,持续20～30分钟,以使精子进入子宫颈;戒烟酒,夫妇多沟通,保持身心健康等。

二、卵巢过度刺激综合征

卵巢过度刺激综合征(OHSS)是应用促排卵药物的严重并发症,其特征性表现为卵巢囊性增大,毛细血管通透性增加,致使体液从血管内向第三体腔转移,形成胸腔积液、腹腔积液,造成血液浓缩,电解质紊乱,肝、肾功能受损及血栓形成。OHSS是一种医源性疾病,可危及生命,其发生率为0.6%～14%;OHSS也是一种自限性疾病,通常10～14天可快速自行缓解。

(一)病因及发病机制

1.病因

施行辅助生育技术,如为了有多个卵泡发育而施行控制性超排卵技术(COH)。

2.发病机制

目前尚未阐明,但在施行控制性超排卵(COH)技术时、注射HCG后必然发生。其病情的自然缓解与再次加重也与体内HCG浓度的变化密切相关。因此,有人提出HCG假说,即HCG通过某些物质中介引发OHSS的一系列表现。

(1)体液的改变。

(2)血液系统的改变;凝血系统的改变导致血栓的形成。

(3)卵巢增大。

(二)临床表现

1.症状

腹胀、恶心、呕吐、腹泻,严重者完全不能进食,气急、少尿、无尿。

2.体征

体重迅速增加,出现胸腔积液、腹腔积液、心包积液,成人呼吸窘迫综合征,血管栓塞,甚至多脏器衰竭。

3.分期

(1)早期:注射HCG后3～7天。

(2)晚期:注射HCG后12～17天。

4.分类

见表 4 - 2。

表 4 - 2 OHSS 分度

轻度	中度	重度	极重度
腹胀、恶心、呕吐	腹胀、恶心、呕吐	腹水、胸水,少尿	张力性腹水、胸水、心包积液,少尿或无尿
	超声腹水征	临床腹水征(皮下或全身水肿)	
卵巢平均径线≤5cm	卵巢平均径线>5cm,≤12cm	卵巢平均径线>12cm	
	HCT>41%	HCT>45%	HCT>55%
	WBC>10×10⁹/L	WBC>15×10⁹/L	WBC>25×10⁹/L
		血肌酐 1~1.5mg/dL	血肌酐>1.5mg/dL
		血肌酐清除率≥50ml/min	血肌酐清除率<50ml/min
		肝功能异常	肾衰、血栓形成、急性呼吸窘迫综合征、多脏器衰竭

5.OHSS 发生的高危因素

见表 4 - 3。

表 4 - 3 OHSS 的高危因素(Navot)

高危因素	低危因素
年轻<35 岁	年龄>36 岁
PCOS 或 PCOS 样	低促性腺激素水平
身材瘦小	身材肥胖
高 E_2 水平[人类辅助生殖技术(ART)>4000pg/mL]	低 E_2 水平
传统促排卵>1700pg/mL	
卵泡数[人类辅助生殖技术(ART)>20;传统促排卵>6]	卵泡少
卵泡"项链"征	静止卵巢
妊娠	未孕周期
黄体期 HCG 维持	孕酮维持黄体酮
GnRH-a 方案	未采用 CnRH-a 方案

(三)辅助检查

(1)体重、腹围的测量:清晨空腹体重、腹围的测量是评估其严重程度的主要依据。

(2)测量尿量,检查血常规、凝血功能、血生化、B 超、胸片。

(四)诊断

注射 HCG 48 小时内出现恶心、呕吐、腹痛、不能进食、腹泻且有下述检查结果提示为重度 OHSS。

(1)B超提示:卵巢增大(直径>5cm),有多个黄体,可见腹腔少量积液。

(2)血细胞比容和白细胞计数升高,低钠、低蛋白血症,肝功能不全(表现为碱性磷酸酶、丙氨酸氨基转移酶、胆红素、肌酸激酶升高)。

(五)治疗

1.轻度 OHSS

在大多数 COH 周期出现,可不必特殊治疗。

2.中度 OHSS

指导患者自我监测,通过体重测量、尿量测量等措施及早发现重度 OHSS 迹象,并卧床休息,摄入足够的液体。

3.重度 OHSS

(1)药物治疗:目前常用液体治疗和抗血栓的治疗。

(2)胸腔积液、腹腔积液的处理:大量胸腔积液、腹腔积液出现时,为了迅速缓解症状,可在 B 超引导下穿刺引流。积液通过处理可用于自身静脉注射,以扩充血容量。严重者可同时抽出卵巢黄素囊肿液以减少进入血液循环的 E_2 量。

(六)护理评估

1.病史评估

评估患者此次发病的经过,有无胸闷、憋气、呼吸节律异常、呼吸困难、恶心、呕吐、腹胀等症状;了解目前用药种类及剂量;评估患者有无血栓危险因素;评估既往血栓病史、家族史、过敏史、婚育史。

2.身体评估

评估患者意识状态,有无注意力不集中、倦怠等表现,评估体重、腹围、腰围、BMI、膳食结构,有无水肿;评估患者的排泄型态、睡眠型态是否改变。

3.风险评估

患者入院 2 小时内进行各项风险评估,包括患者压疮危险因素评估、患者跌倒/坠床危险因素评估、日常生活能力评定、入院护理评估。

4.心理社会评估

了解患者有无烟酒嗜好、性格特征、自我保健知识掌握程度;了解家属对卵巢过度刺激综合征的认识及对患者给予的理解和支持情况。

(七)护理措施

1.轻度 OHSS 的护理

无须处理,但注意观察,等待自行缓解。

2.中度 OHSS 的护理

注意观察腹胀、腹痛、恶心、呕吐及体重突然增加情况。鼓励患者进食易消化、高蛋白、富含维生素食物,少食多餐,减少水分的摄入。症状严重者注意其水电解质失衡情况,尽量减少不必要的腹部检查,同时注意腹痛的部位及伴随症状。

3.重度 OHSS 的护理

(1)一般护理:

①每日清晨测空腹体重及腹围,测量体重时定时、定体重计、定所穿衣裤。重度 OHSS 患者因胸腹腔积液引起呼吸困难,遵医嘱给予间断氧气吸入,开通静脉通道,及时准确给药。

②皮肤护理:a.因 OHSS 患者体内蛋白低,全身水肿,皮肤弹性差,易受损。护士应注意观察患者皮肤的弹性和湿度,是否有出血点,同时要保持床铺的清洁、平整、干燥,协助患者勤翻身,预防压疮的发生。b.会阴水肿者每日冲洗会阴 2 次,保持外阴的清洁、卫生,预防感染。c.OHSS患者毛细血管通透性增高,长期使用低分子右旋糖酐引起皮肤瘙痒,应保持皮肤清洁,避免搔抓,以防感染。

③生活护理:协助患者于床上大小便,将呼叫器置于患者床边易触及处,并实施预防跌倒护理措施。出现胸闷、气急、呼吸困难等症状者,协助其采取半坐卧位,抬高床头 15°～30°,以使腹肌松弛,腹壁张力降低。患者呕吐后应及时清理呕吐物,协助患者漱口,保持口腔清洁,及时更换清洁病号服及床单位。对于卧床的患者,嘱咐其将头偏向一侧,以免误吸。若恶心、呕吐症状严重,遵医嘱予药物治疗。

(2)病情观察:①密切监测和记录患者的呼吸、脉搏、血压、意识等。②每日观察空腹体重及腹围的变化。③观察 24 小时出入量是否平衡,特别是尿量。④严密观察患者有无胸闷、憋气、气短、腹胀等症状。⑤如患者突然腹部剧痛、大汗淋漓,应立即通知医生,及时处理。

(3)用药护理:建立静脉通道,保持电解质平衡,纠正低血容量。在补充血容量的过程中,合理安排输液顺序,先胶体溶液后晶体溶液。先以清蛋白或血浆扩容可能造成低蛋白血症,后用低分子右旋糖酐或 10%的葡萄糖纠正低血容量症状,由于利尿剂对消除胸、腹腔积液无效,相反可能进一步减少血容量,并诱发休克,所以在未补足液体的基础上,禁止使用利尿剂。

①人血清白蛋白:a.作用:调节组织与血管间水分的动向,维持正常、恒定的血浆容量。b.适应证:用于失血性休克、脑水肿、流产引起的白蛋白缺乏、肾病等。c.不良反应:偶尔可出现过敏反应,如发热、寒战、恶心、呕吐、皮疹、弥散性红斑、心动过速、血压下降等;快速输入人血清白蛋白时,可引起循环超负荷而致肺水肿。

②低分子右旋糖酐:a.作用:能提高血浆胶体渗透压,具有血浆扩容作用,改善微循环和组织灌注,防止血栓形成,同时具有渗透性利尿作用。b.适应证:用于体外循环以及代替部分血液。c.不良反应:少数患者用药后可出现皮肤瘙痒、荨麻疹、红色丘疹等皮肤过敏反应,也可引起哮喘发作。偶见发热,在多次用药或长期用药停药后,可出现周期性高热或持续性低热。少数尚可见淋巴结肿大、关节疼痛。极少数可发生过敏性休克,多在首次输入低分子右旋糖酐数滴至数毫升时出现胸闷、面色苍白、血压下降甚至休克,经及时抢救后一般能恢复。用量过大时还可致出血,如鼻出血、齿龈出血、皮肤黏膜出血、创面渗血、血尿、经血增多等。

③生理盐水:a.作用:是一种电解质补充药物,对维持正常的血液和细胞外液的容量和渗透压起着非常重要的作用。b.适应证:各种原因所致的失水,包括低渗性、等渗性和高渗性失水;高渗性非酮症糖尿病昏迷者,应用等渗氯化钠可纠正失水和高渗状态。c.不良反应:输液过多、过快,可致水、钠潴留,引起水肿、血压升高、心率加快、胸闷、呼吸困难,甚至急性左心力衰竭竭。过多、过快给予低渗氯化钠可致溶血、脑水肿等。

④呋塞米:a.作用:强效利尿剂,既可降低肾小管对尿液的稀释功能,又能阻碍尿在集合管的浓缩过程,所以利尿作用强大而迅速。b.适应证:治疗各种类型的水肿、高血压以及需要利尿的急性药物中毒等病症。c.不良反应:主要有电解质紊乱、直立性低血压、头晕、疲乏、胃肠道反应。

⑤肝素注射剂:a.作用:能干扰血凝过程的许多环节,在体内外都有抗凝血作用。b.适应证:用于防治血栓形成或栓塞性疾病(如心肌梗死、血栓性静脉炎、肺栓塞等)。c.不良反应:用药过多可致自发性出血,故每次注射前应测定凝血时间。如注射后引起严重出血,可静脉推注硫酸鱼精蛋白进行急救(1mg 硫酸鱼精蛋白可中和 100U 肝素)。

⑥黄体酮注射剂:a.作用:排卵后在激素作用的基础上,使子宫内膜继续增厚、充血,腺体增生并分支,由增生期转为分泌期,有利于孕卵的着床和胚胎发育。b.适应证:保胎。c.不良反应:主要有胃肠道反应、痤疮、液体潴留和水肿、体重增加、过敏性皮炎、精神压抑、乳房疼痛、女性性欲改变、月经紊乱、不规则出血或闭经;长期应用还可引起肝功能异常、缺血性心脏病发生率上升,子宫内膜萎缩,月经量减少,并容易发生阴道真菌感染。少见的不良反应有头痛,胸、臀、腿特别是腓肠肌处疼痛,手臂和足无力、麻木或疼痛,突然的或原因不明的呼吸短促,突然语言、发音不清,突然视力改变、复视、不同程度的失明等。

(4)心理护理:由于患者在体外受精-胚胎移植(IVF-ET)周期中花费较多,往往对成功寄予很大希望,一旦发生中、重度 OHSS,患者会突然感到希望破灭,常表现为紧张、焦虑与恐惧。应注意观察患者的情绪变化,对其存在的心理问题应及时发现、准确评估并实施相应的护理。在与患者的交流中,要富有同情心,态度和蔼,耐心解释 OHSS 的发病原因,讲述一些治疗信息及同类疾病的治愈情况,减轻患者的心理负担,使其以坦然乐观的心态处之。注意保护患者的隐私,同时要做好家属思想工作,让家属理解关心患者,增强患者治疗信心,积极配合治疗,以取得良好的治疗效果。

(5)胸腔积液、腹腔积液的护理:重度 OHSS 患者因腹压增加或胸腔积液、腹腔积液明显,影响呼吸甚至循环功能。医生可行胸腔或腹腔穿刺术,引流部分胸腔积液、腹腔积液,以减轻症状。放积液后鼓励患者在静脉补充清蛋白和血浆的同时,通过饮食增加蛋白的摄入,以补充丢失的蛋白质。

(6)健康宣教:①饮食:由于患者全身体液重新分布于第三腔隙,多伴有腹腔积液,少数还伴有胸腔积液,低蛋白血症明显,腹胀难忍。应少食多餐,进食高蛋白、高热量、富含维生素,清淡易消化饮食,多食新鲜蔬菜和水果,如利尿效果明显的新鲜果汁、西瓜、冬瓜等,适当限制钠的摄入。②休息活动:采用舒适体位休息,禁止腹腔、盆腔检查及剧烈运动,以免突然改变体位引起卵巢扭转或破裂。重度 OHSS 患者因胸、腹腔积液引起呼吸困难,应绝对卧床休息,给予半卧位,以减轻呼吸困难。③用药指导:指导患者掌握目前口服药物的名称、服用方法、剂量、不良反应及注意事项,嘱其不能自行更改药物或停药,如有不适及时就诊。④疾病相关知识宣教:告诉患者可能出现的 OHSS 危象,如突然出现腹痛应引起重视。讲明血液监测,特别是血细胞比容的监测对 OHSS 观察和治疗的重要性,以取得患者及其家属的配合。

（7）延续护理：出院后需继续休息，保证充分的睡眠和休息时间，加强营养，定期门诊复查。告知患者在孕45天左右行B型超声检查，了解胚胎发育情况，如多胎需及时行胚胎减灭术。强调患者回家后若有任何不适及时与医生联系。

第七节　妊娠期妇女的护理

一、妊娠并发症的护理

（一）流产

妊娠不足28周、胎儿体重不足1000g而终止者称流产。流产发生于妊娠12周前者称早期流产，发生在妊娠12周至不足28周者称晚期流产。流产又分为自然流产和人工流产两大类。机械或药物等人为因素终止妊娠者称为人工流产，自然因素导致的流产称为自然流产。自然流产率占全部妊娠的10%～15%，其中80%以上为早期流产。

1.病因及发病机制

（1）胚胎因素：胚胎染色体异常是流产的主要原因。早期流产子代检查发现50%～60%有染色体异常。夫妇任何一方有染色体异常均可能传至子代，导致流产。染色体异常包括数目异常和结构异常。

（2）母体因素：

①全身性疾病：全身性感染时高热可促进子宫收缩引起流产，梅毒螺旋体、流感病毒、巨细胞病毒、支原体、衣原体、弓形虫、单纯疱疹病毒等感染可引起胎儿畸形而导致流产；孕妇患心力衰竭、严重贫血、高血压、慢性肾炎及严重营养不良等缺血缺氧性疾病亦可导致流产。

②内分泌异常：黄体功能不足可致早期流产。甲状腺功能低下、严重的糖尿病血糖未控制均可导致流产。

③免疫功能异常：与流产有关的免疫因素包括配偶的组织兼容性抗原（HLA）、胎儿抗原、血型抗原（ABO及Rh）及母体的自身免疫状态。父母的HLA位点相同频率高，使母体封闭抗体不足亦可导致反复流产。母儿血型不合、孕妇抗磷脂抗体产生过多、夫妇抗精子抗体的存在，均可使胚胎或胎儿受到排斥而发生流产。

④子宫异常：畸形子宫如子宫发育不良、单角子宫、双子宫、子宫纵隔、宫腔粘连以及黏膜下或肌壁间子宫肌瘤均可影响胚囊着床和发育而导致流产。宫颈重度裂伤、宫颈内口松弛、宫颈过短可能导致胎膜破裂而流产。

⑤创伤刺激：子宫创伤如手术、直接撞击、性交过度亦可导致流产；过度紧张、焦虑、恐惧、忧伤等精神创伤亦有引起流产的报道。

⑥不良习惯：过量吸烟、酗酒，吸食吗啡、海洛因等毒品均可导致流产。

2.临床表现

主要为停经后阴道流血和腹痛。

(1)停经:大部分自然流产产妇均有明显的停经史,结合早孕反应、子宫增大以及B型超声检查发现胚囊等表现可确诊妊娠。但是,妊娠早期流产导致的阴道流血很难与月经异常鉴别,常无明显的停经史。有报道提示,约50%流产是妇女未知受孕就发生受精卵死亡和流产。对这些产妇,要根据病史,血、尿HCG以及B型超声检查结果综合判断。

(2)阴道流血和腹痛:早期流产者常先有阴道流血,而后出现腹痛。由于胚胎或胎儿死亡,绒毛与蜕膜剥离,血窦开放,出现阴道流血;剥离的胚胎或胎儿及血液刺激子宫收缩,排出胚胎或胎儿,产生阵发性下腹疼痛;当胚胎或胎儿完全排出后,子宫收缩,血窦关闭,出血停止。晚期流产的临床过程与早产及足月产相似:经过阵发性子宫收缩,排出胎儿及胎盘,同时出现阴道流血。晚期流产时胎盘与子宫壁附着牢固,如胎盘粘连仅部分剥离,残留组织影响子宫收缩,血窦开放,可导致大量出血、休克,甚至死亡。胎盘残留过久,可形成胎盘息肉,引起反复出血、贫血及继发感染。

3.临床分型

(1)先兆流产:停经后出现少量阴道流血,常为暗红色或血性白带,流血后数小时至数日可出现轻微下腹痛或腰骶部胀痛;子宫颈口未开,无妊娠物排出;子宫大小与停经时间相符。经休息及治疗,症状消失,可继续妊娠。如症状加重,则可能发展为难免流产。

(2)难免流产:又称不可避免流产。在先兆流产的基础上,阴道流血增多,腹痛加剧,或出现胎膜破裂。检查见子宫颈口已扩张,有时可见胚囊或胚胎组织堵塞于子宫颈口内,子宫与停经时间相符或略小。B型超声检查仅见胚囊,无胚胎(或胎儿),或无心管搏动亦属于此类型。

(3)不全流产:难免流产继续发展,部分妊娠物排出子宫腔,或胎儿排出后胎盘滞留子宫腔或嵌顿于子宫颈口,影响子宫收缩,导致大量出血,甚至休克。检查可见子宫颈口已扩张,子宫颈口有妊娠物堵塞及持续性血液流出,子宫小于停经时间。

(4)完全流产:有流产的症状,妊娠物已全部排出,随后流血逐渐停止,腹痛逐渐消失。检查见子宫颈口关闭,子宫接近正常大小。

此外,流产尚有三种特殊情况:

①稽留流产:又称过期流产,指宫内胚胎或胎儿死亡后未及时排出者。典型表现是有正常的早孕过程,有先兆流产的症状或无任何症状;随着停经时间延长,子宫不再增大或反而缩小,子宫小于停经时间;子宫颈口未开,质地不软。

②习惯性流产:指连续自然流产3次或3次以上者。近年有学者将连续两次流产者称为复发性自然流产。常见原因为胚胎染色体异常、免疫因素异常、甲状腺功能低下、子宫畸形或发育不良、子宫腔粘连、子宫颈内口松弛等。每次流产常发生在同一妊娠月份,其临床过程与一般流产相同。子宫颈内口松弛者,常在妊娠中期无任何症状而发生子宫颈口扩张,继而羊膜囊突向子宫颈口,一旦胎膜破裂,胎儿迅即娩出。

③流产合并感染:多见于阴道流血时间较长的流产产妇,也常发生在不全流产或不洁流产时。临床表现为下腹痛及阴道有恶臭分泌物,双合诊检查有子宫颈摇摆痛。严重时引起盆腔腹膜炎、败血症及感染性休克,常为厌氧菌及需氧菌混合感染。

4.辅助检查

(1)B型超声检查:测定妊娠囊的大小、形态及胎儿心管搏动,并可辅助诊断流产类型。若妊娠囊形态异常,提示妊娠预后不良。宫腔和附件检查有助于稽留流产、不全流产及异位妊娠的鉴别诊断。

(2)妊娠试验:连续测定血 β – HCG 之动态变化,有助于妊娠的诊断及预后判断。妊娠6~8周时,血 β – HCG 以每日 66% 的速度增加;若血 β – HCG 每 48 小时增加不到 66%,则提示妊娠预后不良。

(3)其他检查:血常规检查判断出血程度,白细胞和血沉检查可判断有无感染存在。孕激素、人胎盘催乳素(HPL)的连续测定有益于判断妊娠预后。习惯性流产产妇可行妊娠物以及夫妇双方的染色体检查。

5.治疗

确诊流产后,应根据自然流产的不同类型进行相应的处理。

(1)先兆流产:①卧床休息,禁止性生活。②减少刺激。③必要时给予对胎儿危害小的镇静药物。④黄体酮功能不足的产妇,每日肌内注射黄体酮治疗。⑤注意及时进行 B 超检查,了解胚胎发育情况,避免盲目保胎。

(2)难免流产:一经确诊,应尽早使胚胎及胎盘组织完全排出,以防出血和感染。

(3)不全流产:一经确诊,应及时行刮宫术或钳刮术,以清除宫腔内残留组织。出血多有休克者,应同时输血、输液,出血时间长者,应给予抗生素预防感染。

(4)完全流产:如无感染征象,一般不需特殊处理。

(5)稽留流产:应及时促使胎儿和胎盘排出,以防稽留日久发生凝血功能障碍,导致弥散性血管内凝血造成严重出血。处理前应做凝血功能检查。

(6)习惯性流产:以预防为主,有习惯性流产史的妇女在受孕前应进行必要的检查,包括卵巢功能检查、夫妇双方染色体检查、血型鉴定、丈夫的精液检查,以及生殖道的详细检查。查出原因,若能治疗者,应于怀孕前治疗。

(7)流产感染:积极控制感染,待感染控制后,再行刮宫。

6.护理评估

(1)病史评估:停经、阴道流血和腹痛是流产孕妇的主要症状。应详细询问产妇停经史、早孕反应情况;还应了解既往有无流产史,在妊娠期间有无全身性疾病、生殖器官疾病、内分泌功能失调及有无接触有害物质等以判断发生流产原因。

(2)身心状况评估:①症状:评估阴道出血的量与持续时间;评估有无腹痛,腹痛的部位、性质及程度;了解阴道有无排液,阴道排液的色、量、气味,以及有无妊娠产物的排出。②体征:全面评估孕妇的各项生命体征,判断流产类型,注意与贫血及感染相关的征象。孕妇可因失血过多出现休克或因出血时间过长、子宫腔内有残留组织而发生感染。③心理-社会评估:孕妇因阴道出血而出现焦虑和恐惧心理,同时因担心胎儿的健康,可能会表现出伤心、郁闷、烦躁不安等情绪。尤其多年不孕或习惯性流产的孕妇,为能否继续妊娠而焦虑、悲伤。

7.护理措施

(1)一般护理:①卧床休息,禁止性生活。②饮食以高热量、高蛋白、高维生素的清淡饮食为宜。多吃新鲜蔬菜、水果,保持大便通畅。③先兆流产者,禁用肥皂水灌肠;行阴道检查操作时应轻柔,以减少刺激。④做好各种生活护理。

（2）病情观察：①观察阴道排出物情况：观察阴道出血量及性质，观察有无不凝血现象，观察腹痛和子宫收缩情况，检查阴道有无流液或胚胎组织流出，如有胚胎组织，要仔细查看胎囊是否完整，必要时送病理检查。②预防休克：测量体温、脉搏、呼吸、血压。观察意识和尿量，如有休克征象应立即建立静脉通道，做好输液、输血准备。③预防感染：应监测患者的体温、血象，观察阴道流血及阴道分泌物的性质、颜色、气味等，严格执行无菌操作规程。保持会阴清洁，有阴道出血者，行会阴冲洗每日 2 次。必要时遵医嘱使用抗生素。

（3）用药护理：①用药目的：黄体酮为维持妊娠所必需的孕激素，能够抑制宫缩。②用药方法：对于黄体功能不足的产妇遵医嘱给予黄体酮，10～20mg 每日或隔日肌内注射。③用药注意事项：可有头晕、头痛、恶心、抑郁、乳房胀痛等。

（4）心理护理：为患者提供精神上的支持和心理疏导是非常重要的措施。产妇由于失去胎儿，会出现伤心、悲哀等情绪反应。护士应给予同情和理解，帮助产妇及其家属接受现实，顺利度过悲伤期，以良好的心态面对下一次妊娠，并建议患者做相关的检查，尽可能查明流产的原因，以便在下次妊娠前或妊娠时及时采取处理措施。

（5）健康教育：

①活动指导：早期流产后需休息 2 周，可做一些轻微活动，避免重体力劳动。

②病情观察指导：如出现腹痛剧烈，阴道出血多、时间长或阴道出血带有异味应及时就诊。

③饮食卫生指导：嘱产妇进食软、热、易消化、高蛋白质食品，注意补充维生素 B、维生素 E、维生素 C 等；保持外阴清洁，1 个月内禁止盆浴及性生活。

④心理支持：护士在给予患者同情和理解的同时，还应做好疾病知识的健康教育，与产妇家属共同讨论此次流产可能的原因，并向他们讲解流产的相关知识，为再次妊娠做好准备。

⑤出院指导：a.做好出院手续办理。b.复诊指导：嘱产妇流产 1 个月后来院复查，如有异常情况，随时复诊。c.有习惯性流产史的产妇，在下一次妊娠确诊后应卧床休息，加强营养，补充维生素，定期门诊检查孕激素水平。

（二）前置胎盘

前置胎盘为胎盘附着部位异常的病变。妊娠时，胎盘正常附着于子宫体部的前壁、后壁或侧壁。孕 28 周后胎盘附着于子宫下段，甚至胎盘下缘达到或覆盖宫颈内口处，其位置低于胎儿先露部，称为前置胎盘。前置胎盘可致妊娠晚期大量出血而危及母儿生命，是妊娠期的严重并发症之一。

1.病因及发病机制

（1）子宫内膜损伤或病变：多次刮宫、多次分娩、产褥感染、子宫瘢痕等可损伤子宫内膜，或引起子宫内膜炎症、子宫萎缩性病变，造成再次受孕时子宫蜕膜血管形成不良、供血不足。为摄取足够营养，胎盘面积增大，伸展到子宫下段。前置胎盘产妇中 85%～90% 为经产妇。前次剖宫产手术瘢痕可妨碍胎盘于妊娠晚期时向上迁移，从而增加前置胎盘的发生。瘢痕子宫妊娠前置胎盘的发生率较无瘢痕子宫妊娠高 5 倍。

（2）胎盘异常：多胎妊娠时，胎盘面积较大而延伸至子宫下段，其前置胎盘的发生率较单胎妊娠高 1 倍。副胎盘亦可到达子宫下段或覆盖宫颈内口；膜状胎盘大而薄，可扩展至子宫下段，均可发生前置胎盘。

(3)受精卵滋养层发育迟缓:受精卵到达宫腔时,滋养层尚未发育到能着床的阶段,继续下移,着床于子宫下段而形成前置胎盘。

2.临床分类

前置胎盘的分类可随妊娠的继续、产程的进展而发生变化。临产前的完全性前置胎盘可因临产后宫颈口扩张而变为部分性前置胎盘。故诊断时期不同,分类也不同,目前均以处理前最后一次检查来确定其分类。

(1)完全性前置胎盘或称为中央性前置胎盘,胎盘组织覆盖整个子宫颈内口。

(2)部分性前置胎盘:胎盘组织覆盖部分子宫颈内口。

(3)边缘性前置胎盘:胎盘下缘附着于子宫下段,但未覆盖子宫颈内口。胎盘下缘与子宫颈内口的关系可随子宫下段的逐渐伸展、子宫颈管的逐渐消失、子宫颈口逐渐扩张而改变。

(4)胎盘低置:胎盘附着于子宫下段,边缘距子宫颈内口的距离<20mm(国际上尚未统一,多数定义为距离<20mm),此距离对临床分娩方式的选择有指导意义。将胎盘边缘距子宫颈内口的距离<20mm而未达到宫颈内口时定义为边缘性前置胎盘。由于低置胎盘可导致临床上的胎位异常、产前产后出血,对母儿造成危害,临床应予以重视。

3.临床表现

前置胎盘临床表现的特点为妊娠晚期无痛性阴道流血,可伴有因出血多所致的症状。

(1)无痛性阴道流血:妊娠晚期或临产时,突发性、无诱因、无痛性阴道流血是前置胎盘的典型症状。妊娠晚期子宫峡部逐渐拉长形成子宫下段,而临产后的宫缩又使宫颈管消失成为软产道的一部分,但附着于子宫下段及宫颈内口的胎盘不能相应地伸展,与其附着处错位而发生剥离,致血窦破裂而出血。初次出血量一般不多,偶有初次即发生致命性大出血。随着子宫下段的逐渐拉长,可反复出血。前置胎盘出血时间、出血频率、出血量多少与前置胎盘类型有关。完全性前置胎盘初次出血时间较早,多发生在妊娠 28 周左右,出血频繁,出血量较多;边缘性前置胎盘初次出血时间较晚,往往发生在妊娠末期或临产后,出血量较少;部分性前置胎盘的初次出血时间及出血量介于以上两者之间。部分性及边缘性前置胎盘产妇胎膜破裂后,若胎先露部很快下降,压迫胎盘可使出血减少或停止。

(2)贫血:反复出血可致孕妇贫血,其程度与阴道流血量及流血持续时间成正比。有时,一次大量出血可致孕妇休克、胎儿窘迫甚至死亡,有时少量的、持续的阴道流血也可导致严重后果。

(3)胎位异常:常见胎头高浮,约 1/3 产妇出现胎位异常,其中以臀先露为多见。

4.辅助检查

(1)B 型超声检查:可清楚显示子宫壁、子宫颈及胎盘的关系,为目前诊断前置胎盘最有效的方法,准确率在 95% 以上。超声诊断前置胎盘还要考虑孕龄。中期妊娠时胎盘约占据子宫壁一半面积,邻近或覆盖子宫颈内口的机会较多,故有半数胎盘位置较低。晚期妊娠后,子宫下段形成并向上扩展成子宫腔的一部分,大部分原附着在子宫下段的胎盘可随之上移而成为正常位置胎盘。附着于子宫后壁的前置胎盘容易漏诊,可能因胎先露遮挡或腹部超声探测深度不够。经阴道彩色多普勒检查可以减少漏诊,而且安全、准确。

(2)磁共振检查(MRI):可用于确诊前置胎盘,国内已逐渐开展应用。

(3)产后检查胎盘和胎膜：产后应仔细检查胎盘胎儿面边缘有无血管断裂,有无副胎盘。胎盘边缘见陈旧性紫黑色血块附着处即为胎盘前置部分;胎膜破口距胎盘边缘在7cm以内则为边缘性或部分性前置胎盘。

5.诊断

(1)病史：妊娠晚期或临产后突发无痛性阴道流血,应考虑前置胎盘;但也有许多前置胎盘无产前出血,通过超声检查才能获得诊断。注意询问有无多次刮宫或多次分娩史。

(2)体征：反复出血者可有贫血貌,严重时出现面色苍白、四肢发冷、脉搏细弱、血压下降等休克表现。

①腹部体征：子宫大小与停经月份相符,子宫无压痛,一旦可扪及阵发性宫缩,间歇期能完全放松。可有胎头高浮、臀先露或胎头跨耻征阳性。出血多时可出现胎心异常,甚至胎心消失;胎盘附着子宫前壁时可在耻骨联合上方闻及胎盘血流杂音。

②宫颈局部变化：一般不做阴道检查,如果反复阴道出血,怀疑宫颈阴道疾病,需明确诊断,则在备血、输液、输血或可立即手术的条件下进行阴道窥诊。严格消毒外阴后,用阴道窥器观察阴道壁有无静脉曲张、宫颈糜烂或息肉等病变引起的出血。一般不做阴道指检,以防附着于宫颈内口处的胎盘剥离而发生大出血。如发现子宫颈口已经扩张,估计短时间可经阴道分娩者,可行阴道检查。

6.治疗

(1)期待疗法：适用于胎龄<34周,胎儿体重<2000g、胎儿存活、阴道流血量不多无须紧急分娩者。

①一般处理：取侧卧位,绝对卧床休息。密切观察阴道流血量;胎儿电子监护仪监测胎儿宫内情况;每日间断吸氧。

②药物治疗：必要时给予镇静剂,补充铁剂,应用广谱抗生素。若胎龄<34周,注意应用促肺成熟药物。

(2)终止妊娠：对于入院时出血性休克者,或期待疗法中发生大出血或出血量虽少,但妊娠已近足月或已临产者,应采取积极措施选择最佳方式终止妊娠。其中剖宫产术能迅速结束分娩,既能提高胎儿存活率又能迅速减少或制止出血,是处理前置胎盘的主要手段。阴道分娩适用于边缘性前置胎盘、胎先露为头位、临产后产程进展顺利并估计能在短时间内结束分娩者。

7.护理评估

(1)病史评估：①询问产妇孕期一般情况,病因、诱因、临床表现及其特点。②评估产妇目前的临床症状、实验室检查结果,用药种类、剂量及用法,有无明确药物过敏史。

(2)身心状况：产妇的一般情况与出血量的多少密切相关。大量出血时可出现面色苍白、脉搏细弱、血压下降等休克症状。产妇及其家属可因突然阴道出血而感到恐惧或焦虑,既担心孕妇的健康,又担心胎儿的安危,导致恐惧紧张、手足无措等情绪。

(3)产科检查：子宫软、无压痛、大小与妊娠周数相符,胎先露部高浮,胎心音可正常,也可因孕妇失血过多致胎心音异常或消失。前置胎盘位于子宫下段前壁时,可于耻骨联合上方听到胎盘血管杂音。临产后,宫缩为阵发性,间歇期子宫肌肉可以完全放松。

8.护理措施

(1)一般护理：①保持病室安静,指导孕妇注意个人卫生,勤换内衣裤。②休息:左侧卧位,绝对卧床休息,间断吸氧,每日2~3次,每次20~30分钟。减少腹部刺激,避免诱发宫缩的活动。③加强生活护理:协助完成日常生活,满足孕妇基本需求。

(2)病情观察：①观察生命体征:观察体温、脉搏、血压及呼吸变化,如有异常及时通知医生。②观察阴道出血情况,严格记录出血量。禁止阴道检查、肛门检查和灌肠。在期待治疗过程中,常伴发早产。对于有早产风险的孕妇可酌情给予宫缩抑制剂,防止因宫缩引起的进一步出血,赢得促胎肺成熟的时间。在使用宫缩抑制剂的过程中,仍有阴道大量出血的风险,应做好随时剖宫产手术的准备。③阴道有活动出血或一次性出血多时,应做好应急抢救准备。④观察宫缩情况及强度,听胎心或行胎心监护了解胎儿宫内情况。⑤观察有无休克征象,一旦发生失血性休克,立即取平卧或头低位,给予氧气吸入,同时注意保暖,建立静脉通道,完善化验、配血,遵医嘱给予静脉补液。积极做好术前准备及抢救新生儿准备。⑥观察有无感染征象,必要时遵医嘱给予抗生素预防感染。

(3)用药护理：①镇静药的应用:常用苯巴比妥、地西泮,主要是对中枢产生抑制作用,起到镇静安胎的作用,注意头晕、乏力等用药反应,预防跌倒。②抑制宫缩药物的应用:常用硫酸镁、盐酸利托君等。主要是抑制子宫收缩,起到保胎的作用。③止血药的应用:常用维生素K_1、酚磺乙胺等。

(4)专科指导：①绝对卧床休息,血止后方可轻微活动。②禁止性生活、阴道检查及肛查;密切观察阴道出血量。③胎儿电子监护仪监护胎儿宫内情况,包括心率、胎动计数等。

(5)并发症的护理观察：主要是对贫血的护理,除口服补血药物、输血等措施外,需加强饮食指导,建议孕妇多食用高蛋白质以及含铁丰富的食物。

(6)心理护理：多与孕妇及其家属交流,做好健康教育工作,增加孕妇的信任感、安全感。根据孕妇爱好,选择听轻音乐、看书、看电视等活动分散注意力,提供积极的心理支持。

(7)健康教育：①向孕妇及其家属解释前置胎盘发生的原因及诊疗护理措施,取得孕妇及其家属的理解与支持。②饮食指导:进食高蛋白、高维生素、易消化食物。增加粗纤维食物,防止便秘。③环境指导:保持环境舒适,保持心情舒畅。④休息与活动指导:宜左侧卧位,保证休息。⑤自我监护指导:向孕妇讲解前置胎盘的出血特点,教会孕妇自数胎动的方法,告诉孕妇如出现阴道流血、胎动异常、规律宫缩、阴道流水等情况应立即告知医护人员。⑥告知孕妇,若妊娠期出血,无论出血多少均应及时就医,避免延误病情。

（三）羊水量异常

1.羊水过多

妊娠期间羊水量超过2000mL者,称为羊水过多。羊水过多时羊水外观、性状与正常者并无差异。

(1)病因:

①胎儿畸形:羊水过多的孕妇中约25%合并有胎儿畸形,以中枢神经系统和消化系统畸形最为常见。中枢神经系统畸形多见于无脑儿、脊柱裂等;消化系统畸形以食管及十二指肠闭锁最常见。

②多胎妊娠及巨大儿：多胎妊娠羊水过多的发生率为单胎妊娠的 10 倍，以单卵双胎居多。巨大儿也容易合并羊水过多.

③胎盘、脐带病变：巨大胎盘、胎盘绒毛血管、脐带帆状附着也能导致羊水过多。

④孕妇患病：糖尿病、母儿血型不合、妊娠期高血压疾病等。孕妇妊娠期患糖尿病时胎儿血糖也升高，胎儿多尿而排入羊水中。母儿血型不合时，胎盘水肿增重，绒毛水肿影响液体交换而导致羊水过多。

⑤特发性羊水过多：约有 30% 的羊水过多原因不明。

(2)临床表现及分类：羊水过多时，因子宫过度膨大，孕妇可出现压迫症状及并发症。羊水量在数日内急剧增多，称为急性羊水过多；羊水量在较长时期内缓慢增多，称为慢性羊水过多。

(3)治疗要点：羊水过多合并胎儿畸形者，一旦确诊，应及时终止妊娠；羊水过多无胎儿畸形者，应控制羊水量，行羊膜腔穿刺减压缓解症状，延长妊娠周数。

(4)护理评估：

①健康史：应详细询问孕妇有无糖尿病、妊娠期高血压疾病、重度贫血、多胎妊娠及母儿血型不合等病史。

②身体状况。a.急性羊水过多：急性羊水过多较少见，多发生在妊娠 20～24 周。由于羊水急速增多，数日内子宫急剧增大，出现压迫症状。因膈肌上升引起心悸、气促、呼吸困难，甚至发绀。腹壁皮肤因张力过大感到疼痛，严重者皮肤变薄，皮下静脉清晰可见。孕妇进食减少，发生便秘。巨大的子宫压迫下腔静脉，影响静脉回流，出现下肢、外阴部水肿及静脉曲张，孕妇行走不便，不能平卧，表情痛苦。b.慢性羊水过多：慢性羊水过多较多见，多数发生在妊娠晚期。数周内羊水缓慢增多，多数孕妇无自觉不适，仅在产前检查时，见腹部膨隆，测量宫高及腹围大于同期孕妇，妊娠图宫高曲线超出正常百分位数，腹壁皮肤发亮、变薄，触诊时感到皮肤张力大，有液体震颤感，胎方位不清，有时扪及胎儿部分有浮沉胎动感，胎心音遥远或听不清。c.心理-社会状况：羊水过多常与胎儿畸形或母体疾病有关，故孕妇及其家属对此较紧张，表现出对未知妊娠结局的担忧等。

③辅助检查。a.B 超检查：B 超检查是羊水过多的重要辅助检查方法。单一最大羊水垂直深度（AFV）大于 7cm 考虑为羊水过多；羊水指数（AFI）大于 18cm 为羊水过多。b.羊膜囊造影：了解胎儿有无消化道畸形或体表畸形。c.甲胎蛋白（AFP）的检测：神经管缺损胎儿畸形易合并羊水过多，羊水甲胎蛋白平均值超过同期正常妊娠平均值 3 个标准差以上，母体血清甲胎蛋白平均值超过同期正常妊娠平均值 2 个标准差以上，有助于临床的诊断。

(5)护理诊断/合作性问题：

①舒适度改变：与羊水过多引起压迫症状有关。

②焦虑：与担心胎儿畸形及胎儿安危有关。

(6)护理措施：

①一般护理：嘱孕妇卧床休息，取左侧卧位，压迫症状明显者可取半卧位，减少下床活动，防止胎膜早破；进食低盐饮食，多食蔬菜、水果，保持大便通畅。

②病情观察：观察生命体征，定期测量宫高、腹围及体重。及时发现并发症；观察胎心率变化、胎动及宫缩，及时发现胎儿窘迫及早产征象；破膜后及时观察羊水性状及流速，及时发现有无脐带脱垂征象。

③治疗配合:配合医生行羊膜腔穿刺减压术,B超定位穿刺点,也可在B超监测下进行,以15~18号腰椎穿刺针经腹羊膜腔穿刺放羊水,其速度不宜过快,每小时500mL,一次放羊水量不超过1500mL,以缓解孕妇症状。放羊水时应从腹部固定胎儿为纵产式,放羊水后腹部放置沙袋或加腹带包扎。严密观察宫缩,重视患者的症状,监测胎心率。严格消毒,防止感染。

④心理护理:羊水过多常伴有胎儿畸形或早产,对孕妇及其家属情绪的影响较大,甚至导致不良的情绪反应。护士应耐心解答孕妇及其家属提出的问题,讲解疾病相关知识,陪伴并关心他们,给予心理疏导及精神支持,使其积极配合治疗。

⑤健康教育:加强产前检查,及早发现导致羊水过多的可能因素,给予及时干预,必要时进行遗传咨询及相关筛查。产妇出院后应加强营养,注意休息,观察宫缩及恶露情况。

2.羊水过少

妊娠足月时羊水量少于300mL者,称为羊水过少。羊水过少严重影响围生儿预后,羊水少于50mL,围生儿死亡率高达88%,应高度重视。

(1)病因:

①胎儿畸形:胎儿畸形以泌尿系统畸形为主,如胎儿先天肾缺如,肾发育不全,输尿管或尿道狭窄、梗阻所致的尿少或无尿。

②胎盘功能异常:过期妊娠、胎儿生长受限、妊娠期高血压疾病均可导致胎盘功能的异常,胎儿脱水、子宫内慢性缺氧引起胎儿血液循环重新分配,保障脑和心的血供,而肾血流量下降,胎儿尿的生成减少致羊水过少。

③羊膜病变:有学者认为,某些原因不明的羊水过少可能与羊膜本身病变有关。

④母亲因素:孕妇脱水、服用某些药物(如利尿剂等)可引起羊水过少。

(2)临床表现:羊水过少的临床症状多不典型。孕妇于胎动时感腹痛。

(3)治疗要点:羊水过少合并胎儿畸形时应及时终止妊娠,未合并胎儿畸形,可行羊膜腔内灌注法,保守期待治疗。

(4)护理评估:

①健康史:应详细核实妊娠是否过期,有无应用脱水剂等药物史,以及胎盘功能监测情况等。

②身体状况。a.临床表现:孕妇于胎动时感腹痛,检查见腹围、子宫高小于同期正常妊娠孕妇,子宫敏感性高,轻微刺激即可引发宫缩。临产后阵痛剧烈,宫缩多不协调,子宫口扩张缓慢,产程延长。胎儿臀先露多见。羊水过少,胎儿可发生肺发育不全、胎儿生长受限、胎儿窘迫及新生儿窒息。b.心理-社会状况:孕妇及其家属对羊水过少十分紧张,担心胎儿可能畸形,还会表现出对未来妊娠的担忧,表现出焦虑、紧张等不良情绪反应。

③辅助检查。a.B超检查:单一最大羊水垂直深度(AFV)不大于2cm为羊水过少;单一最大羊水垂直深度不大于1cm为严重羊水过少。羊水指数(AFI)不大于8.0cm可作为诊断羊水过少的临界值;以羊水指数不大于5.0cm作为诊断羊水过少的绝对值,同时还可发现胎儿畸形。b.羊水直接测量:破膜时羊水少于300mL即可诊断为羊水过少。多见羊水呈黏稠、混浊、暗绿色。直接测量法的缺点是不能早期发现。c.胎儿电子监护仪检测:子宫收缩时可以出现胎心率的晚期减速,结合以上结果可诊断为羊水过少。

（5）护理诊断/合作性问题：

①舒适度改变：与羊水过少导致胎动时宫缩和临产后阵痛加剧等症状有关。

②焦虑：与担心胎儿畸形及胎儿安危有关。

（6）护理措施：

①一般护理：指导孕妇自计胎动的方法，及时发现胎儿窘迫征象；加强妊娠期保健，注意营养，合理用药。

②病情观察：观察生命体征，定期测量宫高、腹围及体重；观察胎心率变化、胎动及宫缩。破水后，及时测量羊水量，观察羊水性状，连续监测胎心率变化及产程进展。

③治疗配合。a.羊水过少伴胎儿窘迫或胎儿畸形：羊水过少伴胎儿窘迫或胎儿畸形应及时终止妊娠，做好剖宫产术前准备或阴道手术助产的护理配合，尤其是新生儿抢救及复苏的准备工作。b.妊娠未足月且无胎儿畸形：可行增加羊水量期待治疗，经羊膜腔灌注液体解除脐带受压，提高围生儿成活率。具体方法：常规腹部消毒，在 B 超引导下行羊膜腔穿刺，以每分钟 10～15mL 的速度输入 37℃生理盐水 200～300mL。直至胎心率变异减速消失，或羊水指数达到 8cm。同时应选用宫缩抑制剂预防早产发生，应注意严格无菌操作。

④心理护理：羊水过少伴有胎儿畸形或导致胎儿窘迫，孕妇及其家属常会表现出紧张、焦虑的心理状况，护士应关注其心理变化，解答相关疑问，以缓解其紧张情绪，使孕妇积极配合治疗，对于胎儿不良后果能平静对待，顺利度过分娩期。

⑤健康教育：羊水过少是胎儿危险的重要信号，可致围生儿发病率和死亡率明显升高。应加强产前检查，应早发现、早诊断、早处理。

二、妊娠合并症的护理

（一）妊娠合并心脏病

妊娠合并心脏病（包括妊娠前已患有的心脏病、妊娠后发现或发生的心脏病）是妇女在围生期一种严重的妊娠合并症。妊娠期、分娩期（尤其 32～34 周）及产褥期（尤其分娩后 72 小时内，特别是 24 小时内）均可加重患有心脏疾病孕产妇的心脏负担而诱发心力衰竭，是孕产妇死亡的重要原因之一，高居我国孕产妇死亡的第 2 位，非直接产科死因的首位。

1.临床表现

（1）孕妇可出现发绀、呼吸困难、颈静脉怒张、肝脾大、双下肢水肿、腹水、贫血、心脏扩大、心脏杂音等。

（2）胎心和胎动异常、胎儿生长发育受限及早产等。

（3）早期心力衰竭表现：①轻微活动后感胸闷、心悸、气短；②休息时每分钟心率＞110 次，每分钟呼吸＞20 次；③夜间常因胸闷，需坐起呼吸或到窗口呼吸新鲜空气；④肺底部少量持续性湿啰音，咳嗽后不消失。

2.评估和观察要点

（1）评估要点

①健康史：了解心脏病病史、疾病种类和程度、诊疗经过；有无心力衰竭发作史及发作时有

无诱因。

②身心状况:评估劳累后有无心悸、气急、发绀及能否平卧,能否胜任家务劳动或工作。a.妊娠期:评估孕妇宫高、腹围及体重增长情况;胎儿宫内情况,胎心、胎动计数。b.分娩期:评估产妇宫缩、产程进展;胎心率及变异;产后出血高危因素,有无心悸、胸闷表现;精神状态。c.产褥期:评估产后出血和感染征象;活动耐受能力,早期心力衰竭的表现。

(2)观察要点:①妊娠期:观察孕妇的宫高、腹围及体重增长与停经月份是否相符,呼吸、心率、血压、发绀、水肿及体重等情况;胎儿宫内情况,胎心、胎动变化。②分娩期:观察产妇生命体征变化,胎心、宫缩及产程进展情况;有无心力衰竭早期表现。③产褥期:观察产妇生命体征变化,特别是产后72小时内有无心力衰竭早期表现;子宫收缩及产后出血情况,血常规、切口愈合及恶露情况等。

3.护理措施

(1)妊娠期护理:

①嘱孕妇遵医嘱严格定期产检,自早孕开始检查,妊娠20周前,每2周产检一次;妊娠20周后,尤其32周后,每周检查一次,根据病情变化及时调整检查时间。

②嘱孕妇避免情绪激动和劳累,保证充足休息和睡眠。

③指导孕妇限制钠盐摄入,每日不超过4～5g,预防水肿。给予高蛋白、低脂肪、高维生素饮食,少量多餐,避免过饱。多食水果和蔬菜,防止便秘而加重心脏负担诱发心力衰竭。孕20周后多食含铁丰富的食物。

④指导孕妇做好体重管理,遵医嘱监测体重。

⑤住院护理:a.卧床休息,保持环境安静、舒适,减少探视,做好必要的生活护理。b.遵医嘱给予吸氧(鼻导管吸氧或面罩吸氧)。c.输液治疗时,严格控制输液量及速度。d.遵医嘱监测生命体征和体重,有异常及时报告医生。e.发生急性心力衰竭时,协助孕妇保持坐位,双下肢下垂,以减少回心血量;即刻给予高流量加压吸氧,6～8L/min;遵医嘱给药,并注意观察药效及有无不良反应。

(2)分娩期护理:

①第一产程的护理:a.专人陪伴分娩;b.嘱产妇注意休息,保持体力,鼓励产妇半卧位,上身抬高30°为宜,避免长时间仰卧位,防止发生仰卧位低血压综合征;c.适时、间断吸氧;d.遵医嘱持续心电监护,监测生命体征;e.严密观察产程进展;f.必要时提供药物镇痛支持,减轻产妇疼痛,缓解其紧张情绪;g.遵医嘱及时给予抗生素,防止感染;h.产程中发现异常及时报告医生处理。

②第二产程的护理:a.尽量缩短第二产程,宫口开全后避免产妇屏气用力;b.配合医生适时行阴道助产,尽早结束分娩,减少产妇体力消耗。

③第三产程的护理:a.胎儿娩出后,遵医嘱使用镇静药,利于产妇安静休息。b.立即在腹部放置1～2kg沙袋,防止腹压骤降而诱发心力衰竭。c.预防产后出血,遵医嘱及时给予宫缩剂,禁用麦角新碱,胎盘娩出后按摩子宫。d.出血多者,及时通知医生并配合医生处理,遵医嘱控制输液或输血速度。

(3)产褥期护理:

①分娩后在产房观察2小时,遵医嘱监测生命体征、子宫收缩、阴道出血及病情,有异常及

时报告医生处理,待病情平稳后遵医嘱送产妇回母婴同室。

②产后 72 小时内,特别是产后 24 小时内仍是发生心力衰竭的危险时期,遵医嘱监测生命体征,注意有无心力衰竭早期征兆,出现气急、咳嗽,特别是夜间胸闷等症状,及时通知医生。

③产后 24 小时内绝对卧床休息,可酌情进行翻身及双下肢活动,在心功能允许的条件下,鼓励产妇尽早下床活动,预防血栓的发生。保证充足的休息,必要时遵医嘱给予小剂量镇静药。

④做好必要的生活护理,指导产妇合理饮食,预防便秘。

⑤保持会阴部清洁干燥。

⑥遵医嘱给予抗生素治疗,预防感染。

⑦输液治疗注意控制输液速度。

⑧鼓励心功能Ⅰ~Ⅱ级的产妇母乳喂养,避免过度劳累。Ⅲ级或以上不宜哺乳者及时回奶,回奶时不宜使用雌激素,以免加重水钠潴留。

(4)心理护理:鼓励家属陪伴,给予情感支持。提供疾病相关信息,减轻孕产妇紧张、焦虑及恐惧心理。

4.健康教育

(1)妊娠期健康指导:①指导孕妇识别心力衰竭早期征象及应对措施,如轻微活动即有胸闷、心悸、气短;夜间常因胸闷而坐起呼吸或需到窗口呼吸新鲜空气,即警惕为心力衰竭早期,需及时处理。②告知孕妇严格遵医嘱定期产检。③指导孕妇卧位休息时尽量采取左侧卧位或半卧位,以防增大且右旋的子宫压迫下腔静脉,并可减轻心脏负担。

(2)产褥期健康指导:①告知产妇保持会阴部清洁方法,预防感染。②鼓励产妇适度照顾新生儿,促进亲子关系的建立,满足产妇心理需求,减轻产后抑郁。③指导孕产妇合理饮食,进食低脂肪、高蛋白及富含维生素和矿物质饮食,多食蔬菜和水果;少量多餐,不宜进食过饱。④指导患者采取有效适宜的避孕措施。

(二)妊娠合并糖尿病

妊娠合并糖尿病包括两种情况:一种为孕前糖尿病的基础上合并妊娠,又称糖尿病合并妊娠。另一种为妊娠前糖代谢正常,妊娠期才出现的糖尿病,称为妊娠期糖尿病。

1.临床表现

妊娠期有"三多"症状,即多食、多饮、多尿。本次妊娠并发羊水过多或巨大胎儿者,应警惕合并糖尿病的可能,但大多数妊娠期糖尿病患者无明显的临床表现。

2.评估和观察要点

(1)评估要点:①健康史:询问孕妇有无糖尿病病史、糖尿病家族史、不良孕产史,如不明原因的流产、死胎及巨大儿等;②症状:有无反复发作的因外阴阴道假丝酵母菌感染而出现的皮肤瘙痒,尤其是外阴瘙痒;③病史:本次妊娠经过、诊治和用药情况。

(2)观察要点:观察孕妇血糖、体重、有无胎儿畸形及羊水情况;孕妇及其家属的情绪表现。

3.护理措施

(1)妊娠期护理:

①告知孕妇遵医嘱定期产检,孕早期每周检查一次至第 10 周,孕中期每 2 周检查一次,孕 32 周后每周检查一次。特殊情况遵医嘱随时就诊检查。

②指导孕妇遵医嘱按时、按量进餐,防止低血糖发生。

③告知孕妇随身携带糖分高的食物(如糖果、巧克力等),发生低血糖时立即进食。

④指导孕妇适度运动,饭后30分钟进行散步,绝对卧床患者可遵医嘱做上肢举物运动。

⑤遵医嘱合理用药。注射后观察药物不良反应、低血糖反应及注射部位皮肤情况,发现异常及时报告医生。

⑥指导孕妇注意个人卫生和环境卫生,预防呼吸系统、泌尿系统、生殖系统及皮肤等感染。

⑦指导孕妇自数胎动,发现异常及时就诊。

(2)分娩期护理:

①监测生命体征及血糖,遵医嘱每小时监测血糖和尿酮体一次,发现异常及时报告医生。

②遵医嘱准确使用胰岛素。

③遵医嘱做好产妇饮食管理,协助产妇按时、按量进餐,防止低血糖发生。

④监测胎心,发现异常及时报告医生。

⑤观察宫缩及产程进展情况,产程不宜过长,以防增加酮症酸中毒、胎儿窘迫和感染的危险。

⑥做好新生儿急救准备。

(3)产褥期护理:

①观察产妇子宫收缩及阴道出血情况,发现异常及时报告医生。

②遵医嘱监测产妇血糖,发现异常及时报告医生。

③观察产妇有无低血糖表现,如出汗、脉搏快等。如有异常及时报告医生。

④遵医嘱准确使用胰岛素,及时调整胰岛素用量和用药途径。

⑤遵医嘱做好产妇饮食管理,叮嘱或协助产妇按时、按量进餐,防止低血糖发生。

⑥外出检查时随身携带糖分高的食物(如糖果、巧克力等),发生低血糖时立即进食。

⑦指导产妇注意个人卫生,预防感染。

⑧监测生命体征并注意观察切口及恶露情况,及早识别感染征象,发现异常及时报告医生。

⑨鼓励母乳喂养。母乳喂养可减少胰岛素的应用,并降低后代发生糖尿病的风险。

⑩告知产妇产后6～12周进行糖耐量检查。

(4)新生儿护理:①凡母亲是糖尿病的新生儿,均按高危儿护理,注意保暖;②新生儿出生后遵医嘱混合喂养,回室后即刻给予口服10%葡萄糖5～10mL,预防低血糖发生;③遵医嘱监测新生儿血糖,发现异常及时报告医生;④观察是否新生儿呼吸窘迫综合征的发生。

(5)心理护理:与孕产妇充分沟通,使之参与治疗和护理过程。鼓励孕产妇说出自己的担心和顾虑,耐心给予解释,解除其担心和顾虑,减轻紧张、焦虑情绪。发生不良的分娩结局时,及时给予安慰,建议家属陪伴,减轻悲伤和痛苦。

4.健康教育

(1)疾病知识指导:讲解糖尿病的相关知识、治疗、护理及注意事项。告知定期自我监测血糖的方法,按时产检。

(2)血糖监测指导:血糖控制在理想范围,妊娠期糖尿病孕妇血糖应控制在餐前及餐后

2 小时血糖值分别≤5.3mmol/L 和 4.4～6.7mmol/L；夜间血糖不低于 3.3mmol/L。糖尿病合并妊娠的孕妇血糖控制应达到下述目标：妊娠期餐前、夜间血糖控制在 3.3～5.6mmol/L，餐后峰值 5.6～7.1mmol/L。

（3）运动指导：告知孕妇运动疗法的方法及注意事项，选择一种低至中等强度的有氧运动（又称耐力运动）。

（4）用药指导：讲解胰岛素使用的方法和注意事项。

（5）预防感染：指导孕产妇注意个人卫生。

（6）母乳喂养指导：母乳喂养易于产妇控制血糖和减少胰岛素的用药剂量，指导产妇掌握正确的母乳喂养方法。

第八节　分娩期妇女的护理

一、正常分娩期护理

（一）先兆临产

分娩发动前，出现一些预示即将临产的症状，如不规律宫缩、胎儿下降感及阴道少量血性分泌物（俗称见红），称为先兆临产。

1.临床表现

（1）假临产：特点为宫缩持续时间短（＜30 秒）且不恒定，间歇时间长且不规律，宫缩强度不增加；宫缩时宫颈管不缩短，宫口不扩张；常在夜间出现，清晨消失；给予强镇静药物能抑制宫缩。

（2）胎儿下降感：孕妇自觉上腹部较前舒适，进食量较前增多，呼吸较前轻快，系胎先露部进入骨盆入口，使宫底位置下降而致。

（3）见红：大多数孕妇在临产前 24～48 小时，因子宫颈内口附近的胎膜与该处的子宫壁剥离，毛细血管破裂有少量出血并与子宫颈管内黏液栓相混，经阴道排出，称为见红，是分娩即将开始比较可靠的征象。

2.评估和观察要点

（1）评估要点：①孕妇孕周及孕期检查的情况；②评估孕妇宫缩的强度、持续时间及"见红"时间。

（2）观察要点：①观察产妇子宫收缩的强度、间歇时间、持续时间；②观察"见红"的颜色、量、气味。

3.护理措施

（1）教会孕妇识别先兆临产的临床表现。

（2）指导孕妇自我观察宫缩的方法。

（3）给予孕妇休息、饮食、运动指导，保持轻松愉快的精神状态。

(4)为孕妇提供安静舒适的待产环境,按时熄灯,规律作息。

(5)进行临产健康宣教,耐心解答孕妇提出的问题。

4.健康教育

(1)指导孕妇产前采取少量多餐的饮食方法,适当增加富含膳食纤维的食物摄入,以缓解便秘现象。

(2)定期产前检查,掌握先兆临产的观察,提前备好分娩用物。

(二)第一产程

1.相关概念

(1)第一产程:又称宫颈扩张期,指临产开始直至子宫口完全扩张即子宫口开全(10cm)为第一产程。临产开始的标志为规律且逐渐增强的子宫收缩,持续约30秒,间歇5～6分钟,同时伴随进行性子宫颈管消失、子宫口扩张和胎先露部下降。用强镇静药物不能抑制宫缩。

(2)潜伏期:从临产至子宫口扩张6cm。

(3)活跃期:从子宫口扩张6cm至子宫口开全。

(4)潜伏期延长:初产妇>20小时,经产妇>14小时。

(5)活跃期停滞:当破膜且子宫口扩张≥6cm后,如子宫缩正常,而宫口停止扩张≥4小时可诊断活跃期停滞;如宫缩欠佳,子宫口停止扩张≥6小时可诊断为活跃期停滞。

2.临床表现

(1)规律宫缩:产程开始时,出现伴有疼痛的子宫收缩。开始时宫缩持续时间较短(约30秒)且弱,间歇时间较长(5～6分钟)。随着产程的进展,持续时间渐长(50～60秒)且强度不断增强,间歇时间渐短(2～3分钟)。当子宫口近开全时,宫缩持续时间可长达1分钟或更长,间歇期仅1～2分钟。

(2)子宫口扩张:当宫缩渐频繁并不断增强时,子宫颈管逐渐缩短直至消失,子宫口逐渐扩张。

(3)胎先露下降:胎先露下降程度是决定胎儿能否经阴道分娩的重要观察指标。

(4)胎膜破裂:正常破膜多发生于子宫口近开全时。

3.评估和观察要点

(1)评估要点:

①健康史:评估孕妇的一般情况,如年龄、身高、体重、营养状况等一般资料;是否定期产检,有无特殊情况;既往病史、生育史,了解本次妊娠情况、心理状况;超声等重要辅助检查的结果。

②产程评估:a.评估宫缩强度、持续时间及间歇时间;b.评估胎心的频率及变异性;c.评估宫口扩张与胎先露下降的速度是否与产程进展相符;d.评估胎膜是否破裂,如已破膜,评估羊水的颜色、性状、量;e.评估疼痛的部位和程度,以及孕妇的心理状态。

(2)观察要点:①观察生命体征变化;②观察宫缩强度、持续时间与间歇时间,观察者将手掌放于孕妇腹壁的子宫体近子宫底处,宫缩时子宫体部隆起变硬,间歇期松弛变软;③观察胎心的节律性、变异性;④观察子宫口扩张与胎先露下降的速度和程度是否与产程进展相符,若子宫口不能如期扩张,警惕头盆不称存在;⑤已破膜者观察羊水的颜色、性状和量。

4.护理措施

(1)一般护理:

①凡正式临产、胎膜早破、孕41周引产、母儿有合并症需终止妊娠的产妇均应送入产房。

②产妇入产房后,助产士热情迎接,为产妇系好腕带,进行入院介绍,包括病房环境、准备用物、个人物品保管注意事项、陪住及探视制度,并介绍主管医生、主管护士、护士长。

③为产妇提供舒适、安静、温馨、安全的分娩环境,鼓励家属陪伴,给产妇精神上的支持和安慰。

④胎膜早破者,入产房时嘱产妇取平卧位,防止脐带脱垂,观察并记录羊水的颜色和性质。检查完毕后,遵医嘱指导产妇下床活动。

⑤测量体重、血压、体温、脉搏、呼吸,听胎心,检查宫缩情况。已有临产征兆者,应立即做阴道检查,了解产妇产程情况。

⑥根据产妇病情,协助完善各种化验。

⑦接诊急、危、重及有疑难并发症产妇时,及时通知医生,助产士要备好抢救物品,并做好抢救准备。

⑧接诊未行规律产检、有传染性疾病或感染的产妇均应按传染病常规处理。安置在隔离单间,张贴相应隔离标识,做好相关危险因素监测、安全防护、消毒隔离和医疗废物处置工作。分娩后对产妇使用过的物品及房间进行终末消毒。

⑨因阴道出血入院的产妇,需详细询问出血量,保留会阴垫和卫生用品,观察并记录阴道出血量及性质。必要时遵医嘱抬高床尾,观察子宫弛缓并记录。

(2)病情观察:

①30分钟听胎心一次,胎心若<110次/分或>160次/分,应立即给予吸氧、胎心监护,并通知医生,备好新生儿窒息复苏的药品及物品。

②每1~2小时观察宫缩状况,包括宫缩持续时间、间歇时间及强度。

③潜伏期每4小时进行阴道检查,活跃期每2小时行阴道检查,或视宫缩情况而定,经产妇可根据主诉随时检查,及时绘制产程图。

④每4小时测量生命体征一次,有妊娠合并症的产妇遵医嘱测量生命体征。各种检查结果随时记录,如有异常及时通知医生。

⑤胎膜破裂:无论是自然或人工破膜,均应立即听胎心,观察羊水的性质和量,做全面记录。胎头高浮未衔接者,应嘱产妇卧床休息,避免脐带脱垂。破膜超过12小时未分娩者,遵医嘱使用抗生素。

⑥注意产程异常情况,产程中出现以下情况,应及时报告上级医生:a.产妇生命体征异常或合并内、外科病症。b.产程延长或停滞。潜伏期超过8小时,活跃期超过4小时。c.胎儿窘迫征兆、羊水黄绿、胎心>160次/分或<110次/分、胎心监护有异常图形。d.怀疑胎位异常。e.阴道有异常出血。f.宫缩过强、过频或不协调,子宫有压痛,产妇烦躁不安。

(3)用药护理:

①缩宫素:a.药理作用:间接刺激子宫平滑肌收缩,模拟正常分娩的子宫收缩,导致子宫颈扩张;小剂量可增强子宫的节律性收缩,大剂量能引起强直性收缩;刺激乳腺平滑肌收缩,有助于乳汁排出,但不增加乳汁分泌量。b.适应证:主要用于引产、催产和各种原因引起的产后出

血。c.不良反应：偶有恶心、呕吐、心率加快或心律失常。d.用法：一般行静脉滴注，5%乳酸钠林格液 500mL 中加入缩宫素 2.5U，开始每分钟 8 滴，密切观察子宫收缩反应，每隔 10～20 分钟调整滴数，直至出现有效子宫收缩，即每 3 分钟一次，持续 30～45 秒，注意每分钟滴数不超过 40 滴。若仍无有效宫缩，可增加缩宫素浓度(5%乳酸钠林格液 500mL 中加入缩宫素5U)，每分钟滴数仍不超过 40 滴。e.注意事项：点滴前应全面询问病史和检查，排除阴道分娩禁忌证及子宫切开手术史(如剖宫产史、子宫肌瘤剥除术史等)；点滴时必须有专人负责密切观察产妇的血压、脉搏、宫缩频率和持续时间以及胎儿情况，如发现强直性宫缩，胎儿心率>160 次/分或<110 次/分，应立即减慢滴速，必要时停止滴入以免胎儿发生宫内窘迫或子宫破裂；当天引产不成功，第 2 天可重复或改用其他引产方法。

②地诺前列酮栓(前列腺素 E_2)：a.药理作用：前列腺素 E_2 是机体大多数组织中少量存在的天然形成的化合物，有局部激素的功能。前列腺素 E_2 在宫颈成熟的一系列复杂的生物化学和结构变化过程中发挥重要作用。b.适应证：用于妊娠足月(从妊娠 38 周开始)时促子宫颈成熟，其子宫颈 Bishop 评分小于或等于 6 分，胎头先露，有引产指征且无母婴禁忌证。c.不良反应：阴道给药期间或之后可出现胎心监护的改变和非特异性胎儿窘迫，有增强子宫收缩和致子宫高张收缩伴或不伴胎儿窘迫的可能性，如在使用催产素之前没有从阴道中取出，将会致子宫过度刺激。偶有恶心、呕吐、腹泻症状。此外，还可有白细胞增加、体温轻度升高、头痛、眼花、心动过速、血压下降等。d.用法：自冰箱冷冻室取出后，直接置入阴道，将栓剂横放在后穹窿深处，轻拉终止带，栓剂可被方便取出。e.注意事项：在使用本品前，应对子宫颈条件仔细加以评估，置入栓剂后，必须定时监测子宫收缩和胎儿情况，若有任何母婴并发症和不良反应的发生迹象，应将本品从阴道取出；对于既往有子宫张力过高、青光眼、哮喘病史的患者，应慎用；产妇如患有可以影响地诺前列酮代谢或排泄的疾病，如肺、肝脏或肾脏疾病，应禁用。

(4)专科指导：

①分娩镇痛：分娩中可采取诸如分散注意力、拉玛泽减痛呼吸法、腰骶部按摩、导乐球等镇痛措施，也可根据产妇意愿提供药物镇痛。药物镇痛的护理要点：a.符合药物镇痛的适应证，无椎管内麻醉的禁忌证如中枢神经系统疾患、穿刺部位皮肤感染、凝血功能障碍(血小板<100×10^9/L)、低血容量休克、过度肥胖(体重>100kg)。b.产妇自愿，并签订镇痛协议书。c.结合产妇对分娩镇痛知识的了解程度，有针对性地给予讲解，使其树立信心。d.无痛分娩前护士与麻醉医生共同核对产妇资料，并再次检查有无禁忌证。e.准备好无痛分娩所需的药物、氧气、心电监护及胎心监护仪等，准备好抢救用物及药品。f.无痛分娩前进行胎心监护，观察胎心有无异常。若胎心正常，协助麻醉医生做心电监测，即刻开放静脉。g.麻醉前嘱产妇排空膀胱。h.分娩镇痛操作过程中，协助麻醉医生摆好产妇体位，核对镇痛药物、固定硬膜外管，观察有无因交感神经阻滞而出现的低血压征象。i.分娩镇痛结束后置产妇于半卧位，进行心电监护，观察心电图有无异常，如心电图正常，将产妇送回病房休息，并向产妇讲解无痛分娩后的注意事项。j.教会产妇使用麻醉镇痛泵，若发现不良反应，及时通知麻醉医生。

②导乐陪产：实施导乐陪伴分娩，增强产妇自然分娩的信心。尽量减少医疗干预，促进自然分娩。有关导乐陪产的要点如下：a.导乐的功能：帮助产妇及其丈夫准备和实施分娩计划并在整个过程中陪伴在产妇身边，提供情感支持、生理帮助，有助于产妇做出良好决策，促进产妇

及其丈夫与医务人员的联系交流。b.导乐应具备的条件:有生育经历或接生经验的妇女;富有同情心、责任心和爱心;具有良好的心理素质,热情,勤奋;具有良好的人际交流技能,轻声细语,动作轻柔,给人以亲切感、信赖感;有支持和帮助产妇渡过难以忍受的痛苦的能力;通过友好的态度、良好的服务,赢得产妇好感和信任,并能与产妇保持相当融洽的关系。c.导乐的作用:导乐又称分娩支持专家、分娩教练等,在整个分娩过程中为产妇提供心理、生理、信息及适宜的技术支持;给予产妇心理疏导与情感支持,帮助产妇缓解或去除焦躁、紧张、恐惧等不良情绪,增强产妇自然分娩信心;导乐在关键时刻以客观态度去观察产程,以科学的方法去指导产妇,以和善的言行去鼓励产妇;指导产妇合理营养膳食,以保证产妇在整个产程中具有充沛的体力;对产妇家属进行指导,教会家属如何科学帮助产妇,让家属清楚认识自己的角色与作用,使产妇从家属方面获得亲情支持;导乐在旁时,丈夫及其家属的压力减少了,可依赖导乐去帮助产妇做一切事情,帮助产妇及其家属了解分娩过程进展情况,提供给产妇各种信息以便选择,帮助做出正确的决定;向产妇介绍生产过程,帮助产妇学会气息调节等分娩阶段的配合要领;采用适宜技术,有效降低产妇分娩疼痛,进而减轻产妇分娩痛苦;科学指导产妇采取合理体位,指导使用分娩球、分娩椅、助走车、扶栏、靠垫等,以利于产程进展;根据产妇个性化需求,提供一对一个性化全程陪产服务,让产妇愉快、安心、舒适地进行分娩。

③自由体位分娩:产妇在产程中自由选择感觉舒适的体位,采取走、站、蹲、坐、半卧、侧卧等体位,避免单一的仰卧位分娩时的缺点,充分发挥产妇的内在能动性,对缩短产程、减少滞产、减少手术助产、减少产后出血、降低新生儿窒息发生率有积极作用。常用的体位:a.卧:仰卧、左右侧卧、半卧等。b.走:下床在待产室或附近走动。c.立:站在床尾以床尾栏为支持扶手,臀部左右摇摆或背靠墙站着,双手扶在床尾栏。d.坐:双手趴在靠背椅的软垫上坐着,可正坐,也可反坐。e.跪:双脚分开跪在矮床软垫上,臀部翘高或臀部左右摇摆。f.趴:双手抱棉被趴在软垫上。g.蹲:双手扶床沿或扶椅子,两脚分开蹲在地上。

分娩早期让产妇取坐位或屈膝半卧位,以纠正胎儿倾斜姿势,可避免前顶骨先入盆。第一产程潜伏期在待产室内站立、行走、坐球、半卧位、侧卧位均可。活跃期指导待产妇采取坐球、坐位、直立行走、跪位、高坡侧卧位来加快产程进展。腰部疼痛明显和便意感较强的产妇可多采取跪位,从而缓解腰痛和尽可能不过早地运用腹压。

(5)心理护理:讲解产程的进展情况及子宫收缩引起的疼痛程度,并教会产妇进行正确减轻疼痛的方法,消除产妇的紧张心理,同时做好分娩知识的宣教。

(6)健康教育:①饮食:宫缩间歇期,鼓励产妇少量多次进食易消化的半流质饮食,并注意摄入足够的水分。体液不足者遵医嘱给予静脉补液。②运动:鼓励产妇第一产程注意适度运动,采取自由舒适体位。③排泄:鼓励产妇每 2~4 小时排尿一次,避免膀胱充盈阻碍胎头下降。排尿困难者,必要时予以导尿。④清洁卫生:协助产妇更衣、更换床单等,保持清洁卫生,增强舒适感。

5.健康教育

(1)产程知识指导:向产妇介绍第一产程的相关知识,告知其可采用自由体位待产。

(2)指导产妇掌握应对产痛的自我帮助方法:指导和建议产妇使用非药物镇痛措施,如使用分娩球、助行车、自由体位、按摩等,助产士定时评估。

（3）生活指导：指导产妇在宫缩间歇期饮水、进半流食，补充体力消耗，使其了解自我放松、定时排尿的意义。

（三）第二产程

第二产程又称胎儿娩出期，从子宫口开全至胎儿娩出止。初产妇需 1～2 小时；经产妇通常数分钟即可完成，一般不超过 1 小时。

1.临床表现

子宫收缩增强，胎儿下降及娩出。胎头于宫缩时露出于阴道口，露出部分不断增大，在宫缩间歇期，胎头又缩回阴道内，称胎头拨露。当胎头双顶径越过骨盆出口，宫缩间歇时胎头也不再回缩，称胎头着冠。

2.评估和观察要点

（1）评估要点：①健康史：评估产程进展情况和胎儿宫内情况，了解第一产程的经过及其处理。②评估子宫收缩情况：子宫收缩的持续时间、间歇时间、强度和胎心情况，询问产妇宫缩时有无便意感；评估会阴局部情况，结合胎儿大小，判断是否需要行会阴切开术。③评估产妇心理状态：产妇有无焦虑、急躁、恐惧心理，对正常分娩有无信心。

（2）观察要点：①观察宫缩时屏气用力胎头拨露和着冠情况；②观察宫缩及胎心率变化。

3.护理措施

（1）提供心理支持：第二产程期间陪伴产妇，并及时提供产程进展信息，给予安慰、支持和鼓励，缓解其紧张和恐惧，同时协助其饮水、擦汗等生活护理。

（2）观察产程进展：子宫口开全后，若仍未破膜、影响胎头下降可行人工破膜。严密观察产程进展，若进展缓慢或停滞，应及时查找原因并通知医生，采取措施结束分娩。遵医嘱结合产妇情况实施新产程标准，未实施分娩镇痛的初产妇超过 3 小时，经产妇超过 2 小时为第二产程延长；实施硬膜外分娩镇痛的初产妇超过 4 小时，经产妇超过 3 小时为第二产程延长。

（3）指导产妇使用腹压：指导产妇自发性屏气用力，宫缩时如排便样向下屏气，增加腹压。宫缩间歇期，产妇呼气并放松，如此反复促进胎儿娩出。

（4）第二产程用力体位：采用半卧位接产，即宫缩时助产人员将产床背板抬高 15°～30°，指导产妇两手握住产床两边扶手向上拉，两腿外展，双足踩在产床相应位置向下用力，接产时助产人员站在产妇足一侧（正位接产）适度保护会阴。

（5）接产准备：初产妇子宫口开全、经产妇子宫口扩张 4cm 且宫缩规律有力时，做好接产准备工作。协助产妇取半卧位于产床上，两腿屈曲分开，露出外阴部，臀下放一次性纸垫，冲洗外阴后取无菌巾铺于臀下，接产者准备接产。

（6）接产：评估产妇会阴情况，如会阴水肿、会阴过紧、缺乏弹性、耻骨弓过低、会阴体过短与过长、巨大儿等造成会阴严重撕裂时，实施侧切。①接产助产士适度保护会阴并协助胎头俯屈，使胎头以最小径线（枕下前囟径）在宫缩间歇时缓慢娩出，此为预防会阴撕裂的关键，产妇屏气必须与接产者配合。②巡回助产士做好巡台工作，记录分娩时间，胎儿娩出前肩后，巡台助产士及时给予宫缩剂。协助新生儿与母亲进行皮肤接触，观察新生儿表现，出现吸吮表现及时让新生儿早吸吮，做好与产妇的沟通工作。

4.健康教育

(1)知识指导:产妇掌握第二产程的相关知识,可正确使用腹压。在医护人员指导下配合自由体位分娩。

(2)母乳喂养指导:产妇了解"三早重要性",配合母婴皮肤接触,在助产士指导下完成早吸吮、早开奶。

(四)第三产程

第三产程又称胎盘娩出期,从胎儿娩出后至胎盘胎膜娩出,需5~15分钟,不应超过30分钟。

1.临床表现

胎盘剥离和排出方式有两种,胎儿面和母体面,多见胎儿面娩出(胎盘从中央开始剥离,而后向周围剥离,随后见少量阴道出血)。

2.评估和观察要点

(1)评估要点:①评估第一、第二产程的经过及其处理;②评估胎盘剥离征象;③评估产妇的情绪状态,对新生儿性别、健康及外形等是否满意,能否接受新生儿、有无进入母亲角色等。

(2)观察要点:①观察胎盘是否出现剥离征象:子宫体变硬呈球形,子宫底升高达脐上;阴道口外露的一段脐带自行延长;阴道有少量的出血;接产者用手掌尺侧在产妇耻骨联合上方轻压子宫下段,子宫体上升而外露的脐带不再回缩。②观察子宫收缩及阴道出血情况。③检查软产道,注意有无子宫颈裂伤、阴道裂伤及会阴裂伤。

3.护理措施

(1)协助娩出胎盘:确认胎盘已完全剥离,于宫缩时以左手握住子宫底(拇指置于子宫前壁,其余四指放在子宫后壁)并按压,同时右手轻拉脐带,协助娩出胎盘。当胎盘娩出至阴道口时,接产者用双手捧住胎盘,向一个方向旋转并缓慢向外牵拉,协助胎盘胎膜完整剥离排出。若发现胎膜部分断裂,用血管钳夹住断裂上端的胎膜,再继续向原方向旋转,直至胎膜完全排出。仔细检查胎盘的母体面,确定没有胎盘组织遗留。胎盘胎膜排出后,按摩子宫刺激其收缩以减少出血,同时注意观察并测量出血量。

(2)检查胎盘、胎膜:将胎盘铺平,检查胎盘母体面胎盘小叶有无缺损。将胎盘提起,检查胎膜是否完整,胎儿面边缘有无血管断裂,及时发现副胎盘。有副胎盘、部分胎盘残留或大部分胎膜残留时,通知医生并在无菌操作下使用卵圆钳进入子宫腔夹取出残留组织或刮宫。若手取胎盘困难,用大号刮匙清宫。若确认仅有少许胎膜残留,可给予子宫收缩剂待其自然排出。

(3)检查软产道:胎盘娩出后,应仔细检查会阴、小阴唇内侧、尿道口周围、阴道、阴道穹隆及子宫颈有无裂伤。若有裂伤,应立即缝合。

(4)预防产后出血:若胎盘未完全剥离而出血≥200mL时,或第三产程≥30分钟胎盘仍未自行剥离时,应行人工剥离胎盘术。

4.健康教育

(1)知识指导:产妇掌握第三产程注意事项,可通过母婴皮肤接触分散注意力。

(2)母乳喂养指导:产妇可配合进行早接触、早吸吮、早开奶。

(3)安全指导:产妇了解母婴皮肤接触过程中安全注意事项。

（五）分娩后 2 小时内护理

分娩后 2 小时又称第四产程,即产后观察。

1.评估和观察要点

（1）评估要点:①评估产妇分娩过程及处理;②评估产妇子宫收缩及阴道出血量,有无尿频或肛门坠胀等自觉症状;③评估产妇、新生儿生命体征及一般情况;④评估新生儿吸吮情况。

（2）观察要点:①观察产妇有无面色苍白、出冷汗、头晕、心悸、烦躁不安等情况,并及时询问产妇的感受;②观察产妇子宫收缩、阴道出血量、膀胱充盈程度及会阴切口情况;③观察新生儿皮肤颜色、哭声、呼吸、吸吮力等。

2.护理措施

（1）胎盘娩出后立即测量血压、脉搏、呼吸,正常情况 30 分钟监测一次,异常时应严密监测并立即报告医生。妊娠期高血压疾病产妇,除严密监测生命体征外,还需观察其意识和尿量,完成出入量记录。

（2）每 15 分钟观察一次子宫收缩及阴道出血情况。对可能发生产后出血的高危产妇,如过度疲劳、多次宫腔操作史、凝血功能障碍、巨大儿或急产者,保持静脉管路通畅,充分做好输血和急救准备。

（3）观察伤口有无渗血、水肿等情况,并及时询问产妇自觉症状。嘱产妇尽量健侧卧位,减少恶露污染伤口的机会,保持伤口清洁。如产妇诉会阴及肛门部出现疼痛、坠胀不适感且逐渐加重时,要警惕阴道血肿的发生,及时行肛查或阴道检查。

（4）鼓励产妇尽早自行排尿,对于排尿困难的产妇,可给予湿热敷、滴水声诱导等方法诱导排尿,必要时通知医生并行导尿术。

（5）新生儿出生后尽早进行母婴肌肤接触,协助新生儿早吸吮。

（6）产妇分娩后应协助更换衣服及床单,垫好会阴垫,使其卧位舒适,并注意保暖。可让产妇进流质或清淡半流质饮食,以利于产妇恢复体力,在做好生活护理的同时还要注意产妇的心理护理。

（7）加强新生儿保暖,观察面色、呼吸、心率、吸吮反射及脐带有无渗血等,及时发现异常情况。

3.健康教育

（1）产后指导:告知产妇产褥期饮食、休息与活动注意事项。产妇掌握自己观察子宫收缩和阴道出血的方法,如发现子宫收缩欠佳或阴道出血量大于平时月经量及时告知医师或护士。

（2）伤口护理指导:告知伤口情况指导产妇正确卧位,保持会阴部清洁干燥,勤洗外阴和换卫生巾,勤换内衣裤,避免感染,并促进伤口愈合。

（3）安全指导:教会产妇如何观察新生儿及护理安全注意事项。

（4）其他:指导母乳喂养技巧,宣传母乳喂养好处,鼓励产妇树立信心,争取母乳喂养成功。

二、分娩期并发症护理

（一）产后出血

胎儿娩出后 24 小时内阴道流血量超过 500mL 者,称为产后出血,产后出血是分娩期严重的并发症。在我国,产后出血居产妇死亡原因的首位,其发生率占分娩总数的 2%~3%,其中

80％以上发生在产后2小时内。短时间大量出血可发生失血性休克,休克时间过长可引起垂体缺血性坏死,继发腺垂体功能衰退,导致席汉(Sheehan)综合征。

1.病因

(1)子宫收缩乏力:子宫收缩乏力(简称宫缩乏力)是产后出血最常见的原因,常见的因素有:

①全身因素:产妇精神过度紧张;产程延长导致产妇体力消耗过大;临产后过量使用麻醉剂、镇静剂或宫缩抑制剂;产妇合并有全身急、慢性疾病等均可引起宫缩乏力而发生产后出血。

②局部因素:双胎、巨大儿、羊水过多等导致子宫过度膨胀;多产、子宫感染史等促使子宫肌纤维退行性变;妊娠期高血压疾病、重度贫血或子宫胎盘卒中导致子宫肌壁水肿或渗血;子宫发育不良与畸形、子宫肌瘤、产后尿潴留等影响子宫收缩均可引起宫缩乏力。

(2)软产道裂伤:软产道裂伤多见于初产妇,为产后出血的另一重要原因。常因急产、胎儿过大、会阴保护不当或手术助产不当,导致会阴、阴道、子宫颈、子宫下段裂伤而出血。

(3)胎盘因素:胎盘因素包括胎盘剥离不全、胎盘剥离后滞留、胎盘嵌顿、胎盘粘连、胎盘植入、胎盘和(或)胎膜残留。

(4)凝血功能障碍:凝血功能障碍较少见,但后果非常严重,如血液病(血小板减少症、白血病、再生障碍性贫血等)、重症肝炎、死胎滞留太久、胎盘早剥、妊娠期高血压疾病的子痫前期和子痫期、羊水栓塞等,此类产后出血常为难以控制的大量出血。

2.临床表现

产后出血的主要临床表现为阴道流血过多,继发失血性休克及感染等相应症状和体征。

3.治疗要点

针对出血原因,迅速止血;补充血容量,纠正失血性休克,防治感染及并发症。宫缩乏力者,加强宫缩;软产道损伤者,及时准确地修补、缝合裂伤;因胎盘因素或凝血功能障碍所致出血者,应迅速采取相应措施,控制出血。

4.护理评估

(1)健康史:了解一般病史,与产后出血相关的病史,产妇是否精神过度紧张;了解是否有分娩过程使用镇静剂及麻醉剂、产程过长、产妇衰竭或急产、双胎、巨大儿、羊水过多、羊水栓塞、软产道裂伤等情况。

(2)身体评估:

①临床表现:随病因的不同,产后出血的临床表现也有差异。(表4-4)

表4-4 不同病因产后出血的临床表现

病因	产后出血特点
子宫收缩乏力	胎盘娩出后阴道出血量多,多为间歇性,有血凝块。子宫软,轮廓不清,按摩推压子宫底有积血流出,使用宫缩剂后子宫变硬
软产道损伤	胎儿娩出后立即出现持续性阴道出血,出血呈鲜红色,能自凝
胎盘滞留	胎盘剥离延缓,胎盘娩出前阴道出血,出血呈间歇性,有血凝块
凝血功能障碍	胎盘娩出前、后出现持续性阴道流血,多而不凝,且伴有全身出血倾向

②出血量的测量和估计：

a.称重法：在分娩前将用于产妇的所有敷料和消毒布巾称重，产后再次称重，两者相减，将重量换算为体积（血液相对密度为 1.05g/mL）。

b.容积法：用专用的产后接血容器收集血液，用量杯测定。

c.面积法：失血量（mL）可用血湿面积（cm²）近似代替（10cm×10cm 的血湿面积代表的失血量约为 1mL）。

d.休克指数（SI）：其用于未做失血量收集或外院转诊产妇的失血量估计，为粗略计算。休克指数（SI）＝脉率/收缩压。SI＝0.5，血容量正常；SI＝1.0，失血量为 10％～30％（500～1500mL）；SI＝1.5，失血量为 30％～50％（1500～2500mL）；SI＝2.0，失血量为 50％～70％（2500～3500mL）。失血量的评估，可作为制订输液、输血治疗方案的参考。

③贫血与休克征象：由于失血量多，产妇可出现头晕、乏力、心悸、面色苍白，严重者出现血压下降、脉搏细速、四肢湿冷等休克征象。

④心理-社会状态：产妇及其家属多感到紧张、恐惧和焦虑，担忧产妇的安危和身体康复等问题。

（3）辅助检查：检查产妇血常规、血型及凝血功能。

5.护理诊断/合作性问题

（1）潜在并发症——失血性休克、席汉综合征。

（2）感染：与机体抵抗力降低、手术操作有关。

（3）恐惧：与担心生命安危有关。

6.护理措施

（1）预防产后出血：加强妊娠期保健，定期做产前检查，完善各项检查；对于高危妊娠及时干预、治疗；产时正确处理产程，产后严密观察产妇一般情况、生命体征、子宫收缩和阴道流血情况，发现异常及时报告医生；遵医嘱迅速建立静脉通道，输液、输血、吸氧，及时纠正休克，改善脑血氧供应，预防席汉综合征。

（2）针对原因，迅速止血：

①子宫收缩乏力：

a.按摩子宫：（a）经腹壁双手按摩子宫法：一手在产妇耻骨联合上缘按压下腹中部，将子宫向上托起，另一手握住子宫体，使其高出盆腔，在子宫底部有节律地按摩子宫，同时间断地用力挤压子宫，使子宫腔内积血及时排出。（b）腹部-阴道按摩子宫法：一手在腹部按压子宫后壁，另一手握拳置于阴道前穹窿，顶压子宫前壁，双手相对紧压按摩子宫，持续 15 分钟，常有效。

b.遵医嘱应用宫缩剂：采用缩宫素 10U，肌内注射，或加入 25％葡萄糖溶液 20mL 缓慢静脉注射，然后用 10～30U 缩宫素溶于 10％葡萄糖溶液中静脉滴注。必要时可用麦角新碱 0.2mg，肌内注射（心脏病、高血压患者慎用）。

c.子宫腔内填塞纱布：在无输血及手术条件的情况下，抢救时可采用子宫腔内填塞纱布压迫止血，但需严格消毒，均匀填塞，不留空隙，严密观察生命体征，注意子宫底高度及子宫大小变化，24 小时后缓慢取出纱条，取出前先注射宫缩剂，给予抗生素预防感染。

d.结扎或栓塞盆腔血管止血：可采用结扎或栓塞子宫动脉或髂内动脉的方法。该方法主要用于子宫收缩乏力、前置胎盘等所致的严重产后出血的产妇。必要时行子宫次全切术,需及时做好术前准备及术中配合等。

②胎盘因素:a.胎盘剥离后滞留:按摩子宫,促使子宫收缩,让产妇屏气向下用力,另一手轻拉脐带,协助胎盘、胎膜娩出。b.胎盘粘连、剥离不全:行徒手剥离胎盘术。c.胎盘嵌顿:肌内注射阿托品 0.5mg 或肾上腺素 1mg,待子宫痉挛性狭窄环松解后,用手取出胎盘;无效时可在乙醚麻醉条件下取出胎盘。d.胎盘植入:以手术切除子宫为宜。

③软产道裂伤:协助医生查找裂伤,及时缝合止血。

④凝血功能障碍:遵医嘱使用药物改善凝血功能,输新鲜血液,补充血小板、纤维蛋白原或凝血酶原复合物、凝血因子。若并发弥散性血管内凝血,可按弥散性血管内凝血处理。

(3)预防感染:保持环境和病室清洁,注意通风及消毒;严格无菌操作,防止病原体侵入生殖道;监测体温变化,每日 4 次;遵医嘱给予缩宫素、抗生素治疗;保持会阴清洁,每日冲洗会阴 2 次,注意恶露颜色与气味及会阴伤口情况。

(4)心理护理:护士应保持镇静态度,抢救工作紧张有序;嘱产妇卧床休息,多陪伴产妇,并给予同情安慰、关心照顾,缓解恐惧心理,做好产妇及新生儿生活护理,增加信任及安全感,从而缓解产妇恐惧心理,使其保持情绪稳定,主动配合救护工作。

(5)健康教育:重视高危孕妇的产前检查,对有产后出血危险的孕产妇须及早纠正,择期住院待产;向产妇讲解正常分娩过程,教会产妇按摩子宫及会阴伤口自我护理知识。发现子宫复旧、恶露异常及时就诊。指导母乳喂养,促进子宫缩复,减少出血。合理安排饮食、休息与活动,服用纠正贫血药物,增强机体防御力,促进机体早日康复。产后 6 周复查。

(二)子宫破裂

子宫破裂是指子宫体部或子宫下段于妊娠晚期或分娩期发生破裂,是产科极严重的并发症。若不能及时诊断处理,将威胁母儿生命,子宫破裂多发生于经产妇,尤其是多产妇。

1.病因

(1)梗阻性难产:梗阻性难产是引起子宫破裂最常见的原因,骨盆明显狭窄、头盆不称、胎方位异常、胎儿畸形和骨盆肿瘤嵌顿于盆腔内而阻塞产道等,均可引起胎先露下降受阻,子宫上段为克服产道阻力而强烈收缩,使子宫下段过分伸展、变薄,发生子宫破裂。

(2)瘢痕子宫破裂:子宫曾行过各种手术,包括剖宫产术、子宫修补术、子宫肌瘤摘除术、子宫纵隔切除术等,在妊娠晚期或分娩期子宫瘢痕可自发破裂。

(3)分娩时的手术损伤:不适当或粗暴的阴道助产手术、内倒转术、穿颅术等操作不慎可导致子宫创伤性破裂。

(4)宫缩剂使用不当:如分娩前肌内注射缩宫素或过量静脉滴注缩宫素等,致使子宫强烈收缩而破裂。

2.分类

(1)根据破裂原因分类:根据破裂原因可分为自然破裂和创伤性破裂。

(2)根据破裂程度分类:根据破裂程度可分为完全破裂和不完全破裂。完全破裂是指子宫壁全层破裂,使子宫腔与腹腔相通。不完全破裂是指子宫肌层全部或部分破裂,浆膜层尚未穿破,子宫腔与腹腔未相通,胎儿及其附属物仍在子宫腔内。

（3）根据破裂部位分类：根据破裂部位可分为子宫下段破裂和子宫体部破裂。

3.临床表现

子宫破裂大多数发生在分娩过程中，可分为先兆子宫破裂和子宫破裂两个阶段。子宫病理性缩复环形成、下腹部压痛、胎心率改变及血尿出现是先兆子宫破裂的四大主要表现。

4.治疗要点

先兆子宫破裂时应立即抑制宫缩，尽快行剖宫产术；子宫破裂时，在抢救休克的同时，无论胎儿是否存活，尽快剖腹取胎，行子宫修补或切除术。

5.护理评估

（1）健康史：评估有无胎先露下降受阻、子宫瘢痕、宫缩剂使用不当和手术创伤等原因或诱因。

（2）身体状况：

①临床表现：子宫破裂可分为先兆子宫破裂和子宫破裂两个阶段，其临床表现见表4-5。

表4-5 子宫破裂的临床表现

项目	先兆子宫破裂	子宫破裂
症状	产妇疼痛不安，烦躁，呼叫，下腹拒按，自觉胎动频繁。排尿困难，甚至出现血尿	产妇疼痛难忍，突感撕裂样剧痛后腹痛缓解，宫缩消失。片刻后出现持续性腹痛，进入休克状态
体征	子宫强直性收缩，胎心音不规则或听不清，下腹部出现病理性缩复环，子宫下段压痛明显，子宫呈葫芦形	出现腹膜刺激征，腹壁下可触及胎体，胎心音消失，子宫缩小位于胎体一侧，阴道检查见子宫颈口回缩，胎先露回升

②心理-社会状态：产妇因剧烈的腹痛而烦躁不安，担心自身及胎儿安危，随着休克的发生，渐有不祥预兆。家属恐慌，会出现悲伤、失望，甚至抱怨、愤怒的情绪。

（3）辅助检查：

①B超检查：B超检查仅用于可疑子宫破裂病例，以了解胎儿与子宫破裂的位置关系。

②实验室检查：血常规检查见血红蛋白值下降，尿常规检查出现肉眼血尿或镜下血尿。

6.护理诊断/合作性问题

（1）急性疼痛：与强直性子宫收缩有关。

（2）组织灌注改变：与外周循环血量减少有关。

（3）恐惧：与疼痛、担心自己和胎儿安危有关。

（4）预感性悲哀：与子宫破裂后胎儿死亡有关。

7.护理措施

（1）抑制宫缩，预防子宫破裂：①严密观察宫缩和腹形，对宫缩过强、产妇异常腹痛要高度警惕；发现子宫破裂的先兆，应立即停止缩宫素的使用，并报告医生。②遵医嘱吸氧、建立静脉通路，使用宫缩抑制剂，缓解宫缩和胎儿缺氧。③做好剖宫产术的术前准备。

（2）抢救休克：①取中凹卧位或平卧位、吸氧、保暖。②严密观察生命体征，迅速建立静脉通道，遵医嘱输血、输液。③尽快做好剖腹探查手术准备，安慰产妇并护送至手术室，移动产妇力求平稳，减少刺激。

（3）心理护理：对产妇及其家属因子宫切除、胎儿死亡所表现的怨恨情绪给予同情和理解，耐心倾听他们的感受,了解他们的需求,提供必要帮助,促使他们接受现实,尽快摆脱悲哀情绪,树立起生活的信心。

(4)健康教育:加强产前检查,有骨盆狭窄、胎方位异常或子宫瘢痕者应在预产期前2周住院待产。宣传计划生育,减少分娩、流产的次数。对行子宫修补术的患者,指导其2年后再孕,可选用药物或避孕套避孕。

(三)羊水栓塞

羊水栓塞是指在分娩过程中羊水突然进入母体血液循环引起肺栓塞、休克、弥散性血管内凝血(DIC)、肾衰竭或突发死亡的严重并发症。羊水栓塞发病急,病情凶险,发生在足月分娩的产妇,死亡率高达70%~80%,也可发生在钳刮术和妊娠中期引产术中,但病情较缓和。

1.病因

宫缩过强、羊膜腔压力升高是发生羊水栓塞的主要原因,胎膜早破、胎盘早剥、前置胎盘、子宫破裂和剖宫产术中血窦开放是羊水栓塞的诱因。

2.临床表现

其典型的临床表现为急性呼吸衰竭和休克、出血、急性肾衰竭。

3.处理要点

紧急抢救,抗过敏,纠正呼吸、循环功能衰竭和改善低氧血症,抗休克,防止弥散性血管内凝血及肾衰竭。

4.护理评估

(1)健康史:评估有无宫缩过强、胎膜早破或人工破膜、前置胎盘、胎盘早剥、子宫破裂、妊娠中期行引产或钳刮术、缩宫素使用不当、行剖宫产术等引起羊水栓塞的诱因存在。

(2)身体状况:

①典型临床经过:羊水栓塞的典型临床经过可分为休克期、弥散性血管内凝血期和急性肾衰竭期。病情严重程度与妊娠周数、羊水进入量及速度有关。破膜后产妇突然出现寒战、呛咳、气促、躁动不安,继而出现发绀、呼吸困难、咳泡沫血痰,甚至昏迷;阴道持续大量出血,出现血液不凝或难以控制的全身广泛性出血;病情凶险者仅尖叫一声即进入休克状态或死亡。体格检查:脉搏细速,血压下降,肺部听诊有湿啰音,切口渗血不止,进一步出现少尿、无尿及尿毒症征象。不典型者可仅有大量阴道流血和休克。

②心理-社会状态:产妇突然危在旦夕,家属无法接受现实,表现出恐惧、情绪激动、愤怒,如果抢救无效还会出现过激行为。

(3)辅助检查:血常规,出、凝血时间,凝血酶原时间及纤维蛋白原检查均异常;X线检查可见肺部双侧弥散性点、片状浸润阴影;心电图显示右侧房室扩大;痰液涂片和腔静脉取血可查到羊水中的有形物质。

5.护理诊断/合作性问题

(1)气体交换受损:与肺动脉高压、肺水肿有关。

(2)组织灌注量改变:与失血及弥散性血管内凝血有关。

(3)恐惧:与因病情危重担心母儿安危有关。

(4)潜在并发症——胎儿窘迫、休克、弥散性血管内凝血、肾衰竭。

6.护理措施

（1）预防措施：加强产前检查，避免发生羊水栓塞的病因与诱因；严密观察产程进展，正确掌握缩宫素的使用指征，把握给药速度、浓度，防止宫缩过强；严格掌握破膜时间及方法，破膜在宫缩间歇期，破口要小并注意控制羊水的流速；严格按照手术操作规范实施手术等。

（2）治疗配合：

①吸氧：嘱患者取半卧位，加压给氧，必要时行气管插管术或气管切开术，保证供氧，纠正呼吸困难。

②药物治疗。a.抗过敏：立即静脉注射地塞米松 20～40mg 或氢化可的松 500mg，依病情继续静脉滴注维持量。b.解痉挛：罂粟碱、阿托品、氨茶碱缓慢静脉注射，解除支气管痉挛，降低肺动脉高压。c.纠正休克：补充血容量及适当应用升压药。d.纠正酸中毒、电解质紊乱：采用 5％碳酸氢钠溶液 250mL 静脉滴注，早期及时应用能较快纠正代谢失调。e.纠正心力衰竭：应用冠状动脉扩张剂及强心剂，如毛花苷 C 或毒毛花苷 K 等。f.控制弥散性血管内凝血：于弥散性血管内凝血的高凝阶段应用肝素钠；在其纤溶亢进期可给予抗纤溶药物，与凝血因子合并应用可防止大出血。g.控制感染：选用对肾毒性小的广谱抗生素预防感染。h.协助医生完成产科处理。

（3）病情观察：

①严密观察生命体征、心肺功能及尿量变化。

②监测产程进展及胎心率变化。

③观察阴道出血量、血凝情况、是否有注射部位渗血及皮下淤血等。

（4）心理护理：若患者清醒，应给予鼓励，以增强信心。对于家属的紧张及恐惧情绪表示理解和安慰，不隐瞒病情，告知病情的严重性，以取得配合。

（5）健康教育：对于顺利度过危险期的患者，应讲解保健知识，使其加强营养，适度锻炼。加强产后访视，定期完成相关检查。制订康复计划，以促进全面康复。

第九节　产褥期妇女的护理

一、正常产褥期住院护理

（一）产褥期

从胎盘娩出至产妇全身各器官除乳腺外恢复正常未孕状态所需的一段时间，称为产褥期，通常为 6 周。临床表现有：

1.产妇体温

产妇体温多数在正常范围内，产后 24 小时内稍升高，一般不超过 38℃。

2.子宫复旧

胎盘娩出后，子宫圆而硬，子宫底在脐下一指，产后第 1 日略上升至平脐，以后每日下降

1～2cm，至产后第 10 日降入骨盆腔内。

3.产后宫缩痛

产褥早期可有产后宫缩痛。常在产后 1～2 天出现，持续 2～3 天自然消失，不需特殊用药。

4.恶露

产后随子宫蜕膜脱落，含有血液、坏死的蜕膜等组织经阴道排出称为恶露。恶露有血腥味，但无臭味，持续 4～6 周，总量为 250～500mL。正常恶露根据颜色、内容物及出现持续时间不同分为血性恶露、浆液性恶露及白色恶露。

5.褥汗

产后 1 周内，产妇皮肤排泄功能旺盛，在睡眠时明显，醒来满头大汗，习称"褥汗"，不属于病态。

（二）评估和观察要点

1.评估要点

①健康史：妊娠前有无慢性疾病，妊娠时有无合并症或并发症，分娩时会阴有无裂伤、有无产后出血；②生命体征：评估产妇生命体征是否正常；③子宫复旧：评估子宫收缩、子宫底高度及阴道出血、会阴部伤口恢复情况；④排尿：评估膀胱充盈程度，防止尿潴留发生；⑤母乳喂养：评估产妇乳房形态、新生儿喂养及一般情况等；⑥心理：评估产妇心理状态，对分娩经历的感受及自我形象。

2.观察要点

①生命体征：监测体温、脉搏、呼吸、血压有无异常。②子宫复旧及恶露：观察子宫收缩和子宫底高度及阴道出血情况，若阴道出血量不多，但子宫收缩不良，子宫底上升者，提示子宫腔内有积血；若产妇自觉肛门坠胀感，应注意是否有阴道血肿；若子宫收缩好，但仍有阴道出血、色鲜红，应警惕软产道损伤。③会阴切口：观察子宫复旧及会阴切口愈合情况，如有会阴切口疼痛加重，局部红肿、硬结并有分泌物，应考虑会阴切口感染。④排尿：观察产妇首次排尿量及膀胱充盈程度，防止尿潴留影响子宫收缩引起子宫收缩乏力，导致产后出血。⑤乳房及乳汁：观察乳房有无胀痛、乳头有无皲裂，乳汁的分泌量。⑥新生儿：观察新生儿喂养、大小便、体重、睡眠等情况。

（三）护理措施

1.一般护理

（1）用物准备：准备好术后监护、急救等护理用物。

（2）床旁交接：与手术室人员核对腕带信息后交接产妇血压、脉搏、呼吸、意识、皮肤、管路、阴道出血等并签字。做好新生儿身份确认工作：助产士、病房护士、产妇家属三方签字，确认身份核对无误。

（3）病室环境：为产妇提供良好的生活环境，室内环境安静、通风良好，注意风口勿直吹产妇。保持适宜的温度和湿度，室温保持在 22～24℃，相对湿度以 50%～60% 为宜。严格控制陪住人数和探视人数，做好手卫生的指导，预防交叉感染。

（4）术后卧位：根据麻醉方式的不同，应采取不同的卧位。①全麻产妇清醒前，应去枕平卧,头偏向一侧,以防止产妇呕吐时误吸导致窒息。加床挡防止坠床。②联合麻醉产妇去枕平卧 6 小时后置枕。③硬膜外麻醉产妇回到病房即可置枕平卧。

(5)首次剖宫产产妇,术后 8 小时取下腹部沙袋、腹带;有剖宫产史的产妇适当延长腹部沙袋压迫时间,8~12 小时后取下沙袋、腹带。同时观察伤口渗血情况。

(6)管路护理:①妥善固定尿管、引流管并保持通畅,避免打折、弯曲、受压、滑脱。②术后 24 小时拔尿管,并督促产妇 6 小时内自行排尿,每次排尿后用残余尿测量仪测量膀胱剩余尿量,应少于 100mL。如有异常及时通知医生,遵医嘱进行相应处理。

2.病情观察

(1)术后产妇回到病房后,立即测量血压、脉搏、呼吸、体温,观察子宫收缩情况、阴道出血量、乳房形态及有无初乳。注意保持各管路通畅并根据产妇病情调整输液速度,检查镇痛泵是否处于正常工作状态。于产后 2 个小时内,每小时监测并记录产妇的血压、脉搏、呼吸,子宫底位置及阴道出血量,如有异常及时通知医生。24 小时内根据产妇病情和医嘱定时进行生命体征和阴道出血量的监测记录。手术后 3 日内,每日测体温、脉搏、呼吸 4 次。

(2)观察腹部伤口有无渗血、是否疼痛,必要时可遵医嘱使用镇痛药物。

(3)观察并记录阴道出血情况,注意出血量、颜色及性质。

(4)观察产妇尿管是否通畅,尿液的颜色、性质与量。

(5)如有皮下或腹腔引流管,观察引流管是否通畅及引出液体的颜色、性质与量并记录。

3.专科指导

产妇回到病房后,如无母乳喂养禁忌证,责任护士即刻协助产妇完成早接触、早吸吮、早开奶,并给予母乳喂养指导和乳房护理指导,指导内容包括母乳喂养的好处、母婴同室的重要性、母乳喂养姿势、婴儿正确含接姿势、如何识别母乳不足、母乳储存方法及挤奶方法等。

4.心理护理

(1)加强沟通:产妇入产后病室时,热情接待,并让产妇充分休息。当产妇诉说分娩经历或不快时,应耐心倾听,积极开导。主动了解产妇对孩子及新家庭的看法和想法,尊重个人风俗习惯,提供正确的产褥期生活方式。

(2)母婴同室:在产妇获得充分休息的前提下,让产妇多抱孩子,逐渐参与孩子的日常生活护理,培养母子亲情。

(3)提供帮助:在产后 3 天内,为避免产妇劳累,主动给予产妇及新生儿的日常生活护理。

(4)健康宣教:提供新生儿喂养、沐浴指导,给予新生儿不适及常见问题的观察指导等。给予产妇自我护理指导如饮食、体重、活动的指导,常见问题如褥汗、乳房胀痛、宫缩痛等的处理方法,以减少产妇的困惑及无助感。

(5)鼓励和指导产妇的丈夫及其家属人参与新生儿的护理活动,培养新家庭观念。

5.健康教育

(1)饮食指导:产妇进食、饮水的时机应根据麻醉方式酌情安排。一般术后 6 小时可饮温白开水、米汤等,排气前忌食奶制品、豆浆、含糖食物等,以免增加肠道积气,导致腹胀,排气后,逐步过渡到普食。产妇宜进食高蛋白、高维生素、易消化饮食,以增加营养、纠正贫血、促进泌乳与健康。

（2）活动指导：

①回到病房后，协助产妇活动下肢，术后 6 小时内有知觉即可在床上进行翻身活动，12 小时后可下床活动，以促进肠蠕动，促进血液循环及子宫收缩，防止产后出血、深静脉血栓等术后并发症。

②下床前对产妇进行跌倒风险的评估，若跌倒风险高，指导并协助产妇"三步下床"，先由床上慢慢坐起至床边，活动双腿，如无头晕虚脱现象方可于床旁站起，床旁站立无不适后再协助产妇床旁走动，若产妇身体状况良好，可在室内缓慢行走。下床活动时注意观察产妇自觉症状，防止虚脱、跌倒。

（3）出院指导：

①保持个人卫生，勤洗手，勤换内衣，指导产妇自我会阴清洗方法，预防产褥感染。

②计划生育指导：产褥期内禁止性生活，产后复查正常后可恢复正常性生活。指导产妇正确避孕，哺乳者选用工具避孕为宜，不哺乳者可选用药物避孕。

二、产褥期并发症的护理

（一）产褥感染

产褥感染是指分娩时及产褥期生殖道受病原体感染，引起局部和全身的炎症性变化。其发生率为 1%～7.2%，是产妇死亡的四大原因之一。产褥病率是指分娩 24 小时以后的 10 天内用口表每日测量 4 次，间隔时间为 4 小时，体温有 2 次达到或超过 38℃。产褥感染是引起产褥病率的主要原因，但产褥病率还可由生殖道以外其他部位的感染引起，如泌尿系统感染、上呼吸道感染及乳腺炎等，应注意区别。

1.病因及发病机制

（1）病原体：引起产褥感染的病原体为需氧菌和厌氧菌，多为混合感染，其中以厌氧菌占优势。另外，许多非致病病原体在特定的环境下也可以致病。常见的有需氧性链球菌、大肠埃希菌、葡萄球菌、厌氧性链球菌、厌氧性杆菌、支原体、衣原体等。

（2）感染途径：

①内源性感染：正常孕妇生殖道内寄生有大量需氧菌、厌氧菌、真菌及衣原体、支原体等，但多数不致病；在机体抵抗力下降或有感染诱因存在时，其可大量繁殖成为致病菌。

②外源性感染：病原体可由被污染的衣物、用具、各种手术器械、物品带入生殖道而引起感染。

（3）诱因：机体对入侵病原体的反应，取决于病原体的种类、数量、毒力及机体的防御能力。任何削弱产妇生殖道和全身防御能力的因素均有利于病原体入侵与繁殖。如孕期贫血、慢性疾病、营养不良、体质虚弱及妊娠晚期性生活；产前反复阴道流血、胎膜早破、阴道检查；产时手术无菌操作不严、产程延长、软产道裂伤；产后胎盘滞留、产后出血、子宫腔填塞纱条、产道异物等。

2.病理类型及临床表现

随病原体的种类、侵入部位及机体抵抗力不同，会有各种不同的病理类型和临床表现。

(1)急性外阴炎、阴道炎、子宫颈炎:分娩时由于会阴部损伤或手术产而致感染。外阴伤口感染时,局部出现红、肿、热、痛、硬结、针孔流脓;阴道与子宫颈感染时,黏膜充血、水肿,溃疡形成、脓性分泌物增多,日后可致阴道粘连甚至闭锁,若向深部蔓延达子宫旁组织,可引起盆腔结缔组织炎。

(2)急性子宫内膜炎、子宫肌炎:急性子宫内膜炎、子宫肌炎最常见。病原体经胎盘剥离面侵入,扩散到蜕膜,称为子宫内膜炎;感染侵及子宫肌层,称为子宫肌炎。其多在产后3~4天发病,轻者表现为低热,下腹部隐痛,恶露增多、混浊、有臭味,子宫复旧不良,有轻压痛;重者出现高热、寒战、头痛、心率增快、下腹部疼痛及压痛,恶露增多、有臭味。

(3)急性盆腔结缔组织炎、急性输卵管炎:局部感染灶的病原体沿子宫旁淋巴或血液循环扩散到子宫周围组织,引起盆腔结缔组织炎;累及输卵管可引起输卵管炎;若侵及整个盆腔造成广泛粘连,形成"冰冻骨盆"。表现为寒战、高热,下腹疼痛,子宫固定,子宫一侧或两侧组织增厚,有压痛,输卵管增粗,可触及形状不规则的包块。

(4)急性盆腔腹膜炎及弥散性腹膜炎:炎症进一步扩散至腹膜,可引起盆腔腹膜炎甚至弥散性腹膜炎。表现为寒战、高热、恶心、呕吐、腹胀,下腹持续性剧痛,有明显压痛、反跳痛,可因产妇腹壁松弛,腹肌紧张多不明显。因腹膜的炎性渗出,可引起肠粘连,也可在直肠子宫陷凹处形成局限性脓肿。若脓肿波及肠管和膀胱可出现腹泻、里急后重、排尿困难。急性期若治疗不彻底,则可发展为慢性盆腔腹膜炎而导致不孕。

(5)盆腔及下肢血栓性静脉炎:胎盘剥离处的感染性栓子上行引起盆腔血栓性静脉炎,下行引起下肢血栓性静脉炎。盆腔血栓性静脉炎常于产后1~2周发病,表现为弛张热、下腹部疼痛及压痛,可持续数周,局部的表现与盆腔结缔组织炎相似。下肢血栓性静脉炎因静脉回流受阻,可引起下肢水肿,皮肤发白,俗称为"股白肿"。

(6)脓毒血症及败血症:当感染性血栓脱落进入血液循环,引起脓毒血症,可导致肺、脑、肾脓肿或肺栓塞而致死。细菌进入血液循环并大量繁殖,形成败血症,出现持续性高热、寒战,严重时昏迷,如抢救不及时,可发生感染性休克而危及生命。

(7)心理焦虑、恐惧:产妇因起病急、重,感染引起的全身症状及局部疼痛,加之对疾病认识不够,常有焦虑与沮丧情绪。住院期间由于增加了家庭负担,母婴分离和母亲不能亲自照顾孩子而使产妇产生失落感、内疚感。

3.防治要点

抗生素控制感染,及时处理局部病灶,采取支持疗法及对症治疗,增强机体抵抗力。

4.护理评估

(1)健康史:询问产妇既往孕产史,了解妊娠期、分娩期及产后有无引起感染的原因和诱因,如贫血、营养不良及泌尿道、生殖道感染;妊娠期有无妊娠并发症和合并症。

(2)身体评估:

①症状:了解有无发热、寒战、头痛、腹痛、腹泻、里急后重及外阴烧灼感、下坠感及排尿困难;双下肢有无水肿、疼痛、压痛;观察有无恶露,并了解其量、色及气味的异常。

②体征:测量体温,如仅为外阴、阴道、子宫颈炎症,体温多在正常范围内,轻度急性子宫内膜炎、子宫肌炎可有低热,重者及急性盆腔腹膜炎则有高热,血栓性静脉炎表现为弛张热;会阴

伤口感染时有局部红、肿,有硬结、针孔流脓,阴道炎时黏膜充血、红肿,子宫颈有溃疡及脓性分泌物增多;急性子宫内膜炎、子宫肌炎时子宫复旧不佳,有压痛,急性盆腔腹膜炎时下腹部有明显压痛、反跳痛,甚至直肠子宫陷凹脓肿形成。

③辅助检查。a.血液检查:白细胞计数升高,尤其是中性粒细胞计数明显升高、红细胞沉降率加快。b.血培养及药敏试验:有助于诊断和治疗。c.CT检查、B超检查、核磁共振成像检查:对产褥感染形成的炎性包块、脓肿及静脉血栓做出定位及定性诊断。

(3)心理-社会评估:评估患者的语言、行为,确定有无焦虑、恐惧等心理问题,了解有无因母婴分离而感到不安、愤怒。

5.护理诊断/合作性问题

(1)体温过高:与感染引起局部和全身感染炎症变化有关。

(2)疼痛:与盆腔炎及伤口炎症刺激有关。

(3)母乳喂养中断:与感染、母婴分离有关。

(4)焦虑:与全身不适及母婴分离有关。

6.护理措施

(1)一般护理:

①严密观察生命体征及全身情况,每日测体温4次;注意恶露的量、性状与气味及伤口愈合情况,若有异常,及时报告医生并协助处理。

②体温大于或等于39℃者给予温水擦浴,鼓励患者多饮水,必要时遵医嘱通过静脉补充液体。

③给予易消化的高热量、高维生素、高蛋白饮食,增强机体抵抗力。

④保证充足睡眠,协助或指导产妇采取半卧位,以利于恶露引流,防止感染扩散。病房及时通风,做好床边隔离,以防交叉感染。

⑤嘱暂停哺乳的产妇定时吸奶,以保持乳腺管通畅,防止乳汁淤积。

(2)病情观察:

①向产妇解释疼痛的原因,同情、关心、安慰产妇。

②每日擦洗或冲洗外阴2次,及时更换卫生巾,保持切口干燥、清洁;会阴水肿者,用50%硫酸镁湿热敷或红外线照射;会阴侧切者取健侧卧位。

③血栓性静脉炎者,嘱其抬高患肢,避免受压,采用局部保暖并给予热敷,以促进血液循环,减轻肿胀。

(3)治疗配合:

①支持疗法:产妇应增强机体抵抗力,加强营养,补充水分,纠正贫血及电解质紊乱。

②遵医嘱应用药物:选用敏感、高效的抗生素,做到足量、联合、全疗程用药。最好依据细菌培养和药物敏感试验的结果选用药物,但治疗往往在培养结果前就已开始。根据常见的病原体,多以青霉素、氨苄青霉素、先锋霉素作为首选,甲硝唑对厌氧菌有明显的抗菌作用,宜选作辅助用药。病情重者可选用广谱高效抗生素联合治疗,必要时在大剂量有效抗生素应用的前提下短期加用肾上腺皮质激素。

③局部治疗:会阴伤口感染化脓时应及时扩创引流;形成盆腔脓肿时及时切开引流;有胎

盘、胎膜残留者,在控制感染后进行清宫术。

④血栓性静脉炎:应用大量抗生素的同时加用肝素,也可用活血化瘀中药及溶栓类药物治疗。若化脓性血栓不断扩散,考虑结扎卵巢静脉、髂内静脉,或切开病变静脉直接取栓子。

(4)健康教育:

①休息:产妇注意休息,增加营养和适当运动。产妇应建立良好的卫生习惯,保持会阴清洁,勤换卫生巾,注意用物清洁消毒。产妇应识别产褥感染复发的征象,如恶露异常、腹痛、发热等,及时就诊。

②卫生宣传:加强妊娠期卫生宣传,妊娠晚期避免盆浴及性交;积极治疗急性外阴炎、阴道炎及子宫颈炎,防止胎膜早破、滞产、产伤与产后出血;严格无菌操作,正确掌握产科手术指征;产后严密观察产妇的一般情况,对可能发生产褥感染和产褥病率者,及早采取相应的治疗和护理措施。

(二)晚期产后出血

分娩24小时以后,在整个产褥期内发生的子宫大量出血,称为晚期产后出血。以产后1～2周发病最常见,少数可延迟至产后6周发病,也可以表现为突然发生一阵出血,或以间歇性反复发作,严重时会发生休克。

1.病因

(1)胎盘、胎膜残留:胎盘、胎膜残留是最常见和最主要的原因。晚期产后出血多发生于产后10天左右,少数病例于产后数周或数月之后发生,多为第三产程处理不当所致。

(2)蜕膜残留:正常蜕膜多在产后1周内脱落,并随恶露排出,如果蜕膜剥离不全,长期残留于子宫腔可妨碍子宫复旧。

(3)子宫胎盘附着面感染或复旧不全:子宫胎盘附着面感染或复旧不全多发生在产后2周左右。

(4)剖宫产术后子宫伤口裂开:剖宫产术后子宫伤口裂开多见于子宫下段横切口两侧端。近年子宫下段横切口剖宫产术广泛开展,有关横切口裂开引起大出血的报道屡见不鲜。引起切口愈合不良造成出血的原因如下:

①子宫下段横切口两侧端切断了子宫动脉向下斜行分支,造成局部供血不足,缺血坏死,或术中止血不良形成局部血肿。

②横切口选择过低,子宫颈两侧结缔组织血供较差,组织愈合差,且靠近阴道,增加了感染的机会。

③缝合技术不当,造成组织对位不佳;手术操作粗暴;血管缝扎不紧,未将横切口两侧角部回缩血管缝扎而形成血肿;缝扎组织过多、过密,横切口血循环供应不良等影响愈合。

(5)其他原因:滋养细胞疾病、子宫黏膜下肌瘤、子宫颈癌、性交损伤等,均可导致晚期产后出血。

2.病理机制及临床表现

(1)胎盘、胎膜残留:残留的胎盘组织可形成胎盘息肉,当坏死组织脱落时,使基底部的血管暴露引起大量出血。初期为血性恶露,持续时间延长,以后反复出血或突然大量流血;妇科检查发现子宫复旧不全,子宫口松弛,有时阴道或子宫口可触及残留组织。

（2）蜕膜残留：蜕膜残留可影响子宫复旧，继发子宫内膜炎症，引起产后出血。临床表现与胎盘残留不易鉴别，对子宫腔刮出物进行病理检查可见坏死蜕膜组织。

（3）子宫胎盘附着面感染或复旧不全：子宫胎盘附着面感染或复旧不全可突然引起大量出血，表现为血性恶露持续时间延长，以后反复出血或突然大量流血。妇科检查见子宫大而软，子宫口松弛。

（4）剖宫产术后子宫伤口裂开：各种因素造成局部组织缺血坏死或肠线溶解脱落，血窦重新开放。其多发生在术后1～3周，出现大量阴道流血，甚至引起休克。

（5）焦虑、烦躁：由于在产褥期出现持续或间断性阴道出血，有时甚至出现急性大量出血，产妇及其家属担心产妇的生命安全，感到恐惧，不知所措。

3.防治要点

使用抗生素、缩宫素，控制感染及促进子宫收缩；疑有子宫腔残留物应行清宫术；大量流血致休克者，在纠正休克的同时，明确病因，采取相应措施。

4.护理评估

（1）健康史：了解产妇分娩经过，胎盘、胎膜娩出过程是否完整，有无人工剥离胎盘术史；了解是否为剖宫产及手术指征、术式和术后恢复情况，仔细询问出血发生的时间、量、性质及有无伴随症状；了解既往孕产史，是否为多胎生育，有无子宫内膜炎病史；了解本次妊娠经过是否顺利等。

（2）身体状况：

①症状：评估产妇有无寒战、低热、腹痛、面色苍白、全身乏力，是否存在贫血或失血性休克等。

②体征：采用妇科检查了解子宫复旧情况，如子宫大小、硬度，子宫口闭合情况及有无血块或组织堵塞；按摩子宫有无陈旧性血液及血块排出；有无出血不凝现象等。

③心理-社会状态：评估产妇的精神状态和心理改变，是否有痛苦表情和烦躁、焦虑情绪，同时要了解产妇相关的社会支持系统。

（3）辅助检查：

①实验室检查：进行血常规、尿常规检查及子宫腔分泌物培养或涂片检查。

②B超检查：明确子宫腔内有无胎盘、胎膜及蜕膜组织的残留；了解剖宫产术后子宫切口愈合情况。

③病理检查：对子宫腔清除物或切除子宫标本进行病理检查。

5.护理诊断/合作性问题

（1）有组织灌注量不足的危险：与阴道大量出血、得不到及时补充有关。

（2）有感染的危险：与失血过多、抵抗力低下、子宫腔组织残留、反复检查、子宫腔操作有关。

（3）疲乏：与贫血、产后体质虚弱有关。

（4）焦虑：与阴道反复或大量出血，有死亡逼近的压迫感有关。

6.护理措施

（1）一般护理：

①指导产妇卧床休息，密切观察生命体征、阴道流血量及皮肤、黏膜、口唇、指甲颜色、尿量、神志的变化，以便及时发现失血性休克的早期征象，有异常情况及时报告医生。

②指导并帮助产妇做好会阴部护理，及时更换会阴垫，每日用碘伏溶液或碘伏棉球消毒会阴部2次，每次大便后清洗外阴。

③进食高蛋白、高热量、高维生素、易消化的饮食，保证营养供应，做到少量多餐，补充足够水分，必要时给予静脉高营养液支持。

④加强心理护理，耐心解答产妇及其家属的疑问，帮助他们减轻心理负担，消除焦虑情绪，树立战胜疾病的信心。

（2）病情观察：密切观察阴道流血情况，有排出物应保留并送病理检查，配合医生清理子宫腔残留物。行剖宫产术切口裂开者，应迅速做好术前准备，并做好术后护理，遵医嘱合理应用抗生素。失血较多者，迅速建立静脉通道，应开放两条以上静脉通道，做好输血准备，遵医嘱应用止血剂、缩宫素。

（3）治疗配合：

①阴道少量或中等量流血者：阴道少量或中等量流血者，应给予缩宫素、足量广谱抗生素、支持疗法及中药综合治疗。

②疑有胎盘、胎膜、蜕膜残留或胎盘附着部位复旧不全者：在B超指引下行刮宫术，做到操作轻柔，并备血，做剖宫术的准备；刮出物常规送病理检查以明确诊断；术后给予抗生素及宫缩剂。

③剖宫产术后阴道少量或中等量流血者：给予抗生素，并严密观察；阴道大量流血者，需积极配合医生进行抢救，此时慎重刮宫，避免造成原切口再度损伤，导致更多出血；反复出血，并发贫血或休克者，应在输血、补液的同时行剖腹探查术，术中若组织坏死范围小、炎性反应轻、患者无子女，选择清创缝合及髂内动脉、子宫动脉结扎法达到止血保留子宫的目的；否则，宜切除子宫。

（4）健康教育：

①做好妊娠期保健和计划生育宣传工作，落实避孕措施，减少流产和多产发生。

②加强产褥期康复知识宣教，教会产妇按摩子宫和检查子宫恢复的方法，指导产妇对会阴部伤口进行自我护理，按时进行复查，发现异常及时就诊。产褥期禁止盆浴、性生活，勤换内衣，保持皮肤清洁，做好个人卫生。

第五章　儿科护理

第一节　消化系统疾病患儿的护理

一、小儿腹泻

小儿腹泻,又称腹泻病,是由多病原、多因素引起的以大便次数增多伴性质改变为主要表现的一组疾病,也可伴有发热、呕吐、腹痛等症状。腹泻严重时患儿可出现不同程度的水、电解质、酸碱平衡紊乱,是儿科最常见疾病之一。6个月以内的婴儿,出生后不久即出现腹泻,仅表现大便次数增多,患儿食欲好,生长发育正常,当增加辅食后,大便次数可自行好转,这类腹泻称为生理性腹泻,多见于母乳喂养儿。小儿腹泻发病以6个月至2岁婴幼儿多见,一年四季均可发病,但夏秋季发病率最高。

(一)病因及发病机制

1.易感因素

(1)婴幼儿消化系统特点:婴幼儿消化系统发育不完善,胃酸和消化酶分泌不足且活性低,患儿消化道的负担较重,易引起消化功能紊乱。

(2)婴幼儿防御能力较差:婴幼儿血清免疫球蛋白及胃肠道SIgA较低,易出现肠道感染引起腹泻。

(3)人工喂养:母乳中含有SIgA、巨噬细胞及粒细胞等免疫因子,有抗肠道感染作用,人工喂养患儿不能从中获得,易出现肠道感染引起腹泻。

2.感染因素

(1)肠道内感染:

①病毒感染:寒冷季节婴幼儿腹泻80%由病毒感染引起。其中轮状病毒是病毒性肠炎最主要病原,其次为星状和杯状病毒、柯萨奇病毒、诺沃克病毒、冠状病毒等。

②细菌感染:以可致泻的大肠杆菌为主要病原,包括致病性大肠杆菌、产毒性大肠杆菌、侵袭性大肠杆菌、出血性大肠杆菌和黏附性-集聚性大肠杆菌。其他细菌有空肠弯曲菌、沙门氏菌、金黄色葡萄球菌等。

③真菌感染:婴儿以白色念珠菌多见,其他包括曲菌、毛霉菌等。婴幼儿长期应用广谱抗生素引起肠道菌群失调或激素引起免疫功能的降低,易发生肠道真菌感染导致腹泻。

④寄生虫感染:以阿米巴原虫、蓝氏贾第鞭毛虫、隐孢子虫多见。

（2）肠道外感染如中耳炎、上呼吸道感染、泌尿系感染、皮肤感染或急性传染病等疾病的病原菌直接感染患儿肠道引起腹泻。

3.非感染因素

（1）饮食因素：由于喂养不当，包括喂养次数、食量、种类的改变太快，给予过多脂肪类、纤维素类食物或高果糖的果汁，均可引起腹泻。部分患儿对牛奶、豆类或某种食物过敏也可引起腹泻。

（2）气候因素：由于天气突然变冷或天气过热，导致腹部受凉或消化酶分泌降低均可导致腹泻。

（二）临床表现

1.症状与体征

（1）大便次数增多、性质及气味改变：根据腹泻轻重每日排便数次至数十次不等。呈黄色或黄绿色稀水便、蛋花汤样便，可混有黏液、泡沫或奶瓣，严重患儿可伴有少量血便。大便气味可出现腥臭味或酸味。

（2）腹泻伴随症状：患儿腹泻时可伴恶心、呕吐或溢乳，食欲减退等。

（3）全身中毒症状：由肠道内感染所致腹泻，可出现全身中毒现象。表现为体温低热或高热、烦躁、精神差或嗜睡等。

（4）电解质紊乱：①代谢性酸中毒：主要表现为呼吸深快、精神萎靡、嗜睡、面色苍白、口唇樱红。②低钙血症：主要表现为手足搐搦、惊厥等。③低钾血症：多随酸中毒的纠正，出现低钾血症。主要表现为全身乏力、反应迟钝、哭声低、吃奶无力、肌张力低下等表现。

（5）脱水腹泻：严重患儿可出现脱水，表现为消瘦，体重不增或降低。脱水程度的判断见表5-1。

表5-1　脱水程度判断

脱水程度	轻度	中度	重度
失水占体重（%）	＜5	5～10	＞10
精神状态	正常	烦躁或萎靡	昏睡或昏迷
前囟眼窝下陷	不明显	较明显	明显
皮肤干燥	略有	明显	极显
皮肤弹性	稍差	差	极差
眼泪	有	少	无
尿量	稍少	少	极少或无

2.小儿腹泻分型

（1）按病程分类。①急性腹泻：腹泻病程＜2周。②迁延性腹泻：腹泻病程2周至2个月。③慢性腹泻：腹泻病程＞2个月。

（2）按病情分类：

①轻型腹泻：多由饮食及肠道外感染引起。一般无全身症状，精神尚可，失水不明显，主要为胃肠道症状，偶有伴随恶心、呕吐等症状；大便次数每日10次左右，量少，呈黄色或黄绿色稀

糊状伴有奶瓣或泡沫。

②重型腹泻:多为肠道内感染引起。表现为严重的胃肠道症状,常伴呕吐,严重者可见咖啡渣样液体;大便次数每日多至数十次,量多,多呈水样便或蛋花汤样便伴有少量黏液或血便。除此之外,还可出现明显脱水、电解质紊乱及全身中毒症状。

(三)辅助检查

(1)血液检查:包括血常规及血生化检查。白细胞总数及中性粒细胞增多提示细菌感染;淋巴细胞计数增多提示病毒感染;嗜酸性粒细胞增多提示有寄生虫感染或接触过敏原。血清钠的浓度提示脱水性质,根据血钾、血钙、血镁浓度提示患儿是否出现电解质紊乱。

(2)粪便检查:包括便常规、便潜血、便培养。肠炎患儿大便可见红细胞、白细胞;消化不良或脂肪泻可见脂肪滴;便潜血可了解患儿大便是否出现便血;便培养可检验出致病菌。

(四)诊断

(1)症状体征:患儿每日大便次数超过正常排便习惯,且出现大便性质改变,水分增多,粪质变稀,可伴奶瓣、黏液、血便等。伴随症状可表现为呕吐、腹痛或不同程度发热。可出现不同程度脱水、电解质紊乱、酸中毒。

(2)实验室检查:轮状病毒肠炎患儿大便行电镜检测可发现轮状病毒颗粒。便常规镜检可见红、白细胞等。细菌培养可见致病菌。

(3)过敏性腹泻:患儿摄入牛乳48小时内出现症状,若停止摄入,腹泻症状好转。

(五)治疗

(1)调整饮食:除严重呕吐患儿外,均可继续进食。母乳喂养患儿继续母乳喂养,暂停辅食,人工喂养患儿可喂米汤或稀释的牛奶或其他代乳品,少食多餐,病毒性肠炎患儿可以改喂免乳糖配方奶。随病情的好转,逐渐从流食、半流食过渡到正常饮食。

(2)对症处理:纠正水电解质紊乱及酸碱失衡。

①脱水:口服补液盐(ORS)用于腹泻预防轻、中度脱水。轻度脱水给予$50\sim80\text{mL/kg}$,中度脱水给予$80\sim100\text{mL/kg}$。静脉补液治疗,适用于重度脱水、呕吐及腹泻严重的患儿,需补充累积损失量、继续损失量及生理需要量。

②电解质紊乱:及时纠正低钾、低钙和低镁血症。

③代谢性酸中毒:纠正酸中毒,静脉补充碱性溶液,首选碳酸氢钠溶液。

(3)止泻治疗:应用微生态制剂补充肠道菌群,蒙脱石散保护消化道黏膜。

(4)控制感染:根据病原菌选择适宜抗生素进行治疗。

(六)护理

1.护理评估

(1)评估患儿意识及精神情况,为患儿进行生命体征、身高、体重的测量,了解患儿基本生长发育情况。

(2)询问家属患儿有无既往史、过敏史、手术史及其家属族史等。

(3)评估患儿营养情况,有无食欲减退,进食后有无呕吐,呕吐物的性质、量,询问患儿的大小便情况,尿量有无减少,腹泻的次数及大便的颜色、性质、量,以及有无伴随症状如腹痛、呕吐等。

（4）评估患儿目前病情，精神有无烦躁或萎靡，是否全身乏力，面色有无苍白或发灰发暗，评估患儿皮肤的弹性及干燥程度，呼吸是否平稳，有无抽搐、惊厥等表现。

（5）评估患儿是否有饮食不卫生史，询问喂养的时间、食量及成分情况；患儿腹部有无受凉；有无其他感染性疾病，如上呼吸道感染、肺炎、中耳炎等；有无滥用药物如广谱抗生素或肾上腺糖皮质激素等的现象。

（6）了解患儿目前相关检查，关注患儿便常规、便潜血、便培养结果，以及血常规、血生化的结果。

（7）心理-社会状况：了解患儿家属对疾病采取的治疗、护理的配合程度，以及其家属对此疾病相关知识的缺乏程度。评估患儿及其家属的心理状态和家庭经济承受能力。

2.护理措施

（1）一般护理：

①休息与活动：根据患儿腹泻病情程度，适当安排活动，急性期可卧床休息，家属需予患儿定时翻身，避免身体局部受压而出现压疮。

②饮食护理：a.饮食调整原则上由少到多，由稀到稠，根据患儿食欲、腹泻等情况进行调整，尽早恢复正常饮食。b.母乳喂养患儿，不可突然中断喂养，可采用少量多次喂养的方法，患儿母亲同时需要限制饮食，少食脂肪类、纤维素高的食物，多饮水，以稀释母乳。若为人工喂养，可喂养与奶等量的米汤或稀释后的牛奶或其他代乳品，保证奶类的质量。腹泻严重时，患儿需暂停辅食，当患儿腹泻次数减少时，按增加辅食的原则逐渐增加。c.年长儿饮食上以流质食物为主，食物种类宜选用清淡、易消化、高蛋白、高热量食物，避免多食糖类及脂肪，忌油腻、刺激、生冷，需保证充分营养供给。待病情好转后，给予半流质食物如粥、面条等，逐渐过渡到正常饮食。d.鼓励患儿多饮水，保证患儿每日出入量平衡。

③预防感染：做好消毒隔离，预防交叉感染。腹泻患儿自身抵抗力低下，易受外界病毒、细菌等病原微生物感染。所以护理或接触每位患儿前后需认真洗手，避免患儿之间交叉感染。轮状病毒主要经粪-口传播及接触传播，也可通过呼吸道传播，为了预防婴幼儿轮状病毒的感染，接触已感染患儿后，需严格执行床旁隔离，用物专人专用，病室环境及物品定时消毒；接触患儿呕吐物、排泄物需戴手套，把污物扔在医疗垃圾中；接触后按"六步洗手法"洗手。对于母乳喂养的患儿，母亲需注意乳房卫生，每次喂养前后用清水清洗乳房，保持内衣清洁干燥。人工喂养的患儿，家属需进行餐具、奶瓶的清洗及消毒，可采取煮沸消毒的方法。对于年长儿，家属需帮助患儿进食及大小便前后用肥皂洗手，勤剪指甲。

（2）病情观察：

①观察及记录患儿生命体征，包括体温、呼吸、心率、血压。关注患儿是否出现低热或高热，及时发现感染征象，观察患儿呼吸、心率是否平稳，血压是否正常。

②严格记录患儿出入量，关注患儿进食情况，进食后有无呕吐，呕吐物的性质、量，记录患儿尿量及大便情况，包括大便次数、颜色、性质、量，是否伴有泡沫、奶瓣、黏液及脓血。

③观察患儿臀部皮肤情况，有无发红、破损。

④观察患儿有无脱水征象，观察患儿的精神状态、面色、皮肤弹性、皮肤黏膜干燥程度及尿量情况。

⑤观察患儿有无休克先兆,如患儿面色和皮肤发灰或发花、四肢发冷、出冷汗、精神极度萎靡、脉搏细数、尿少等。

⑥观察患儿是否出现低钾、低钙血症以及代谢性酸中毒的表现。

(3)用药护理:

①口服补液盐:对于轻中度脱水患儿,要遵循少量多次的原则,以免造成呕吐;服用 ORS 期间应让患儿照常饮水,防止出现高钠血症;高钠血症的患儿,禁止服用 ORS;若脱水纠正,应立即停服 ORS;患儿心、肾功能不全,腹胀明显的患儿,忌服 ORS。

②静脉治疗:对于重度脱水患儿,应立即建立有效的静脉通路,保证液体输入,及时补充血容量;补液原则按照先盐后糖、先浓后淡、先快后慢、见尿补钾,补钾溶液浓度应小于 0.3%;根据脱水程度调整输液速度,注意患儿尿量变化;护理人员需定时观察患儿输液局部皮肤情况,防止静脉炎及渗液情况发生,保证患儿输液安全。

③微生态制剂:常用制剂有双歧三联活菌等。药物应低温保存至 2~8℃;口服时用温水冲服,水温不宜超过 40℃;避免与抗菌药同服。

④消化道黏膜保护剂:它是一种天然的硅铝酸盐。口服时应注意空腹服用,温水冲服;治疗急性腹泻时,止泻同时需注意纠正脱水;注意观察药物不良反应,如便秘。

(4)臀部皮肤护理:

①尿裤选用质地柔软的吸水布料,勤更换,避免排泄物刺激臀部皮肤,导致破损。

②患儿每次大便后温水擦拭,动作轻柔,肛周尽量保持干燥,若已出现臀红,可涂抹 5% 鞣酸软膏或 40% 氧化锌油给予保护。

③臀部皮肤破损严重患儿,可适当暴露皮肤或遵医嘱给予红光治疗。

④慢性腹泻患儿常伴营养不良,皮下脂肪含量少,需予患儿定期翻身,对皮肤受压部位进行按摩,防止压疮发生。

(5)心理护理:腹泻患儿大多身体虚弱、无力,且由于大便次数增多以及性状改变,患儿家属常出现焦虑、担心、恐惧的心理。护理人员首先应尽快帮助患儿及其家属适应医院环境,用温柔、可亲的语言与患儿及其家属交流,及时给予疾病指导,告知家属护理方法和治疗要点,以消除家属的焦虑、恐惧心理。在进行每项护理操作前取得患儿家属或年长患儿同意,做好解释工作,操作完成后给予适当鼓励和表扬,可以促进护患之间关系,取得家属对医护人员的信任,以提高患儿的治疗效果。

(6)健康教育:

①生活指导:对于腹泻患儿,需营造安静、舒适的环境,以使其休、眠充足。指导家属进行出入量的记录以及脱水表现的观察。

②饮食指导:给予患儿易消化、高热量、富含丰富蛋白质的食物,以保证患儿营养需求,避免进食刺激患儿消化道的食物,如过冷、过热、油腻等食物。

③用药指导:指导患儿家属按时按量帮助患儿服药,告知家属所用药物的不良反应;同时观察患儿大便改变情况,有无减轻或加重。

④疾病相关知识:小儿腹泻是由多病因、多因素引起的患儿大便次数增多及性质改变,多见于夏秋季节,所以提前预防就尤为重要。在易发病季节注意饮食及饮食卫生,避免肠道感

染,以降低患儿发病率。注意天气变化,合理增减衣物。避免滥用广谱抗生素,导致患儿肠道菌群失调引起腹泻。

二、口炎

口炎是指口腔黏膜的炎症。若病变仅局限于舌、牙龈、口角,亦可称为舌炎、牙龈炎或口角炎等。大多由微生物(细菌、病毒、真菌和螺旋体)引起,亦可因局部受理化因素刺激而引起。本病多见于婴幼儿,可单独发病,亦可继发于急性感染、腹泻、营养不良、维生素 B 或维生素 C 缺乏等全身性疾病。食具消毒不严、口腔不卫生或由于各种疾病导致机体抵抗力下降等因素可诱发本病。

临床常见的口炎有鹅口疮和疱疹性口炎。鹅口疮又名雪口病,为白色念珠菌感染所致,多见于新生儿、营养不良、腹泻、长期应用广谱抗生素或糖皮质激素的患儿。疱疹性口炎亦称疱疹性龈口炎,由单纯疱疹病毒感染引起,传染性强,在卫生条件差的家庭和集体托幼机构容易传播。溃疡性口炎多由金黄色葡萄球菌、链球菌等引起,常发生于急性感染、长期腹泻等疾病致患儿免疫力低下时。

(一)护理评估

1.健康史

评估患儿家长有无乳具消毒的习惯;患儿有无急性感染、营养不良等疾病史,有无长期应用广谱抗生素或糖皮质激素史;评估患儿有无发热、流涎等症状及出现时间。

2.身体状况

(1)鹅口疮:口腔黏膜表面出现白色或灰白色乳凝块样小点或小片状物,初起时呈点状和小片状,可逐渐融合成片,不易拭去,强行擦拭剥离后,局部黏膜潮红、粗糙,可伴有溢血。患处不痛,不流涎,一般不影响吃奶,无全身症状。最常见于颊黏膜,其次是舌、牙龈、上腭。重症可累及咽、喉、食管、气管、肺等,出现低热、拒食、呕吐、吞咽困难、声音嘶哑或呼吸困难等。

(2)疱疹性口炎:起病时发热,体温达 38~40℃,1~2 天后颊黏膜、牙龈、舌、口唇及口周皮肤出现单个或成簇的小疱疹,直径约 2mm,周围有红晕,迅速破溃后形成浅溃疡,上面覆盖黄白色纤维素性渗出物。有时可波及上腭及咽部。由于疼痛剧烈,患儿表现为拒食、流涎、烦躁,常有颌下淋巴结肿大。病程 1~2 周。本病须与疱疹性咽峡炎鉴别。

(3)溃疡性口炎:多见于婴幼儿。口腔的各部位均可发生,常见于舌、唇内及颊黏膜处,可至唇及咽喉部。本病特征是初起时口腔黏膜充血水肿,继而形成大小不等的糜烂面或浅溃疡,边界清楚,表面有灰白色假膜,为纤维素性渗出物,易拭去,拭去后遗留渗血创面。表现为局部疼痛、烦躁、拒食、流涎、哭闹,常伴发热,体温可达 39~40℃,颌下淋巴结肿大,白细胞计数及中性粒细胞增多。

3.心理-社会支持状况

疱疹性口炎传染性强,可在托幼机构引起小流行,应注意评估托幼机构有无相应预防措施;了解家长对该病的病因和护理方法的认知程度。

4.治疗原则及主要措施

治疗以保持口腔清洁、局部涂药、对症处理为主,注意水分及营养的补充,严重者可全身用药。

（二）常见护理诊断/问题

（1）口腔黏膜受损：与口腔炎症有关。

（2）体温过高：与口腔炎症有关。

（3）疼痛：与口腔黏膜糜烂、溃疡有关。

（4）营养失调——低于机体需要量：与疼痛引起拒食有关。

（5）知识缺乏——患儿及其家属长缺乏口炎的预防及护理知识。

（三）护理措施

1.促进口腔黏膜愈合

（1）口腔护理：鼓励多饮水，进食后漱口，保持口腔黏膜湿润和清洁。鹅口疮患儿宜用2%碳酸氢钠溶液清洗；疱疹性口炎水疱破溃形成的溃疡面可用3%过氧化氢溶液或0.1%依沙吖啶（利凡诺）溶液清洗。清洗口腔每日2~4次，以餐后1小时左右为宜，动作应轻、快、准，以免引起呕吐。对流涎者，及时清除流出物，保持周围皮肤干燥、清洁，避免引起皮肤湿疹及糜烂。

（2）正确涂药：涂药前先清洗口腔，然后用无菌纱布或干棉球放在颊黏膜腮腺管口处或舌系带两侧，以隔断唾液，再用干棉球将病变部黏膜表面吸干净后方能涂药，涂药后嘱患儿闭口10分钟，然后取出隔离唾液的纱布或棉球，不可立即漱口、饮水或进食。小婴儿不配合时可直接涂药。在清洁口腔及局部涂药时应注意手法，用棉签在溃疡面上滚动式涂药，切不可摩擦，以免扩大创面或疼痛加重。

①鹅口疮患儿局部涂抹10万~20万 U/mL 制霉菌素鱼肝油混悬溶液，每日2~3次。

②疱疹性口炎患儿局部可涂碘苷（疱疹净）抑制病毒，也可喷西瓜霜、锡类散、冰硼散等，预防继发感染可涂2.5%~5%金霉素鱼肝油。

③溃疡性口炎患儿局部可涂5%金霉素鱼肝油、锡类散等。

2.发热的护理

密切监测体温变化，发热者给予松解衣服、多饮水等物理降温，必要时遵医嘱给予药物降温。

3.饮食护理

以高热量、高蛋白、含丰富维生素的温凉流质或半流质饮食为宜，避免摄入刺激性或粗硬食物。对因口腔黏膜糜烂、溃疡引起疼痛影响进食者，可按医嘱在进食前局部涂2%利多卡因。对不能进食者，应给予肠道外营养，以确保能量与水分的供给。

4.健康指导

向家长讲解口炎相关知识；指导家长食具专用，做好清洁消毒工作，鹅口疮患儿的食具应用5%碳酸氢钠溶液浸泡半小时后再煮沸消毒；示教清洁口腔及局部涂药的方法；纠正患儿吮指、不刷牙等不良习惯，培养进食后漱口的卫生习惯；宣传均衡营养对提高抵抗力的重要性，避免偏食、挑食，培养良好的饮食习惯。

第二节　呼吸系统疾病患儿的护理

一、急性上呼吸道感染

急性上呼吸道感染是指由各种病原引起的上呼吸道的急性感染,简称上感,俗称"感冒",是小儿最常见的疾病。该病主要侵犯鼻、鼻咽和咽部,根据主要感染部位不同,又可诊断为急性鼻炎、急性咽炎、急性扁桃体炎等。全年均可发生,冬春季节为高峰。

(一)病因

各种病毒和细菌均可引起。90%以上是病毒,常见的有鼻病毒、呼吸道合胞病毒、流感病毒、副流感病毒、腺病毒、柯萨奇病毒、冠状病毒等。也可继发细菌感染,常见的有溶血性链球菌,其次为肺炎链球菌、流感嗜血杆菌等。肺炎支原体不仅可引起肺炎,也可引起上呼吸道感染。

婴幼儿时期由于上呼吸道的解剖生理和免疫特点而易患本病。患有先天性心脏病、维生素 D 缺乏性佝偻病、营养不良、贫血、维生素 A 缺乏,以及锌、铁缺乏或免疫缺陷等病,或有被动吸烟、环境不良及护理不当等往往容易反复发生上呼吸道感染或使病程迁延。

(二)临床表现

1.一般类型

(1)症状:

①局部症状:主要是鼻咽部症状。出现流涕、鼻塞、打喷嚏、咽部不适、轻咳等,多于3~4天自然痊愈。

②全身症状:不同程度的发热、烦躁不安、头痛、纳差、乏力、全身不适等。部分患儿可伴有呕吐、腹泻、腹痛等消化道症状。腹痛多为脐周阵发性疼痛,无压痛,多为肠痉挛所致,若腹痛持续存在,多为并发急性肠系膜淋巴结炎。

婴幼儿起病急,以全身症状为主,常有消化道症状,局部症状较轻。多有发热,体温可达39~40℃,起病1~2天内可因高热引起惊厥。

(2)体征:体检可见咽部充血,扁桃体肿大,颌下淋巴结肿大、触痛。肺部听诊一般正常。肠道病毒感染者出现不同形态皮疹。

2.两种特殊类型上呼吸道感染

见表5-2。

表5-2　两种特殊类型上呼吸道感染

	病原体	好发季节	疾病特点	病程
疱疹性咽峡炎	柯萨奇 A 组病毒	夏秋季	急起高热、咽痛、流涎、厌食、呕吐等。可见咽充血,咽腭弓、悬雍垂、软腭等处可见多个直径 2~4mm 灰白色疱疹,周围有红晕,1~2日后疱疹破溃形成小溃疡	1 周左右

	病原体	好发季节	疾病特点	病程
咽结合膜热	腺病毒3型、7型	春夏季	散发或发生小流行。以发热、咽炎、结膜炎为特征。表现为高热、咽痛、眼部刺痛,体检可见咽部充血,一侧或双侧滤泡性眼结合膜炎,颈部或耳后淋巴结肿大	1~2周

3.并发症

婴幼儿多见。可并发中耳炎、鼻窦炎、咽后壁脓肿、颈淋巴结炎、喉炎、支气管炎、肺炎等。年长儿若患 A 组 β 型溶血性链球菌咽峡炎可引起急性肾小球肾炎、风湿热等疾病。

(三)辅助检查

病毒感染者外周血白细胞计数正常或偏低,中性粒细胞减少,淋巴细胞计数相对升高。细菌感染者外周血白细胞可升高,中性粒细胞升高。病毒分离、血清学检查可明确病原。

(四)治疗

1.一般治疗

病毒性上呼吸道感染者,应告诉患儿家长该病的自限性和治疗目的,防止交叉感染及并发症。注意休息、居室通风、多饮水。

2.抗感染治疗

(1)抗病毒药物:主张早期应用。抗病毒药物常用利巴韦林(病毒唑)。部分中药制剂有一定的抗病毒疗效。

(2)抗菌药物:细菌性上呼吸道感染或病毒性上呼吸道感染继发细菌感染者可选用抗生素治疗。

3.对症治疗

(1)高热可予以物理、药物降温。

(2)发生高热惊厥者可予以镇静、止惊等处理。

(五)常见护理诊断/问题

(1)体温过高:与上呼吸道炎症有关。

(2)舒适的改变:与咽痛、鼻塞等有关。

(3)潜在并发症——惊厥、中耳炎、支气管炎、肺炎等。

(六)护理目标

(1)患者体温下降至正常范围内。

(2)患者咽痛、鼻塞、流涕等症状减轻或消失。

(3)及时发现并处理并发症。

(七)护理措施

1.一般护理

(1)保持室温 18~22℃,湿度 50%~60%,注意通风,保持室内空气清新。保证患儿有足够的休息时间。鼓励患儿多喝水,给予清淡、易消化、高维生素饮食,宜少食多餐并经常变换食物种类。入量不足者,进行静脉补液。

（2）鼻塞的护理：鼻塞严重时应先清除鼻腔分泌物，然后用 0.5％麻黄素液滴鼻，每次 1～2滴；对因鼻塞而妨碍吸吮的患儿，宜在哺乳前 15 分钟滴鼻，保证吸吮。

（3）口腔护理：保持口腔清洁，为减轻疼痛，不宜吃过烫及刺激性饮食，可用温淡盐水或复方硼酸溶液漱口。注意观察咽部充血、水肿、化脓情况，及时发现病情变化。咽部不适时可给予润喉含片或雾化吸入。

2.治疗配合

密切监测体温变化，体温达 38.5℃以上时应给予物理降温措施，如头部冷湿敷、枕冰袋，在颈部及腹股沟处放置冰袋，30％～50％的酒精擦浴（新生儿禁用）或用冷盐水灌肠。物理降温效果不佳或无条件物理降温时可予退热剂，如口服对乙酰氨基酚等。注意保证患儿摄入充足的水分，及时更换汗湿衣服，避免因受凉而使症状加重或反复。

3.观察病情

密切观察病情变化，一般每 4 小时测量体温并准确记录，若体温过高或有热性惊厥史需1～2小时测体温一次。发生热性惊厥时，配合医生及时予以镇静、止惊等处理。在护理患儿时应经常检查口腔黏膜的改变、皮肤有无皮疹，注意咳嗽的性质及神经系统症状等，以便能早期发现麻疹、猩红热、百日咳及流行性脑脊髓膜炎等急性传染病及有无支气管炎、肺炎等。

二、肺炎

肺炎是指各种不同的病原体及其他因素（如吸入羊水，动、植物油及过敏反应等）所引起的肺部炎症。以发热、咳嗽、气促、呼吸困难和肺部固定湿啰音为主要临床表现。肺炎是婴幼儿时期的常见病，一年四季均可发生，以冬春季节多见，本病不仅发病率高，病死率也高，占我国儿童死亡原因的第一位，是我国儿童保健重点防治的"四病"之一。

肺炎尚无统一分类法，目前常用以下几种分类方法。

（1）按病理分类：大叶性肺炎、支气管肺炎和间质性肺炎。

（2）按病因分类：病毒性肺炎、细菌性肺炎、支原体肺炎、衣原体肺炎、真菌性肺炎、非感染病因引起的肺炎（吸入性肺炎、过敏性肺炎）等。

（3）按病程分类：①急性肺炎：病程在 1 个月以内。②迁延性肺炎：病程在 1～3 个月。③慢性肺炎：病程在 3 个月以上。

（4）按病情分类：①轻症肺炎：以呼吸系统症状为主，无全身中毒症状。②重症肺炎：除呼吸系统严重受累外，其他系统也受累，全身中毒症状明显。

还可按临床表现是否典型分为典型性肺炎和非典型性肺炎；按发生地区分为社区获得性肺炎和院内获得性肺炎。

临床上如病原体明确，则按病因分类，以便指导治疗，否则按病理分类。

（一）病因

最常见为病毒和细菌，或细菌与病毒"混合感染"。发达国家以病毒感染为主，最常见的是呼吸道合胞病毒，其次为腺病毒、流感和副流感病毒等。发展中国家以细菌感染为主，以肺炎链球菌多见。近年来肺炎支原体、衣原体和流感嗜血杆菌肺炎有增多趋势。

(二)病理生理

病原体常由呼吸道入侵,少数由血行入肺。其病理改变以肺组织充血、水肿、炎症细胞浸润为主,影响通气和换气功能,导致缺氧及二氧化碳潴留,加之病原体毒素和炎症产物作用,从而造成各系统发生一系列病理生理改变。

1.呼吸系统

由于通气和换气障碍,可导致低氧血症和二氧化碳潴留,为代偿缺氧,患儿呼吸频率与心率增快;为增加呼吸深度,辅助呼吸肌参与呼吸运动,出现鼻翼翕动和三凹征,严重者可出现呼吸衰竭。

2.循环系统

可发生心肌炎、心力衰竭及微循环障碍。缺氧和 CO_2 潴留可使肺小动脉反射性收缩,肺循环压力升高,致使右心负荷加重,加之病原体和毒素的作用,可引起中毒性心肌炎,导致心力衰竭。肺动脉高压和中毒性心肌炎是诱发心力衰竭的主要原因。重症患儿还可出现微循环障碍。

3.神经系统

缺氧和 CO_2 潴留可使脑毛细血管扩张,毛细血管壁通透性增加,引起脑水肿。病原体和毒素的作用亦可引起脑水肿。

4.消化系统

缺氧和病原体毒素的作用,使胃肠功能发生紊乱,出现腹泻、呕吐,严重者可引起中毒性肠麻痹和消化道出血。

5.酸碱平衡失调

缺氧时体内需氧代谢障碍,酸性代谢产物增加,加之高热、进食少等因素,常引起代谢性酸中毒。同时,由于 CO_2 潴留可发生呼吸性酸中毒,所以,重症肺炎常出现混合性酸中毒。

(三)护理评估

1.健康史

新生儿应询问出生史,是否有缺氧、羊水或胎粪吸入史。婴幼儿应了解近期有无上呼吸道感染或麻疹、百日咳等呼吸道传染病接触史。询问发病时间、起病急缓、病情轻重及病程长短等。了解有无营养不良、维生素 D 缺乏性佝偻病、先天性心脏病及免疫功能低下等病史。

2.身体状况

(1)轻症肺炎:仅表现为呼吸系统的症状和相应的肺部体征。主要表现为发热、咳嗽、气促和肺部出现固定的中、细湿啰音。①发热:热型不一,多数为不规则热,亦可为弛张热或稽留热,早产儿、重度营养不良儿可不发热。②咳嗽:较频,初为刺激性干咳,极期咳嗽略减轻,恢复期咳嗽有痰,新生儿、早产儿仅表现为口吐白沫。③气促:呼吸可达 40~80 次/分,重者可有鼻翼翕动、点头呼吸、三凹征、唇周发绀。④典型体征为肺部可闻及较固定的中、细湿啰音,新生儿、小婴儿常不易闻及湿啰音。除上述症状外,患儿常有精神不振、食欲减退、烦躁不安、轻度腹泻或呕吐等全身症状。

(2)重症肺炎:除全身中毒症状及呼吸系统的症状加重外,尚出现循环、神经、消化系统的功能障碍。

①循环系统:常见心肌炎、心力衰竭,前者主要表现为面色苍白、心动过速、心音低钝、心律失常及心电图 ST 段下移、T 波平坦或倒置。后者表现为突然呼吸困难加重,呼吸频率加快(>60 次/分);心率增快(幼儿>160 次/分、婴儿>180 次/分);突然极度烦躁不安,明显发绀,面色发灰;心音低钝、奔马律;颈静脉怒张;肝脏短期内迅速增大等。

②神经系统:轻症表现为精神萎靡或烦躁不安,脑水肿时出现意识障碍、惊厥、前囟膨隆,可有脑膜刺激征,呼吸不规则,瞳孔对光反射迟钝或消失。

③消化系统:轻者表现为食欲减退、呕吐、腹泻等,发生中毒性肠麻痹时,表现为严重腹胀,呼吸困难加重,肠鸣音消失。有消化道出血时,可吐咖啡渣样物,大便潜血试验阳性或柏油样便。

早期合理治疗者并发症少见,若延误诊断或病原体致病力强者,可引起脓胸、脓气胸及肺大疱等。

3.心理-社会支持状况

评估患儿是否有因发热、缺氧等不适及环境陌生、与父母分离等因素而产生焦虑和恐惧心理。家长是否有因患儿住院时间长、知识缺乏等产生焦虑不安、抱怨的情绪。了解患儿既往是否有住院的经历,家庭经济情况如何。

4.辅助检查

(1)实验室检查:①血常规:病毒性肺炎白细胞计数大多正常或降低,可见异型淋巴细胞;细菌性肺炎白细胞总数及中性粒细胞常升高,并有核左移,胞质中可见中毒颗粒。②病原学检查:取鼻咽拭子或气管分泌物等标本做病毒分离或细菌培养,有助于明确病原体。③C-反应蛋白(CRP):细菌感染时,血清 CRP 浓度多上升,非细菌性感染者则上升不明显。

(2)胸部 X 线:支气管肺炎早期有肺纹理增粗,逐渐出现大小不等的斑片状阴影,可融合成片,以双肺下野、中内带多见,可伴有肺不张或肺气肿。

5.治疗原则及主要措施

以控制感染、改善肺的通气功能、对症治疗和防治并发症为主。

(1)控制感染:确诊为细菌感染或病毒感染继发细菌感染者应使用抗生素。

①用药原则:a.根据病原菌选用敏感药物。b.选用的药物在肺组织中应有较高的浓度。c.早期用药。d.联合用药。e.足量、足疗程,重者宜静脉联合用药。

②根据不同病原选择药物:a.肺炎链球菌:首选青霉素或阿莫西林。b.金黄色葡萄球菌:首选苯唑西林钠,耐药者选用万古霉素。c.流感嗜血杆菌:首选阿莫西林加克拉维酸(或加舒巴坦)。d.肺炎支原体:首选大环内酯类抗生素如红霉素等。病毒性肺炎可选用利巴韦林(病毒唑)、α-干扰素等抗病毒药物等。

③用药时间:抗生素用至体温正常后 5～7 天,临床症状基本消失后 3 天。

(2)对症治疗:降温、止咳、平喘、改善低氧血症,纠正水、电解质及酸碱平衡紊乱。

(3)糖皮质激素的应用:中毒症状明显或严重喘憋、脑水肿、感染性休克、呼吸衰竭者,可短期应用地塞米松,疗程 3～5 天。

(4)防治并发症:合并心力衰竭者应予以吸氧、镇静、强心、利尿和血管活性药物;合并中毒性脑病者应予镇静、止惊、降颅压和促进脑细胞恢复等药物处理;合并中毒性肠麻痹时,给予禁食、胃肠减压,也可给予酚妥拉明等;并发脓胸、脓气胸者宜早期引流。

(5)其他:恢复期可用红外线照射、超短波治疗等物理疗法促进肺部炎症吸收。

(四)常见护理诊断/问题

(1)气体交换受损:与肺部炎症有关。

(2)清理呼吸道无效:与呼吸道分泌物过多,痰液黏稠、体弱无力排痰有关。

(3)体温过高:与病原体感染有关。

(4)营养失调——低于机体需要量:与摄入不足、消耗增加有关。

(5)潜在并发症——心力衰竭、中毒性脑病、中毒性肠麻痹等。

(五)护理目标

(1)患儿气促、发绀症状逐渐改善以至消失,呼吸平稳。

(2)患儿能顺利咳出痰液,呼吸道通畅。

(3)患儿住院期间体温恢复正常。

(4)患儿摄入足够热量,使其体重不减或略有增加。

(5)患儿不发生并发症或有并发症发生时得到及时发现和妥善处理。

(六)护理措施

1.改善呼吸功能

(1)保持病室环境安静与舒适:定时打开门窗通风换气(应避免对流),保持室内空气新鲜。室温控制在 18～22℃,湿度 55%～60% 为宜。定期空气消毒,防止病原体播散。按不同病原体或病情轻重分室居住,以防交叉感染。

(2)保证患儿休息,避免哭闹:被褥要轻暖,穿衣不要过多,内衣应宽松,以免影响呼吸;勤换尿布,保持皮肤清洁,使患儿感觉舒适,以利于休息。急性期应卧床休息,各项护理操作集中进行,尽量使患儿安静,以减少氧耗。

(3)给氧:有低氧血症表现,如气促、发绀者应尽早给氧。一般采用鼻导管给氧,氧流量为 0.5～1L/min,氧浓度不超过 40%;缺氧明显者可用面罩给氧,氧流量为 2～4L/min,氧浓度为 50%～60%;出现呼吸衰竭时,应使用人工呼吸器或机械通气给氧。对于新生儿、婴幼儿,不主张持续高流量吸氧,氧浓度应＜60%,以免氧中毒。

(4)遵医嘱使用抗生素和抗病毒药物:以消除肺部炎症,改善呼吸功能,并注意观察药物的疗效和不良反应。

2.保持呼吸道通畅

(1)根据病情采取相应的体位:病情许可的情况下,可进行体位引流,如半卧位或高枕卧位,以利于呼吸运动和上呼吸道分泌物排出;胸痛的患儿可鼓励其患侧卧位以减轻疼痛;指导患儿进行有效的咳嗽,排痰前协助转换体位,帮助清除呼吸道分泌物。

(2)协助翻身拍背以助排痰:方法为五指并拢、稍向内合掌,呈空心状,由下向上、由外向内地轻拍背部,边拍边鼓励患儿咳嗽,借助重力和震动作用促使呼吸道分泌物排出,拍背力量应适度,以不引起患儿疼痛为宜,拍背时间为 10 分钟,一般在餐前或餐后 2 小时进行为宜。

(3)及时清除患儿口鼻分泌物:对于痰液黏稠者给予雾化吸入,每日 2～3 次,每次约 20 分钟,指导患儿深呼吸以达最佳雾化效果;必要时予以吸痰,吸痰不宜在患儿进食后 1 小时内进行,以免引起恶心、呕吐,吸痰压力应＜40.0kPa。

(4)遵医嘱给予祛痰剂、平喘剂。

3.维持体温正常

发热者要密切监测体温变化,采取相应的护理措施。

4.补充营养及水分

鼓励患儿多饮水,给予营养丰富、易消化的流质或半流质饮食,应少量多餐,哺喂时应耐心,以免呛入气管发生窒息。重症不能进食者,可遵医嘱给予静脉输液,输液时要严格控制输液量和滴注速度,最好使用输液泵,保持液体均匀滴入,以免发生心力衰竭。

5.密切观察病情

(1)当患儿出现烦躁不安、面色苍白、喘憋加重、呼吸＞60次/分、心率＞160～180次/分、心音低钝、肝脏短时间内迅速增大时,应考虑肺炎合并心力衰竭,应立即给予半坐卧位、吸氧、减慢输液速度并报告医生,做好抢救准备。

(2)若患儿出现烦躁或嗜睡、惊厥、昏迷、呼吸不规则等颅内高压表现时,应考虑中毒性脑病,应立即报告医生,遵医嘱使用镇静、止惊和减轻脑水肿等药物。

(3)观察有无腹胀、肠鸣音是否减弱或消失,观察呕吐物的性质、是否有便血,以便及时发现中毒性肠麻痹及胃肠道出血。

(4)若患儿发热持续不退或退而复升、中毒症状加重,出现剧烈咳嗽、呼吸困难、胸痛、发绀加重等表现,应考虑并发脓胸或脓气胸,立即协助医生做好胸膜腔穿刺或胸腔闭式引流的准备工作。

6.健康指导

指导家长合理喂养,提倡母乳喂养;多做户外运动,提高机体的抗病力;注意保暖,避免受凉;养成良好的个人卫生习惯,减少呼吸道感染的发生;教会家长处理呼吸道感染的方法,使患儿的疾病在早期能得到及时处理。

(七)护理评价

评价患儿:①呼吸是否平稳,气促、发绀症状是否改善以至消失。②能否有效咳出痰液,保持呼吸道通畅。③住院期间体温是否恢复正常。④有无发生并发症或并发症发生时是否被及时发现,得到妥善处理。

第三节　循环系统疾病患儿的护理

一、先天性心脏病

先天性心脏病简称先心病,是胎儿期心脏及大血管发育异常所致的先天畸形。我国每年出生的婴儿先心病发病率为5‰～8‰。在各种先心病中以室间隔缺损最常见,占所有先心病例的25％～30％,其次为房间隔缺损、动脉导管未闭及法洛四联症等。先天性心脏病的表现主要有：心力衰竭、青紫、杵状指(趾)、红细胞增多症、蹲踞、肺动脉高压、发育障碍以及一些其他的症状。其中有 60% 在满 1 周岁之前死亡。

(一)病因及发病机制

一般认为妊娠早期(5~8 周)是胎儿心脏发育最重要的时期，先天性心脏病发病原因很多，遗传因素仅占 8% 左右，而占 92% 的绝大多数则为环境因素造成，如妇女妊娠时服用药物、病毒感染、环境污染、射线辐射等都会使胎儿心脏发育异常。尤其妊娠前 3 个月感染风疹病毒，会使孩子患上先天性心脏病的风险急剧增加。

1.胎儿周围环境因素

妊娠早期子宫内病毒感染以风疹病毒感染后，多见常引起动脉导管未闭及肺动脉口狭窄，其次为柯萨奇病毒感染，可引起心内膜弹力纤维增生症。

2.遗传因素

5% 先心病患儿发生于同一家族，其病种相同或近似可能由于基因异常或染色体畸变所致。这也是主要的导致先天性心脏病的原因。

3.环境因素

高原地区，动脉导管未闭及房间隔缺损发病率较高。先天性心脏病的原因可能与缺氧有关，有些先心病有性别倾向性。

(二)临床表现

先天性心脏病的临床表现主要取决于畸形的大小和复杂程度。

1.主要症状与体征

(1)经常感冒、反复呼吸道感染，易患肺炎。

(2)生长发育差、消瘦、多汗。

(3)吃奶时吸吮无力、喂奶困难，或婴儿拒食、呛咳，平时呼吸急促。

(4)儿童诉说易疲乏、体力差。

(5)口唇、指甲青紫或者哭闹或活动后青紫，杵状指趾。

(6)喜欢蹲踞，易晕厥、咯血。

(7)听诊发现心脏有杂音。

2.临床分类

根据血流动力学结合病理生理变化，可分为三类：

(1)无分流型：左、右两侧无分流，无发绀，如肺动脉口狭窄、主动脉狭窄、主动脉缩窄、原发性肺动脉扩张、原发性肺动脉高压或右位心等。

(2)左向右分流型：在左、右心腔或主、肺动脉间有异常通道，左侧压力高于右侧，左侧动脉血通过异常通道进入右侧静脉血中，如心房间隔缺损、室间隔缺损、动脉导管未闭。一般无发绀，若在晚期发生肺动脉高压，有双向或右到左分流时，则出现发绀。

(3)右向左分流型：右心腔或肺动脉内压力异常升高，血流通过异常通道流入左心腔或主动脉。一般出生后不久即有发绀，如法洛四联症、三尖瓣闭锁、永存动脉大动脉转位等。

(三)辅助检查

1.检查项目

心脏超声心动、心电图、X 线检查、心脏导管检查、CT。

2.检查目的

了解心脏内结构,为疾病诊断提供依据。

(1)心脏超声心动检查:可了解心房、心室和大血管的位置、形态、轮廓、搏动。超声心动图为一种非损伤、无痛检查法,可精确显示心脏内部结构及血流方向,是目前最常用的先天性心脏病的诊断方法之一。

(2)心电图:可准确反映心脏位置,心房、心室有无肥厚,以及心脏传导系统的情况。

(3)X线检查:可有肺纹理增加或减少、心脏增大。但是肺纹理正常,心脏大小正常,并不能排除先天性心脏病。

(4)心脏导管检查:是先天性心脏病进一步明确诊断和决定手术前的重要检查方法之一。通过导管检查,了解心腔及大血管不同部位的血氧含量和压力变化,明确有无分流及分流的部位。

(5)CT:目前常用的非创伤性的多排螺旋 CT 有助于诊断。

(6)心血管造影:通过导管检查仍不能明确诊断而又需考虑手术治疗的患儿,可做心血管造影。观察心房、心室及大血管的形态、大小、位置以及有无异常通道或狭窄、闭锁不全等。

(四)诊断

一般通过症状、体征、心电图、X线和超声心动图即可做出诊断,并能估计其血流动力学改变、病变程度及范围,以制订治疗方案。对合并多种畸形、复杂疑难的先天性心脏病,专科医生会根据情况,有选择地采取三维 CT 检查、心导管检查或心血管造影等检查手段,了解其病变程度、类型及范围,综合分析做出明确的诊断,并指导制订治疗方案。

(五)治疗

有手术治疗、介入治疗和药物治疗等多种。根据病情选择何种治疗方法以及选择正确的手术时机,主要取决于先天性心脏畸形的范围及程度。无分流类或者左到右分流类,经过及时通过手术,效果良好,预后较佳。右至左分流或复合畸形者,病情较重者,手术复杂困难,部分患儿由于某些心脏结构发育不完善而无法完全矫正,只能行姑息性手术减轻症状、改善生活质量。先心病的外科手术方法主要根据心脏畸形的种类和病理生理改变的程度等综合因素来确定,手术方法可分为:根治手术、姑息手术、心脏移植三类。

(六)护理

1.一般护理

(1)护理评估:

①评估患儿出生后各阶段的生长发育状况以及常见表现:喂养困难、哭声嘶哑、易气促、咳嗽、潜伏性青紫或持续性青紫,青紫的程度及与活动的关系。

②评估患儿身体状况,患儿的一般情况与心脏畸形的部位和严重程度有关。检查患儿是否有体格发育落后、皮肤发绀、苍白、杵状指(趾)、脉搏增快,呼吸急促,鼻翼翕动和三凹征等。

③评估患儿心功能的情况。对≥3 岁的患儿进行 6 分钟步行试验(6MWT):要求患儿在平直的走廊里尽可能快地行走,测定其 6 分钟的步行距离。根据观察 6MWT 步行距离(6MWD)及做功(体重与 6MWD 乘积),以及 6MWT 前后呼吸频率(RR)、心率(HR)、收缩压(SBP)和舒张压(DBP)等指标变化;同时进行平板运动试验(TET),分析 6MWD、6MWT 做功

与 TET 代谢当量(METs)之间的相关性。将心力衰竭划分为轻、中、重三个等级。

④询问患儿目前服用药物的名称、剂量及用法,评估患儿有无药物不良反应,询问患儿有无明确药物过敏史。

⑤评估患儿当前实验室检查结果以及是否行心电图、24 小时动态心电图、超声心动图检查及其结果等。

⑥心理-社会状况:评估患儿及其家属的心理-社会状况及患儿对疾病的认知状况,经济情况、合作程度,以及有无焦虑、悲观情绪。

(2)根据病情适当活动,集中操作,避免情绪激动过度哭闹,有心功能不全者应卧床休息,取半卧位。

(3)给予高蛋白、高热量、富含维生素、易消化饮食,少食多餐,水肿期控制钠的摄入。

(4)病情观察:

①持续心电监护,密切观察心律及心率变化,如发现心律失常、异位心律、室颤等,应立即报告医生。

②密切观察患儿的血压变化。先天性心脏病常因血容量不足、心肌缺血、心肌收缩无力和外周阻力改变而引起血压异常。血容量不足引起的低血压需及时补充血容量,心肌收缩无力引起的低血压可应用洋地黄、多巴胺等药物增强心肌收缩力,支持心功能。血压过高,易增加心脏负荷及心肌耗氧量,可酌情应用血管扩张。

③每 24 小时评估心电监护电极贴附部位皮肤情况,必要时予以更换电极部位,以免造成皮肤损伤。

④密切观察并记录周围循环情况,观察患儿周身皮肤的颜色、温度、湿度、动脉搏动情况以及口唇、甲床、毛细血管和静脉充盈情况。

⑤体温监测:体温对心血管影响较大,先天性心脏病术后需持续监测体温变化,术后体温<35℃应保暖复温,以免耗费体力,增加心率和加重心脏负担。待体温逐渐回升至正常体温时,及时撤除保暖措施。若体温高热达 39℃,可使心肌耗氧量增加,常是术后心动过速的原因,故患儿体温>38℃,应立即采取预防性降温措施。

⑥记录出入量,维持每天出入量的均衡。术后患儿一般不严格限制水的摄入,但对于应用洋地黄类、利尿剂的患儿及心力衰竭的患儿仍应限制水的摄入。室间隔缺损较大的患儿控制液体入量尤为重要,这对于减轻心脏前负荷,防止肺水肿有重要意义。具体的,液量应控制在 $80\sim100mL/(kg \cdot d)$,儿童应控制在 $1000\sim1200mL/(m^2 \cdot d)$。水肿者每日清晨空腹测体重。责任护士向患儿及其家属详细讲解出入量的记录方法。责任护士用量杯校正患儿水杯及尿杯的刻度。关于尿量的记录,告知患儿家属要把每次尿量用校正后的尿杯准确测量后记录下来,如患儿使用纸尿裤,病房提供电子秤,纸尿裤使用前后均要称重,相减后就是患儿的尿量。关于入量的记录,告知患儿家属每次用校正的水杯喝水并记录,经口的食物如米饭、菜、水果等要分开用电子秤称重,责任护士再根据食物含水量表把患儿记录的食物克数核算成含水量并记录。

2.专科护理

(1)根据心功能,每 2~4 小时测量脉搏一次,每次 1 分钟,注意脉搏节律,必要时听心率、心音。

(2)呼吸困难时,给予氧气吸入。

(3)注意保护性隔离,避免交叉感染。

(4)保持大便通畅,排便时不宜过力。

(5)用药护理指导:

①服用强心苷类药物后,应注意观察药物的作用,如呼吸平稳、心音有力、脉搏搏动增强。观察强心苷毒性反应,如胃肠道、神经、心血管反应。服用利尿剂,注意患儿的尿量的变化。

②退热药:一般体温>38.5℃使用,发热及服用退热药后注意适当增加饮水量。

③当患儿有痰时,除服用化痰药外,还应鼓励其自行咳嗽排痰。

④抗生素药物:出院后根据病情服用3～5天,若出现鹅口疮,可用2.5％碳酸氢钠涂口腔,制霉菌素片研磨调糊状涂口腔。

⑤利尿剂:氢氯噻嗪、呋塞米、布美他尼、螺内酯(安体舒通)。按医嘱服用,注意尿量。根据心功能情况决定增减量。不能突然停药。停用利尿剂后应定期请医生复查,避免出现心功能不全。长期服用利尿剂,应注意定期复查血电解质。

⑥补钾药:10％枸橼酸钾。遵医嘱服用,不能多服。密切注意用药后反应,如果出现特殊情况如肢体麻木、乏力、精神淡漠等一定要及时就医。

(6)检查护理指导:

①心电图:运动、饱餐、吸烟、浓茶等对心电图检查结果有影响应避免,检查前请安静休息10分钟以上;检查时请平躺在检查床上,露出手腕、脚踝、胸部,双手自然放在身体两侧,全身放松,心情平静,选择需要穿易于穿脱的宽松衣服,去除装饰物,有电极片患儿应将其摘除。检查中切勿讲话或改变体位。

②超声心动:患儿取左侧卧位或平卧位。危重患儿检查应在床旁进行。小儿哭闹或不配合时,需镇静,如患儿1～3岁,需药物镇静,如静脉推注地西泮(安定),或口服水合氯醛等。

③心导管检查:尽量消除患儿的顾虑和紧张不安的情绪。检查前6小时内不宜进食,以防在检查过程中发生呕吐。检查前半小时适当给予镇静药,青紫重的病儿还应吸氧,根据检查的需要备皮,一般为双侧锁骨上和或双侧腹股沟。全麻患儿术前当日晨禁食、水。术后卧床休息24小时,观察血压、脉搏、呼吸、体温、心率及心律变化。观察伤口有无疼痛、肿胀、渗血及感染等并发症发生

(7)心理护理:对患儿关心爱护、态度和蔼,建立良好的护患关系,消除患儿的紧张情绪。对患儿及其家属解释病情和检查、治疗经过,取得他们的理解和配合。

(七)健康教育

(1)指导家属给予患儿高热量、清淡、易消化的乳类、瘦肉、鱼虾等食品,饮食以普食、半流质、高蛋白、低盐、高纤维素饮食为主,少量多餐,勿暴饮暴食,避免食用刺激性食物。进食优质食物,如菜汤、蒸蛋、肉末、各种水果,进食量要控制,少食多餐。心功能低下及术后持续有充血性心力衰竭者,应少钠盐。

(2)重症患儿不宜过度地运动,以免额外增加心脏负担。

(3)要避免感染,避免孩子到人多拥挤的环境,家中经常开窗通风,空气消毒。

(4)青紫型先心病患儿喜欢屈曲或下蹲体位,这是代偿缺氧的表现,不可强行改变,以免发

生危险。

（5）检查前准备及注意事项：①选择易于穿脱的宽松衣服。②去除装饰物，有电极片患儿应将其摘除。③年龄小患儿尽量选择饱餐及睡眠时行检查，避免哭闹，必要时给予药物镇静。

（6）减少去人多场所，外出时戴口罩，并随天气变化及时增减衣物。

（7）遵医嘱服药，每次服用强心药前测量脉搏数，若出现心率降低者应停服。

（8）术后定期称体重，短期内体重增加明显者要加用利尿剂。

（9）疾病相关知识：如何预防先天性心脏病。

①适龄婚育：医学已经证明，35岁以上的孕妇发生胎儿基因异常的风险明显增加。因此最好在35岁以前生育。如果无法做到这一点，那么建议高龄孕妇必须接受严格的围产期医学观察与保健。

②备孕前要做好心理、生理状态的调节。如果女性有吸烟、饮酒等习惯，至少在怀孕前半年就要戒烟酒。

③加强对孕妇的保健特别是在妊娠早期积极预防风疹、流感等风疹病毒性疾病。孕妇应尽量避免服用药物，如必须使用，必须在医生指导下进行。

④孕期尽量少接触射线、电磁辐射等不良环境因素。

⑤孕期避免去高海拔地区旅游。因为已经发现高海拔地区的先天性心脏病发生率明显高于平原地区，可能与缺氧有关。

（10）出院指导：

①饮食调养：一般的先天性心脏病患儿手术后回到家中，饮食除注意补充营养、合理搭配、易消化外，不必限制钠盐。复杂畸形、心功能低下及术后持续有充血性心力衰竭者，应控制盐的摄入，每天控制在2～4g。家属应给予患儿少食多餐，不可过饱，更不可暴饮暴食，尽量控制零食、饮料，以免加重心脏负担。

②生活调理：a.患儿的住房应阳光充足，清洁干净，温暖舒适，定期开窗通风换气，床铺要保持清洁干净、舒适，患儿要勤更衣，防止皮肤感染。b.患儿切口结痂自行脱落后可擦澡或洗澡，但不要用刺激性的肥皂，不要用力摩擦切口处皮肤。若发现切口有红、肿、胀痛的感觉或有流水，出现发热时，应尽快去医院检查有无切口感染。c.半年内不能有剧烈活动，并注意保暖，防止感冒，减少到公共场所活动，防止感染疾病。d.父母要尽快纠正过于保护和溺爱患儿的行为，增加其自信心，鼓励其多与同龄人接触，通过玩耍，建立正常的人际关系，消除自卑、孤独心理，降低患儿对家人的过分依赖。e.患儿家属带患儿定期复查，有异常情况及时随诊，或及时咨询我科医生，出院带药给患儿按时按量服用。

③用药护理：先天性心脏病手术后心功能恢复较好者一般不需要用强心利尿剂。复杂畸形及重度肺动脉高压或心功能差的患儿遵医嘱使用强心、利尿或扩血管药。出院前应问清楚所服药物的名称、剂量、服药时间、可能出现的不良反应及处理方法，不可随意乱服药，以免发生危险。服用地高辛的患儿，家属在给患儿服药前测脉搏、心率，遵医嘱，定期复查，不得擅自服药。

④特殊护理：出院1年内，尽量平卧位，不宜侧卧，以免影响胸骨的正常愈合。家属要注意纠正患儿不正确姿势。

⑤功能锻炼：a.一般的先天性心脏病患儿手术后回到家中应避免过度活动，家属根据患儿

具体病情限制活动量,切不可放任不管,以免过度活动,加重心脏负担。b.术前心功能三级及以上、心脏重度扩大和重症动脉高压的患儿心脏恢复需较长时间,出院后不要急于活动,随病情恢复,适当增加活动量,要避免剧烈的体育活动,活动量以不出现疲劳为度。c.要练习扩胸运动,防止鸡胸。婴幼儿有时难以避免会发生鸡胸,但是不要慌张,因为其是由于胸骨愈合过程受到心脏跳动影响而形成,随年龄增长和胸肌发育症状会明显改善。

⑥出院后也要定期到医院复查 X 线胸片、心电图等以了解其恢复情况。

二、病毒性心肌炎

病毒性心肌炎是指病毒侵犯心脏所引起的以心肌炎症性病变为主要表现的疾病,部分病例可伴有心包炎和心内膜炎。其病理特征为心肌细胞的坏死或变性,儿童期的发病率尚不确切。引起儿童心肌炎常见的病毒有柯萨奇病毒 B1～B6 型、埃可病毒、脊髓灰质炎病毒、腺病毒、流感和副流感病毒、麻疹病毒、单纯疱疹病毒以及流行性腮腺炎病毒等。本病的发病机制尚不完全清楚,一般认为与病毒对心肌细胞的直接损害和病毒触发人体自身的免疫反应而引起的心肌损害有关。

(一)护理评估

1.健康史

询问近期有无呼吸道、消化道病毒感染史和传染病接触史;有无发热、心前区不适、胸闷、乏力症状;评估饮食、睡眠及活动耐力情况。

2.身体状况

(1)症状:表现轻重不一。部分病例起病隐匿,有乏力、活动受限、心悸、心前区不适或胸痛等症状,少数重症患者可发生心力衰竭、严重的心律失常、心源性休克,可在数小时或数日内死亡。部分病例呈慢性进程,可演变为扩张型心肌病。

(2)体征:心脏轻度扩大,伴心动过速、心律失常、心音低钝及奔马律。反复心力衰竭者心脏明显扩大;发生心源性休克者出现脉搏细弱、血压下降。

3.心理-社会支持状况

评估患儿及其家属长对本病的了解程度,能否配合医院的治疗和护理,是否有焦虑及恐惧心理等。

4.辅助检查

(1)心肌损害的血生化指标:病程早期血清磷酸激酶(CK)及其同工酶(CK－MB)、乳酸脱氢酶(LDH)、血清谷草转氨酶(SGOT)均升高。心肌肌钙蛋白 T(cTnT)升高,具有较高的特异性。

(2)心电图:心肌受累时出现 ST 段改变和 T 波低平。可发生各种不同程度的心律失常,包括各种期前收缩、室上性和室性心动过速、房颤、室颤、二度或三度房室传导阻滞等。

(3)病原学检查:疾病早期可从咽拭子、血液、粪便中分离出病毒,但需结合血清抗体测定才更有意义。

(4)心肌活体组织检查:仍被认为是诊断的"金标准"。

(5)PCR:在疾病早期可通过 PCR 技术检测出病毒核酸。

5.治疗原则及主要措施

主要措施有休息和改善心肌营养,可应用大剂量维生素 C、泛醌(CoQ_{10})、1,6-二磷酸果糖、维生素 E、复合维生素 B 等。病毒感染早期可抗病毒治疗;发生心源性休克、严重心律失常、心力衰竭时可使用糖皮质激素。

(二)常见护理诊断/问题

(1)活动无耐力:与心肌受损、收缩无力、组织供氧不足有关。

(2)潜在并发症——心律失常、心力衰竭、心源性休克。

(3)知识缺乏——患儿及其家长缺乏本病的治疗、护理等相关知识。

(三)护理措施

1.休息以减轻心脏负荷

急性期需卧床休息,至体温正常后 3～4 周。恢复期继续限制活动量,一般总休息时间不少于 6 个月。重症患儿心脏扩大、心力衰竭者,应适当延长卧床时间,待心力衰竭控制、心脏情况好转后,再逐渐开始活动。

2.密切观察病情,及时发现和处理并发症

密切观察和记录患儿精神状态、面色、心率、心律、呼吸、体温和血压变化。有明显心律失常者应进行连续心电监护,如发现有严重心律失常或心力衰竭表现,应立即报告医生,及时采取处理措施。

3.用药护理

应用洋地黄制剂时剂量应偏小,并注意观察药物作用效果。

4.健康指导

向患儿及其家属长介绍本病的病因、治疗及护理相关知识;强调患儿休息的重要性;出院后需继续应用抗心律失常药物者,应让患儿及其家属长了解常用抗心律失常药物名称、剂量、用药时间及不良反应,告知出院后定期门诊复查的时间。

第四节 泌尿系统疾病患儿的护理

一、急性肾小球肾炎

急性肾小球肾炎(AGN)简称急性肾炎,是一组病因不一,临床表现为急性起病,多有前驱感染,以血尿为主,伴有不同程度的蛋白尿,可有水肿、高血压或肾功能不全等特点的肾小球疾病。本病多数发生于 A 组 β 型溶血性链球菌感染之后,被称为急性链球菌感染后肾小球肾炎(APSGN);而由其他病原体感染后引起的急性肾炎,称为急性非链球菌感染后肾炎。临床所谓急性肾炎通常指前者而言。发病率一般为 10%～12%,近 20 年来本病发病率已明显下降,多见于 5～14 岁儿童,特别是 6～7 岁,小于 2 岁者少见,男女比例 2:1。

(一)病因和发病机制

本病是由链球菌中的"致肾炎菌株"感染后引起的免疫复合物性肾炎,呼吸道和皮肤感染为主要前期感染。除 B 溶血性链球菌外,其他细菌如金黄色葡萄球菌、肺炎链球菌和革兰氏阴性菌等也可致病。此外,流行性感冒病毒、腮腺炎病毒、乙型肝炎病毒、柯萨奇病毒 B4 和埃可病毒 9 型、肺炎支原体、真菌、钩端螺旋体、立克次体和疟原虫等也可导致急性肾炎。A 组 β 型溶血性链球菌感染后导致肾炎的发病机制,系机体对链球菌的某些抗原成分产生抗体,抗原抗体结合形成循环免疫复合物,此种循环免疫复合物不易被吞噬清除,沉积于肾小球基底膜上并激活补体系统,引起免疫和炎症反应,使基底膜损伤,致血液成分漏出毛细血管,从而尿中出现蛋白、红细胞、白细胞和各种管型。与此同时,细胞因子等又能刺激肾小球内皮和系膜细胞肿胀、增生,严重时可有新月体形成,毛细血管管腔闭塞,使肾小球滤过率降低,出现少尿、无尿,严重者可发生急性肾衰竭。因滤过率降低,水钠潴留,细胞外液和血容量增多,临床上出现不同程度的水肿、循环充血和高血压,严重者可出现高血压脑病。

(二)治疗

本病无特异疗法,主要是对症处理,清除残留感染灶,加强护理,注意观察和防止急性期合并症,保护肾功能。

1.休息

急性期应卧床 2～3 周,休息至水肿消退、血压降至正常、肉眼血尿消失。

2.饮食

水肿、高血压者限制钠盐的摄入,有氮质血症者限蛋白的入量,有尿少、循环充血者须限水的摄入。

3.抗感染

有感染灶时应用青霉素肌内注射 10～14 天;避免使用肾毒性药物。

4.对症治疗

(1)利尿:经控制水、盐摄入量后仍有水肿、少尿或高血压者给予利尿剂,一般用氢氯噻嗪每天 1～2mg/kg,分 2～3 次口服;口服效果差及重症者用呋塞米肌内注射或静脉注射,每次 1～2mg/kg,每 6～8 小时一次。静脉注射剂量过大时可有一过性耳聋。

(2)降压:经上述处理血压仍持续升高,当舒张压高于 90mmHg 时应给降压药,首选硝苯地平:初始剂量 0.25mg/(kg·d),最大剂量不超过 1mg/(kg·d),分 3 次口服或舌下含服。卡托普利:初始剂量 0.3～0.5mg/(kg·d),最大剂量 5～6mg/(kg·d),分 3 次口服,与硝苯地平交替使用效果更佳。

5.高血压脑病

首选硝普钠,5～20mg 加入 5%葡萄糖液 100mL 中,以 1μg/(kg·min)速度静脉滴注。此药滴入后即起降压效果,应严密监测血压,随时调节滴速,但最快不得超过 8μg/(kg·min)。滴注时应使用专用避光注射器、输液管等,以免药物遇光分解。

6.严重循环充血

应严格限制水、钠摄入量和用强效利尿剂(如呋塞米)促进液体排出;如已发生肺水肿则可用硝普钠(剂量同前)扩张血管降压;对难治病例可采用腹膜透析或血液滤过治疗。

7.急性肾衰竭

主要的治疗是使患儿能度过少尿期(肾衰期),使少尿引起的内环境紊乱减少至最低程度。

具体措施有维持水电平衡,及时处理水过多、高钾血症和低钠血症等危及生命的水、电解质紊乱,必要时采用透析治疗。

(三)护理评估

1.健康史

(1)询问患儿血压情况及病前 1～4 周有无上呼吸道或皮肤感染史。

(2)了解患儿目前有无发热、乏力、头痛、呕吐及食欲缺乏等全身症状。

(3)了解患儿水肿开始时间、持续时间、发生部位、发展顺序及程度。

(4)了解患儿 24 小时排尿次数及尿量、尿色。

(5)询问目前药物治疗情况,用药的种类、剂量、疗效及不良反应等。

2.身体状况

轻者可无临床症状,仅见镜下血尿;重者可呈急进性过程,短期内出现肾功能不全。

(1)前驱感染:秋冬季是 APSGN 的发病高峰期,发病前多有呼吸道或皮肤链球菌前驱感染史,尤以咽扁桃体炎常见,也可见于猩红热;夏秋季则为皮肤感染多见。呼吸道感染至急性肾炎发病为 6～12 天,而皮肤感染则稍长,为 14～28 天。

(2)典型表现:起病时可有低热、食欲减退、疲倦、乏力、头晕、腰部钝痛等非特异症状。部分患者尚可见呼吸道或皮肤感染病灶。主要表现如下:

①水肿:为最常见和最早出现的症状。70％患儿有非凹陷性水肿,呈下行性分布,初期多为眼睑及颜面部水肿,渐波及躯干、四肢,重者 2～3 天遍及全身。一般多为轻、中度水肿。

②血尿:起病几乎都有血尿。轻者仅有镜下血尿;30％～50％患儿有肉眼血尿,呈茶褐色或烟蒂水样(酸性尿),也可呈洗肉水样(中性或弱碱性尿)。肉眼血尿多在 1～2 周(少数持续 3～4 周)即转为镜下血尿,而镜下血尿一般持续数月,运动后或并发感染时血尿可暂时加剧。

③蛋白尿:程度不等,有 20％可达肾病水平。蛋白尿患者病理上常呈严重系膜增生。

④高血压:30％～80％患儿可有高血压。一般学龄前儿童＞120/80mmHg,学龄儿＞130/90mmHg,多为轻度或中度升高。一般在 1～2 周内随尿量增加而恢复正常。

⑤尿量减少:肉眼血尿严重者可伴有尿量减少。

(3)急性期严重并发症:

①严重循环充血:常发生在起病 1 周内。由于水钠潴留,血浆容量增加而出现循环充血,轻者仅有轻度呼吸增快、肝大;严重者表现为明显气急、端坐呼吸、咳嗽、咯粉红色泡沫痰,两肺布满湿啰音,心脏扩大,心率增快,有时可出现奔马律等症状。少数可突然发生病情急剧恶化。

②高血压脑病:常发生在疾病早期,血压(尤其舒张压)骤升(往往在 150～160mmHg/100～110mmHg 以上),超过脑血管代偿性收缩机制,使脑组织血液灌注急剧增多而致脑水肿。临床上出现头痛、烦躁不安、恶心呕吐、一过性失明,严重者突然出现惊厥和昏迷。

③急性肾功能不全:常发生于疾病初期,出现少尿或无尿等症状,引起暂时性氮质血症、电解质紊乱和代谢性酸中毒。一般持续 3～5 日,在尿量逐渐增加后,病情好转。若持续数周仍不恢复,则预后严重。

(4)非典型表现:

①无症状性急性肾炎:为亚临床病例,有前驱感染病史,患儿仅有镜下血尿或仅有血清 C3

降低,无其他临床表现。

②肾外症状性急性肾炎:少数患儿有水肿和(或)高血压,有时甚至出现高血压脑病或严重循环充血,而尿液的改变轻微或正常。

③以肾病综合征为表现的急性肾炎:以急性肾炎起病,但水肿和蛋白尿突出,伴轻度低蛋白血症和高胆固醇血症,呈肾病综合征表现。

3.辅助检查

(1)尿液检查:尿蛋白(+~+++),镜下除见多少不等的红细胞外,可见透明、颗粒或红细胞管型。

(2)血液检查:①轻度贫血;血沉增快。②血清抗链球菌抗体(如抗链球菌溶血素 O、抗透明质酸酶、抗脱氧核糖核酸酶)升高,提示有新近链球菌感染,是诊断链球菌感染后肾炎的依据。③血清总补体(CH50)及 C3 在病程早期显著下降,多在 6~8 周恢复正常。④少尿期有轻度氮质血症,尿素氮、肌酐暂时升高。

4.心理-社会状况

了解患儿及其家属长的心态及对本病的认知程度。患儿多为年长儿,心理压力来源较多,除因疾病和治疗对活动及饮食严格限制的压力外,还有来自家庭和社会的压力,如中断了日常与同伴的玩耍或不能上学而担心学习成绩下降等,会产生紧张、忧虑、抱怨等心理,表现为情绪低落、烦躁易怒等;学龄期患儿的老师及同学因缺乏本病的有关知识,会表现出过度关心和怜悯,使患儿产生自卑心理。家长因缺乏本病的有关知识,担心转为慢性肾炎影响患儿将来的健康,可产生焦虑、失望等心理。

(四)常见护理诊断/问题

(1)体液过多:与肾小球滤过率下降有关。

(2)活动无耐力:与水钠潴留、血压升高有关。

(3)潜在并发症——高血压脑病、严重循环充血、急性肾衰竭。

(4)知识缺乏:患儿及其家属长缺乏本病的护理知识。

(五)预期目标

(1)住院期间患儿尿量增加、水肿消退。

(2)住院期间患儿血压维持在正常范围,患儿乏力有所减轻,活动耐力逐渐增强。

(3)住院期间患儿无高血压脑病、严重循环充血及肾衰竭等情况发生或发生时得到及时发现与处理。

(4)患儿及其家属长了解限制活动的意义及饮食调整方法,积极配合治疗及护理。

(六)护理措施

1.利尿、降低血压、控制水盐摄入

凡经限制水、盐摄入量后水肿、少尿仍很明显或有高血压、全身循环充血者,遵医嘱给予利尿剂、降压药。应用利尿剂前后注意观察体重、尿量、水肿变化并做好记录,尤其是静脉注射呋塞米后要注意有无电解质紊乱和低血容量性休克等现象;应用硝普钠应现用现配,放置 4 小时后即不能再用,整个输液系统须用黑纸或铝箔包裹遮光。快速降压时必须严密监测血压、心率和药物的不良反应。观察患儿有无恶心、呕吐、情绪不安、头痛和肌痉挛。

2.休息和饮食管理

(1)休息:要向患儿及其家属长强调休息的重要性。休息可减轻心脏负担,增加心排血量,使肾血流量增加,提高肾小球滤过率,减少水钠潴留,减少潜在并发症的发生;同时能降低毛细血管血压,减轻水肿。一般起病 2～3 周内应卧床休息,待水肿消退、肉眼血尿消失、血压降至正常后,可下床轻微活动或户外散步;1～2 个月内活动量宜加限制,3 个月内避免剧烈活动;尿内红细胞减少、血沉降至正常可上学,但需避免体育活动;Addis 计数正常后恢复体力活动。

(2)饮食管理:尿少水肿时期,限制钠盐摄入,严重病例钠盐限制于每日 60mg/kg;有氮质血症时应限制蛋白质的入量,每日 0.5g/kg;为满足儿童能量的需要须供给高糖饮食;水分一般以不显性失水加尿量计算。在尿量增加、水肿消退、血压正常后,需恢复正常饮食,以保证儿童生长发育的需要。

3.密切观察病情变化

(1)观察尿量、尿色:准确记录 24 小时出入水量,应用利尿剂时每日测体重,每周留尿标本送尿常规检查 2 次。患儿尿量增加,肉眼血尿消失,提示病情好转。如尿量持续减少,出现头痛、恶心、呕吐等,要警惕急性肾衰竭的发生,除限制钠、水入量外,应限制蛋白质及含钾食物的摄入,以免发生氮质血症及高钾血症;要绝对卧床休息以减轻心脏和肾脏的负担,并做好透析前的心理护理。

(2)观察水肿情况:注意水肿情况和部位,每日或隔日测体重一次。

(3)观察血压变化:若出现血压突然升高、剧烈头痛、呕吐、眼花等,提示高血压脑病,配合医生除应用降压药物外给予镇静剂,脑水肿时给予脱水剂。

(4)密切观察呼吸、心率、脉搏等变化:警惕严重循环充血的发生。如发生循环充血应将患儿安置于半卧位,吸氧,严格控制液体摄入,遵医嘱给予强心药。

4.健康教育

向患儿及其家属长宣传本病是一种自限性疾病,强调限制患儿活动是控制病情进展的重要措施,尤以前 2 周最为关键;同时说明本病的预后良好、锻炼身体、增强体质、避免或减少上呼吸道感染是本病预防的关键,一旦发生了上呼吸道或皮肤感染,应及早应用抗生素彻底治疗。

(七)护理评价

经过治疗及护理,患儿尿量是否增加,水肿是否逐渐消退,血压能否维持在正常范围;住院期间是否有并发症发生,出现并发症是否得到及时处理;患儿及其家属长是否掌握休息、饮食的调控方法。

二、泌尿道感染

泌尿道感染(UTI)俗称尿路感染,指病原体直接侵入尿路,在尿液中生长繁殖,并侵犯尿路黏膜或组织而引起损伤。

(一)病因及发病机制

1.致病菌

泌尿道感染的致病菌多数为革兰阴性菌,其中 80%～90% 由大肠杆菌所致,其次为变形杆菌、克雷白杆菌,少数为粪链球菌和金黄色葡萄球菌。

2.感染途径

(1)上行感染。

(2)血型感染。

(3)淋巴感染。

(4)直接感染。

3.易感因素

(1)小儿解剖生理特点:小儿输尿管长而且弯曲,管壁弹力纤维发育不全,容易扭曲而发生尿液潴留。女婴尿道短,尿道口接近肛门,易被粪便污染,膀胱输尿管反流使细菌易于进入肾实质。

(2)泌尿道抵抗感染功能缺陷,如 SIgA 生成不足,使尿中 SIgA 浓度降低,增加发生泌尿道感染的机会。

(二)临床表现

1.急性尿路感染

因年龄、感染部位及病情轻重临床表现不同,小儿时期尿路感染症状多不典型,且年龄越小则全身症状越明显。

(1)新生儿期:以全身症状为主,如发热或体温不升、苍白、食欲缺乏、呕吐、腹泻及体重不增等,伴有黄疸者较多见,部分患儿可有嗜睡、烦躁甚至惊厥,尿路刺激症状不明显。

(2)婴幼儿期:发热为最突出表现,拒食、呕吐、腹泻等全身症状也较为明显,常伴有排尿时哭闹,尿布有臭味和顽固性尿布疹,尿路刺激症状随年龄增长而趋明显。

(3)儿童期:与成人症状相近。上尿路感染时,有发热、寒战、腹痛,多伴有尿路刺激症状,部分患儿可有血尿或蛋白尿;下尿路感染时,全身症状多缺乏,主要表现为尿频、尿急、尿痛等尿路刺激症状,可有终末血尿及遗尿。

2.慢性尿路感染

病程多在 6 个月以上,症状轻重不等,可从无明显症状直至肾衰竭。反复发作者可表现为面容憔悴、倦怠无力、食欲缺乏、体重降低、间歇性低热和进行性贫血,尿路刺激症状可无或间歇出现;部分患儿常以血尿、高血压、长期低热就诊,易误诊;女孩还可表现为无症状菌尿,易漏诊,但B超、静脉肾盂造影或核素肾图检查都会发现肾脏有瘢痕形成,该类患儿多合并有尿路畸形。

3.无症状菌尿

是指临床无症状,中段尿培养菌落数$\geq 10^5$/mL 的有意义菌尿。

(三)辅助检查

(1)尿常规。

(2)尿培养及菌落计数是诊断泌尿道感染的重要证据,两者须在抗生素应用之前同标本送检。

(3)尿涂片找菌。

(4)肾功能测定包括血尿素氮、肌酐、肌酐清除率等测定。

(5)X线检查如静脉肾盂造影、排泄性膀胱造影等。

(6)超声波检查如腹部B超及泌尿系B超。

(7)其他如肾核素造影和CT扫描等。

(四)诊断

(1)尿路感染的临床症状,如尿频、尿急、尿痛或高热、腰痛等。

(2)离心尿白细胞大于或等于5个/高倍镜或见大量白细胞及脓细胞,蛋白微量,可见管型。

(3)中段尿培养菌落计数大于或等于10万CFU/mL。

(4)膀胱穿刺尿培养阳性。

(5)离心尿沉渣涂片革兰染色,细菌大于1个/油镜视野。

具有典型的尿路感染症状加白细胞尿/脓尿加一次真性菌尿检出即可确诊泌尿道感染。

(五)治疗

(1)控制症状,根除病原体,祛除诱发因素,预防复发。

(2)急性期应卧床休息,鼓励多饮水,勤排尿,以利于细菌和炎性分泌物的排出。

(3)正确选用有效抗菌药物。注意在应用抗生素前,需做尿细菌培养,待培养结果出来后针对性选用抗生素。

(六)护理

1.护理评估

(1)评估患儿的意识、精神状况,测量生命体征、身高、体重。

(2)询问患儿的既往史、过敏史、手术史、家族史。

(3)询问患儿的饮食情况、大小便状况、睡眠情况。

(4)评估患儿有无发热、排尿哭闹、腰痛等表现,男孩有无包皮过长等。

(5)了解实验室检查结果,如尿常规及尿培养的情况,以及X线检查结果等。

(6)评估患儿及其家属的心理-社会支持状况。

2.护理措施

(1)一般护理:保持病房内干净、整齐、舒适,保持室内的空气流通、新鲜,每日开窗通风,2次/日,每次15~30分钟。温度最好保持在18~22℃,湿度最好保持在50%~70%,同时注意保暖,避免上呼吸道感染以及受潮受凉。病房内要进行紫外线照射消毒,2次/日,以及用10‰含氯的消毒液拖地。患儿进行口腔护理,2次/日,要根据患儿的实际情况来选择不同的漱口液,如生理盐水、制霉菌素、西吡氯铵含漱液等。要保持皮肤清洁、完整,定时翻身,防止压疮。

(2)病情观察:

①观察体温的变化:若患儿体温在37.2℃以上,可以采用物理方法降温;若体温在38.5℃以上,遵医嘱给予药物降温。退热处理后如有大量出汗、虚脱等表现,应及时通知医生,给予相应的处理。

②观察患儿有无恶心、食欲减退等消化道症状,以及有无血尿、尿少、药物疹等。有无头痛、腰痛等不适。及时通知医生,给予相应处理。

(3)用药护理:根据药物敏感试验结果选择抗生素,应注意抗生素的毒副作用,尤其是肾毒性作用。如细菌耐药或存在尿路畸形,应及时调换药物,必要时联合用药。遵医嘱用药,注意药物的不良反应,如服用磺胺类药物时应多饮水,并口服碳酸氢钠以碱化尿液,减轻药物的不良反应,增加疗效。

(4)留取尿培养的护理:尿培养标本通常采集清晨首次新鲜中段尿。在留尿的前一天晚上睡觉前用清洁温水清洗尿道口后,给患儿换上干净内裤。第二天清晨排尿前再用3%硼酸溶液清洗尿道口后,让患儿排尿,将准备好的无菌容器打开瓶盖准备留尿,刚开始的一段尿弃去,留取排尿过程中间的一段清洁尿液(即清洁中段尿)10～20mL于无菌容器中,即可加盖后送检。在此过程中,家属尤其要注意操作,不能污染无菌容器,否则会影响化验结果。对于不能配合的婴幼儿可用无菌尿袋收集尿标本,收集到的尿标本应在30分钟内送检。如不能马上送检,应放置在4℃冰箱内,以防细菌在尿液中繁殖,影响尿培养结果。

3.健康教育

应给予易消化的含足够热量、蛋白质和维生素的饮食,以增强机体抵抗力。发热患儿宜给予流质或半流质饮食。鼓励患儿多饮水,以促进细菌及毒素从尿中排出。向患儿及其家属介绍本病的特点及预防知识,指导家属为婴儿勤换尿布,保持臀部清洁。女孩清洗外阴时从前向后擦洗,单独使用洁具。幼儿不穿开裆裤。男孩注意包茎的污垢积存,勤换内裤。清洗最好用流动水清洗。根治蛲虫病,减少感染因素。急性期需卧床休息,待病情好转可适量活动。

按时用药,定期复查,防止复发与再感染。在抗生素治疗疗程结束后每个月随访一次,复查尿常规及尿培养,连续3个月,如无复发可认为治愈。反复发作的患儿每3～6个月复查一次,检查2年或更长时间。

第五节　神经系统疾病患儿的护理

一、癫痫

癫痫是神经系统常见疾病之一,是由于大脑神经元异常过度或同步化放电所引起的发作性的、突然的、一过性的体征和(或)症状。癫痫发作是指大脑神经元过度异常放电引起的突然的、短暂的症状或体征,临床表现为意识、运动、感觉、精神或自主神经功能障碍。小儿癫痫的患病率约为3.45‰。

(一)病因及发病机制

1.病因

(1)特发性(原发性)癫痫:是指除可能与遗传性有关外,无其他可寻的病因。如儿童及少年失神性癫痫、少年肌阵挛性癫痫、儿童良性癫痫伴中央颞区棘波等。

(2)症状性(继发性)癫痫:即具有明确脑部损害或代谢障碍的癫痫。如脑发育异常、中枢神经系统感染、脑血管病、颅脑外伤、缺氧性脑损伤、代谢紊乱、中毒等。

(3)隐源性癫痫:是指虽疑为症状性癫痫但尚未找到病因者。这类癫痫约占癫痫人数的60%。

2.诱发因素

内分泌紊乱、发热、疲劳、睡眠不足、饥饿、饮酒、情绪激动、过度换气、过度饮水、过敏反应、预防接种以及声、光刺激等均可诱发某些癫痫发作。

(二)临床表现

癫痫发作的表现形式取决于其病灶起源的位置和定位于大脑的某一部位。我国小儿神经学术会议将癫痫发作分为局灶性发作和全面性发作。

1.局灶性发作

神经元过度放电始于一侧大脑半球内,临床发作和脑电图均于局部开始。

(1)单纯局灶性发作:发作中无意识和知觉损害。

①运动性发作:多表现为一侧某部位的抽搐,如肢体、手、足、口角、眼睑等处。

②感觉性发作:表现为发作性躯体感觉异常及特殊感觉异常,如针刺感、幻视、发作味觉异常等。

③自主神经症状性发作:自主神经症状,如心悸、腹部不适、呕吐、面色苍白或潮红、大汗、竖毛、瞳孔散大或大小便失禁等。

④精神症状发作:可表现为幻觉、记忆障碍、语言障碍、认知障碍、情感障碍或恐惧、暴怒等。

(2)复杂局灶性发作:这类发作都有不同程度的意识障碍,往往有精神症状,常伴反复刻板的自动症,如吞咽、咀嚼、舔唇、拍手、自言自语等。多见于颞叶和部分额叶的癫痫发作。

(3)局灶性发作继发全身性发作:由单纯局灶性或复杂局灶性发作泛化为全身性发作,也可由单纯局灶性发作发展为复杂局灶性发作,然后继发全身性发作。

2.全身性发作

神经元过度放电起源于两侧大脑半球,临床发作和脑电图均呈双侧异常。

(1)失神发作:典型失神发作表现为:发作时突然停止正在进行的活动,两眼凝视,持续数秒钟恢复,发作后可继续原来的活动,对发作不能回忆。

(2)强直-阵挛发作:临床最常见。主要表现是意识障碍和全身抽搐。

①强直期:发作时意识突然丧失,全身肌肉强直收缩,尖叫伴突然跌倒、呼吸暂停与发绀、双眼上翻、瞳孔散大。

②阵挛期:强直症状持续数秒至数十秒后出现较长时间反复的阵挛,即全身反复、节律性抽搐,口吐白沫,持续约30秒或更长时间后逐渐停止。

③昏睡期:发作后昏睡,醒后出现疼痛、嗜睡、乏力等现象。

(3)强直性发作:表现为持续而强烈的肌肉收缩,使身体固定于某种特殊体位,如头眼偏斜、双臂外旋、呼吸暂停、角弓反张等。

(4)阵挛性发作:发作时躯干、肢体或面部节律性抽动,无强直,伴意识丧失。

(5)肌阵挛发作:表现为全身或局部肌肉突然短暂收缩,如突然点头、身体前倾等,严重者可致跌倒。

(6)失张力发作:发作时肌肉张力突然短暂性丧失引起姿势改变,同时伴有意识障碍,表现头下垂、双肩下垂、屈髋屈膝或跌倒。

3.分类不明的发作

指由于资料不足,无法归为全身性发作和部分性发作。其中包括新生儿发作时的节律性眼运动,咀嚼式动作,游泳动作,呼吸暂停等。

癫痫持续状态:癫痫发作30分钟以上,或反复发作30分钟以上,发作期间意识不恢复者,称为癫痫持续状态。临床多见强直-阵挛持续状态。

(三)辅助检查

(1)脑电图检查:可以诊断癫痫和确定发作类型,为癫痫手术提供术前定位。

(2)头颅影像学检查:能清楚显示灰质、白质和基底节等脑实质结构。

(3)遗传代谢检查、基因分析等。

(四)诊断

诊断小儿癫痫主要根据病史及脑电图检查。体格检查及神经影像学检查可以帮助判断病因。

(五)治疗

1.病因治疗

若有明确病因,应积极治疗,如脑瘤、某些可治疗的代谢病。

2.抗癫痫药物治疗

合理使用抗癫痫药物治疗是当前治疗癫痫的最主要手段。先选择单种药物,从小剂量开始直至完全控制发作。如单药物控制不理想,可多种药物联合治疗。根据患儿发作类型选取药物,常用抗癫痫药物:丙戊酸钠、托吡酯、卡马西平、氯硝西泮、左乙拉西坦等。

3.手术治疗

适用于有明确局部致病灶的症状性癫痫,常用手术方法如颞叶病灶切除术、病变半球切除术等。

4.生酮饮食

对难治性癫痫及部分性癫痫综合征有效。

(六)护理评估

(1)评估患儿意识及精神状态、生命体征、身高、体重、头围、智力和运动发育水平、饮食、睡眠、大小便、自理能力的情况。

(2)评估患儿既往史(围产期情况,母亲妊娠史,感染、中毒、外伤史)、手术史、过敏史(尤其是抗癫痫药)、家族史(重点询问)。

(3)评估患儿癫痫发作情况,包括起病年龄、有无诱因、发作频率、持续时间、发作时有无乏氧征、发作后表现。询问患儿用药史,包括剂型、剂量、血药浓度。

(4)询问相关检查及结果:脑电图、头颅影像学、血尿代谢筛查及癫痫基因结果。

(5)评估心理-社会状况:患儿家属对疾病认识、经济状况、配合程度、心理状态等。

(七)护理措施

1.一般护理

(1)休息与活动:保持病房良好秩序,给患儿创造安静、舒适的环境,避免不良刺激;对患儿各项治疗和护理工作要集中进行;保证患儿充足的睡眠和休息,避免过度的兴奋和疲劳。

（2）饮食：合理安排饮食，营养全面均衡，定时定量，不要暴饮暴食，忌辛辣等刺激性食物，不饮酒、咖啡、浓茶等兴奋性饮料。

（3）预防感染：病室定时开窗通风；严格限制探视人数；与感染患儿分室居住，防止交叉感染。

（4）根据评估患儿的癫痫发作情况，提前备好吸氧及吸痰装置，必要时建立静脉通路。

2.病情观察

（1）观察生命体征：对于有高热惊厥史和热敏感的患儿应注意观察体温的变化，以防发热诱发癫痫发作；观察患儿有无乏氧征，注意患儿有无呼吸急促、面色青紫、口唇及甲床发绀等症状，必要时予低流量吸氧；注意观察瞳孔大小、对光反射及神志改变。

（2）观察患儿癫痫发作状态：发作时伴随症状、持续时间。

（3）观察患儿经抗癫痫治疗后，癫痫发作、智力和运动发育等情况的转归。

3.用药护理

（1）抗癫痫药物：发放口服抗癫痫药应剂量准确，按时发放，并协助家属给患儿服药；用药期间定时监测血药浓度，避免药物剂量不足导致发作控制不理想或过量引起中毒；服药期间定时监测血常规、肝肾功能；督促患儿按时服药，不可自行减量、停药；观察患儿用药期间的不良反应，如有异常，立即通知医生。

（2）镇静剂：静脉推注镇静剂时，应剂量准确，缓慢推注，并观察患儿的呼吸情况。

4.辅助检查的护理

影像学检查：①根据患儿情况，给予剥脱睡眠，告知患儿家属剥夺睡眠的重要性，并严格执行；②检查时应保持患儿心情平静，尽量保持身体各部位的静止不动；③不能配合检查、较小患儿、躁动患儿应携带镇静剂；④必要时摘下一切金属物品；⑤应由家属陪同检查。

5.癫痫发作时的急救

（1）保证患儿安全：当发现患儿发作有摔倒危险时，应迅速扶住患儿，顺势使其缓慢倒下，置患儿于床上，拉起床挡防止坠床。不可强行按压肢体以免引起骨折。同时呼叫旁人通知医生。

（2）保持呼吸道通畅：使患儿平卧，解开衣领，头偏向一侧，清理口腔分泌物，必要时吸痰，防止误吸及窒息；牙关紧闭时，不应强行撬开；观察患儿有无口唇发绀，必要时给予低流量吸氧。

（3）观察患儿神志、瞳孔、呼吸、脉搏及面色变化，记录患儿发作的时间、形式、持续时间。

（4）如癫痫发作不缓解，应立即建立静脉通路，准备遵医嘱给药。遵医嘱静脉注射地西泮时，应剂量准确，缓慢推注，推注速度为 1mg/min，同时注意患儿的呼吸变化；用脱水药物时，应快速静脉滴入，防止脑水肿引起脑疝。

（5）癫痫发作后患儿可有头痛、身体酸痛和疲乏等不适感，应让其充分休息。

6.心理护理

在护理患儿过程中，应给予患儿及其家属充分的关心、理解、尊重。鼓励癫痫患儿参加社会活动，增强自我意识及独立能力，扩大兴趣范围，建立乐观情绪，改善人际关系，促进患儿的身心健康。

父母是儿童个性形成的最重要的社会因素,父母的心理行为可影响儿童的个性发展。家属的焦虑情绪和过分保护患儿是引起和加重患儿心理障碍的原因。因此,要重视家属的心理帮助及支持,让家属认识到癫痫是一种可以治疗的疾病,通过系统正规的治疗,80%~90%的患儿可完全控制发作,且能与正常人一样生活、学习和工作。改变对癫痫的不正确态度,消除无知和误解,减轻患儿及其家属的心理负担。

7.健康教育

(1)向家属进行疾病知识的普及,介绍患儿目前的病情及治疗。

(2)指导家属合理安排患儿生活,培养其良好的生活习惯,保证充足的睡眠和休息。患儿精神要愉快,情绪要稳定,避免过度的兴奋和疲劳。适度参加体育活动,对学龄儿童应与学校老师取得联系,得到老师与同学的配合,避免刺激、强度大的运动,如上体育课、军训等。外出旅游时应随身携带足量的抗癫痫药,并坚持服药。在癫痫未控制前,尽量避免去危险的场所,不要独自游泳、骑车、登高等。

(3)预防感染,不到人口密集的地方去,锻炼身体,增强免疫力。癫痫患儿出现高热应及时就诊,进行相应的治疗。

(4)饮食均衡,定时定量。注意合理配餐,保证营养供应。抗癫痫药能引起维生素 K、叶酸、维生素 D、钙和镁等物质的缺乏,平时应多食含有这些物质的食物。要避免暴饮暴食,忌辛辣刺激性食物,尽量不饮含兴奋剂的饮料,如茶、咖啡等。

(5)坚持服药,按时服药,是癫痫病治愈和好转的关键。要做好患儿及其家属的思想工作,使其对服药有正确的认识,自觉坚持服用药物。同时,在服药期间,要定期监测血象、肝肾功能、血药浓度等,防止药物不良反应的发生。同时还将药品的保管、切分方法等情况向家属做具体介绍。

(6)向患儿家属讲解癫痫发作时的处理方法。

二、化脓性脑膜炎

化脓性脑膜炎,简称化脑,是由各种化脓性细菌引起的脑膜炎症,部分患儿病变累及脑实质。本病是小儿,尤其是婴幼儿时期常见的中枢神经系统感染性疾病。临床上以急性发热、惊厥、意识障碍、颅内压升高和脑膜刺激征及脑脊液脓性改变为特征。随着脑膜炎球菌及流感嗜血杆菌疫苗、肺炎球菌疫苗的接种和本病诊治水平不断提高,本病发病率和病死率已明显下降。

(一)病因

本病常见的致病菌与患儿年龄关系密切。新生儿及 2 月龄以内的婴儿、原发性或继发性免疫缺陷者,多为大肠埃希菌和金黄色葡萄球菌;3 月龄至 3 岁儿童多为流感嗜血杆菌、脑膜炎球菌和肺炎链球菌;年长儿以脑膜炎球菌和肺炎链球菌多见。致病菌可以通过多种途径侵入脑膜。

(1)最常见的途径是通过血流,即菌血症抵达脑膜微血管。当小儿免疫防御功能降低时,细菌通过血脑屏障到达脑膜。致病菌大多由呼吸道侵入,新生儿的皮肤、胃肠道黏膜或新生儿脐部也常是致病菌的侵入部位。

(2)邻近组织器官感染,如中耳炎、乳突炎等扩散波及脑膜。

(3)与颅腔存在直接通道,如颅骨骨折、神经外科手术或脑脊膜膨出,细菌可因此直接进入蛛网膜下隙。

(二)临床表现

90%的化脓性脑膜炎患儿为5岁以下儿童,1岁以下是患病高峰年龄,一年四季均可发生。

1.典型表现

(1)感染中毒及脑功能障碍症状:发热,烦躁、易激惹,进行性加重的意识障碍;30%以上患儿有反复全身或局限性惊厥发作。

(2)颅内压升高:剧烈头痛、呕吐,婴儿则有前囟饱满与张力增高、头围增大等。合并脑疝者,可出现呼吸不规则、瞳孔不等大或突然意识障碍加重等体征。

(3)脑膜刺激征:颈项强直最常见,凯尔尼格征阳性、布鲁津斯基征阳性。

2.不典型表现

新生儿及3月龄以下小婴儿起病隐匿,常因缺乏典型的症状和体征而被忽略。主要表现如下:

(1)体温可高可低,甚至体温不升。

(2)颅内压升高的表现可不明显,幼婴不会诉头痛,可能仅有吐奶、尖叫或颅缝裂开。

(3)惊厥可不典型,如仅见面部、肢体局灶或多灶性抽动,或呈眨眼、呼吸不规则、屏气等各种不显性发作。

(4)脑膜刺激征不明显。

3.并发症

(1)硬脑膜下积液:发生率较高,多见于1岁以内的婴儿,是最常见的并发症。凡经有效治疗,48~72小时后脑脊液有好转,但体温不退或体温下降后再升高;或在一般症状好转后又出现意识障碍、惊厥、前囟隆起或颅内压升高等症状,应首先怀疑本症的可能性。硬脑膜下穿刺是直接的确诊手段。

(2)脑室管膜炎:多见于病初未及时诊断治疗的革兰氏阴性杆菌感染的婴儿,表现为治疗效果不理想,发热不退、惊厥频繁、意识障碍不改善,进行性加重的颈项强直。治疗大多困难,病死率及致残率高。

(3)脑积水:由脑膜炎造成的脑脊液循环障碍所致。表现为颅内压升高、脑功能障碍,前囟膨隆、颅缝开裂、额大面小、落日眼、头颅破壶音和头皮静脉扩张。

(4)其他:颅神经受累可致耳聋、失明等;脑实质受累可致瘫痪、智力低下或继发性癫痫。

(三)辅助检查

1.脑脊液检查

确诊本病的重要依据。外观混浊或呈脓性,压力升高;白细胞数增多达$1000\times10^6/L$以上,以中性粒细胞为主;糖明显降低,氯化物多降低,蛋白质显著升高。涂片革兰氏染色和培养可发现致病菌。

2.血常规

白细胞总数及中性粒细胞升高;严重感染时白细胞可不升高。

3.其他

血培养及头颅 CT 扫描等。

(四)治疗

1.抗生素治疗

化脓性脑膜炎预后严重,应力求在用药 24 小时之内杀灭脑脊液中的致病菌,故选择对致病菌敏感且易透过血-脑屏障的抗生素。急性期静脉用药,须早期、联合、足量、足疗程,对明确诊断而病原菌未确定的,目前多主张用第三代头孢菌素,如头孢噻肟、头孢曲松。病原菌明确后可按照药敏试验的结果选择敏感抗生素。疗程通常 10~14 天,若有并发症应延长疗程。

2.肾上腺皮质激素的使用

肾上腺皮质激素对多种炎症因子的产生有抑制作用,可减轻炎症反应和中毒症状,降低颅内高压,故在抗生素使用的同时,可予以地塞米松,连用 2~3 天。

3.并发症治疗

必要时予以穿刺、引流及理疗等措施。

4.对症支持治疗

维持水、电解质平衡,高热处理,降低颅内压,控制惊厥及感染性休克。

(五)常见护理诊断/问题

(1)体温过高:与细菌感染有关。

(2)有受伤的危险:与反复惊厥有关。

(3)营养失调:与摄入不足、呕吐、消耗增多等有关。

(4)潜在并发症——硬膜下积液、脑疝等。

(5)焦虑:与预后不良有关。

(六)护理措施

1.维持正常体温

每 4 小时测体温一次,并观察其热型及伴随症状。体温超过 38.5℃时,给予物理降温或药物降温,并在降温处置后 30 分钟测体温一次,并记录降温效果。鼓励患儿多饮水,必要时静脉补液。若小婴儿体温不升时则应注意保暖。

2.惊厥的护理

惊厥发作时,立即让患儿平卧,头偏向一侧,松解衣服和领口,及时清除患儿口鼻咽分泌物、呕吐物等,防止反流或误吸窒息。给予患儿口腔保护,防止舌咬伤。无家属陪伴的患儿应拉起床边护栏,避免惊厥发作时坠床。遵医嘱采取止惊措施,用药时注意观察呼吸和血压变化。

3.保证足够的营养

按患儿热量需要制订饮食计划,给予高蛋白质、高热量、高维生素且清淡、易消化的流质或半流质饮食,少食多餐,以防呕吐发生。频繁呕吐、不能进食者给予鼻饲或静脉营养。

4.协助降低颅内压

由于患儿对环境刺激极敏感,微小声音或光线刺激即可加重或发生颅内压升高,因此病室应尽量保持安静,避免光线刺激。患儿需要大量侵袭性治疗,最好集中进行,避免多次穿刺。

5.观察病情

(1)监测生命体征、防止并发症:需做到经常巡视并监测患儿生命体征及神志、瞳孔、肌张力变化。若患儿出现呼吸节律不规则、瞳孔不等大等圆、对光反射减弱或消失,提示脑疝及呼吸衰竭的存在,应及时给予急救处理。如患儿在治疗中发热持续不退或退而复升,前囟饱满、颅缝裂开、呕吐不止、反复惊厥发作应考虑存在并发症,应及时报告医生给予相应处理。硬膜下积液量较大时,应协助医生穿刺放液,放液量每次、每侧在 15mL 以内,根据致病菌注入抗生素,必要时外科引流;脑室管膜炎可行侧脑室穿刺引流,并注入抗生素;脑积水可手术治疗。

(2)做好急救准备:准备好氧气、吸引器、人工呼吸机、脱水剂、镇静剂、呼吸兴奋剂、硬脑膜下穿刺包及侧脑室引流包。

6.心理护理

对患儿及其家属长给予关心、安慰,多与他们沟通,取得其信任;介绍患儿的病情、治疗及护理方法,使其主动配合,树立战胜疾病的信心。及时解除患儿不适,鼓励他们说出内心的感受及需要询问的问题,并给予详细解答。

第六节　血液系统疾病患儿的护理

一、急性白血病

白血病是造血组织中某一血细胞系统过度增生,浸润到各组织和器官,从而引起一系列临床表现的恶性血液病,是我国最常见的小儿恶性肿瘤,发病率男孩高于女孩。急性白血病占 $90\%\sim95\%$,慢性白血病仅占 $3\%\sim5\%$。

(一)病因及发病机制

病因尚不完全清楚,可能与下列因素有关:

1.病毒感染

多年研究已证明属于 RNA 病毒的反转录病毒(又称人类嗜 T 细胞白血病病毒,HTLV)可引起人类 T 淋巴细胞白血病。

2.物理和化学因素

电离辐射可引起白血病;苯及其衍生物、氯霉素、保泰松、乙双吗啉和细胞毒药物均可诱发急性白血病。

3.遗传素质

白血病不属于遗传性疾病,但在家族中却可有多发性恶性肿瘤的情况。白血病的发生与遗传因素有关。

其发病机制可能与原癌基因的转化、抑癌基因畸变、细胞凋亡受抑等有关。

(二)临床表现

根据增生的白细胞种类不同,可分为急性淋巴细胞白血病(急淋,ALL)和急性非淋巴细胞白血病(急非淋,ANLL)两大类,小儿以急淋发病率高。目前,常采用形态学(M)、免疫学(I)和细胞遗传学(C),即 MIC 综合分型,以指导治疗和提示预后。

各种类型急性白血病的临床表现基本相同,大多起病较急,主要表现如下。

1.发热

多数患儿起病时有发热,热型不定。发热原因之一是白血病性发热,多为低热且抗生素治疗无效;另一原因是感染,多为高热。

2.贫血

出血较早并随病情发展而加重,表现为苍白、虚弱无力、活动后气促等。贫血主要是由于骨髓造血干细胞受到抑制所致。

3.出血

以皮肤和黏膜出血多见,表现为紫癜、瘀斑、鼻出血、齿龈出血、消化道出血和血尿。偶有颅内出血,是引起死亡的重要原因之一。

4.白血病细胞浸润引起的症状和体征

(1)肝、脾、淋巴结肿大:尤以急淋显著,可有压痛。纵隔淋巴结肿大时可致压迫症状如呛咳、呼吸困难和静脉回流受阻。

(2)骨、关节疼痛:多见于急淋,约25%患儿为首发症状,其中部分呈游走性关节痛,局部红肿多不明显,常伴有胸骨压痛。

(3)中枢神经系统白血病(CNSL):出现头痛、呕吐、嗜睡、视神经盘水肿等颅内压升高表现,可有脑神经麻痹、截瘫、惊厥甚至昏迷、脑膜刺激征等,脑脊液中可发现白血病细胞。因多数化疗药物不易透过血-脑屏障,故中枢神经系统便成为白血病的"庇护所",它是导致急性白血病复发的主要原因。

(4)绿色瘤:白血病细胞浸润眶骨、颅骨、胸骨、肋骨或肝、肾、肌肉等组织,在局部呈块状隆起而形成绿色瘤。

(5)睾丸白血病:表现为局部肿大、触痛,阴囊皮肤可呈红黑色。因化疗药物也不易进入睾丸,此处白血病可长期存在,因而常成为导致白血病复发的另一重要原因。

(6)其他:少数患儿有皮肤、心脏、肾脏、消化系统等浸润而出现相应的症状、体征。

(三)辅助检查

1.血常规

红细胞及血红蛋白均减少,呈正细胞正色素性贫血;网织红细胞数大多较低,少数正常;白细胞升高者占50%以上,其余正常或减少,分类以原始细胞和幼稚细胞占多数;血小板减少。

2.骨髓象

骨髓检查是确立诊断和评定疗效的重要依据。典型的骨髓象为该类型白血病的原始及幼稚细胞极度增生,幼红细胞和巨核细胞减少。

3.组织化学染色和溶菌酶检查

以协助鉴别白细胞类型。

(四)治疗

主要是以化疗为主的综合疗法,其原则如下。

(1)早期诊断、早期治疗。

（2）严格区分白血病类型,按照类型选用不同的化疗方案和相应的药物剂量。

（3）采用早期连续适度化疗和分阶段长期治疗的方针。

注意早期防治中枢神经系统白血病和睾丸白血病,加强支持疗法。持续完全缓解 2.5～3 年者方可停止治疗。

（五）常见护理诊断/问题

（1）体温过高:与大量白细胞浸润、坏死和(或)感染有关。

（2）潜在并发症——感染、出血、药物不良反应。

（3）活动无耐力:与贫血致组织缺氧及恶性疾病本身消耗有关。

（4）营养失调——低于机体需要量:与疾病消耗增加、食欲减退、摄入不足有关。

（5）疼痛:与白血病细胞浸润有关。

（6）预感性悲哀:与白血病危险程度、久治不愈有关。

（六）护理措施

1.维持正常体温

监测体温,观察热型及热度,遵医嘱给退热药,忌用安乃近和酒精擦浴,以免降低白细胞和增加出血倾向;观察降温效果,防治感染。

2.密切观察病情,防止并发症

（1）防治感染:感染是白血病患儿最常见和最危险的并发症,也是导致白血病患儿死亡的主要原因之一,因此,防治感染尤为重要。

①保护性隔离:a.应将白血病患儿安置在相对洁净无菌的病室内,与其他病种患儿分室居住;病室每日用紫外线灯照射一次,墙壁、地板每日用 1∶200 洗必泰溶液擦洗;粒细胞极低和免疫功能明显低下者应住单间,有条件者住空气层流室或无菌单人层流床。b.医护人员进入病室前须更换拖鞋及隔离衣、戴口罩,接触患儿前认真洗手(必要时以消毒液洗手)。c.训练患儿家长也按上述程序更换衣物及洗手后陪伴患儿。d.限制探视者人数和次数,感染者禁止探视。

②严格执行无菌操作:护理人员应具有严格的无菌观念,遵守操作规程。对粒细胞减少的患儿进行操作时(如静脉穿刺、肌内注射等)除需按常规消毒外,宜用浸过乙醇的无菌纱布覆盖局部皮肤 5 分钟再行穿刺。

③注意个人卫生:a.保持口腔清洁,进食前后应用温开水或漱口液漱口,宜用软毛牙刷或海绵,以免损伤口腔黏膜及牙龈,从而导致出血和继发感染。b.每日清洁鼻前庭并给洗必泰油膏或液状石蜡抹鼻。c.保持大便通畅,便后用温开水或盐水清洁肛周,以防肛周脓肿,肛周溃烂者,每日用高锰酸钾溶液坐浴。d.勤换衣裤,每日淋浴,减少皮肤感染。

④避免预防接种:免疫功能低下者,避免接种麻疹、风疹、水痘、流行性腮腺炎等减毒活疫苗和脊髓灰质炎糖丸,以防发病。

⑤观察感染早期征象:监测生命体征,检查皮肤有无破损、红肿,外阴及肛周有无黏膜糜烂、渗出、脓肿等;有无牙龈肿胀、咽红、咽痛等。发现感染先兆及时处理,遵医嘱用抗生素。

（2）防治出血:出血是白血病患儿死亡的又一主要原因。

①注意安全,避免出血:a.提供安全的生活环境,加强护理,避免碰伤、刺伤或摔伤出血。

b.禁食坚硬、多刺的食物,防止损伤口腔黏膜及牙龈出血。c.保持大便通畅,防止腹腔压力升高而诱发颅内出血。d.尽量减少肌内注射或深静脉穿刺抽血,各种穿刺后需按压穿刺部位10分钟,以防出血。

②观察出血表现,及时处理:观察神志、面色,皮肤有无瘀点(斑)及变化,监测生命体征及血小板数量变化。如有出血,应及时处理。

(3)用药护理:

①遵医嘱正确给药:a.化疗药物有较强的刺激性,注射前应确认静脉通畅方可注入,并注意输注速度;发现药液渗漏应立即停止注射,并用25%硫酸镁局部热敷;因患儿需长期静脉用药,要注意保护和合理使用静脉,一般从远端小静脉开始。b.某些药物(如门冬酰胺酶)可致过敏反应,用药前应询问用药史及过敏史,用药过程中注意观察有无过敏反应。c.光照可使某些药物(依托泊苷、替尼泊苷)分解,静脉滴注时应避光。d.鞘内注射时浓度不宜过高,药量不宜过多,应缓慢推入,术后应平卧4～6小时。e.操作中护士要注意自我保护。

②观察及处理药物毒性反应:a.骨髓抑制:绝大多数化疗药物均可致骨髓抑制而使患儿易感染,应监测血象,及时防治感染。b.胃肠道反应:某些化疗药物可以引起恶心、呕吐等反应,严重者用药前半小时给止吐药。c.其他:环磷酰胺可致出血性膀胱炎、脱发,应嘱患儿多饮水,脱发后可戴假发、帽子;长期应用激素可出现满月脸及情绪改变等,应告知家长及年长儿停药后会消失;柔红霉素、三尖杉酯碱类药物可引起心肌及心脏传导损害,用药时要缓慢滴注,注意听心率、心律等;甲氨蝶呤可引起口腔黏膜溃疡,可用0.5%普鲁卡因含漱,减轻疼痛。

3.休息与活动

合理安排生活作息,既不要过多卧床,又要防止活动过度。严重虚弱者需卧床休息,护理人员协助其日常生活,并经常更换体位,以预防压疮。

4.饮食护理

加强营养,给予高蛋白质、高维生素、高热量的饮食。鼓励进食,不能进食者可静脉补充。食物应新鲜、清洁、卫生,食具应消毒。对有口腔溃疡者,宜给清淡、易消化的流质或半流质饮食。

5.缓解疼痛

提高诊疗技术,尽量减少因治疗、护理而带来的痛苦。选用适当的非药物性止痛技术或遵医嘱用止痛药,以减轻疼痛。

6.心理护理

(1)帮助家长及年长患儿树立战胜疾病的信心,并对治疗的长期性有充分的思想准备。

(2)进行各项诊疗、护理操作前,告知家长及年长儿其操作意义和过程,如何配合及可能出现的不适,以减轻或消除其恐惧心理。

(3)阐述化疗是白血病治疗的重要手段,让家长了解所用的化疗方案、药物剂量、可能出现的不良反应及应对方法;了解患儿所处的治疗阶段,详细记录每次治疗情况,使治疗方案具有连续性。

(4)对年长患儿注意可能出现的心理问题,如形象紊乱、悲观失望、恐惧等,应给予及时帮助,做好心理疏导,使患儿积极面对疾病,主动配合治疗。

7.健康教育

(1)向家长及年长儿讲解白血病的有关知识、化疗药物的作用和毒副作用,阐明白血病完全缓解后,患儿体内仍有残存的白血病细胞(约 10^7 个)是复发的根源,让其明确坚持定期化疗的重要性。

(2)化疗间歇期可家庭维持治疗,但要定期到专科门诊复查,不可随便停药或减量,可酌情参加学校学习,并鼓励患儿参与体格锻炼,增强抗病能力。

(3)教会家长如何预防感染和观察感染及出血征象。

(4)重视患儿的心理状况,进行正确引导,使患儿在治疗疾病的同时,心理及智力能得到正常发展。

二、过敏性紫癜

过敏性紫癜又称亨-舒综合征,是以毛细血管变态反应性炎症为病理基础的结缔组织病,以小血管炎为主要病变的系统性血管炎。临床上以血小板不减少性紫癜、关节肿痛、腹痛、便血、血尿和蛋白尿为特征。多发生于 2~8 岁的儿童,男孩多于女孩,一年四季均可发病,以春秋两季居多。

(一)病因及发病机制

1.病因

不明确,目前认为本病是一种免疫反应性疾病,其发病可能与以下因素有关:感染(细菌、病毒、寄生虫等)、食物(牛奶、鸡蛋、鱼、虾、蟹等)、药物(安乃近、氯霉素、磺胺类、异烟肼、阿司匹林等)、花粉、疫苗接种、蚊虫叮咬等。患儿在发病前 1~3 周有上呼吸道感染史,约 50% 的患儿有链球菌感染,且具有家族遗传倾向。

2.发病机制

主要是具有敏感素质的机体对上述致敏因素发生不恰当的免疫应答,形成免疫复合物,沉积于全身小血管壁,引起血管炎。严重时可发生坏死性小动脉炎,血管壁通透性增加导致皮肤、黏膜和内脏、器官出血及水肿。

组织损伤的免疫反应有两种方式:一种为速发型变态反应,无补体参与,体内产生的抗体与再次进入体内的抗原发生免疫反应,使组织和器官损伤;另一种是有补体参与的免疫反应,机体产生自身抗原,形成抗原抗体复合物,从而造成组织和器官损伤。

(二)临床表现

多为急性起病,各种症状可以不同组合,出现顺序先后不一,首发症状以皮肤紫癜为主,少数病例以腹痛、关节炎或肾脏症状首先出现。起病前 1~3 周常有上呼吸道感染史,可伴有不规则发热、乏力、食欲减退、头痛、腹痛及关节痛等非特异性表现。

1.皮肤紫癜

反复出现皮肤紫癜为本病特征,多见于四肢及臀部,呈对称性,分批出现,伸侧较多,面部及躯干较少。初起呈紫红色斑丘疹,高于皮面,压之不褪色,数日后转为暗紫色,最终呈棕褐色而消退。少数重症患儿紫癜可融合成大疱伴出血性坏死。部分病例可伴有荨麻疹和血管神经性水肿。皮肤紫癜一般在 4～6 周后消退,部分患儿间隔数周、数月后又复发。

2.胃肠道症状

约见于 2/3 的患儿出现消化道症状。一般以阵发性剧烈腹痛为主,伴恶心、呕吐或血便。腹痛位于脐周和下腹部。此型临床称为"腹型"。少数患儿偶尔并发肠套叠、肠梗阻或肠穿孔及出血性坏死性小肠炎,均需外科手术治疗。但应注意若腹痛出现在皮肤症状之前,易误诊为外科急腹症,甚至误行手术治疗。

3.关节症状

约 1/3 患儿可出现膝、踝、肘、腕等大关节肿痛,表现为关节及关节周围肿胀、疼痛及触痛,同时伴有活动受限。此型临床称为"关节型"。关节腔有浆液性积液,但一般无出血。关节病变常为一过性,多在数日内消失,不遗留关节畸形。

4.肾脏症状

30％～60％患儿有肾脏受损的临床表现。多发生于起病 1 个月内,亦可在过敏性紫癜的全过程,甚至皮疹消退后的静止期。症状轻重不一,呈肾炎、肾病综合征或慢性肾衰竭表现。可见血尿、蛋白尿和管型,甚至可有水肿和高血压。此型临床称为"肾型"。虽然半数以上患儿可自行痊愈,但少数患儿的血尿、蛋白尿及高血压可持续很久。

5.其他表现

偶尔发生颅内出血、肺出血、鼻出血、牙龈出血、心肌炎、睾丸炎等。

(三)辅助检查

无特异性试验指标,以下检查多以鉴别诊断为目的。

(1)白细胞正常或增加,中性粒细胞可升高,嗜酸性粒细胞增加并不多见;除非严重出血,一般无贫血;血小板计数正常甚至升高,出血时间和凝血时间正常,血块收缩试验正常,部分患儿毛细血管脆性试验阳性。

(2)尿常规:可有红细胞、蛋白、管型,重症有肉眼血尿。

(3)消化道受累时大便潜血可呈阳性。

(4)红细胞沉降率(ESR)正常或增快;血清 IgA 可升高,IgG 和 IgM 正常或轻度升高;C3、C4 正常或升高;抗核抗体(ANA)及类风湿因子(RF)阴性;重症者血浆黏度升高。

(5)腹部 B 超声检查:有利于早期诊断肠套叠;有中枢神经系统症状患儿可行头颅 MRI 检查;肾脏症状较重和迁延者可行肾活检病理检查,以了解病情并给予相应治疗。

(四)诊断

皮肤症状典型者,如紫癜在大腿伸侧和臀部分批出现,对称分布,大小不等,诊断并不困难;若有临床表现不典型,皮肤未出现紫癜时,容易误诊为其他疾病,需与免疫性血小板减少性紫癜、风湿性关节炎、败血症、其他肾脏疾病和外科急腹症等鉴别。

(五)治疗

(1)一般治疗:积极寻找和祛除致病因素,卧床休息;控制感染,补充维生素。腹痛时应用解痉剂,消化道大出血时应禁食,可静脉滴注西咪替丁,必要时输血;有荨麻疹或血管神经性水肿时,应用抗组胺药物及钙剂进行抗过敏治疗。

(2)糖皮质激素和免疫抑制剂:内脏受累时可予以激素治疗;急性期对腹痛和关节痛可缓

解,但预防肾脏损害的发生疗效不确切,亦不能影响预后。泼尼松,每日 1～2mg/kg,分次口服;或用地塞米松、甲泼尼龙,每日 5～10mg/kg,静脉输注,症状缓解后即可停用。严重过敏性紫癜肾炎可加用免疫抑制剂,如雷公藤多苷片、环磷酰胺、硫唑嘌呤等。

(3)抗凝治疗:阻止血小板聚集和血栓形成的药物(双嘧达莫、阿司匹林)口服,必要时可应用肝素和尿激酶静脉滴注。

(4)其他:利于血管炎恢复方面,可应用钙拮抗剂,如硝苯地平,每日 0.5～1.0mg/kg,分次服用;非甾体抗炎药,如吲哚美辛,每日 2～3mg/kg,分次服用。中成药,如贞芪扶正冲剂、复方丹参片、银杏叶片,口服 3～6 个月,可补肾益气,活血化瘀。

(六)护理评估

(1)评估患儿的意识及精神状况,为患儿测量生命体征、身高、体重,了解患儿家属对疾病的认知情况,特别是本病易复发以及肾脏损害问题。

(2)询问患儿既往史、发病前是否接触过敏原如用药、食物、花粉和蚊虫叮咬等,有无家族史、手术史。

(3)评估患儿的营养状况及自理能力,了解患儿的大小便情况,有无血尿或血便,评估患儿的睡眠状况。

(4)评估患儿病情,询问患儿皮疹出现的时间及分布;了解患儿是否有出血症状及有无关节肿胀情况;有无皮肤紫癜,周身出血点;有无胃肠道症状如恶心、呕吐、腹痛等;有无关节疼痛和活动受限,有无肾脏症状如水肿、血尿、蛋白尿等;评估患儿有无乏力、发热、食欲减退等。

(5)了解患儿的相关检查结果,主要包含用于诊断的实验室检查结果,如血常规、出凝血时间、束臂试验结果、尿常规等。

(6)心理-社会状况:了解患儿家属对患儿疾病拟采取的治疗方法、家庭经济承受能力,家属有无紧张、焦虑等心理,从而以提供相应的心理支持。

(七)护理措施

1.一般护理

(1)活动与休息:保持室内空气新鲜,经常通风,温湿度适宜,急性期患儿绝对卧床休息,待病情稳定后可适当活动。

(2)饮食护理:饮食护理尤为重要,饮食治疗在本病的康复中起重要作用,应给予患儿维生素丰富的饮食,尤其多食富含维生素 C 及维生素 K 的食物,如新鲜蔬菜、水果。维生素 C 是保护血管和降低血管通透性的必需物质;维生素 K 可增加凝血因子的水平,有利于凝血和止血。进食清淡、少渣或无渣、易消化的流质饮食或软食,少食多餐,禁食动物蛋白,如鱼、虾、鸡蛋、牛奶等;忌食辛辣、油腻、粗糙、硬质食物,以免损伤消化道黏膜。肾型紫癜患儿还应给予低盐饮食;腹型紫癜患儿如出现剧烈腹痛时应禁食;有消化道出血时,应给予无渣流食,严重者应禁食水,必要时给予患儿静脉营养治疗。

(3)预防感染:注意保护性隔离,凡有感冒或其他感染性疾病的患儿应避免与患儿接触,预防交叉感染。患儿进食后用复方氯己定、康复新或淡盐水漱口,以防口腔感染。使用 3% 硼酸坐浴,预防肛周感染。

2.病情观察

(1)一般观察:密切观察患儿生命体征变化,注意患儿尿色、尿量,大便的颜色及性状,避免大便干燥,准确记录出入量。

(2)皮肤护理:皮疹及皮肤紫癜是本病的主要特征之一,多发生在四肢,下肢及臀部尤多。应密切观察皮疹形态、颜色、数量、部位、是否有新出血点,每日详细记录皮疹变化。患儿应剪短指甲,嘱其勿搔抓皮疹处,如有破溃应及时处理,防止出血和感染;如无破溃,瘙痒明显,可用炉甘石洗剂外涂瘙痒处;保持皮肤清洁、干燥,勤洗澡,勤更换柔软干净的内衣,不可用肥皂擦洗皮肤,注射时要避开皮肤紫癜处。除去可能存在的致敏原。

(3)腹痛护理:患儿多为阵发性剧烈性腹痛,以脐周或下腹部明显。应给予患儿卧床休息,并观察患儿有无呕吐、便血等。注意观察患儿疼痛的部位、性质、程度及持续时间,当患儿呕吐时,取侧卧位,保持呼吸道通畅,防止窒息发生,并详细记录呕吐物的颜色、性质和量。腹痛时严禁腹部热敷,以及强行按摩,防止意外发生。必要时遵医嘱给予解痉剂缓解疼痛,正确应用止血药。腹痛缓解后应给予患儿无动物蛋白、无渣流质饮食少许;待激素使用2~3日后腹痛、关节痛消失,无新发的皮肤紫癜出现时,饮食可开始增加至有渣食物,再添加少许青菜泥2日内病情无反复,再加另一种蔬菜;若病情严重者应给予患儿禁食,经静脉供给营养。

(4)关节疼痛护理:嘱患儿卧床休息,观察疼痛部位、性质、程度及肿胀情况,保持患肢功能位置,协助患儿取舒适体位,分散患儿注意力缓解疼痛,避免在患肢进行静脉输注。膝关节疼痛的患儿可在膝下垫一小枕,使关节处于放松位,以减轻疼痛。

3.用药护理

(1)避免接触致敏原,积极控制感染。

(2)使用肾上腺皮质激素时首选泼尼松,应按时按量服药逐渐减量,不可擅自停药。

(3)应用甲泼尼龙冲击治疗时注意监测血压、心率、呼吸的变化,防止血压突变,控制滴速,最好泵入。

(4)应用钙剂时应加强巡视,防止药物外渗,钙剂易与多种药物发生反应,应单独进行静脉输注。

(5)因静脉留置针常采用肝素封管,过量可致自发性出血加重,应严格观察患儿有无皮肤黏膜和消化道出血、伤口出血加重的情况,应控制推注肝素的剂量,避免超量使用。

4.心理护理

由于患儿家属对过敏性紫癜知识了解比较缺乏,致敏原因复杂,一部分患儿不能马上找到致病原因;再加上皮肤出血点,腹痛、关节痛等多种复杂症状,家属十分焦急,会产生过度恐惧以及绝望等心理反应。积极应对患儿的需求,对家属进行发病机制和治疗方案的详细解释。进行床头交接班,并与家属进行良好的沟通,及时发现患儿的异常行为。生活上主动关心患儿,取得其信任,增加其安全感。关心、爱护患儿,鼓励患儿家属尽量保持乐观情绪,树立治愈的信心。

5.健康教育

(1)饮食指导:注意饮食,因过敏性紫癜多由过敏原引起,应禁食葱、蒜、辣椒、酒等刺激性食物,可适当地逐渐增加蔬菜品种,给予患儿清淡、少渣或无渣、易消化的流质饮食或软食,食物中应含有大量的维生素 C 及维生素 K。

（2）用药指导：嘱患儿家属按医嘱用药，尤其是激素应按要求逐渐减量，不可擅自将药物减停或更改药量。慎用能诱发本病的食物、药物等。

（3）活动与休息：患儿需注意休息，尤其发作期 3 个月左右，不能过于劳累，尽量减少活动，避免磕碰，以防出血，以免加重病情。避免情绪波动及精神刺激；控制和预防感染，积极清除感染灶，避免造成疾病的反复或加重；不去人群密集的地方，预防呼吸道、消化道等疾病，若感冒应给予患儿隔离；患病后不宜进行预防接种，避免与花粉等过敏原相接触，防止过敏。

（4）患儿 3 个月内每 1～2 周查一次尿常规，3 个月后每个月查一次尿常规。根据患儿病情，按时复查相应指标，预防感染，出现不适，随时门诊就诊。

第七节　遗传与代谢性疾病患儿的护理

一、21-三体综合征

21-三体综合征又称唐氏综合征，是人类最早发现的常染色体病。临床特征为特殊面容、智能落后、生长发育迟缓，并可伴多发畸形。在活产婴儿中的发生率为 1/1000～1/600。

（一）病因

1.孕母高龄

孕母年龄在 35 岁以上时，新生儿发生本病的风险较高，可能与母体卵细胞衰老有关。

2.致畸变物质及疾病的影响

孕早期病毒感染（如 EB 病毒、流行性腮腺炎病毒、风疹病毒、肝炎病毒、巨细胞病毒及麻疹病毒等）、接受放射线照射、应用致畸药物（抗代谢药物、抗癫痫药物）、接触毒物（苯、甲苯、农药等）均可导致染色体发生畸变。

（二）遗传学基础

细胞遗传学特征为第 21 对染色体呈三体型，主要由于亲代之一的生殖细胞在减数分裂形成配子时或受精卵在有丝分裂时，21 号染色体不发生分离，致使胚胎体细胞内存在一条额外的 21 号染色体。

（三）护理评估

1.健康史

评估孕母年龄、孕早期是否有病毒感染、接受放射线照射、应用致畸药物、接触毒物等情况。评估患儿父母亲是否存在染色体异常。

2.身体状况

（1）特殊面容：出生时即有明显的特殊面容，表情呆滞，眼距宽、眼裂小，双眼外眦上斜，可有内眦赘皮；鼻梁低平，耳小异形，张口伸舌，流涎多；头小而圆，前囟大且闭合延迟；颈短而宽；常呈嗜睡状，有喂养困难。

（2）智能落后：是本病最突出、最严重的表现。随年龄增长其智能落后表现逐渐明显,智商通常在 25～50,抽象思维能力受损最大。

（3）生长发育迟缓：身材矮小,头围小于正常,骨龄落后；出牙延迟,且常错位；肌张力低下,腹膨隆,可伴有脐疝；四肢短,韧带松弛,关节可过度弯曲；手指粗短,小指向内弯曲；运动发育及性发育均延迟。

（4）皮纹特点：手掌出现猿线（通贯手）,atd 角增大,＞45°（我国正常人为 40°）,第 4、5 指桡箕增多,第 5 指只有一条指褶纹等。

（5）伴发畸形：约 50％患儿伴有先天性心脏病,其次是消化道畸形。部分男孩有隐睾,成年后多无生育能力。女孩多无月经,仅少数可有生育能力。免疫功能低下,易患各种感染性疾病。白血病的发病率明显高于正常人群。存活到成人期,则常在 30 岁以后即出现老年痴呆症状。

3.心理-社会支持状况

本病是终身致残性疾病,患儿家长常表现出焦虑、忧伤、自责等复杂心理反应。应注意评估家长对本病的认识程度,是否了解有关遗传病知识,父母角色是否称职,家庭经济承受能力及社会支持系统。

4.辅助检查

（1）细胞遗传学检查：染色体核型分析分三型：

①标准型：47,XY（XX）,＋21,约占患儿总数的 95％,体细胞染色体总数为 47 条。

②易位型：46,XY（XX）,－14 或＋t（14q21q）,占 2.5％～5％,染色体总数为 46 条,其中 1 条是易位染色体。

③嵌合型：46,XY（XX）/47,XY（XX）,＋21,占 2％～4％,患儿体内存在两种细胞系,一种正常细胞,另一种为 21-三体细胞。

（2）分子细胞遗传学检查：用荧光素标记的 21 号染色体的相应片段序列为探针,与外周血中的淋巴细胞或羊水细胞进行原位杂交（即 FISH 技术）,患儿细胞中可呈现 3 个 21 号染色体的荧光信号。

5.治疗原则及主要措施

尚无特殊有效的治疗方法,应采取综合措施,提供医疗和社会服务,注意预防和治疗感染,如伴有其他畸形,可考虑手术矫治。对患儿进行长期耐心的教育训练以提高生活自理能力,以及掌握一定的工作技能。

（四）常见护理诊断/问题

（1）自理缺陷：与智能低下有关。

（2）有感染的危险：与免疫功能低下有关。

（3）焦虑（家长）：与孩子患终身致残性疾病有关。

（4）知识缺乏——家长缺乏对疾病的认识。

（五）护理措施

1.加强生活照顾,培养自理能力

（1）细心照顾患儿,协助穿衣、吃饭,耐心喂养,防止意外事故。

（2）保持皮肤干燥清洁,定期洗澡,患儿流涎后应及时擦干,保持下颌及颈部清洁。

（3）帮助家长制订教育、训练方案,进行示范,使患儿通过训练能逐步生活自理,从事简单劳动,提高生活质量。

2.预防感染

保持空气清新和室内空气流通,尽量避免接触感染者;呼吸道感染者接触患儿需戴口罩;注意个人卫生,保持口腔、鼻腔清洁,勤洗手。

3.心理护理

家长常难以接受孩子患有此病,应利用社会资源及时给予情感和信息支持,耐心开导,提供有关孩子养育、家庭照顾的知识,协助家庭建立个性化的孩子养育和培养计划,使他们尽快适应疾病带来的影响。

4.健康指导

35岁以上妇女,妊娠后应做羊水细胞检查;注意发现易位染色体携带者,子代有21-三体综合征者,或姨表姐妹中有此患者的,应及早检查子亲代的染色体核型;孕期应预防病毒感染,避免接受X线照射,勿滥用药物。

二、苯丙酮尿症

苯丙酮尿症(PKU)是由于苯丙氨酸代谢过程中酶缺陷所致的遗传性代谢缺陷疾病,因患儿尿液中排出大量苯丙酮酸等代谢产物而得名,属常染色体隐性遗传。临床主要特征为智力低下,发育迟缓,皮肤、毛发颜色变浅。发病率随种族不同而异,我国约为1:11 000。

（一）病因及发病机制

本病分为苯丙氨酸羟化酶缺乏症(PAH缺乏症)与四氢生物蝶呤缺乏症(BH_4缺乏症)两种:

1.PAH缺乏症

是由于患儿肝细胞缺乏苯丙氨酸羟化酶(PAH),故不能将苯丙氨酸转化为酪氨酸,而使苯丙氨酸在体内蓄积。大量苯丙氨酸在血液、脑脊液、各种组织液及尿液中浓度极高,并产生大量的苯丙酮酸、苯乙酸、对羟基苯酸等旁路代谢产物并从尿液中排出。高浓度的苯丙氨酸及旁路代谢产物可导致脑损伤。同时,由于酪氨酸生成减少,致黑色素生成不足,出现患儿毛发、皮肤色素减少。绝大多数患儿为典型病例,约占本病的99%。

2.非典型PKU

是由于缺乏四氢生物蝶呤(BH_4)所致。四氢生物蝶呤是苯丙氨酸、色氨酸和酪氨酸在羟化过程中必需的辅酶,缺乏该酶使苯丙氨酸不能氧化成酪氨酸,酪氨酸不能变成多巴胺,色氨酸不能转变为5-羟色胺等重要神经递质,加重神经系统的功能损害。

（二）治疗

本病是少数可治性遗传代谢病之一,应早发现、早诊断及积极治疗,年龄越小,治疗效果越好。主要以饮食疗法为主。

（1）低苯丙氨酸饮食:主要采用低苯丙氨酸配方奶粉治疗,待血苯丙氨酸浓度降至理想浓度时,可逐渐少量添加天然饮食,首选母乳,因母乳中血苯丙氨酸含量仅为牛奶的 1/3。较大婴儿及儿童可加入牛奶、粥、面、蛋等,添加食品应以低蛋白、低苯丙氨酸为原则,其量和浓度依据血苯丙氨酸浓度而定。苯丙氨酸浓度过高或过低都将影响生长发育。

(2)由于每个患儿对苯丙氨酸的耐受量不同,故在饮食治疗中,仍需定期监测苯丙氨酸浓度,根据患儿具体情况调整食谱,避免苯丙氨酸升高或者缺乏。低苯丙氨酸饮食治疗至少持续到青春期。终生治疗对患者更有益。

(3)成年女性患者在怀孕前应重新开始饮食控制,血苯丙氨酸应控制在 $120\sim360\mu mol/L$,直至分娩,避免母亲高苯丙氨酸血症影响胎儿。

(4)对有本病家族史的夫妇及先证者可进行 DNA 分析,再生育时进行遗传咨询和产前基因诊断。

(5)对诊断为 BH_4 缺乏症的患者,需补充 BH_4、5-羟基色氨酸和左旋多巴(L-DOPA)。

(三)护理评估

1.健康史

了解家族中是否有类似疾病;询问父母是否为近亲结婚;了解饮食结构、喂养情况、小便气味;患儿是否有体格发育较同龄儿落后,是否有智力发育落后情况。

2.身体状况

患儿在新生儿时期发育基本正常,一般生后 3~6 个月可出现症状,1 岁左右症状明显。

(1)神经系统表现:以智力发育落后为最突出表现,可有行为异常(如兴奋不安、多动、攻击性行为等)、肌痉挛或癫痫发作,少数呈肌张力增高和腱反射亢进,80% 有脑电图异常。BH_4 缺乏型 PKU 患儿的神经系统症状出现较早且较重,肌张力明显减低,如不及时治疗,常在幼儿期死亡。

(2)外貌:生后数月因黑色素合成不足毛发变枯黄,皮肤和虹膜色泽变浅。皮肤干燥,常有湿疹。

(3)其他:可有呕吐、喂养困难。尿及汗液有特殊的鼠尿样臭味。

3.辅助检查

(1)新生儿期筛查:采用 Guthrie 细菌生长抑制试验。新生儿哺乳 3~7 天后,针刺足跟采集外周血,滴于专用采血滤纸上,晾干后寄送至筛查实验室,进行苯丙氨酸浓度测定。如苯丙氨酸浓度大于切割值,应复查或者采静脉血进行苯丙氨酸定量测定。

(2)血苯丙氨酸浓度的测定:正常浓度 $<120\mu mol/L$,经典型 PKU $>1200\mu mol/L$,中度 PKU 为 $360\sim1200\mu mol/L$,轻度 PKU 为 $120\sim360\mu mol/L$。

(3)尿三氯化铁试验:一般用于较大婴儿和儿童的筛查,将尿三氯化铁滴入尿液,如尿中有苯丙酮酸,则呈绿色。新生儿期阴性不能除外本病。另外,2,4-二硝基苯肼试验也可测定尿中苯丙酮酸,阳性时尿呈黄色或有黄色沉淀。

(4)尿蝶呤图谱分析和二氢生物蝶啶还原酶(DHPR)活性测定:主要用于 BH_4 缺乏症的鉴别诊断。

(5)DNA 分析:有助于病因分析和产前诊断。

4.心理-社会状况

评估时注意了解家长对该疾病的认识程度,是否认同和接受。家庭经济及环境状况等。

(四)常见护理诊断/问题

(1)生长发育改变:与高浓度的苯丙氨酸导致脑细胞受损有关。

(2)有皮肤完整性受损的危险:与皮肤异常分泌物的刺激有关。

(3)焦虑(家长):与患儿疾病有关。

(五)预期目标

(1)患儿生长发育改善。

(2)患儿皮肤完整,无感染发生。

(3)患儿家长能较好地表达自己的感受,较少出现焦虑。

(六)护理措施

1.饮食管理

给予低苯丙氨酸饮食,其原则是使摄入苯丙氨酸的量能保证生长发育和体内代谢的最低需要。各年龄段血苯丙氨酸浓度控制的理想范围:1 岁以下 $120\sim240\mu mol/L$,$1\sim12$ 岁 $120\sim360\mu mol/L$,12 岁以上患儿控制在 $120\sim600\mu mol/L$。

饮食治疗成功与否直接影响到患儿智力及体格发育,因此必须制订周密计划。应尽早在 3 个月以前开始治疗,超过 1 岁以后开始治疗,虽可改善抽风症状,但智力低下是不可逆转的。婴儿可喂给特制的低苯丙氨酸奶粉,幼儿添加辅食时应以淀粉类、蔬菜和水果等低蛋白质食物为主,忌用肉、蛋、豆类等含蛋白质高的食物。治疗时应根据年龄定期随访血中苯丙氨酸浓度,同时注意生长发育情况。国际上主张饮食控制至少应到患儿青春期发育成熟,最好是终身治疗,成年后可以适当放宽饮食限制。

2.皮肤护理

勤换尿布,保持皮肤干燥,对皮肤皱褶处特别是腋下、腹股沟应保持清洁,有湿疹时应及时处理。

3.心理护理

护理人员应评估家长的心理反应,及时给予情感支持、心理疏导,向患儿家长讲解本病的相关知识,告知家长饮食控制与患儿智力、体格发育的关系,并提供遗传咨询,减轻家长的心理压力。

4.健康教育

宣传优生优育的知识,防止近亲结婚。对有阳性家族史或父母一方为杂合子者,母亲怀孕时应做产前检查,及早诊断。如母亲为 PKU 患者,需注意在怀孕期间,低苯丙氨酸饮食控制血苯丙氨酸浓度。学龄前期,应严格控制饮食,防止过多摄入含苯丙氨酸的食物;对患儿做好知识宣传,使之能自觉地遵守饮食要求,防止脑损害的发生。

(七)护理评价

经过治疗及护理,患儿生长发育是否改善;患儿皮肤是否恢复正常;患儿家长是否能表达自己的感受,较少出现焦虑。

第八节 感染性疾病患儿的护理

一、手足口病

手足口病(HFMD)是由肠道病毒引起的传染病,多见于 5 岁以下的婴幼儿。主要通过消化道、呼吸道和密切接触等途径传播。临床上主要表现为发热和手、足、口腔等部位的斑丘疹和疱疹,少数患儿可出现循环障碍、肺水肿、脑膜脑炎等并发症,致死原因主要为脑干脑炎及神经源性肺水肿。由于病毒传染性很强,常常在托幼机构造成流行。

(一)病原学及流行病学

手足口病主要由肠道病毒引起,我国以柯萨奇 A 组 16 型病毒和肠道病毒 71 型(EVT1)多见,重症病例多由肠道病毒 71 型感染引起。患者和隐性感染者均为传染源。主要通过粪-口途径传播,亦可经过飞沫传播或密切接触传播。人群对肠道病毒普遍易感,但成人大多通过隐性感染获得相应的抗体,因此临床上以儿童患者为主,尤其见于在托幼机构的儿童。感染后获得免疫力,但持续时间尚不明确。发病前数天,感染者咽部分泌物与粪便中就可检出病毒,粪便中排出病毒的时间可长达 3~5 周。

(二)临床表现

手足口病的临床表现复杂而多样,根据临床病情的轻重程度,分为普通病例和重症病例。

1.普通病例

急性起病,大多有发热,可伴有咳嗽、流涕、食欲减退等症状。口腔内可见散发性的疱疹或溃疡,多位于舌、颊黏膜和硬腭等处,引起口腔疼痛,导致患儿拒食、流涎。手、足和臀部出现斑丘疹和疱疹,偶见于躯干,呈离心性分布。皮疹消退后不留瘢痕或色素沉着,多在 1 周内痊愈,预后良好。

2.重症病例

少数病例病情进展迅速,在发病 1~5 天出现脑膜炎、脑炎、脑脊髓膜炎、肺水肿、循环障碍等,极少数病例病情危重,可致死亡,存活病例可留有后遗症。

(1)神经系统表现:多出现在病程 1~5 天内,患儿可持续高热,出现中枢神经系统损害表现,如精神萎靡、嗜睡或激惹、易惊、头痛、恶心、呕吐、食欲减退、谵妄甚至昏迷;肢体抖动、肌阵挛;眼球震颤、共济失调、眼球运动障碍;肌无力或急性弛缓性瘫痪、惊厥等。颈项强直在大于 2 岁的儿童中较为明显,腱反射减弱或消失,Kernig 征和 Brudzinski 征阳性。

(2)呼吸系统表现:呼吸增快并浅促、呼吸困难或呼吸节律改变,口唇发绀,咳嗽加重,咳白色、粉红色或血性泡沫样痰液,肺部可闻及湿啰音或痰鸣音。

(3)循环系统表现:心率增快或减慢,面色灰白、皮肤花纹、四肢发凉、出冷汗。指(趾)端发绀;持续血压降低,毛细血管充盈时间延长。

(三)辅助检查

1.血常规

白细胞计数多正常或降低,病情危重者白细胞计数可明显升高。

2.病原学检查

鼻咽拭子、气道分泌物、疱疹液或粪便标本中 Cox A16、EV71 等肠道病毒特异性核酸阳性或分离到肠道病毒可以确诊。

3.血清学检查

急性期与恢复期血清 Cox A16、EV71 等肠道病毒中和抗体有 4 倍以上的升高亦可确诊。

4.脑脊液检查

神经系统受累时可表现为外观清亮,压力升高,细胞计数增多(以单核细胞为主),蛋白质正常或轻度升高,糖和氯化物正常。

(四)治疗原则

1.普通病例

注意隔离避免交叉感染。适当休息,清淡饮食,做好口腔和皮肤护理。

2.重症病例

使用甘露醇等脱水利尿剂降低颅内高压;适当限制入量;及时使用血管活性药物,同时给予氧疗和呼吸支持,酌情使用丙种球蛋白、糖皮质激素;酌情使用呼吸机,进行正压通气和高频通气。

3.恢复期治疗

(1)促进各脏器功能恢复。

(2)功能康复治疗。

(3)中西医结合治疗。

(五)护理诊断及合作性问题

(1)体温过高:与病毒感染有关。

(2)潜在并发症——循环障碍、肺水肿、脑膜脑炎等。

(3)有皮肤完整性受损的危险:与手、足、口腔等部位的斑丘疹和疱疹有关。

(4)有传播感染的危险:与患儿排出有传染性的病毒有关。

(六)护理措施

1.维持正常体温

保持室内适宜温湿度,及时更换汗湿的衣被,鼓励患儿多饮水;密切监测患儿体温,及时采取物理降温或药物降温。

2.口腔、饮食护理

给予患儿营养丰富、易消化、流质或半流质饮食,以减少对口腔黏膜的刺激。保持口腔清洁,进食前后用生理盐水漱口。有口腔溃疡的患儿可将维生素 B_2 粉剂直接涂于口腔糜烂部位,或涂以碘甘油,以消炎止痛,促进溃疡面愈合。

3.皮肤护理

保持患儿衣被清洁,剪短患儿指甲以免抓破皮疹。手足部疱疹涂炉甘石洗剂或 5% 碳酸氢钠溶液;疱疹已破溃者、有继发感染者,局部用抗生素软膏。臀部有皮疹的患儿,保持臀部清洁干燥,及时清理患儿的大小便。

4.病情观察

密切观察病情,尤其是重症患儿。当患儿出现烦躁不安、嗜睡、肢体抖动、呼吸及心率增快等表现时,提示有神经系统受累或心肺功能衰竭的表现,应立即通知医生,并积极配合治疗,给予相应护理。

5.消毒隔离

病房每天开窗通风 2 次,并定时消毒病房内空气及患儿用物。医护人员接触患儿前后均要消毒双手。尽量减少陪护及探视人员,并做好陪护宣教,要求勤洗手、戴口罩等。

6.预防疾病的传播

(1)控制传染源:隔离至症状消失后两周。

(2)切断传播途径:加强对饮食、饮水、粪便的管理;加强卫生教育,注意个人卫生和饮食卫生,如饭前便后洗手、不喝生水、不吃变质及不洁食品。

(3)保护易感人群:避免易感者接触。

7.健康教育

应向家长介绍手足口病的流行特点、临床表现及预防措施。不需住院治疗的患儿可在家中隔离,教会家长做好口腔护理、皮肤护理及病情观察,如有病情变化应及时到医院就诊。流行期间不要带孩子到公共场所,并教会孩子养成良好的卫生习惯,加强锻炼,增强机体抵抗力。

二、猩红热

猩红热为 A 群溶血性链球菌感染引起的急性呼吸道传染病。其临床特征为发热、咽峡炎、全身弥散性鲜红色皮疹和疹退后明显的脱屑。少数患儿患病后由于变态反应而出现心、肾、关节的损害。本病一年四季都有发生,尤以冬春季节发病为多。患者和带菌者是主要传染源,经由空气飞沫传播,也可经由皮肤伤口或产道感染。多见于小儿,尤以 5～15 岁居多。

(一)病因和发病机制

链球菌按其所含多糖类抗原的不同,分为 A～V(无 I、J)20 个群,引起猩红热的病原是 A 群溶血性链球菌。细菌呈球形,排列成链状,直径 $0.6～1.0\mu m$,革兰染色阳性,有荚膜,不运动,不形成芽孢,过氧化氢酶阴性。在血液培养基上生长良好,并产生完全(B 型)溶血。A 群链球菌可依其表面抗原 M 的不同,分为 90 多种血清型。细菌的致病与细菌的荚膜、M 蛋白和产生的红疹毒素及一些酶有关,细菌的脂壁酸和 M 蛋白使得细菌黏附于组织,荚膜中的透明质酸和 M 蛋白使细菌具有抗吞噬作用;不同型的 A 群链球菌,能产生红疹毒素者即可引起猩红热,红疹毒素能引起发热和猩红热皮疹,红疹毒素有五种血清型,不同型之间无交叉免疫;细菌产生的链激酶及溶血素等均与发病有关。细菌的抗吞噬能力强,链球菌溶血素水平高,半胱氨酸蛋白酶水平低,与重型临床表现有关。A 群溶血性链球菌在痰及脓液中可生存数周,加热 56℃ 30 分钟或一般消毒剂均可将其杀灭。

(二)临床表现

1.症状和体征

潜伏期 2～5 天,也可少至 1 天,多至 7 天。起病急剧,突然高热、头痛、咽痛、恶心、呕吐等。若细菌是从咽部侵入的,则扁桃体红肿,可有灰白色易被擦去的渗出性膜,软腭黏膜充血,有点状红斑及散在性瘀点。发病初期,出疹之前即可见舌乳头红肿肥大,突出于白色舌苔之中,称为"白色杨梅舌"。3～4 天后,白色舌苔脱落,舌色鲜红,舌乳头红肿突出,状似杨梅,称"红色杨梅舌",同时伴有颌下淋巴结肿大。

2.临床分期和分型

(1)前驱期:大多骤起畏寒、发热,重者体温可升到 39～40℃,伴头痛、咽痛、食欲减退,全身不适,恶心呕吐。婴儿可有谵妄和惊厥。咽红肿,扁桃体上可见点状或片状分泌物。软腭充血水肿,并可有米粒大的红色斑疹或出血点,即黏膜内疹,一般先于皮疹而出现。

(2)出疹期:皮疹为猩红热最重要的症候之一。多数自起病第 1～2 天出现。偶有迟至第 5 天出疹。从耳后、颈底及上胸部开始,1 天内即蔓延及胸、背、上肢,最后及于下肢,少数需经数天才蔓延及全身。典型的皮疹为在全身皮肤充血发红的基础上散布着针帽大小,密集而均匀的点状充血性红疹,手压全部消退,去压后复现。偶呈"鸡皮样"丘疹,中毒重者可有出血疹,患儿常感瘙痒。在皮肤皱褶处如腋窝、肘窝、腹股沟部可见皮疹密集呈线状,称为"帕氏线"。面部充血潮红,可有少量点疹,口鼻周围相形之下显得苍白,称"口周苍白圈"。病初起时,舌被白苔,乳头红肿,突出于白苔之上,以舌尖及边缘处为显著,称为"草莓舌"。2～3 天后白苔开始脱落,舌面光滑呈肉红色,并可有浅表破裂,乳头仍突起,称"杨梅舌"。

皮疹一般在 48 小时内达到高峰,2～4 天可完全消失。重症者可持续 5～7 天甚至更久。颌下及颈部淋巴结可肿大,有压痛,一般为非化脓性。此期体温消退,中毒症状消失,皮疹隐退。

(3)恢复期:退疹后 1 周内开始脱皮,脱皮部位的先后顺序与出疹的顺序一致。躯干多为糠状脱皮,手掌足底皮厚处多见大片膜状脱皮,甲端皲裂样脱皮是典型表现。脱皮持续 2～4 周,严重者可有暂时性脱发。白细胞计数增加,多数达 $(10～20)\times10^9$/L,中性粒细胞增加达 80% 以上,核左移,细胞质中可见中毒颗粒及窦勒氏小体,嗜酸性粒细胞初期不见,恢复期增多。临床表现差别较大,一般分为以下四个类型:

①普通型:在流行期间 95% 以上的患儿属于此型。临床表现如上所述。有咽峡炎和典型的皮疹及一般中毒症状,颌下淋巴结肿大,病程 1 周左右。

②脓毒型:咽部红肿,渗出脓液,甚至发生溃疡,细菌扩散到邻近组织,形成化脓性中耳炎、鼻旁窦炎、乳突炎、颈部淋巴结明显肿大。少数患儿皮疹为出血或紫癜。还可引起败血症。

③中毒型:临床表现主要为毒血症。高热、剧吐、头痛、出血性皮疹,甚至神志不清,可有中毒性心肌炎及周围循环衰竭。重型病例只见咽部轻微充血,与严重的全身症状不相称。此型病死率高,目前很少见。

④外科型及产科型:病原菌由创口或产道侵入,局部先出现皮疹,由此延及全身,但无咽炎,全身症状大多较轻。

(三)辅助检查

1.血象

白细胞总数为 $(10～20)\times10^9$/L 或更高,中性粒细胞可达 0.75 以上,细胞质中可见中毒颗粒。

2.尿液

一般可有少量蛋白,多为一过性。并发肾炎时,蛋白增加,并出现红、白细胞和管型。

3.分泌物

培养和涂片咽分泌物和伤口分泌物培养可有乙型链球菌生长。用免疫荧光法检查咽拭子涂片可发现乙型链球菌。

4.检查

应做 X 线、心电图等检查。

(四)诊断

1.猩红热咽峡炎与其他咽峡炎鉴别

在出皮疹前咽峡炎与一般急性咽喉炎无法区别。白喉患儿的咽峡炎比猩红热患儿轻,假膜较坚韧且不易抹掉,而猩红热患儿咽部脓性分泌物容易被抹掉。但须注意,猩红热与白喉有合并存在的可能,应仔细进行细菌学检查。

2.猩红热皮疹与其他发疹性疾病的鉴别

(1)麻疹:有明显的上呼吸道卡他症状。皮疹在发热第 4 天出现,大小不等,形状不一,为暗红色斑丘疹,皮疹之间有正常皮肤,面部皮疹多于躯干部。有科氏斑,无草莓舌、杨梅舌。

(2)风疹:起病第 1 天即出皮疹。开始呈麻疹样,很快增多且可融合成片,类似猩红热,但无弥散性皮肤潮红。皮疹于发病 3 天后消退,无脱屑。咽部无炎症。耳后淋巴结常肿大。

(3)药疹:有用药史。皮疹有时可呈多样化表现,既有猩红热样皮疹,同时也有荨麻疹样疹。皮疹分布不均匀,出疹顺序也不像猩红热那样由上而下,由躯干到四肢。无草莓舌和杨梅舌,除因患儿咽峡炎而服药引起药疹者外,一般无咽峡炎症状。病原菌培养阴性,停药后皮疹减轻。

(4)其他细菌感染:金黄色葡萄球菌、C 群链球菌、缓症链球菌也有能产生红斑毒素的菌株,其毒素的生物特性虽与 A 群链球菌的红斑毒素不相同,但引起的猩红热样皮疹则无明显区别,鉴别主要依据细菌培养。缓症链球菌在 20 世纪 90 年代初在江苏发生过暴发流行,部分重症患儿出现了与中毒性猩红热类似的临床表现,已研究得知此由与 A 群的毒素不相同的一种外毒素引起。

(五)护理

1.一般护理

做好心理护理,消除患儿的焦虑、恐惧情绪。急性发热期应卧床休息,补充足量水分及营养,给予高热量、高蛋白、高维生素、易消化的软食。立即隔离,学龄儿童禁止去学校上课,避免交叉感染。

2.病情及并发症观察

起病较急,发热、头痛、咽痛、全身不适。体温为 38～40℃ 之间。咽部及扁桃体充血水肿明显,扁桃体腺窝处可有点状或片状白色脓性分泌物,易剥离。一般发热 24 小时内出现皮疹,开始于耳后、颈部、上胸部,一日内蔓延至全身。皮疹呈鲜红色,针头大小,有些像"鸡皮疙瘩"。此外,舌乳头红肿,很像鲜红的杨梅,故称之为"杨梅舌",这些都是猩红热的特殊症状。皮疹经 3～5 天消退,疹消后会有不同程度的脱皮,呈米糠样脱屑,或大片的脱皮。

猩红热患儿易出现各种并发症,如化脓性淋巴结炎、中耳炎、化脓性乳突炎、鼻旁窦炎、蜂窝组织炎、支气管炎、关节炎、中毒性心肌炎、急性肾小球肾炎等,应卧床休息,注意体温变化,做好物理降温,如体温超过 38.5℃及时服用退热药。在发病 2~3 周时,注意小便颜色是否加深,如尿液似酱油色或洗肉水色,尿量减少,面部、四肢浮肿,以及出现关节红、肿、痛等症状时,应及时就诊。

3.饮食护理

宜食高热量、高蛋白质的流食。如牛奶、豆浆、蛋花汤、鸡蛋羹等含优质蛋白高的食物,还应多给藕粉、杏仁茶、莲子粥、麦乳精等补充热量。恢复期应逐渐过渡到高蛋白、高热量的半流质饮食。如鸡泥、肉泥、虾泥、肝泥、菜粥、小薄面片、荷包蛋、龙须面等。

4.皮疹护理

患儿应着透气性好、柔软棉织品之类的内衣裤,切忌用尼龙、绢丝及化纤制品,以免加重皮损。避免食用醇类、海产品、辛辣及刺激性食物;禁用诱发皮疹、加重病情及引起瘙痒的食物。适当调整室内温湿度,避免因温湿度不适而加重皮损。避免搔抓,避免日光直射,禁用肥皂、热水烫洗,切忌海水浴及日光浴,以免刺激皮肤。

5.用药护理

青霉素为首选药物,一般于用药 24 小时左右退热,其他症状亦随之减轻或消失,脓毒性并发症亦减少。对青霉素过敏者可改用红霉素等。在治疗过程中,注意观察患儿的血常规;用药时抽取的剂量要准确;注意观察神志、精神状态、面色有无苍白等过敏性反应症状,一旦发生过敏反应立即实施抢救。

6.家庭护理

要采取隔离消毒措施,经常开窗通风,餐具应和其他家庭成员分开隔离,且餐具、玩具等用热肥皂水清洗消毒。咽痛者可用生理盐水漱口,有条件可在家中使用凉雾加湿器,以补充空气中的水分,有助于舒缓喉咙疼痛。可用湿毛巾来缓解孩子脖子周围的腺体肿大。当皮疹发痒时,应注意剪短孩子的指甲,以避免皮肤过度的抓伤和感染。高热可用较小剂量退热剂,或用物理降温等方法。

7.心理护理

做好患儿及其家属的心理疏导,特别是由于幼儿患病,家属生活和工作上受到影响。深入了解家属接受教育程度、文化背景及其家属庭经济情况等,以提供个性化心理疏导,提高家属对疾病的认知,以减轻其焦虑情绪,使患儿及其家属树立信心,坚持系统正规治疗。

(六)健康教育

采用交谈、墙报、宣传画等形式向患儿及其家属宣讲疾病知识消除其紧张情绪,告知隔离消毒的意义及方法、注意事项等,使他们能积极配合治疗与护理,控制感染,预防并发症。

第九节　骨科疾病患儿的护理

一、肱骨髁上骨折

肱骨髁上骨折是指肱骨髁上 2～3cm 处的骨折,据统计约占儿童全身骨折的 1/4。肱骨髁上骨折也是儿童肘部损伤中最常见的骨折,占肘部骨折的 60%～70%。好发于 5～12 岁年龄组,男童多,约为女童的 2 倍。该骨折常并发肘部的血管和神经损伤,后遗症较多。

(一)发病机制和分型

一般将肱骨骨折分为伸直型(包括伸直尺偏型及伸直桡偏型)和屈曲型两大类,绝大多数骨折是伸直型,屈曲型仅占 3%～5%。

当跌倒受伤时肘关节呈伸直或半屈状,手掌着地,地面向上的反作用力传导到肱骨下端,可造成伸直型的肱骨髁上骨折。青枝型或不全骨折时后方的骨皮质尚未完全断裂,骨折向前成角;完全骨折时,骨折线多为前低后高的斜形,骨折的近端向前下方移位,有时可压迫或刺伤肘部前方的正中神经和肱动脉,骨折的远端则向后上方移位。

由于暴力可来自肱骨髁部的前外侧或前内侧,从前后位的 X 线片上看,远端骨折块可向尺侧或桡侧方向移位,有人将它们分别称为伸直尺偏型和伸直桡偏型肱骨髁上骨折。其中伸直尺偏型肱骨髁上骨折以后发生肘内翻的危险较大。

如果受伤时肘关节处于屈曲位,肘后部直接着地,外力自下而上,尺骨鹰嘴直接撞击肱骨的髁部,造成屈曲型的肱骨髁上骨折。伤后骨折的病理改变恰恰与伸直型相反。青枝或不全骨折时肱骨远端前方的骨皮质连续,而后方出现分离,形成向后成角;完全骨折时骨折近端向后移位,而骨折远端则向前移位,但移位一般不如伸直型那么严重。

按骨折的移位程度,1959 年 Gartland 提出另外一种实用性肱骨髁上骨折的分类:①Ⅰ型:骨折无移位;②Ⅱ型:骨折远折段后倾或同时有横向移位,后侧骨皮质仍完整;③Ⅲ型:骨折断端完全移位,骨皮质无接触。

1988 年 Pirone 等对此分类略加修改,把Ⅱ型分为两个亚型,Ⅱa 型骨折单纯远折段后倾,后侧皮质完整;Ⅱb 型骨折有横向移位,或兼有远折段倾斜,但断端仍有接触。

(二)临床表现

有明显的上肢外伤史,多因肘部伸展位手部着地受伤,伤后患肘肿胀、疼痛、运动明显受限,局部出现瘀斑,或出现肘部畸形。应检查桡动脉有无搏动,手部功能有无障碍,以判断有无合并血管、神经损伤。摄 X 线片即可了解骨折移位状态。

(三)诊断和鉴别诊断

(1)有上肢外伤的病史。

(2)肘部出现肿胀或有瘀斑,不敢活动,压痛明显,或出现肘部畸形,如肿胀较轻、就诊早可检查肘三角是正常的。

(3)宜认真检查桡动脉搏动有无,以及手部功能情况以判断有无神经损伤。

(4)X线片检查,应摄肘关节正侧位片以确定骨折的类型、移位情况,不仅确定诊断,也为复位提供依据。

(5)需与肱骨下端骨骺分离鉴别,肱骨小头未骨化以前很像肘关节脱位,但无骨擦音。

(四)治疗

(1)骨折无移位或轻微移位者,肘关节功能位石膏托固定。

(2)骨折移位明显、肿胀不重,宜手法复位,复位后伸直型以过屈位石膏固定,但复位后2~3天及1周应来院检查复位情况。同时要注意局部肿胀加重而影响远端血运,主要表现剧烈疼痛,手部苍白或青紫、发凉、桡动脉减弱或消失,如出现应立即解除固定,以防止缺血性挛缩的发生。

(3)骨折移位明显、肿胀不重,复位后又不稳定者,可在X线指引下,在肱骨内、外髁经皮克氏针固定,以防骨折再移位,效果较好,术后以功能位石膏托固定。

(4)骨折移位明显、肿胀严重、手法复位困难者,可经尺骨鹰嘴横穿一克氏针,进行悬吊牵引或伸直位前臂皮牵引,待肿胀消退后,可在床边X线协助下进行整复,一般在2~3周有纤维连接即可去掉牵引,逐渐开始练习肘部活动。有时仍需功能位石膏托保护。

(5)合并有神经损伤者,常为桡神经损伤,约80%以上8~12周自行恢复,如超过3个月后仍不恢复方可手术探查。有神经损伤者应及时应用神经营养药物以促进其恢复。

(6)手术适应证为开放性骨折、肱动脉损伤、陈旧性移位骨折,以及合并神经损伤经观察无恢复者。

(7)选用小夹板固定者,应有一定经验,固定要松紧适宜,并留院观察,密切观察末梢血运,严防缺血性挛缩的发生。

(8)根据年龄的大小,石膏固定3周左右。

(9)肘内翻是肱骨髁上骨折常见的并发症,一般在5岁以后可行肱骨下端截骨矫形术。

(10)肘关节僵硬,少数手法复位者有时并发骨化性肌炎或创伤性关节炎,尽可能行功能锻炼,如不能恢复可行关节松解术,术后应用CPM协助功能锻炼。

(五)护理

1.术前护理

(1)休息与体位:舒适卧位,抬高患肢以利于静脉和淋巴回流、减轻肿胀。无论是石膏还是夹板固定,患肢须保持肘关节屈曲90°,前臂中立位,此时骨间隙最大,骨周围肌肉及上下骨间隙均处于等张位,有利于骨折的稳定,是理想的固定体位。

(2)完善各项检查:胸部X线片、患肢X线片、心电图、抽血、留尿标本等。

(3)备皮:手术前一天清洗患肢,修剪手术范围内皮肤汗毛,修剪指甲,用标记笔在患侧肢体避开手术区域进行标记。

(4)皮试:了解患儿有无过敏史。术中及术后应用的某些抗生素需进行药物过敏试验,以确保患儿能安全应用,避免发生过敏反应。

(5)宣教:①术前一晚给予患儿清淡饮食。②为患儿洗澡。③注意患儿保暖,避免上呼吸道感染。④术前6小时禁食,2小时禁饮。⑤为患儿固定或拔除活动牙齿。⑥去除患儿身上的饰物。

（6）其他：①发放干净病号服。术前需要摘除饰物，如患儿涂指甲油，应协助患儿除去，并监督患儿洗澡。②术晨为患儿更换干净的衣服。患儿离开病房后准备手术床。

2.术后护理

（1）体位：

①全麻术后去枕平卧，之后开始垫枕头，并在确保安全的前提下根据患儿情况和舒适度适当摇高床头或翻身。

②将患肢持续抬高，高于心脏水平。

③术后第一天鼓励患儿开始佩戴颈腕吊带下床行走。

（2）监测生命体征，体温升高最常见，主要由手术吸收热引起，通常持续 3～5 天。

①如体温＜37.5℃，无须特殊处理，为患儿多饮水即可。

②如 37.5℃≤体温＜38.5℃，主要以物理降温为主，予以温水擦浴或使用化学冰袋。

③如体温≥38.5℃，可以使用降温药物，辅助物理降温，常用的儿童退热药有对乙酰氨基酚、布洛芬等。

（3）静脉管路的固定和观察：①将带有静脉管路的肢体放在被子外以便观察有无渗液或管路脱出等情况。②用儿童输液固定板固定管路。③穿刺部位贴标签，注明穿刺时间。④适当调节输液速度，护士勤巡视患儿，液体输完及时更换或拔除。⑤如患儿躁动明显，可让家长协助固定患儿输液的肢体。

（4）患肢的观察：①血液循环的观察：轻按患肢手指指腹或指甲，放松后，手指由白迅速恢复粉红色，时间少于 2 秒，说明患肢血运良好。如发现手指末端发凉、麻木、苍白、发绀等，及时报告医生处理，防止发生肢体坏死或缺血性挛缩等并发症。②骨筋膜室综合征的观察：术后24 小时直至术后第 4 天均为重点观察期。护理关键是及时发现前臂的缺血改变，给予准确有效的减压处理。患儿手术结束返回病房后，将患肢抬高，高于心脏水平 15～20cm。并遵医嘱使用消肿药，密切观察患肢肿胀程度，如患肢出现 5P 征之一（剧痛、苍白或发绀、麻木、无脉、感觉异常），以及典型被动牵拉痛应立即通知医生，充分松解石膏，30 分钟后观察松解效果，如指端皮肤恢复温暖、毛细血管反应恢复、疼痛缓解、麻痹感消失则表示松解有效。此外，告知家长监督患儿在石膏松解后不要随意活动患肢。③神经损伤的观察：麻醉恢复后即可以进行神经损伤的观察，主要包括桡神经、尺神经和正中神经的观察。神经损伤常常表现为相应支配区域感觉及活动的异常，如不及时发现和处理，可能造成功能障碍或丧失，因此需要依靠患儿对手指感觉的自我描述和观察手指相应的活动来判断。

桡神经损伤的表现为垂指、垂腕、垂拇。尺神经损伤的表现为环指、小指爪状畸形，各手指不能内收外展，拇指和示指不能对掌。正中神经损伤的表现为拇指不能对掌，不能与手掌平面形成 90°角，不能用拇指指腹接触其他指尖，握拳时拇指和示指不能屈曲。

麻醉恢复后即可开始评估患儿手指感觉及活动，之后每 2 小时观察一次，如发现石膏过紧或患儿主诉手指麻木或感觉异常时，应给予重点关注，及时报告医生进行相应的处理。

（5）石膏的护理：肱骨髁上骨折术后屈肘石膏固定。

①保持石膏清洁干燥，勿向石膏中塞异物。

②石膏未干时，将患肢放在气垫上，并减少搬动。需要搬动时，应用手掌平托石膏，切忌用

手指按压,以免造成石膏部分凹陷压迫皮肤形成压疮。

③石膏边缘如过于粗糙,摩擦皮肤,应及时修整。石膏如挤压皮肤或松动,应及时松解或重新打石膏。

④观察伤口处石膏有无渗血,给予标记和记录。如渗血扩大迅速,及时报告医生处理。

(6)饮食:

①术后患儿清醒即可饮食,饮食上无特殊禁忌。

②麻醉恢复后饮食以清淡易消化为主。

③可先让患儿喝少量温水,如无不适,循序渐进进食。

④胃肠功能恢复后可食富含蛋白质、维生素和粗纤维的食物。

(7)宣教:①患儿术后须平卧。②如患儿嘴唇干燥,可以用勺子蘸少许温水轻轻为患儿湿润嘴唇。③将患儿输液一侧肢体放在被子外以便观察,并协助扶好,防止患儿躁动使针脱出。④不要用衣服、被子等物品覆盖石膏,以免影响其速干定型。⑤可用气垫将患肢抬高,促进肢体末端血液回流。⑥可以适当轻轻按摩、抚触外露患肢皮肤,减轻肿胀,避免压疮。⑦在患儿首次下床前,应协助其先在床边稍坐。如无不适感觉,在佩戴颈腕吊带后,协助患儿下地行走。⑧在患儿行走前为其佩戴颈腕吊带,在其睡前为其摘除,以避免压迫颈动脉。⑨患儿行走或上厕所时从旁保护。

(六)功能锻炼

及时有效的功能锻炼可以预防并发症,促进功能恢复。

(1)锻炼前应向患儿家长说明功能锻炼的目的和方法以取得家长的配合,和护理人员一同监督、鼓励患儿,以达到锻炼目的。

(2)术后第二天开始指导患儿行功能锻炼,主要是伸指、握拳活动,每天 3 组,每组 20 下。每次伸指握拳应尽量充分,并逐渐加大活动量,以不疲劳为宜。

(3)功能锻炼是一个长期的、枯燥的过程,患儿很容易产生厌烦情绪,可鼓励患儿用患肢玩自己喜欢的玩具、游戏机等。

(4)告知家长回家后协助患儿进行功能锻炼时应严格遵循由轻到重、由少到多、循序渐进的原则,避免运动量过大、过猛造成骨化性肌炎及其他不适。

(七)出院指导

1.告知家长

(1)保持石膏清洁干燥不变形。如石膏沾上污垢,可用少量清水擦拭,之后用干毛巾擦干。如沾水过多致石膏变形,及时带患儿到医院更换石膏。

(2)术后 4 周带患儿门诊拍片,如愈合良好,可拆除石膏。

(3)如发生无法处理的情况,可电话咨询责任护士或直接到医院门诊挂号就诊。

2.指导家长

(1)清洁和保护支具的方法,以防因处理不当而导致支具的变形或损坏。

(2)在患儿拆石膏后可增加肘关节的主动活动。进行被动活动时动作应轻柔,以患儿不引起剧烈疼痛为宜,禁止被动反复粗暴屈伸肘关节,以免引起再度损伤或发生骨化性肌炎。

二、发育性髋关节脱位

(一)概述

发育性髋关节脱位是指婴儿出生后或出生后不久股骨头从髋臼脱出的一种畸形,病变累及髋臼、股骨头、关节囊、髋关节周围的肌肉和韧带,造成髋关节脱位、松弛。研究发现先天性髋关节脱位患者的血缘亲属和直系亲属患此病者比普通人群高数倍,患者的父母或祖父母多患有髋臼发育不良,因此该病的遗传因素是发病的重要因素。先天性髋关节脱位发病以女孩占绝大多数,占80%以上,男女发病率为1:6。研究指出雌激素的代谢异常与此病有关,可引起髋关节松弛,从而发生髋关节脱位。我国北方发病率高,南方发病率低,这是因为北方寒冷,习惯用毛毯或棉被包裹下肢;南方习惯背负婴儿,髋关节处于外展、外旋位置,有利于髋关节的稳定。臀位产婴儿特别是伸腿臀位髋关节脱位的发病率高于正常顺产。冬季出生的婴儿发病率明显升高,因毛毯包裹使髋关节处于被动伸直位,限制其活动从而影响髋关节稳定性所致。其病理变化是渐进性的,随年龄的增长而不同。出生时关节囊松弛,圆韧带长,髋臼的形态、深度基本正常,股骨头正常或略小于健侧,可自由进入髋臼。患者站立行走后,由于负重增加,髋臼、股骨头、关节囊逐渐发生一系列病理变化。表现为髋臼发育不良,呈椭圆形,并随年龄增长逐渐变浅,并呈三角形,尤其是髋臼的外上方发育更差,呈斜坡状。股骨头:正常的股骨头呈球形,脱位后由于髋骨的压迫,脱位的股骨头变成不整的椭圆形。股骨颈:股骨颈变短变粗,由于脱位的股骨头位于髋臼后方,肌肉收缩使股骨头向前旋转,结果导致前倾角度增大,可达60°~90°。骨盆与脊柱:脱位侧的骨盆常常伴有发育异常,如髂骨翼倾斜、形成假臼、坐骨结节分开、耻骨联合增宽和髋臼基底增厚等。单侧脱位使骨盆发生倾斜,随之发生代偿性脊柱侧凸;双侧脱位时,骨盆失去股骨头正常支撑向前倾斜,腰椎前凸显著增加,臀部后凸。患儿一般开始行走的时间较正常小儿晚,步态跛行。双侧脱位者,站立时骨盆前倾,臀部后耸,腰部前凸特别明显,行走呈鸭行步态。单侧脱位时,脊柱代偿性侧弯,患儿骨盆下移,臀部变宽。患儿仰卧位,双侧髋、膝关节各屈曲90°时,双侧膝关节不在同一平面。推拉患侧股骨时,股骨头可上、下移动,似打气筒样。内收肌紧张,髋关节外展活动受限。诊断主要依靠体征和X线检查和测量。

先天性髋关节脱位,治疗后出现的并发症大多与手法粗暴、牵引不够、手术指征未掌握、未弄清阻碍复位因素和固定不当等有关。多数可以避免。常见并发症如下:

1.再脱位

常因阻碍复位因素未消除。X线出现假象,换石膏时不小心,前倾角过大或髋臼发育不良,因而即使复位后,还是较易再脱位。

2.股骨头缺血性坏死

这类并发症主要是由于手法粗暴或手术创伤过大,损伤了股骨头的血供;固定时强力极度外展;复位前牵引不够或内收肌、髂腰肌未松解,复位后股骨头受压过度及还有一些原因不明。

3.髋关节骨性关节病

为晚期并发症,一般在年龄较大患儿手术后,待到成年后往往较难避免这些并发症的出现。

4.股骨头骨骺分离,股骨上段骨折,坐骨神经损伤等

这些均为牵引不足、复位时使用暴力或麻醉太浅等原因引起,一般均可避免。

(二)治疗进展

根据病情采用不同的治疗方法:

1.出生到 6 月龄

这是理想的治疗时间。早期发现者,宜使用外展支具,最常用的是 Pavlik 吊带。该法使双髋呈屈曲外展位,并防止伸髋及内收,不但能促进髋臼的发育,也促进已脱位的髋关节自行复位。它适用于奥托拉尼(Ortolani)征阳性的新生儿,以及有髋关节发育不良、半脱位或脱位的 1~6 月龄的婴儿。存在肌力不平衡、僵硬及关节松弛征者,为禁忌证。如果使用得当、治疗顺利,常需佩戴 6~12 周,其间每 2~4 周复查超声波及 X 线片,直到结果正常,可获得稳定的髋关节。据统计,对髋臼发育不良及半脱位其成功率为 98%,对全脱位其成功率为 85%。并发症包括:①复位失败;②股骨头缺血性坏死;③髋臼发育迟缓。

2.6~18 月龄

大于 6 月龄者,难以佩戴支具及吊带。此年龄组多数可行手法复位,然后以髋人字石膏固定。随股骨头向外上脱位,内收肌可有不同程度的挛缩而影响手法复位。目前对多数病例不主张牵引,但年龄接近 2 岁或髋关节较僵硬难以手法复位者,牵引可能有益。采用皮牵引,健侧也做对抗皮牵引。牵引一般不超过 2 周,以免因失用性萎缩而于复位时引起骨折。复位的方法很多,常用的是洛伦茨氏(Lorenz)法。全麻下,轻柔地屈髋、牵引及外展,从中了解稳定性及外展稳定区。复位时触到或听到弹响为复位最可靠的指征。复位成功后,用髋人字石膏固定,年龄较大的有时需包括下肢全长。手法复位困难时可行手术切开复位。每 2 个月换一次石膏,第 2、3 次石膏由人字位改为伸直外展内旋位。石膏固定的总时间是 6~9 个月。若复位不成功,则需手术切开复位。

3.18 月龄至 3 岁

随年龄的增长及负重增加,软组织挛缩加重,前倾角加大,髋臼外形更不正常。两岁以后这些骨性改变的塑形能力有限。一般需切开复位及行 Salter 骨盆截骨术,甚至需要做股骨粗隆间旋转截骨矫正前倾角。

4.4~7 岁

就诊相对已晚,无论哪种手术,其效果难以尽善尽美。一般需松解内收肌、髂腰肌以后,牵引股骨头达到髋臼水平,再行切开复位,可能同时行 Salter 手术改善髋臼覆盖。对较顽固的病例,有时为了使髋臼能更好地容纳股骨头,髋臼指数大于 30°而股骨头小的,适于行关节囊周围截骨术,以加深髋臼或调整髋臼的方向。另外,在旋转截骨术的同时,往往需做股骨短缩截骨术,有的还要做内翻截骨,否则骨盆截骨术后会使患肢过长或股骨颈外翻致患髋仍然不稳。

5.8 岁以上

此时患儿软组织与骨结构畸形均较固定,复位的可能性较小,即使积极手术,也难以获得正常功能的髋关节。10 岁以后的青少年,常只能做原地臼盖稳定髋关节改善步态。双侧脱位者,多不主张手术。

6.Steel 骨盆三联截骨术

这是髋关节移位成形术,也是环绕髋臼的截骨术。手术能否成功有赖于能否使股骨头复位至髋臼水平。这要靠放松软组织与骨牵引来实现。髂骨、坐骨、耻骨截骨后,牵拉髋臼的骨块向下、向外覆盖股骨头。术后克氏针内固定和髋人字石膏外固定 12 周,然后练习主动和被动活动。Sutherland 二联截骨时可免去坐骨截骨。

7.Chiari 手术

Chiari 手术为关节外髋臼上缘髂骨截骨,使髋臼内移,截骨的上端形成髋臼顶。手术截骨部位尽量靠近髋臼上缘,切勿过高。截骨后远端内移,关节囊包住股骨头,顶在髂骨截骨下缘形成的髋臼顶上。术后穿石膏裤 4～6 周,尽早练习活动。功能恢复后即可负重。因术后改变了臀肌的力矩,因此对缓解髋关节疼痛的效果较好。但日后可因髋臼的平顶和股骨头磨压而产生退行性变,还可因髋臼顶凹入,适应股骨头的形状而致下肢短缩。

(三)护理

1.术前护理

(1)完善各项检查:胸部 X 线片、患肢 X 线片、CT、心电图、抽血、留尿标本等。

(2)备皮:手术前一天清洗患肢,修剪手术范围内皮肤毛,修剪趾甲,用标记笔在患侧肢体避开手术区域进行标记。

(3)皮试:了解患儿有无过敏史,术中及术后应用的某些抗生素需进行药物过敏试验,以确保患儿能安全应用,避免发生过敏反应。

(4)宣教:告知家长。

①术前一晚给予患儿清淡饮食。

②为患儿洗澡。

③注意患儿保暖,避免上呼吸道感染。

④术前 6 小时禁食,2 小时禁饮。

⑤为患儿固定或拔除活动的牙齿。

⑥去除患儿身上的饰物。

(5)其他:①发放干净病号服。②患儿离开病房后为患儿准备手术床。

2.术后护理

(1)体位:①全麻术后去枕平卧,之后开始垫枕头,并在确保安全的前提下根据患儿情况和舒适度适当摇高床头或翻身。②石膏下垫棕垫,防止石膏变形(彩色高分子石膏无须垫棕垫)。

(2)监测生命体征:遵医嘱床旁心电监护及低流量吸氧。手术后体温升高最常见,主要由手术吸收热引起,通常持续 3～5 天。

①如体温<37.5℃,无须特殊处理,为患儿多饮水即可。

②如 37.5℃≤体温<38.5℃,主要以物理降温为主,予以温水擦浴或使用化学冰袋。

③如体温≥38.5℃,可以使用降温药物,辅助物理降温,常用的儿童退热药有对乙酰氨基酚、布洛芬等。

(3)静脉管路的固定和观察:①将带有静脉管路的肢体放在被子外以便观察有无渗液或管路脱出等情况。②用儿童输液固定板固定管路。③穿刺部位贴标签,注明穿刺时间。④适当调节输液速度,护士勤巡视患儿,液体输完及时更换或拔除。⑤如患儿躁动明显,可让家长协助固定患儿输液的肢体。

(4)伤口引流的固定和观察:①妥善固定伤口引流袋或引流瓶。②观察引流液的颜色、性状及量。③患儿翻身时,避免牵拉引流管,防止管路滑脱。

(5)石膏的护理:①保持石膏清洁干燥,勿向石膏中塞异物。②石膏未干时,将患儿放在棕垫上,并减少搬动。需要搬动时,应用手掌平托石膏,切忌用手指按压,以免造成石膏部分凹陷压迫皮肤形成压疮。③石膏边缘如过于粗糙摩擦皮肤,应及时修整。石膏如挤压皮肤或松动,应及时松解或重新打石膏。④观察伤口处石膏有无渗血,给予标记和记录。如渗血扩大迅速需及时报告医生处理。⑤应用人类位石膏固定的患儿术后第一日,家长在护士的指导下抱起患儿。⑥单髋人字石膏需定时翻身,指导患儿家长翻身(左侧为例)的方法:站于患儿患侧(左侧),嘱患儿双手伸直,上举过头。将右手伸入石膏,用手掌托住石膏内面,大拇指扶住石膏外面;用左手手掌在膝关节处托住患肢石膏。左手以向上的力抬起患肢石膏,同时右手以向患侧的力推动患儿,嘱患儿顺着推力以健侧患肢为轴,缓慢旋转。翻身后调整舒适体位,胸部齐平石膏垫枕,将患肢脚踝处垫高或将患肢足趾垂于床外,以悬空足趾。⑦术后患儿主诉腹部石膏紧或发生恶心、反复呕吐的症状,警惕发生石膏综合征,应及时行石膏开窗。嘱家长为患儿少食多餐。⑧做好大小便护理,防止浸湿、污染臀部周围石膏。

(6)饮食:①患儿麻醉清醒后即可饮食,饮食上无特殊禁忌。②麻醉恢复后饮食以清淡易消化为主。③可先让患儿喝少量温水,如无不适,循序渐进喂食,少食多餐。

(7)宣教:

①告知家长:a.患儿术后须平卧。b.如患儿嘴唇干燥,可用勺子蘸少许温水轻轻为患儿湿润嘴唇。c.将患儿输液一侧肢体放在被子外以便观察,并协助扶好,防止患儿躁动使针脱出。d.不要用衣服、被子等物品覆盖石膏,以免影响其速干定型。e.固定好的引流管勿轻易挪动,以防引流管脱出。f.石膏干燥后,为避免患儿局部皮肤长期受压,日间每 2～3 小时为患儿翻身一次,夜间每 4～5 小时翻身一次。

②指导家长:a.石膏固定后患儿饮食上给予少食多餐,避免石膏综合征的发生。b.应用人类位石膏固定的患儿,教会家长患儿翻身及怀抱的方法。c.应用单髋人字石膏固定的患儿,教会家长患儿翻身方法。

(四)功能锻炼

发育性髋脱位术后功能锻炼的目的是通过康复护理和功能锻炼,使术后的髋关节达到或接近正常的髋关节活动度。术后 1 周,患肢疼痛缓解,即可指导患儿及其家属长进行功能锻炼。

1.患肢石膏内功能锻炼

从术后 1 周起应在石膏内练习股四头肌的等长收缩,俗称"绷劲";也可教会患儿用足蹬足底石膏,每天以最大的肌力练习 2～3 组,每组 20～30 次,每次持续时间 3～10 秒。目的是通过肌肉收缩和舒张改善下肢的血液循环,增加局部营养,有利于术后组织的修复;同时,可有效地防止股四头肌的失用性萎缩,为下一步功能锻炼打好基础。

2.拆除石膏后的功能锻炼

对于发育性髋脱位的患儿,要根据患儿年龄、性别及关节松弛的情况,决定石膏固定的时间、石膏拆除后是否行双下肢皮牵引治疗。一般6岁以下女孩、关节松弛的患儿可直接石膏固定6周,不需牵引治疗。反之,年龄大、关节僵硬的患儿,为防止由于石膏固定时间过长引起髋关节僵硬,一般于石膏固定3周后拆除石膏,行双下肢皮牵引治疗3周。其目的是:在牵引下早期活动髋关节。要注意单侧髋脱位牵引时,也要做双下肢皮牵引,以维持髋关节水平位。锻炼方法及注意事项如下:

(1)指导患儿双手撑床慢慢坐起,待患儿坐稳后,可在床尾系拉绳,绳上等距离打结,让患儿握着绳上的结,尽可能握住最远的结。同时根据所握距离的远近,还可以检验屈髋功能锻炼的效果。

(2)指导患儿双手撑床慢慢坐起,待患儿可触到双足后,再鼓励患儿用前额触碰膝关节,逐渐加大髋关节的屈曲活动。

(3)指导患儿正确功能锻炼,注意防止腰部代偿作用给训练带来的假象。

(4)解除石膏固定后,继续股四头肌的等长收缩训练。

(5)解除石膏固定后,注意牵引角度的调整,由双下肢外展30°开始,每周调整牵引角度10°,由外展位逐渐内收。第3周后,使双下肢达到中立位牵引。

3.髋关节屈曲训练

平卧位,髋关节屈曲,大腿能碰到腹部,足跟能碰到臀部。此动作应以主动训练为主。被动训练是要求动作轻柔,循序渐进,多采用屈膝位方法进行训练。即患儿仰卧位,家长用一只手帮助固定健侧下肢及健侧骨盆。另一只手放于患侧大腿远端的后侧施力,使患髋屈曲。当经过多次训练,患髋屈曲大于90°时,可让患儿自行用双手抱住膝下小腿,尽量紧贴胸部。

(五)出院指导

(1)告知家长注意保持石膏清洁干燥、不变形。

(2)术后6周,此时患儿复查髋关节复位良好,已拆除石膏和牵引,指导并教会家长在家中继续协助和督促患儿做功能锻炼。

①告知家长术后半年内患儿患肢不能负重,即不能站立、蹲、跪、盘腿。由于非负重情况下的关节活动有利于术后头臼的塑造,而过早的负重可因股骨头上覆盖的骨未愈合而导致手术失败和头臼未经充分塑造而造成髋关节不对称、疼痛,以及股骨头缺血坏死、变形及关节活动受限或僵直。

②告知家长由于术后髋人字石膏固定于伸直、外展、内旋位,所以这三种活动不用进行特殊训练,而内收训练与屈髋同时进行。教会家长将患儿置于卧位,使患儿双腿并紧同时屈髋,若发现有外展挛缩,则嘱患儿将双腿在由伸至屈的活动中分开。

三、先天性马蹄内翻足

先天性马蹄内翻足(CCF)是一种儿童最常见的先天性发育性肢体畸形之一,因形似曲棍球拍,故也称棒球足。其以特有的一出生即可见的外观畸形表现——足踝关节和距下关节跖屈畸形,后足内翻,中足和前足内收、内翻和跖屈位为特点。患者中 24% 有家族史,学者认为由于某种不明因素导致胎儿生长发育停滞而出现此畸形。另有推测在胚胎发育相应阶段感染病毒,损伤前角细胞而导致足畸形。本病包含四部分畸形:前足内收内旋;后足内翻;踝关节下垂;胫骨内旋。多数学者认为病变主要在跗骨,尤以距骨的变化最为明显,从而导致畸形。久之则使软组织发生挛缩,使畸形较为固定。在继续发育过程中,骨在受压力小的部位发育旺盛,而在受压力大处则发育受阻,逐渐形成骨性畸形。婴儿出生后即有一侧或双侧足部跖屈内翻畸形。足前部内收内翻,距骨跖屈,跟骨跖屈内翻,跟腱、跖筋膜挛缩;前足变宽,足跟变窄小,足弓高,足外缘凸起;外踝偏前突出,内踝偏后且不明显。站立时足外缘负重,严重时足背外侧负重,负重区产生滑囊及胼胝。单侧畸形,走路跛行,双侧畸形,走路摇摆。X 线片显示距骨与第一跖骨纵轴和跟骨与第 4、5 跖骨纵轴不平行而形成夹角;距骨与跟骨纵轴夹角小于 30°。

(一)治疗进展

1.治疗原则

出生后应尽早开始治疗,最好在生后第 1 天就开始手法治疗。在患儿生长发育过程中,应根据患儿年龄、畸形程度选择治疗方法。开始可采用手法治疗,要求坚持不懈,长期观察,并制订个体化的治疗计划。手术治疗应考虑到肢体的发育生长因素,手术矫正可分次进行,破坏性不宜太大。治疗方案应考虑以下几点:

(1)婴儿期间应采用单纯手法治疗,由家长操作。不宜在麻醉下强力扳正,否则可损伤胫骨下端骨骺。若效果不理想,6 个月后可采用软组织松解术。

(2)对 1～3 岁患儿可在全身麻醉下手法扳正,或加用软组织松解术,然后在矫正位给予石膏固定。对少数矫正效果不理想或严重畸形者,可采用跟骨楔形截骨术等骨关节手术。

(3)对于 3 岁以上患儿行手法治疗已很难奏效,应根据畸形和僵硬程度选用软组织松解术、肌腱移位术、截骨矫形术等手术治疗。

(4)对于 10 岁以上患儿,一般骨骼畸形已比较明显,需要做跟骨截骨术、跗骨部三关节融合术、胫骨截骨术(纠正胫骨内旋畸形)等矫正手术,但往往需要同时加用软组织手术。

(5)在成人患者,对于不是很严重的畸形,可以采用三关节融合术和软组织松解术,在 30 岁以前手术仍可获得满意效果。对畸形严重、疼痛、足外侧胼胝感染等患者,做 Syme 截肢后装配义肢,效果可能比勉强行矫形手术好。

2.治疗方法

(1)保守治疗:适用于新生儿及小婴儿的特发性马蹄内翻足,治疗应于生后尽早开始。

①Kite 方法和 Ponseti 方法:目前已得到越来越广泛的使用。前者先对患者牵拉按摩,均采用手法按摩先使距舟关节复位。方法是,拇指置于足外侧跗骨窦处的距骨头表面,前者用示指轻柔地将舟骨推向距骨头,后者用另一只手将前足连同舟骨一起向外牵拉。Ponseti 认为在复位过程中,保持前足足底外翻时不要使之扭曲,而是向足外侧直推(即前足要与内翻的后足保持对线)很重要,否则将导致弓形足。然后按一定的顺序进行连续长腿石膏矫形。先矫正高弓,将距骨以下部分外旋矫正内收,最后矫正足下垂。通常行经皮跟腱延长,便于矫正足下垂,有时对婴幼儿可行胫前肌外移术。治疗后,足的柔韧性和肌力多能较好维持。

②French方法:这是Dimeglio等提出的一种新的非手术方法。它强调长期的有利的手法按摩和支具矫形。通常在出生后2周开始治疗。先由理疗师进行30分钟的手法按摩后,将患足置于CPM机上行软组织牵拉,每天持续8小时,然后用支具将患足固定于最大矫正位,并维持到第2天下次治疗前。每天检查患足的矫形效果,据此调整CPM机。据称该法效果良好,但不易为患儿家属接受及支持。

③被动手法矫正:手法操作应轻柔。开始应先矫正前足内收,后足的马蹄畸形可暂不矫正。矫正内收后再依次矫正内翻和马蹄畸形。胶布固定前要在足趾基底和前足部加衬垫,足跟、内踝和膝关节以上大腿前方也应加以保护。然后用2.5cm宽的胶布从足背中部经内侧绕跖底斜向上到小腿外侧面,绕过膝上折回达小腿内侧。另一条胶布从小腿内侧经足跟上反折到小腿外面以维持跟骨背伸和外翻。第一次手法不一定充分,只注意矫正前足内收。数日后可进一步矫正,并更换一层胶布,以维持手法的效果。1周后取下胶布,如前足内收已获得矫正,则集中力量矫正内翻和马蹄畸形。如此,每周重复一次,需6~10周。此时可借助X线片测量距跟角来衡量矫正效果。结果往往是跟骨内翻在外观上得到纠正,而X线检查仍不满意。手术治疗需要3个月的巩固阶段。每2~3周更换一次石膏。矫正效果好的也可用Dennis-Browne支架维持。固定时间的长短因人而异。每个月检查一次,足跟位置不理想的,还需进一步治疗。

(2)手术治疗:

①内外一次松解术:手术指征如下:a.充分保守治疗而不能彻底矫正的;b.畸形在保守治疗后复发的。手术年龄以1~2岁为宜。手术的原则为切除或松解全部妨碍矫形的病理性挛缩的软组织。

②学龄前儿童并发高弓足畸形的治疗:3~5岁的患儿常伴有高弓足畸形。患儿第一跖骨明显跖屈。对此,做完后内侧一次松解术后加用跖筋膜松解术。同时松解内收跖肌、足内在屈肌和外展肌。有的患儿还并发舟状骨结节变长。因此,术后局部更显突出。对此,术中应予切除。这样可防止压迫皮肤发生坏死。手术后患儿都会有可以接受的残留问题,如小腿三头肌萎缩、平足、柔软的跖内收、双足大小不等以及足部活动轻度受限等。

③跟骨截骨术:经过治疗跟骨仍有内翻或顽固马蹄畸形的病例,可行跟骨截骨术矫形。此手术的最佳时间是3~4岁。跟骨外侧做一个楔形切除,再将此楔形骨块基底向内插入跟骨截骨缝内,最后将跟外侧截骨部位靠拢。石膏固定6周后,截骨部位和植骨块即可融合。一般术后效果满意。

④跟骰关节融合术:4岁以上的马蹄内翻足患儿,仅靠彻底内后侧软组织松解,不能完全矫正前足内翻和内收。因此有时需行跟骰关节楔形切除。9岁以下患儿适合此手术。

⑤跗跖关节松解和跖骨截骨术:保守或手术治疗均可能残留前足内收和足跟内翻畸形,对此不要急于矫正,大部分患儿穿鞋走路后或在发育过程中可恢复正常。对较顽固的病例,5~8岁期间可行跗跖关节松解。术后长腿石膏固定于矫正位3~4个月。

⑥腱转移术:胫前肌或胫后肌转移的指征应仔细斟酌,否则可能导致矫枉过正。继发性残余畸形或隐性脊柱裂造成的原发腓骨肌力弱均适于转移胫前肌或胫后肌。在腱转移前应先矫正畸形。转移胫前肌的缺点:术后伸踇长肌失去了拮抗力而出现第一跖骨下垂,而且术后足部

若不摆在背伸位置上,马蹄畸形有复发趋势。转移胫后肌的手术指征:矫正以后仍残存足内翻,矫正后有复发趋势及腓骨短肌肌力弱。

⑦三关节固定术:患儿年龄到 10 岁以后就可以用楔形切除距跟、距舟和跟骰三个关节面,以矫正马蹄足的残余畸形。理想的手术年龄是 12 岁。手术指征是足部疼痛、功能不良和畸形。术后用短腿石膏固定 3 个月左右。

⑧胫骨截骨术:过去认为畸形足并发胫骨内旋。目前认为胫骨内旋并不是畸形足的组成部分。相反,踝关节侧位 X 线片显示,外踝居内踝的后方,说明胫骨有外旋。造成胫骨内旋的原因是强力矫正足内翻,挛缩的软组织牵拉使胫骨压向后方。患儿到 4 岁后可行胫骨内旋截骨术,以后再做内侧松解纠正足的内翻,或行跟骰关节融合。

3.术后并发症

(1)伤口愈合不良:松解手术有时会有伤口愈合不良问题。做横切口、短切口和采用克氏针内固定均对伤口愈合有利。石膏只是起到保护作用,而不靠它矫形。相反若依靠石膏矫形,则易并发皮肤糜烂和坏死。距下关节恢复到矫正位则不需用力背伸足。术中要避免游离皮缘,也不要向小腿方向延长切口。畸形足的内缘皮肤均较紧缩。同时,此区域皮肤营养条件差,不利于愈合。因此,伤口缝线要在术后 6 周再拆除。

(2)空凹足:术中可发现内收踇趾肌的止点较胫后肌靠背侧。胫前肌有的止于第 1 跖骨的骨远端。

(3)术后石膏脱落:术后石膏脱落会影响矫正效果。凡足部发育小、第一跖骨短和小腿肥胖的患儿易发生石膏脱落。用长腿石膏固定,屈曲膝关节 30° 左右则可防止术后石膏脱落。

(4)矫形不彻底:欲使疗效满意,则术中对各种畸形解剖均应彻底矫正。术后要保持矫正位以使其在生长过程中进一步塑形。若不松解跟距的前后两端,就很难纠正跟骨内翻。反之,内翻不矫正,跟骨锁在距骨下面,也呈内翻和马蹄位。因此一次手术全面松解至关重要。

(5)矫枉过正和平足:彻底松解有可能产生严重平足。因此,矫正稍稍不足要比矫枉过正好些。矫枉过正会发生痉挛性平足。但最终并无临床表现。

(6)踇内收和腓骨肌力弱:重症踇内收多见于对足跟外翻矫枉过正的患儿。临床可见斜脚畸形。一般此类患儿的骨骼发育成熟时多不成问题。

(7)术后僵硬和强直:因为术中损伤距舟关节、距下关节和踝关节等医源性因素或矫正不彻底,术后出现僵硬和强直。

(二)护理

1.术前护理

(1)术前一般护理参见发育性髋关节脱位术前护理部分。

(2)宣教告知家长:①为患儿每日温水泡脚 3 次,每次 20 分钟,以清洁皮肤皱褶,软化胼胝,防止感染。②准备气垫,用于术后抬高患肢。

2.术后护理

(1)石膏的护理:①保持石膏清洁干燥,勿向石膏中塞异物。②石膏未干时,将患肢放在气垫上,并减少搬动。需要搬动时,应用手掌平托石膏,切忌用手指按压,以免造成石膏部分凹陷压迫皮肤形成压疮。③石膏边缘如过于粗糙摩擦皮肤,应及时修整,石膏如挤压皮肤或松动,应及时松解或重新打石膏,保持石膏的清洁干燥及其完整性,避免污染、潮湿、变形、折断。④注意观察石膏的松紧和塑形,抬高患肢30°,促进血液循环,减轻肿胀。⑤观察伤口处石膏有无渗血,给予标记和记录,如渗血扩大迅速需及时报告医生处理。⑥观察患肢或足趾的颜色、温度、感觉和运动情况,若发现皮肤苍白或发绀,皮温低,感觉麻木剧烈疼痛、不能活动足趾等周围循环障碍的症状,应及时报告医生处理。

(2)皮肤护理:①患儿石膏外固定,自己翻身困难,加强患儿皮肤观察和检查,防止皮肤压疮。②倾听患儿主诉,防止石膏内皮肤压疮,必要时行石膏松解或修整。③保持床单位整洁、干燥。④每2～3小时协助患儿翻身,更换体位。

(3)宣教告知家长:①患儿麻醉清醒后即可饮食。②如患儿嘴唇干燥,可以用勺子蘸少许温水轻轻为患儿湿润嘴唇。③将患儿输液一侧肢体放在被子外以便观察,并协助扶好,防止患儿躁动使针脱出。④不要用厚重的衣服、被子等物品覆盖石膏,以免影响其速干定型。⑤用气垫将患肢持续抬高30°,以促进肢体末端血液回流。⑥可以适当轻轻按摩、抚触外露患肢皮肤,减轻肿胀,避免压疮。⑦每2～3小时协助患者翻身一次,以增进舒适,防止压疮。⑧在患儿饮食上增加营养,以促进身体恢复。

(三)功能锻炼

(1)术后24小时指导家长教患儿开始主、被动做足趾伸屈锻炼,按摩患儿患侧大腿的肌肉,并牵拉按摩足趾。

(2)指导患儿及其父母主、被动为患儿进行石膏内肌肉的舒缩运动,如行股四头肌的收缩舒张运动,防止肌肉萎缩,锻炼肌力的同时促进血液循环,活动次数由少到多,以患儿能忍受疼痛为准。

(3)鼓励患儿进行固定范围以外的肌肉收缩和关节的主动活动。功能锻炼宜循序渐进,待拆石膏后,则按早期康复训练计划进行康复锻炼,每日被动按摩足部,背伸外翻活动踝关节,动作轻柔,持续5～10分钟,每天两次。

(4)外固定解除后嘱患儿2周内在床上训练,活动关节,做抬腿及肌肉收缩训练。

(5)2周后下床,在家长的保护下开始行走训练。此后逐渐上下楼梯练习肌力和各关节协作功能。

(6)另外,在每日泡脚的同时加用手法活动关节和挤捏腓肠肌,以增加患肢的血运,改善腓肠肌的营养,对增加关节的活动度,降低腓肠肌的疲劳均有益处。

(四)出院指导

1.告知家长

(1)保持患儿石膏清洁,防止大小便污染,避免碰撞致石膏断裂,为患儿患肢下垫气垫,以抬高患肢,利于静脉血液回流。

(2)在患儿石膏固定4～6周后带患儿门诊复查,拆除石膏。

(3)在矫形术后的最初6个月内每个月带患儿门诊复查一次,若拍片证实无复发倾向则改为每3个月带患儿门诊复查一次,坚持带患儿复查1年以上,以防复发。

2.指导家长

(1)加强观察患儿患肢末梢血液循坏、运动及感觉情况,如发现患儿患肢肿胀、肢体发凉、发绀或苍白,做主、被动运动时剧烈疼痛,立即带患儿到医院诊治。

(2)给予患儿高热量、高蛋白质、高维生素、高钙的营养丰富的易消化饮食。

(3)坚持为患儿患肢进行按摩和功能锻炼,督促患儿勿过早负重行走,以防畸形复发。

第六章　肿瘤放射治疗护理

第一节　概述

放射治疗是利用放射性同位素产生的 α、β、γ 射线和各类 X 射线治疗机或加速器产生的 X 射线、电子线、质子束及其他粒子束等放射线治疗恶性肿瘤的一种方法。

放射治疗是治疗肿瘤四大方法之一，据统计，60%～70% 肿瘤患者需要接受放射治疗，它与手术是 WHO 公认的最有效的治疗肿瘤的手段。对于一些早期肿瘤，如鼻咽癌、喉癌等，放射治疗不仅可取得根治性治愈的效果，还能保留患者组织、器官解剖结构的完整性，提高患者的生活质量。对中晚期肿瘤患者，通过术前放疗、术后放疗或联合化疗，可明显降低肿瘤的远处转移率和复发率，提高局部控制率，延长生存期，提高生存率，改善生活质量。

一、放射治疗的历史

放射治疗至今已有一个多世纪的发展历史。大体可分为初级放疗、常规放疗和现代放疗三个阶段。自 1895 年伦琴发现了 X 线，1898 年居里夫妇发现了镭，它的生物学效应很快就得到了认可。1913 年 Coolidge 成功研制了 X 线管，1922 年生产了深部 X 线机，同年在巴黎召开的国际肿瘤大会上，Coutard 及 Hautant 报道了放射治疗可治愈晚期喉癌且无严重的并发症。1934 年 Coutard 发明了分割照射，一直沿用至今。放射治疗在初始阶段经历了艰难的历程，20 世纪 30 年代建立了物理剂量——伦琴（R），50 年代制造了钴-60 远距离治疗机，60 年代有了电子直线加速器，70 年代建立了镭疗的巴黎系统，80 年代发展了现代近距离治疗。20 世纪末，随着放疗设备的改进和计算机的发展，放射治疗进入了现代放疗的时代，并形成集影像、计算机、加速器为一体的现代放疗时代，开展了立体定向放射外科、三维适形放射治疗、调强放射治疗等，放射治疗有了飞跃的发展。

二、放射治疗物理学

（一）放射源及放疗设备

1.镭源

镭是最早应用于放射治疗的天然放射性元素，半衰期约为 1600 年，衰变过程中放出 α、γ 两种射线，经封套过滤后，仅用其 γ 射线。镭半衰期长，容易污染，衰变过程中会产生氡气，造成环境污染。以前多用于组织间或腔内治疗，现在逐渐被 ^{60}Co、^{137}Cs 等人工放射性元素代替。

2.深部 X 线治疗机

X 线治疗机是 20 世纪 30 年代发展起来的放疗设备,根据 X 线治疗机的能量高低,可分为接触 X 线治疗机(10~60kV)、浅层 X 线治疗机(60~120kV)、中层 X 线治疗机(120~160kV)和深层 X 线治疗机(180~400kV)等几种类型。由于设备的发展,前几种类型机器基本已被淘汰。由于深部 X 线治疗机的 X 线强度及穿透能力均较大,故多用于良性疾病和位置表浅肿瘤的治疗,并逐渐被直线加速器代替。

3.^{60}Co 治疗机

^{60}Co 源的 γ 线半衰期为 5.27 年,平均能量为 1.25MeV。^{60}Co 治疗机自 20 世纪 50 年代出现后,由于其具有高能、性能稳定、经济可靠等特点,在我国被迅速广泛应用,对放射治疗的发展起到重要的推动作用。其不足之处是半影大,需要定期更换放射源,并有造成放射性污染的潜在危险。

4.直线加速器

直线加速器是目前最常用的放疗设备,可产生双能或三能的高能 X 线,并可提供多种能量的电子束。射线半影小,射野足够大,可满足不同临床的要求,性能稳定,是目前适形放疗及调强放疗的基础设备。

5.中子放疗设备

中子放疗设备出现于 20 世纪 70 年代,目前中子射线主要通过氘-氚中子发生器、回旋加速器产生,由于其设备昂贵、机器庞大复杂、治疗成本高等原因,全球仅很少单位开展中子治疗。中子放疗主要适用于唾液腺肿瘤、前列腺癌、骨和软组织肿瘤及其他对普通光子线疗效不佳的非上皮性肿瘤等。

6.质子放疗设备

质子束由质子加速器产生,通过质子束输送系统及束流配送系统后,才能对患者治疗。整个设备规模大、造价昂贵、操作复杂,因而在临床中的应用进展缓慢。质子放疗目前主要用于眼部肿瘤、中枢神经系统肿瘤、头颈肿瘤、前列腺癌及肺癌等。

7.后装治疗机

后装治疗机是外照射中近距离治疗的一种装置。在有放射防护屏蔽的隔离室内,先把空载的放射源施用器放到患者准备治疗的部位,然后在防护屏蔽室外的控制室,利用遥控系统将放射源从储存状态通过管道送至施用器进行治疗,此方法属于封闭式放射治疗,放射源退回后患者即无放射性,而不同于内用同位素治疗,后者属于开放性放射治疗。后装治疗的优点是不仅使患者获得准确照射,明显提高放疗的疗效,对患者周身损伤较小,而且对工作人员的健康有较好的防护作用。

(二)放射治疗照射方式

按放射源与人体距离可分为两种基本照射方式。

1.远距离照射

也称外照射,是指放射源位于体外一定距离,集中照射机体某一部位,放射线必须经过皮肤和正常组织才能到达肿瘤部位。远距离照射常用的放射源有高能 X 线、高能电子线及 ^{60}Co 远距离照射等。其方法包括经典的二维照射、现代精确三维照射(适形调强、立体定向放射)。

2.近距离照射

也称内照射,是指将放射源密封,直接放入被治疗的组织内或放入人体的自然腔内(如舌、鼻、食管、宫颈等部位)进行照射,称组织间照射和腔内照射,总称近距离照射。常用的放射源有^{226}镭(^{226}Ra)、^{60}钴(^{60}Co)、^{137}铯(^{137}Cs)、^{192}铱(^{192}Ir)等,剂型有管、针、丝、粉、粒等。

(1)根据施治技术可将近距离放疗归纳为四种:腔内、管内、组织间植入和体表敷贴。置放方式主要有手工和"后装"两种:手工操作主要限于低剂量率和易于防护的放射源;"后装"技术则是指先将施用器置放于接近肿瘤的人体天然腔、管道,或将空心针管置入瘤体,再导入放射源的技术,多用于计算机程控近距离放疗设备。

(2)根据放射源在人体置放时间长短可将近距离放疗分为暂时驻留和永久植入两大类。暂时驻留是指治疗后将施用器以及放射源回收;永久植入则是将治疗时放置的放射源永远保留在人体内。

(3)内用同位素治疗是利用人体某器官对某种放射性同位素的选择性吸收,将该种同位素通过口服或静脉注射人体内进行治疗,如^{89}锶(^{89}Sr)治疗骨转移、^{131}碘(^{131}I)治疗甲状腺癌、^{32}磷(^{32}P)治疗癌性胸水等,称为内用同位素治疗。

(三)放射治疗技术

临床放射治疗技术已从传统的二维放疗发展到三维、四维精确放疗,精确放疗是 21 世纪肿瘤放射治疗技术的主要发展趋势,它采用精确定位、精确计划、精确治疗以及三维剂量计算及显示的方法,给予常规或非常规剂量的分割方式,使高剂量区分布的形状在三维水平上与靶区的实际形状一致,目的是在减少或不增加正常组织的损伤前提下,增加肿瘤的照射剂量,从而提高局部控制率与患者的生存率,改善患者生活质量。精确放疗包含三维适形放疗、调强适形放疗、立体定向放射治疗。

1.三维适形放疗(3D-CRT)

该技术利用 CT 图像重建三维的肿瘤结构,通过在不同方向设置一系列不同的照射野,并采用与病灶形状一致的适形多叶光栅,使得高剂量区的分布形状在三维方向上与靶区形状一致,同时减少病灶周围正常组织的受量。

2.调强适形放疗(IMRT)

调强放射治疗是更先进的三维适形放疗,它利用非均等强度射线束对剂量进行优化,最终获得较好的剂量分布。调强放射治疗技术的特点是能形成理想形状的等剂量分布,使靶区周围重要结构及器官受量明显降低,可以在提高肿瘤剂量的同时减少正常组织受量,最终提高疗效。IMRT 包括静态调强、动态调强、容积调强和螺旋断层调强等类型。

3.立体定向放射治疗(SRT)

立体定向放射治疗可以单次给予,也可分多次给予。单次照射从某种意义来说是一个立体定向放射手术(SRS),它通过聚焦等中心照射,单次给予肿瘤超常规致死量治疗,达到摧毁瘤区细胞的目的。而多次照射则称为体部立体定向放射治疗(SBRT),它是应用立体定位技术和特殊射线装置,将多源、多线束或多野三维空间聚焦的高能射线聚焦于体内某一靶区,使病灶组织受到高剂量照射,周围正常组织受量减少,从而获得临床疗效高、不良反应小的一类放疗技术的总称。SBRT 的优势是采用高分次剂量、短疗程分割模式,具有明显的放射生物学优势。采用 γ 射线所完成的 SBRT 简称为 γ 刀,采用 X 射线所完成的 SBRT 简称为 X 刀。射波刀是一种用于治疗良、恶性肿瘤及其他医疗目的的机器人无框架立体定向放疗系统,包括一套由计算机驱动的六自由度机械臂,其上安装有一台 6MeV 的电子直线加速器,天花板上安装有 X 线发生器,以获得在治疗过程中追踪患者的位置和照射靶区的信息。

4.质子治疗技术

质子作为带正电荷的粒子,以极高的速度进入人体,由于其速度快,在体内与正常组织或细胞发生作用的机会极低,当到达癌细胞的特定部位时,速度突然降低并停止,释放最大能量,产生 Bragg 峰(布拉格峰),将癌细胞杀死,同时有效地保护正常组织。由于质子治疗具有穿透性能力强、剂量分布好、局部剂量高、旁散射少、半影小等特征,对于治疗有重要组织器官包绕的肿瘤有较大的优越性。

(四)临床的射线选择

1.浅部肿瘤

皮肤癌、乳腺癌胸壁复发等浅部肿瘤常应用穿透力不强的深部 X 线或低能电子线治疗,采用电子线治疗,可保护深部正常组织。

2.深部肿瘤

对大多数胸腹部病灶,常应用穿透力强的高能 X 线照射。

3.混合射线照射

(1)在临床实践中,为了获得更好的剂量分布,需要一种以上的射线联合应用,如颈部淋巴结用^{60}Co 或低能 X 线照射全颈后,用电子线小野照射局部病灶,以避免脊髓受量过高。

(2)选用一种或几种射线时,要综合考虑放射野半影、骨吸收、肺和空腔的影响,以及中子污染程度等。X 线能量高,中子污染也增加。

4.质子线治疗

质子线在组织中射程末端剂量有一个释放峰,可将之调到肿瘤上,以达到杀伤剂量最大而肿瘤后正常组织剂量为零的目的,肿瘤前正常组织剂量也明显降低,使肿瘤周围正常组织受到较好保护。

(五)放疗的剂量

放射线通过任何物质时,在与其原子相互作用过程中,能量逐渐减弱,所丧失的能量被所通过的物质吸收,称为能量吸收。X 线和 γ 线通过物质主要发生三种效应:光电吸收、康普顿吸收和电子对效应,电子线通过物质时发生电离、激发和弹性散射。

1.放射治疗的剂量单位

目前国际上采用 Gy(戈瑞,Gray),它是组织吸收剂量单位,$1Gy=1J/kg$,另一剂量单位是 cGy,$100cGy=1Gy$。

2.照射区域

临床上通常先选定肿瘤区,估计临床靶区,最后确定放疗的照射区域即计划靶区。

(1)肿瘤区(GTV):即肿瘤临床灶,是临床体检和影像学检查可见的具有一定形状和大小的肿瘤范围。

(2)临床靶区(CTV):包括肿瘤临床灶、亚临床灶以及肿瘤可能侵犯的范围。在设计治疗计划时要尽量保证 CTV 的放射剂量在 90% 以上。

（3）计划靶区（PTV）：包括临床靶区和安全边界，安全边界是指日常摆位、照射中患者（或器官）运动，引起靶区和靶体积的变化而导致扩大照射的组织范围。计划靶区将决定照射野的大小。

3.临床确定剂量的原则

肿瘤放疗剂量要求准确；治疗的肿瘤区域内，剂量分布要均匀或有目的的不均匀；放射野设计应尽可能地提高肿瘤照射剂量，而尽可能降低肿瘤周围正常组织的受量；保护重要脏器。

三、放射治疗生物学

（一）放射线的生物学效应

生物的放射效应主要表现在体内生物大分子如核酸、蛋白质的损伤。大量研究表明，DNA 是生物体内最重要的放射敏感区域。放射线引起的电离辐射对 DNA 分子的损伤有直接和间接两种作用，前者是指射线直接损伤 DNA 分子，引起碱基破坏、单链或双链断裂、分子交联等，后者是指射线首先电离水分子，产生自由基，高度活泼的自由基再和有机分子作用。

人体内具有 DNA 的损伤修复系统，用以维持 DNA 的遗传稳定性，包括无差错修复和差错倾向性修复。无差错修复的主要方式是切除修复，通过一系列核酸的修复系统将损伤部位切除，以完整的互补链为模板合成小片段 DNA 链填补空隙。差错侵向性的修复方式主要是重组修复，依靠受损伤 DNA 分子间的遗传重组以制成无损伤 DNA 分子，未去除的损伤在DNA 不断修复中逐渐被稀释。

（二）放射线对肿瘤组织的作用

影响肿瘤放射敏感性的各种因素中，肿瘤组织的细胞起源和分化是主要因素。起源于放射敏感组织的肿瘤对射线的敏感性高，分化程度越差的肿瘤其敏感性越高。另外，肿瘤的大体类型、生长部位、瘤床含氧量、肿瘤的生物特性及患者的健康指数等，对治疗敏感程度也有一定的影响。

1.不同器官、组织和细胞的放射敏感性

对放射敏感的肿瘤一般照射 $20 \sim 40Gy$ 后，局部肿块消失或明显缩小。中度敏感的肿瘤照射到 60Gy 左右，才能达到局部肿块缩小或得到控制的效果。对放射不敏感或敏感性差的肿瘤，照射量超过其邻近组织的局部耐受量。但临床所见，放射敏感性的高低与治疗效果并不成正比，对放射敏感的肿瘤经常容易复发或转移，而得不到治愈；相反，对放射中度敏感的肿瘤却可获得较好的疗效，见表 6-1。

表 6-1　不同肿瘤及正常组织的放射敏感性

放射敏感性	肿瘤	正常组织来源
高度	淋巴瘤、白血病、生殖细胞瘤、无性细胞瘤	淋巴、造血、生殖上皮、滤泡上皮
较高	口腔、鼻咽、声门、膀胱、皮肤、食管、宫颈鳞状上皮癌	口咽柱状上皮、汗腺上皮、膀胱上皮

放射敏感性	肿瘤	正常组织来源
中度	血管与结缔组织部分次生神经、血管及星形细胞瘤	普遍间质、神经系统、结缔组织、小血管、生长期骨及软骨
较低	大多数腺癌、乳腺癌、涎腺癌、肝肿瘤、胃癌、胰腺癌、结肠癌、软骨肉瘤、成骨肉瘤	成骨与软骨、涎腺上皮、胃上皮、肝上皮、软骨细胞、骨细胞
低度	横纹肌肉瘤、平滑肌肉瘤、神经节纤维瘤	肌肉组织及神经组织

2.影响肿瘤放射敏感性的因素

(1)肿瘤的分类及分化程度:依据肿瘤分类可分为放射敏感类,如淋巴肉瘤、精原细胞瘤、无性细胞瘤等;中度敏感类,大部分上皮细胞肿瘤如鳞癌等;放射抗拒类如来源于间质、软组织和骨的肿瘤,如纤维肉瘤、骨肉瘤等。但是同一类肿瘤因其分化程度不同,对放射敏感性也不同,一般低分化鳞癌的放射敏感性就比高分化鳞癌高。

(2)细胞分裂周期:在正常组织或肿瘤组织中,不断增殖的细胞都按照一个循环周期进行增殖。细胞周期是指连续分类的细胞从一次有丝分裂完成开始,到下一次有丝分裂结束的过程。每一个细胞周期由于细胞种类不同及细胞之间的内在因素或微环境的不同而不同,细胞周期分为四个主要时相。

①G_1期:是DNA合成前期,此期长短没有一定时间限度,可由数小时到数天。

②S期:是DNA合成期,此期DNA量增加一倍,持续时间一般是8~30小时,个别达60小时。

③G_2期:DNA合成后期,为分裂做准备,持续1~1.5小时。

④M期:为有丝分裂期,两个子细胞已形成,经1~2小时。细胞处于细胞周期的不同时相时,其对放射敏感度也不一样。以细胞死亡为指标时,M期细胞对放射最为敏感,其次为G_1早期及G_2后期,而S期最为不敏感。

有一些细胞处于真正的休止状态,不参加周期活动,即为G_0期细胞。当需要时,一接到某种信号,G_0期细胞就能开始准备DNA的合成,而变成G_1期细胞,由于肿瘤细胞群不受体内自动控制系统的控制,当肿瘤受到打击后反而促进其加速增殖,因此应调动G_0期细胞参与增殖,而使其生长比例增大。也就是说把部分抗拒的G_0期细胞引到增殖期,变成G_1期细胞,为第二次杀伤准备条件。

(3)与肿瘤血管血运关系:放射治疗与肿瘤血管的主要关系有两方面:其一是在治疗前、治疗中和治疗后肿瘤的形态、生长和消退取决于肿瘤内的血管系统;其二是影响肿瘤细胞放射敏感性的氧浓度,也与肿瘤内的血管系统有关。

①放射治疗过程中放射线使血管上皮肿胀、硬化致毛细血管闭塞,后期则在较大血管壁出现纤维瘢痕,照射后因其血管变化使肿瘤细胞增殖所需的营养物质得不到供应而导致肿瘤增殖率降低。

②氧效应问题:不少学者在研究工作中及在长期临床实践中发现并证实肿瘤内血管生长情况尤其是鳞癌,肿瘤长成较大实体时,毛细血管不是在肿瘤内生长,而是将肿瘤包围,造成肿瘤中心缺氧坏死,一般肿瘤实体中含1%~20%的乏氧细胞,低能射线对乏氧细胞的作用很

小,乏氧细胞约比同类富氧细胞放射敏感性低 2.5～3 倍,所以改变乏氧细胞群为富氧细胞群是提高肿瘤放射敏感性的措施。近年来已有不少学者采取改善肿瘤血流量及纯氧吸入或配合高压氧舱等提高肿瘤含氧量等方法,从而提高对放射的敏感性。

（4）与肿瘤的临床分型和生长部位的关系:临床证明,外生型肿瘤比内生型放疗效果好,菜花型、表浅型的肿瘤对放疗敏感,结节型和溃疡型次之,浸润型及龟裂型对放射极不敏感,其疗效最差。生长在头颈部肿瘤由于瘤床血运好,放疗敏感性高,疗效明显优于躯干和四肢部位肿瘤,但当头颈部肿瘤部位较深或已侵犯软骨或骨时,其疗效较差。

（5）其他:①性别:女性敏感性高于男性。②年龄:儿童辐射敏感性高于成年,老年低于成年。③体积大小:体积小的肿瘤较体积大的肿瘤(外形、部位)敏感。④患者的营养情况:贫血或肿瘤有感染或其他并发症,都会加重局部组织乏氧情况,而影响肿瘤对放疗的敏感性。

（三）分割放疗的生物学因素

放射治疗中,常规分割照射即每次 1.8～2.0Gy,每周 5 次,这种方法符合正常组织和肿瘤组织对放射线反应差异的客观规律,起到了尽可能保护正常组织并保证一定的肿瘤细胞杀灭率的作用。分次照射的生物学基础主要有细胞损伤的修复、细胞再增殖、细胞周期时相再分布和乏氧细胞再氧合,取其英文首字母所写简称"4R"。

1.亚致死性损伤修复与分割剂量

正常组织可分为早期反应组织和后期反应组织,早期反应组织修复亚致死性损伤能力低,射线杀灭后,主要靠子代细胞来补充;后期反应组织主要通过亚致死性损伤修复来弥补放射损伤。肿瘤的放射反应类似于早期反应组织,分割剂量的大小对正常组织和肿瘤的放射损伤有不同程度的影响;增加分割剂量可以增加早期反应组织和肿瘤的杀灭效应;减少分割剂量有助于保护后期反应组织。故临床在选用分割剂量时,需综合考虑杀灭肿瘤保护正常组织。研究表明,两次照射间隔时间超过 6 小时,可修复 93.75% 的亚致死性损伤,所以一般要求超分割放疗,两次间隔时间至少要达到 6 小时。

2.再增殖与总疗程时间

早期反应组织和肿瘤组织都有很强的再增殖能力,后期反应组织在放疗期间一般不会发生再增殖。肿瘤细胞放疗中产生的加速再增殖是影响放疗效果的重要因素之一。为克服肿瘤的加速再增殖,就需要缩短疗程,以减少肿瘤加速再增殖的机会,但疗程的缩短要以不明显增加正常组织放射损伤为前提。

3.不同时相细胞周期的再分布

处于不同分裂周期时相细胞的放射敏感性存在明显差异。对放射最敏感的是 M 期,G_2 期也较敏感,G_1 早期相对敏感,G_1 后期已相对抵抗,S 期细胞对放射成抵抗性。细胞经过分割照射后,敏感期细胞被杀灭,细胞群会产生 G_2/M 期细胞阻滞现象,但这种同步化是短暂的,增殖快的细胞会继续分裂增殖。这就导致增殖快的细胞群有更多机会处于放射敏感时相,而增殖慢或不增殖的后期反应组织基本不进入细胞增殖周期,因而不受影响。

4.乏氧细胞的再氧合

氧的存在会使放射损伤加重,正常组织不存在乏氧细胞,而肿瘤组织有明显的乏氧现象,会影响杀灭效果。经过分割照射后,氧合好的细胞被杀灭。在分割照射间期,乏氧细胞会再氧合,这种现象可以看成是分割照射中肿瘤的自身增敏,但单次照射或低分割照射中,放疗间期的再氧合机会减少,增加了放射抵抗性。

第二节　放射治疗的方法及选择

放疗的原则是最大限度消灭肿瘤,同时最大限度保护正常组织。按照放疗的目的可以分根治性放疗和姑息性放疗。为了提高肿瘤的治疗效果,临床上运用放疗和其他方法综合的治疗,并采用了先进的放疗技术。

一、放疗的方法

放射治疗按其目的可分为根治性放疗和姑息性放疗。

(一)根治性放疗

是希望通过放疗彻底杀灭肿瘤,患者可生存较长时间且无严重后遗症。放射治疗量与周围正常组织的耐受量相近,常采用常规和非常规分割放疗。

1.适应证

根治性放疗的适应证为不能手术,对放疗敏感的Ⅰ期、Ⅱ期、部分Ⅲ期,以及术后补充放疗的患者。经过患者一般状况评价,卡氏评分必须大于 60 分,能耐受放疗的患者才能选择根治性放疗。

2.放疗为首选根治疗法的肿瘤

(1)头面部皮肤癌:皮肤癌的治疗可用手术、冷冻、激光、电灼等,这些方法常遗留瘢痕,影响美容,选用放疗可保持较好的头面部外观。

(2)鼻咽癌:鼻咽位于重要部位,周围有许多重要的血管和神经,手术治疗难以达到根治效果。加之 70%～80% 的患者有颈部淋巴结转移,手术已不能解决。鼻咽癌多为低分化鳞癌,对放射中等程度敏感,所在周围正常组织对放射线耐受性好,因此鼻咽癌即使有脑神经损伤、颅底骨质破坏,或者颈部淋巴结转移,放疗也能使患者长期生存。

(3)扁桃体癌、口咽癌:常见的肿瘤有鳞状细胞癌、恶性淋巴瘤、未分化癌等。由于解剖部位的特点,手术切除不彻底,而放疗的效果较好,并且它有保留局部功能的特点。

3.通过根治性放疗获得满意疗效的肿瘤

对口腔癌、喉癌、精原细胞癌、乳腺癌、霍奇金(Hodgkin)淋巴瘤、宫颈癌、食管癌、肺癌,放疗已作为主要的治疗手段。

(二)姑息性放疗

姑息性放疗是指对一些无法治愈的晚期患者,经过给予适当剂量的放疗,达到缓解患者的某些症状和解除患者痛苦的目的。

1.适应证

已有远处转移的肿瘤,对放射敏感的原发灶给予姑息性放疗;因肿瘤引起的出血、神经症状、疼痛、梗阻、咳嗽气急等可用姑息性放疗解除或预防上述症状的发生;因肿瘤转移而出现的脑转移、骨转移或其他部位的转移灶的放疗。

2.特点

一般采用单次剂量较大、次数较少的分割照射方式,总剂量一般是肿瘤根治量的2/3。姑息性放疗不是简单的推迟死亡,而是延长有效生命力。由于患者的全身状况差,在进行姑息性放疗的同时,还需全身支持疗法。有时姑息性放疗效果显著,再通过支持治疗及其他治疗方法的作用可使病情好转,进而可转为根治性放疗。

二、放疗与其他方法的综合治疗

为了提高肿瘤的治疗效果,目前采用综合治疗的方法。综合治疗即根据患者的机体状况和肿瘤的病理类型、侵犯范围与发展趋势,合理地、有计划地综合应用现有治疗手段,以较大幅度地提高生存率和生活质量。有时一种疾病的治疗会采用手术、放疗、化疗等多种治疗手段,关键在于目的明确、手段合理、安排有序和因人而异。

(一)放疗与手术的综合治疗

1.手术前放射治疗

由于近年来高能射线放射装置的应用,有计划地进行术前放疗对一些肿瘤有一定的疗效,而且不增加手术的困难和术后并发症。术前放疗可使部分原不能切除的肿瘤,经过照射后肿瘤缩小成为能够手术切除的病例,并能消灭肿瘤四周的亚临床灶,降低肿瘤细胞活力,减少局部种植和远处转移的发生。直肠癌、膀胱癌、头颈晚期鳞癌、食管癌等行术前放疗,均能提高5年生存率20%～30%。

2.术中放射治疗

手术中发现肿块巨大或侵犯重要脏器、血管、神经等难以切除的,或仅行部分切除后,可在直视下准确地直接照射肿瘤、临床残存瘤灶以及淋巴引流区,或直接插至肿瘤组织间行组织间照射。单次大剂量照射应避免和减少肿瘤附近重要器官和组织的照射,最大程度保护正常组织,达到提高局部控制率、延长生命的目的。

术中放疗适用于肿瘤局部复发与区域淋巴结转移高的肿瘤及腹、盆腔内局部晚期肿瘤,如胃癌、胰腺癌、结肠癌、直肠癌、肝外胆管癌、肺纵隔肿瘤以及脑瘤、脑膜瘤等。

术中放疗可分为预防性与治疗性两种,预防性放疗是肿瘤行根治切除术后为降低局部复发,杀死亚临床灶,对手术区及淋巴区进行照射。治疗性照射是指未切除或残存肿瘤的放疗,它又分为根治性与姑息性照射两类,单次量可给予25～30Gy,由于病情所需常与外照射联合,因此术中放疗应有总体设想,有正规精确的综合治疗计划。

3.术后放射治疗

目的是解决手术局部有残存的肿瘤,而且这种肿瘤对放射线有异常的敏感性。通常根据手术和组织学检查,较精确地确定放射范围(如肿瘤床、手术残端或残留病灶等)进行的,术后放疗可降低局部复发率,放疗应尽早施行,当手术切口愈合后立即开始照射且剂量尽量给足根治量或接近根治量。对肺癌、肾癌、腮腺癌、甲状腺癌、软组织肉瘤、直肠癌、乳腺癌等根据病理结果,酌情行术后放射治疗。

(二)放疗与化疗的综合治疗

1.目的

(1)提高肿瘤局部控制:肿瘤局部控制是治愈肿瘤的重要因素之一。几乎全部脑胶质瘤、绝大部分头颈部及妇科肿瘤、大多数腺癌、消化道和泌尿道肿瘤致死的主要因素之一是肿瘤局部控制率问题。提高肿瘤局部和区域性控制率将会显著提高患者的生存率。

(2)降低远处转移率:根据不同肿瘤的生物学特性,在放疗前、中、后不同时期使用化疗能消灭患者体内的亚临床病灶,进而降低远处转移率。对于一些被认为可能是全身性疾病局部表现的肿瘤,如淋巴瘤、小细胞肺癌、急性淋巴细胞白血病等,人们使用放疗对一些特殊部位如化疗药物难以到达的区域、中枢神经系统等进行照射可降低该特殊部位肿瘤的出现,进而延长患者生存率。另外,对临床可见的肿瘤局部放疗可消灭耐药的细胞亚群,进而降低远处转移率。

(3)器官结构和功能的保存:应用放、化疗综合治疗,可使部分患者避免手术和因此所致的器官缺如、功能显著降低或丧失。如同步应用以连续静脉滴注氟尿嘧啶为基础的化疗加上放疗,可使 $75\%\sim80\%$ 无远处转移的肛管癌患者避免手术和因此所致的肛门功能的丧失。

2.放疗与化疗综合治疗的理论基础

(1)空间联合作用:放疗与化疗分别作用在同一疾病的不同病变部位,两种治疗方法间无相互作用。如化疗、放疗综合治疗儿童淋巴细胞白血病,化疗用于消灭全身疾病,放疗作用于药物所难以到达的脑等部位亚临床灶。再如放疗后辅助化疗,放疗控制肿瘤的局部病灶,化疗来消灭放射野外亚临床灶。

(2)化疗与放疗独立的肿瘤杀灭效应:这是最基本的化疗、放疗综合治疗模式,即化疗、放疗间肿瘤杀灭效应无交互作用,也无治疗不良反应重叠,使用全量化疗和放疗能产生肿瘤杀灭效应,优于其中任一治疗方法。

(3)提高杀灭肿瘤的效应:此是化疗、放疗综合治疗的最主要目的。化疗、放疗综合治疗产生的疗效要高于两种治疗方法独立应用所产生的疗效之和。化疗药起着类似放射增敏剂的作用,例如:化疗药如紫杉醇改变了肿瘤中各细胞群的分布,使肿瘤细胞聚集在放射敏感期内即 G_2/M 期;化疗药如顺铂改变乏氧细胞的氧代谢;化疗药如丝裂霉素直接作用于乏氧细胞;化疗药抑制肿瘤细胞放疗后的修复,如顺铂等。

(4)正常组织的保护作用:放疗前应用诱导化疗,可使瘤体缩小,进而根据化疗后瘤体大小再给予较小射野放射,可有效保护正常组织或器官。

(5)阻止耐药肿瘤细胞亚群出现:相当多肿瘤细胞表现出对某一治疗方式耐受,而对另一治疗仍保持一定敏感的特征。

(6)降低放疗剂量:这是最根本的预防正常组织和器官急性和后期放射损伤的方法。

3.放疗与化疗综合治疗方法

(1)序贯疗法:即一种疗程完成后再给予另一疗程的治疗。具体形式是全程化疗→全程放疗,或全程放疗→全程化疗,优点是避开了两种治疗方法同步应用时的毒副作用增加,但治疗强度小,肿瘤杀灭效应低。

（2）同步治疗：即化疗的当日同步应用放疗。如放化→放→放化→放→放化。化疗与放疗同步治疗缩短了总疗程，减少了肿瘤治疗过程中加速再增殖可能性及肿瘤细胞亚群出现的概率，肿瘤的杀灭效应较强，但这也增加了正常组织治疗的毒副作用。

（3）交替治疗：将根治性放疗疗程分段，在每段期间穿插化疗，如化→放→化→放，或放→化→放→化。这种方法较同步治疗能降低治疗的毒副作用，但对治疗效果是否影响要进一步研究。

（三）放疗与热疗综合

对一些较大的表浅病灶，估计单纯通过放疗疗效较差时，临床上常采用加热辅助治疗的方法。热疗可以杀灭对放射线不敏感的 S 期肿瘤细胞和乏氧细胞，并能降低肿瘤细胞对放射线的损伤修复，因此热疗能提高放疗的敏感性。

适宜的加热温度是 41.5～43℃。由于肿瘤细胞存在热耐受现象，实验结果又提示，每周3 次加热并没有增加放射线对肿瘤的杀灭，相反却明显增加了对正常组织的损伤，所以国内外比较一致的意见是每周加热 1～2 次。目前临床上一般是 41.5～43℃局部加热 30 分钟，加热后 30 分钟内给予放疗。

肿瘤加热有局部加热和全身加热两大类，局部加热的方法有电磁波加热如微波、射频，以及非电磁波加热如超声波。由于全身加热目前还没有理想的治疗机，同时各组织的温度无法控制和监测，并且局部加热和全身加热一样能有效抑制肿瘤的生长，所以局部加热较全身加热应用更广泛。临床应用证明放疗与热疗综合可以提高软组织肉瘤、浅表淋巴结转移癌、胸腹壁转移癌等治疗的效果。

（四）放射保护剂

对一些照射体积较大而正常组织无法很好保护时，临床上采用放射保护剂。它能选择性地对正常组织起保护作用，提高正常组织的耐受剂量而不影响到肿瘤的控制率。

目前最著名的是氨磷汀（阿米福汀，也称 WR－2721），氨磷汀在正常组织中具有较高的浓度，而在肿瘤中浓度很低，因而能对正常组织起到选择性保护。氨磷汀的保护作用几乎可以保护除了中枢神经系统以外的全部正常组织，却不保护肿瘤组织。临床研究表明，氨磷汀能提高正常组织对放射性损伤的耐受性。对头颈部肿瘤放疗的黏膜炎和口干，肺部放疗的放射性肺炎和食管炎，直肠癌放疗的直肠黏膜急性反应等，氨磷汀的保护作用已被临床证实。氨磷汀主要通过静脉滴注，由于氨磷汀用药后 15 分钟达到最高组织浓度，其分布和清除半衰期很短，所以药液需 15 分钟滴完，并必须在用药后 30 分钟内照射。但氨磷汀的主要毒副作用是低血压，因此氨磷汀在临床上尚没有广泛使用。

三、运用先进的放疗技术，提高放疗的疗效

理想的肿瘤放疗是只照射肿瘤，而不照射肿瘤周围的正常组织。虽然至今还未达到这种目标，然而随着电子计算机技术的迅速发展，现已建立了肿瘤及其周围正常组织虚拟三维结构重建技术，改进了放射物理剂量的计算方法，使肿瘤放疗朝着理想化的目标前进。

立体适形放疗（3－DCRT）和束流调强放疗（IMRT）是当今肿瘤放疗最先进的技术，它将

先进的计算机技术应用于成像、治疗计划设计、放疗实施和验证,使放射高剂量分布与肿瘤立体形态基本保持一致。由于肿瘤组织获得比常规放疗高得多的剂量,而正常组织的照射量显著减少,因此提高了肿瘤的局部控制率和无严重并发症的生存率。立体适形放疗使用多野同中心照射,各个放射野的几何形态必须和肿瘤在该射野视观的形态一致,在与射野线束垂直的平面上,放射强度是均匀的。束流调强放疗也是采用多野同中心照射,然而在每个放射野内的各部位,射线的强度是不一样的。IMRT 是 3 - DCRT 的高级阶段,特别适合肿瘤形态不规则并与周围正常关键脏器互相交错的情况。

第三节　放射治疗的不良反应及其护理

放疗的放射线,除损害癌组织外也损伤正常组织,引起的相关症状称放疗反应。

一、全身反应及其护理

(1)表现为头晕、乏力、失眠、纳差(食欲减退)、失眠、恶心、呕吐、腹胀、口淡乏味、骨髓抑制。

(2)护理:①解除患者心理压力,告诉患者放疗反应是有一定痛苦,但绝大多数情况下不会很严重,不会危及生命。经过适当治疗后或放疗结束后,休息一段时间会好转、消退。②规律生活,保证充足的睡眠,避免疲乏和情绪波动。③宜进高蛋白、高维生素、高热量饮食。忌食油煎、过咸食物,食物多样化,尊重患者饮食习惯,不要过多忌口。④放疗前、后半小时避免进食,以免引起厌食反应。

二、局部反应及其护理

(一)皮肤反应及其护理

1.放射治疗照射野皮肤护理要点

①照射野皮肤要保持局部清洁、干燥,衣服宽大、柔软;②照射野皮肤应避免阳光曝晒、冷热等物理刺激;③照射野皮肤应避免酸、碱、贴胶布、涂碘酊等化学药物刺激。

2.皮肤反应的分度及护理

放疗皮肤反应分Ⅳ度:①Ⅰ度表现为局部红斑、轻度色素沉着及暂时性脱发;治疗:无特殊治疗;护理:保持局部干燥、清洁,避免局部刺激,特别是禁用肥皂毛巾擦洗。②Ⅱ度:相当于干性皮炎,除红斑、色素沉着外,表现为皮肤充血、水肿,局部红、肿、热、痛、瘙痒、脱屑、色素沉着加深。治疗:不用药而密切观察,或用冷霜、冰片滑石粉或清鱼肝油、炉甘石洗剂以润泽、收敛或止痒。氢化可的松软膏有助于减轻炎症。护理:保持局部干燥,避免刺激,穿宽大柔软衣服。③Ⅲ度:相当于湿性皮炎,除红、肿、热、痛外,有水疱形成,小水疱融合为大水疱,然后形成糜烂和结痂。治疗:局部用抗生素油膏,可用三黄液、依沙吖啶、呋喃西林湿敷。一般湿性皮炎,则考虑停止放疗。护理:尽量保持局部清洁、干燥、暴露,防止继发感染。④Ⅳ度:相当于溃疡坏死性皮炎,溃疡深达肌肉,骨骼剧痛。治疗:切除坏死组织加植皮。

(二)涎腺反应及其护理

涎腺分泌功能下降,出现口干。护理:金银花泡饮,常饮水,减轻症状。

(三)放射性喉炎及其护理

一定量射线照射后出现的咽部黏膜干燥、萎缩,腺体破坏或咽黏膜溃疡、咽反射减弱或消失为主要表现的放射损伤,表现为咽干、疼痛、异物感、发痒、吞咽不适等症状。护理:予雾化吸入,消炎漱口液缓慢吞咽。口含碘喉片、薄荷喉片、六神丸、牛黄上清丸。进食富含营养的柔软及半流质的食物。

(四)胃肠道反应及其护理

腹部照射以及腹腔淋巴肉瘤、精原细胞瘤等大面积或大剂量的照射会造成胃肠功能紊乱,肠黏膜水肿及渗出,常表现为食欲减退、恶心、呕吐、腹痛、腹胀、腹泻等,严重者亦会造成肠穿孔或大出血。故放疗中随时评估患者恶心、呕吐发生的时间、次数,有无脱水表现,反应轻者对症口服用药处理,并给予流质或半流质清淡饮食,少量多餐;严重者及时输液,纠正水、电解质紊乱,酌情减少照射剂量或暂停治疗。

(五)骨髓抑制及其护理

放疗可引起不同程度的骨髓抑制,临床中常以白细胞及血小板减少较为多见。

(1)WHO 骨髓抑制分级标准:骨髓的抑制程度根据 WHO 分级标准分为 0～Ⅳ级。

0 级:白细胞≥4.0×10^9/L,血红蛋白≥110g/L,血小板≥100×10^9/L。

Ⅰ级:白细胞$(3.0\sim3.9)\times10^9$/L,血红蛋白 95～100g/L,血小板$(75\sim99)\times10^9$/L。

Ⅱ级:白细胞$(2.0\sim2.9)\times10^9$/L,血红蛋白 80～94g/L,血小板$(50\sim74)\times10^9$/L。

Ⅲ级:白细胞$(1.0\sim1.9)\times10^9$/L,血红蛋白 65～79g/L,血小板$(25\sim49)\times10^9$/L。

Ⅳ级:白细胞$(0\sim0.9)\times10^9$/L,血红蛋白＜65g/L,血小板＜25×10^9/L。

(2)治疗与护理:放疗中应每周监测血常规指标,若出现Ⅰ级骨髓抑制可口服生血药物;Ⅱ～Ⅳ级骨髓抑制应暂停放疗,遵医嘱皮下注射生血针,如吉粒芬、白介素-11 等,待血象升至正常方能行放疗;Ⅲ级骨髓抑制遵医嘱给予抗生素并按需输注相应血液制品,应注意观察患者一般情况及主诉,预防感染;Ⅳ级骨髓抑制应予以保护性隔离,注意自发性出血和败血症发生。

(六)放射性颞颌关节障碍、颈部强直及其护理

机体受照射部位经照射后数年会出现一些不可恢复的慢性反应,称之为后期反应,如鼻咽癌等头颈部根治性放疗所致的张口困难、颈部强直,其发生率为 35.6%,常与射线的能量、总剂量有关,因此放疗中及放疗后应及时有效地进行早期预防性功能训练,可极大地降低张口困难、颈部强直发生率。

1.根据张口困难程度评价标准(SOMA)

张口受限分级评价标准如下:

0 级:正常成人自然开口门齿距为 3.7～4.5cm。

Ⅰ级:张口受限,门齿距 2.0～3.0cm。

Ⅱ级:进干食困难,门齿距 1.1～2.0cm。

Ⅲ级:进软食困难,门齿距 0.5～1cm。

Ⅳ级：门齿距＜0.5cm，需鼻饲。

2.功能锻炼

(1)机制：综合性功能康复操可以预防颞颌关节、咀嚼肌、颈部肌群的纤维化，配以穴位按摩，借助经络神经末梢的传导使肌肉、肌腱等松弛，有效地缓解粘连和挛缩，促进局部组织的血液循环和腺体的分泌作用，降低张口困难、口干和颈部强直的发生率。

(2)方法：运用中西医结合法创造鼻咽癌综合性康复操，内容方法共分四节。

第一节：大开颌(叩齿)，最大程度张口，闭合共32次(四八拍)；同时配以穴位按摩(听宫穴、听会穴及翳风穴)。

第二节：咀嚼(咬肌锻炼)，口唇闭合，上下白齿对合，用力咬合16次(二八拍)，同时配以颊车穴位按摩(用力咬合下颌角前上方，咀嚼肌隆突)。

第三节：磨牙，口唇闭合，上下门齿交替侧向和前伸运动各16次(二八拍)。

第四节：转头，旋转各二八拍，配以天容、天窗、完骨穴位按摩各16次(二八拍)。

(3)注意事项：①放疗前按照张口困难程度 LENT－SOMA 评价标准评估患者张口情况并记录；康复训练中定期做张口困难、咬合力、颈部转动角度的评价。②综合性功能康复操训练，须向患者讲明其正确的训练方法尤其是穴位按摩，要求穴位正确，有效按摩，即必须得气，有酸胀麻感觉，使患者主动训练并能坚持至放疗后3～5个月效果更佳。③训练指导中确立患者自我康复护理行为，明确训练设定的疗效指标，让患者了解康复操的益处，使患者自觉主动进行训练，从放疗开始至放疗结束，出院后仍坚持6个月至1年，效果更佳。

(七)放射性肺炎及其护理

一般发生在放疗中或放疗结束时，发生率为5％～15％，其发生除与放疗剂量、照射体积和患者肺功能、年龄等因素有关外，同步化疗也会促进放射性肺炎发生，感染是诱发急性放射性肺炎的重要因素，其临床表现为低热、渐进性咳嗽、呼吸困难、吐白色泡沫痰、胸疼、肺水肿、咯血等，严重者出现急性呼吸窘迫症、高热甚至死亡。胸片显示与照射野一致的弥散性片状高密度影；护理应注意观察患者有无呼吸困难、发热等放射性肺炎表现，配合医生积极对症治疗如吸氧、雾化吸入，应用肾上腺皮质激素、抗生素、丙种球蛋白等，中医中药治疗以养阴清肺为主。

(八)放射性食管炎及其护理

1.发生时间与影响因素

放射性食管炎常发生在放疗3～4周总剂量(DT)15～40Gy期间，随着放疗剂量逐渐增大将有不同程度的放射性食管炎，而且在放疗结束后1～3周持续存在，并逐渐发生慢性炎症及上皮再生，黏膜下及部分肌层开始纤维化导致食管狭窄，多与同步化疗、放疗分割方式、剂量及年龄呈正相关。轻者表现为局部疼痛及吞咽困难加重，重者胸骨后烧灼感疼痛加剧，临床以对症治疗为主。

2.治疗

包括黏膜保护剂、修复剂、抗生素、麻醉剂、维生素和激素，可起到减轻水肿、止痛、消炎的作用。

(1)黏膜保护剂：口服硫糖铝、复方谷氨酰胺，蜂蜜、酸牛奶联合应用。

（2）消肿止痛：以 20％甘露醇＋庆大霉素＋复方维生素 B_{12}＋地塞米松混合，疼痛严重者加入 1％普鲁卡因溶液或其他止痛药混合液，嘱患者早、午、晚三餐前将药物混匀后含服，但有消化道溃疡病史者慎用地塞米松。

（3）生物黏膜修复剂：重组牛碱性成纤维细胞生长因子（贝复济）、人重组粒细胞刺激因子（吉粒芬、特尔立）300μg，用 100mL 0.9％的氯化钠溶液稀释，分 4～6 次口服，每次 10～20mL，服用后禁食 1 小时并卧床 0.5 小时，每日 4～6 次，连用 5 天为 1 个疗程。国外文献报道Ⅲ度放射性食管炎患者连续口服重组粒细胞刺激因子溶液，可使溃疡黏膜有效修复，43％痊愈，48％减轻。

3.护理

预防放射性食管炎最好的方法是进行早期预防性护理干预，科学合理的营养治疗及饮食护理，能显著地改善患者的营养状况，使食管癌患者可以同步接受放化疗，有效减轻及控制食管癌患者食管黏膜炎的发生和发展，顺利完成放疗。

（1）放疗前评估观察患者吞咽进食情况、营养状态，根据患者的病情及经济能力遵医嘱行鼻饲、胃造瘘术或支架置入，以防加重进食困难而影响放疗的顺利进行；进行饮食宣教指导，患者应少量多餐，避免辛辣、过热、粗糙的食物，每次进食后饮用温开水冲洗食管以防食管堵塞；及早预防性用药以减缓放射性食管炎的发生。

（2）严密观察有无放射性食管炎：观察患者有无吞咽困难、进食困难、下咽痛及胸骨后疼痛加剧的表现，遵医嘱给予对症处理；消除患者误认为病情加重的思想负担，解释其原因，多数患者在放疗 40Gy 后会缓解，鼓励患者配合治疗。

（3）严密观察有无气管食管瘘、出血和穿孔的相关症状，及时通知医生给予对症处理。出血、穿孔是食管癌放疗最严重的并发症，是因外侵肿瘤在治疗中快速退缩引起，前兆症状有胸背痛突然加剧、脉搏加速、呛咳、低热等，应严密观察患者生命体征，多巡视患者，如出现以上症状立即报告主管医师，证实穿孔者应立即停止放疗，并采取相应的治疗措施，包括禁食、静脉营养输入、密切观察是否伴有出血或潜在出血危险。

（九）放射性阴道炎及其护理

随着宫颈癌治愈率的提高和治疗后患者生存时间的延长，放疗所带来的放射性损伤成为影响患者生活质量的瓶颈。放射性阴道炎是宫颈癌放疗中最常见的并发症之一，因放射线杀灭癌细胞的同时，可对阴道壁产生放射性腐蚀，导致阴道黏膜水肿、粘连，严重者可导致黏膜坏死、脱落；放疗晚期，则会出现纤维组织增生，造成器官狭窄等，因此放疗期间阴道冲洗是十分必要的。

（1）指导患者掌握配制适宜的冲洗液温度（37～39℃）、转动冲洗头冲洗等正确的操作方法，以便出院后在家自己使用专用冲洗器进行阴道冲洗。放疗后 6 个月内每天坚持进行阴道冲洗，可防止感染，预防阴道粘连。冲洗前应主动热情地与患者交流沟通，耐心细致地用通俗易懂的语言向患者介绍阴道冲洗的目的、要求、配合方法、冲洗的一般过程及安全性，使患者有充分的思想准备，并对患者提出的各种疑问做好耐心的解释工作，同时给予心理上的安慰，消除其紧张、恐惧、焦虑等心理因素，积极配合治疗。

（2）治疗阴道炎的局部用药主要有片剂、栓剂、乳膏、阴道环和水凝胶剂等，但放射性阴道损伤不同于细菌性阴道炎,由于受射线影响,其成纤维细胞受到严重损害,伤口内胶原合成也受到抑制。因此临床常选用冲洗剂以创造阴道内较好的康复环境。

①中药制剂:研究表明,由岗松、冰片、黄柏、蛇床子、苦豆草和苦地丁组成的中药制剂,具有泻火燥湿、清热解毒、通经活血、去腐生肌的效果,可促进阴道内环境的调整,使阴道损伤发生率降低,加快康复速度。

②水凝胶:是一种能够在水中溶胀吸收并保持大量水分的亲水性网状高分子溶胀体,水凝胶表面光滑,与阴道黏膜生物相容性良好。使用后柔软平滑,局部耐受性好,阴道滞留时间长。水凝胶作为一种新型制剂备受临床关注、应用较广。近年来,温度敏感型原位凝胶作为一种新型阴道给药系统逐渐受到重视,其制备方式简便,常温下为液体,有利于各种组分的均匀混合,给药方式更为方便,涂抹更加均匀。

(十)放射性直肠炎及其护理

国内外直肠癌发病率有明显升高趋势,Ⅱ、Ⅲ期直肠癌患者一般在术后需辅以放射治疗。随着三维适形放疗的开展及应用,直肠癌术后放疗的疗效有了较大提高,能有效增加靶区剂量,提高肿瘤局部控制率,减少周围组织的放射剂量,最大限度保护正常组织,但是仍不可避免地产生一系列并发症,并发症中最常见的是急性放射性直肠炎,临床症状为排便次数增多、腹泻、腹部疼痛、黏液或血性分泌物、里急后重、直肠瘘或穿孔,导致患者生活质量下降,影响放射治疗的连续性,使放疗疗程延长或者中断,从而影响治疗效果。

1.根据 RTOG 下消化道急性放射损伤分级标准分为五级

0级:无变化。

Ⅰ级:排便次数增多或排便习惯改变,无须用药/直肠不适,无须镇痛治疗。

Ⅱ级:腹泻,需用抗副交感神经药(如止吐宁)/黏液分泌增多,无须卫生垫/直肠或腹部疼痛,需镇痛药。

Ⅲ级:腹泻,需胃肠外支持/重度黏液或血性分泌物增多,需卫生垫/腹部膨胀(平片示肠管扩张)。

Ⅳ级:急性或亚急性肠梗阻,瘘或穿孔;胃肠道出血需输血;腹痛或里急后重需置管减压,或肠扭转。

2.治疗

目前临床上对于急性放射性肠炎的症状治疗主要以收敛止痉、镇痛止血、控制感染等对症治疗为主要方法。

(1)口服药:①止泻剂,如洛哌丁胺、山莨菪碱等,改善腹泻、腹痛及恶心呕吐等症状。②服用抑制前列腺素合成的药物,如5-氨基水杨酸可明显减轻腹泻、腹痛及腹胀症状。③复方谷氨酰胺肠溶胶囊由中医古方四君子汤(人参、白术、茯苓、甘草)和谷氨酰胺组成。谷氨酰胺是一种非常重要的、具有特殊作用的氨基酸,是胃肠道黏膜细胞的特殊营养物质,可明显加速小肠上皮细胞 DNA 合成和细胞分裂增殖,显著加快受损小肠黏膜的修复。④其他:常用治疗放射性直肠炎的药物还有硫糖铝等。

(2)药物保留灌肠:保留灌肠是目前较为常用的治疗方法,通过直肠给药,直达病患处,改善局部血流,促进溃疡面愈合,也可使血管收缩,达到止血的目的。①解痉止泻剂:蒙脱石(思密达)6g、地塞米松 5mg、庆大霉素 16 万 U、利多卡因 5mL 加温生理盐水 30mL 混匀,行保留灌肠,每晚临睡前一次,可缓解会阴疼痛、里急后重等症状。②黏膜修复剂:人重组粒细胞刺激因子(吉粒芬、特尔立)300μg+100mL 的生理盐水稀释或生理盐水 20mL+小牛血清去蛋白提取物 200mg 保留灌肠,每日 1 次,连续 1 周,可使溃疡黏膜有效修复。

3.护理

(1)心理护理:出现放射性肠炎时,特别是伴有里急后重、血便及疼痛时,患者有恐惧及焦虑心理,担心治疗效果及预后,耐心向患者介绍放射性直肠炎发病机制和治疗知识及护理,解除患者的心理负担,树立信心,顺利完成放疗。

(2)及时评估放射性直肠炎程度,观察对症治疗处理后的效果有无改善。

(3)饮食调理和营养支持:如能经口进食者,一般应给予低油、无渣的饮食,避免食用含奶、豆浆及乳糖的食物,减少腹胀、消化不良的发生。Ⅲ～Ⅳ级放射性直肠炎遵医嘱行胃肠外营养支持。

(4)肛周皮肤护理:保持肛周皮肤清洁、干燥,穿棉质透气内裤。部分患者因大便次数增多,有肛周湿疹,每次便后用温水清洗肛周及外阴部,保持局部皮肤清洁干燥,以促进局部血液循环,减轻疼痛,浴后肛门处涂油保护。

目前最有效的治疗肿瘤的手段是手术、放疗、化疗,这三种治疗均会使患者产生不同程度的并发症,机体受照射部位经照射后数年会出现一些不可恢复的慢性反应,称之为后期反应。不同放射部位可出现不同反应,如放射性直肠炎、膀胱炎、肾炎、放射性肺炎和肺纤维化、放射性白内障、放射性骨髓炎、放射性颅神经损伤、脑瘤、慢性骨髓炎、骨坏死以及局部组织纤维变形成瘢痕狭窄等,严重影响机体功能,甚至导致大出血、窒息而危及患者生命。由于放疗所致的这些后期反应是严重的不可逆的且无特效治疗,故应以预防为主。因此在放疗过程中应注意积极治愈急性期反应,做好保护性措施的宣教及护理。

放疗所出现的急性反应多发生在放射治疗中或治疗后的几个月内;而完全损伤多发生在几个月或几年,甚至更长时间发生,它严重影响患者的生存质量,因此针对各种放疗反应及早提供有效的、科学合理的预防性护理干预及健康教育是非常重要的。

参考文献

1.李小寒.基础护理学.6 版.北京:人民卫生出版社,2017.

2.吴欣娟.外科护理学.6 版.北京:人民卫生出版社,2017.

3.尤黎明.内科护理学.6 版.北京:人民卫生出版社,2017.

4.石国凤.护理专业核心知识手册.北京:中国中医药出版社,2019.

5.范玲.护理管理学.4 版.北京:人民卫生出版社,2017.

6.崔焱.儿科护理学.6 版.北京:人民卫生出版社,2017.

7.张建欣.内科护理学.北京:北京大学医学出版社,2015.

8.黄人健,李秀华.内科护理学高级教程.北京:科学出版社,2018.

9.冯丽华,史铁英.内科护理学.4 版.北京:人民卫生出版社,2018.

10.林梅英,朱启华.内科护理.3 版.北京:人民卫生出版社,2015.

11.路潜.外科护理学.北京:北京大学医学出版社,2015.

12.王立红,田溢卿.实用手术室护理手册.北京:化学工业出版社,2019.

13.郭莉.手术室护理实践指南.北京:人民卫生出版社,2019.

14.李宝丽,刘玉昌.实用骨科护理手册.北京:化学工业出版社,2019.

15.莫伟,李海燕.外周血管疾病介入护理学.北京:人民卫生出版社,2017.

16.李麟荪,徐阳,林汉英.介入护理学.北京:人民卫生出版社,2015.

17.安力彬,陆虹.妇产科护理学.6 版.北京:人民卫生出版社,2017.

18.陆虹,何荣华.妇产科护理学.北京:北京大学医学出版社,2015.

19.夏海鸥.妇产科护理学.4 版.北京:人民卫生出版社,2019.

20.姜梅.妇产科护理指南.北京:人民卫生出版社,2018.

21.陈少红,王燕,宁雁.实用妇产科护理手册.北京:化学工业出版社,2019.

22.林晓云.儿科护理学.北京:北京大学医学出版社,2015.

23.郭梦安.急诊护理学.北京:中国医药科技出版社,2018.

24.燕铁斌,尹安春.康复护理学.4 版.北京:人民卫生出版社,2017.

25.刘素霞,马悦霞.实用神经内科护理手册.北京:化学工业出版社,2019.

26.刘芳,杨莘.神经内科重症护理手册.北京:人民卫生出版社,2017.

27.杨蓉,冯灵.神经内科护理手册.北京:科学出版社,2015.

28.陈茂君,蒋艳,游潮.神经外科护理手册.2 版.北京:科学出版社,2019.

29.丁淑贞,于桂花.神经外科临床护理一本通.北京:中国协和医科大学出版社,2016.

30.胡雁,陆箴琦.实用肿瘤护理.2 版.上海:上海科学技术出版社,2013.

31.王丰松.实用临床肿瘤护理.北京:科学出版社,2018.

32.葛艳红,张玥.实用内分泌科护理手册.北京:化学工业出版社,2019.

33.袁丽,武仁华.内分泌科护理手册.2 版.北京:科学出版社,2015.

34.张仲景.老年护理学.4 版.北京:人民卫生出版社,2017.

35.邓科穗,钟清玲.老年护理学.北京:中国医药科技出版社,2016.